麻醉·疼痛系列

丛书主编　俞卫锋

世图医学

U0381548

当代麻醉与疼痛药理手册

周仁龙　杨立群　苏殿三　**编著**

俞卫锋　杭燕南　**主审**

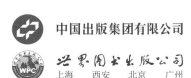

中国出版集团有限公司

世界图书出版公司

上海　西安　北京　广州

图书在版编目(CIP)数据

当代麻醉与疼痛药理手册 / 周仁龙，杨立群，苏殿三编著. —上海：上海世界图书出版公司，2023.6
（麻醉·疼痛系列 / 俞卫锋主编）
ISBN 978-7-5232-0229-6

Ⅰ. ①当… Ⅱ. ①周… ②杨… ③苏… Ⅲ. ①麻醉学—手册②疼痛—药理学—手册 Ⅳ. ①R614-62 ②R441.1-62③R96-62

中国国家版本馆 CIP 数据核字（2023）第 036651 号

书　　名　当代麻醉与疼痛药理手册
　　　　　Dangdai Mazui yu Tengtong Yaoli Shouce
编　　著　周仁龙　杨立群　苏殿三
主　　审　俞卫锋　杭燕南
责任编辑　陈寅莹
装帧设计　南京展望文化发展有限公司
出版发行　上海世界图书出版公司
地　　址　上海市广中路 88 号 9-10 楼
邮　　编　200083
网　　址　http://www.wpcsh.com
经　　销　新华书店
印　　刷　杭州锦鸿数码印刷有限公司
开　　本　787mm×1092mm　1/ 16
印　　张　29.25
字　　数　600 千字
版　　次　2023 年 6 月第 1 版　2023 年 6 月第 1 次印刷
书　　号　ISBN 978-7-5232-0229-6/ R·653
定　　价　188.00 元

版权所有　翻印必究
如发现印装质量问题，请与印刷厂联系
（质检科电话：0571－88855633）

序 | PREFACE

麻醉和镇痛药物在围术期医学、重症医学及疼痛治疗学的临床实践中应用非常普及,是药理作用非常特殊的药物。较为理想的麻醉和镇痛药物包括以下药理学特点:① 起效迅速、药效确切;② 多数经静脉给药(慢性疼痛治疗药除外);③ 时效短或稳定,不受或少受脏器功能的影响;④ 代谢产物没有活性(少数除外);⑤ 不良反应少(呼吸系统和心血管系统影响小);⑥ 有特效拮抗药。然而,迄今尚无完全符合这些理想条件的麻醉和镇痛药物。

正因如此,对使用这些药物的临床医师提出了很高要求,基于精准医学的核心理念,精准用药除了考虑药效动力学外,还必须遵循药代动力学原则,如药物的亲脂性、代谢分解部位、蛋白结合率、首过效应、血脑屏障等,从而达到最佳药效和最小不良反应的目标。为达到精准用药的目标,临床医师不仅需要有扎实的基础理论知识,还应有丰富的临床用药经验,更重要的是临床医师必须对患者的用药规范和安全高度负责,学习应用现代化的工具(如药物效应监测、靶控输注和人工智能化用药管理等),进行精细用药管理。

麻醉和镇痛药的研发和上市必须经过非常严格的基础和临床试验,即使已经上市的药物,也必须在临床使用中接受检验。所以,对现有麻醉和镇痛药物进行大量研究、观察和临床经验总结十分必要。上海交通大学医学院附属仁济医院麻醉科周仁龙、苏殿三和杨立群三位中青年麻醉学专家,20多年来致力于麻醉药和镇痛药药理学的基础和临床研究,阅读了大量的国内外文献,积累了丰富的临床用药经验,历时一年多,精心编写了这本《当代麻醉与疼痛药理手册》。本书结构合理,深入浅出,内容新颖、实用,介绍时代新知,兼及疑难,更重视实践中的理论性指导。推荐作为麻醉学科、疼痛学科及重症医学科医师在临床实践中随时阅读的参考书。热烈祝贺《当代麻醉与疼痛药理手册》出版!衷心期待《当代麻醉与疼痛药理手册》在提高临床麻醉、疼痛管理和重症救治的安全用药水平中发挥积极作用。

闻大翔

上海交通大学医学院附属仁济医院教授,博士生导师

上海市卫生健康委员会主任

2022 年 12 月

前 言 | FOREWORD

  精准和合理使用麻醉药及围术期相关药物,对提高麻醉医疗质量和围术期患者安全至关重要,急性疼痛和慢性疼痛也主要依靠使用止痛药物治疗。因此,围术期相关科室医师应该非常熟悉麻醉药和(或)围术期相关用药的药理作用、适应证和禁忌证、剂量和用法、不良反应和注意事项。本手册收集麻醉、疼痛及围术期相关用药 280 多种,参考相关麻醉药理学专著和文献,以及指南和专家共识,密切结合临床实践,并加入作者和老专家们数十年的临床经验,花费一年多时间,由我们三位医生执笔认真编写而成。

  上海交通大学医学院附属仁济医院麻醉科,从 20 世纪 60 年代开始,长期坚持麻醉药理研究,率先引进新药开展临床和基础研究,在国内较早成立麻醉药理临床试验基地及麻醉药理研究室,培养了许多麻醉药理博士和硕士研究生,并发表了许多麻醉药理基础研究和临床应用的论文,"老年患者麻醉药的临床药代学和药效学研究"于 2006 年荣获上海市医学科技奖。近年来,在仁济医院东西南北四个院区,每年手术量超过 12 万例,各专科手术齐全,每天手术室外麻醉、镇静和疼痛门诊患者众多,这为麻醉、疼痛和围术期用药的基础和临床研究创造了有利条件,并积累了丰富的临床经验,为编写完成这本新颖实用的麻醉和疼痛药理手册打下坚实基础。

  本手册共有 40 章,为了临床应用和查阅便利,编写简明扼要,条文式一目了然。全书列有 108 张表格,书后附有中英文索引,便于读者查找。在编写过程中,我们特别注意每一个药物的剂量和用法,以及目前临床上根据患者病情推荐用药时的调整。

  尽管我们经过多次校对,难免还有错误;临床实践中,个体化用药方案也因人而异。因此,书中内容仅供读者参考并敬请指正。

  最后衷心感谢俞卫锋主任的审校和支持,闻大翔教授写序和杭燕南教授的精心指导。感谢世界图书出版上海有限公司医学出版中心负责人冯文兵老师和本书责任编辑陈寅莹女士的帮助。

周仁龙

2022 年 12 月

目 录 | CONTENTS

麻醉药理学相关名词解释

药理学的基础知识对麻醉、疼痛与重症监护病房(intensive care unit，ICU)医师非常重要，临床上根据药效学和药代学的原则，才能合理和精准用药。

1.1 静脉使用药物相关术语

1.1.1 血药浓度

（1）血药浓度监测是以药代动力学原理为指导，分析测定药物在血液中的浓度，用以评价疗效或确定给药方案，使给药方案个体化，以提高药物治疗水平，达到临床安全、有效、合理的用药。峰浓度（C_{max}）和达峰时间（T_{max}）：指给药后药物在血浆中的最高浓度值和出现时间，分别代表药物吸收的程度和速度。

（2）稳态血药浓度指给药的速率与消除的速率达到平衡时的血药浓度。达到稳态血药浓度的时间仅仅决定于半衰期，与剂量、给药间隔及给药途径无关。但剂量大，稳态血药浓度高；剂量小，稳态血药浓度低。

给药次数增加能提高稳态血药浓度，并使其波动减小，但不能加快达到稳态血药浓度的时间；增加给药剂量能提高稳态血药浓度，但也不能加快达到稳态血药浓度的时间。首次给予负荷剂量，可加快达到稳态血药浓度的时间。

临床上，首剂加倍的给药方法即为了加快达到稳态血药浓度的时间。对于以一级动力学消除的一室模型药物来说，当两次间隔给药时间等于消除半衰期时，负荷剂量等于2倍的维持剂量，即为首剂加倍。

（3）半量最大效应浓度（concentration for 50% of maximal effect，EC_{50}）是指能引起50%最大效应的浓度。EC_{50}的含义是引起50%个体有效的药物浓度。LD_{50}/ED_{50}、TD_{50}/ED_{50}、TC_{50}/EC_{50}等统称为治疗指数，是一类药物的安全指标，通常其值越大，药物越安全。需要注意这些指标只反映治疗作用与急性毒性的关系，并不能反映慢性毒性和过敏性。

1.1.2 效应室浓度

大部分静脉麻醉药的代谢分布为多房室模型,包括假定的中央室(药物直接输入并从中消除)以及一个或多个外周室(药物分布在其中)。经典线性药代学模型中,药物从一个房室转运到另一个房室的速率与药物在第一个房室内的药量成正比。由于经典房室模型中,房室1(中央室)、房室2和房室3中药物浓度与效应均不同步,因此,在经典房室模型中额外添加了一个房室,称为效应室。因为血液并非药物作用部位,临床大部分峰效应明显滞后于血药峰浓度,当以效应室药物浓度替代血药浓度时,由于效应室浓度与药物效应完全同步,滞后现象消失。

1.1.3 治疗窗

药物治疗最终目的是获得希望的药理疗效且无不良反应,这就需要维持药物浓度在"治疗窗"(therapeutic window)范围之内。持续输注或稳态输注的情况下,效应室浓度终将趋近于血药浓度,浓度水平高于最低有效浓度(minimal effective concentration,MEC)但低于最低毒性浓度(minimal toxic concentration,MTC)间的范围称为治疗窗。单次给药后,无论是静脉注射还是其他途径用药,药物血药浓度随时间的变化很难符合治疗窗的要求,为维持有效治疗浓度,药物治疗需持续输注或重复给药,输注速度或给药频率取决于对药代学的理解,主要基于药物的清除率,剂量太大可能导致毒性反应,而剂量过低时治疗可能无效。

1.1.4 药物效应的正确判断

药物产生特定临床效应时其效应室浓度和血药浓度相同,选择血药浓度为靶控目标,血药浓度迅速达预设浓度,效应室浓度缓慢趋近于预设血药浓度,一般达到95%有效稳态血药浓度需5个该药的半衰期。保证血药效应室浓度平衡时间充分,然后观测临床效应是避免误差的唯一方法。

1.1.5 药物的安全指标

(1)最小致死量(minimum lethal dose,MLD)或最小致死浓度(minimum lethal concentration,MLC)系指药物在最低剂量组的一群实验动物中引起个别动物死亡的剂量和浓度。

(2)治疗指数通常将药物的 LD_{50} 和 ED_{50} 的比值称为治疗指数,其中 LD_{50} 是半数致死量,但以治疗指数来评价药物的安全性不完全可靠。

(3)安全指数用1%致死量与99%有效量的比值,或5%致死量与95%有效量之间的距离来衡量药物的安全性。安全指数是指药物的 LD_5 和 ED_{95} 的比值,SI(safety index)=

LD_5/ED_{95}。该指数越大,药物安全性越高。在临床麻醉处理中,特别是体弱、高龄、肝肾功能不佳的患者,应尽可能选择安全指数高的药物。

1.1.6 药物代谢及排泄指标

1.1.6.1 药物半衰期

药物半衰期可以简写为"$t_{1/2}$",指的是血液中药物浓度或者是体内药物量减低二分之一的时间。在某种特定剂量范围中大部分药物消除速度为一级消除,可以利用K(消除速率常数)来计算 $t_{1/2}$,也就是 $t_{1/2}=0.693/K$。使用房室模型分析药物吸收、分布和排除时,我们会用到:① 吸收半衰期($t_{1/2\alpha}$);② 分布半衰期($t_{1/2\beta}$);③ 消除半衰期($t_{1/2\gamma}$)。没有特别说明时,$t_{1/2}$往往指最终消除半衰期(elimination half-life)。不同药物之间的 $t_{1/2}$ 差别很大,其意义主要是反映机体消除药物的能力与消除药物的快慢程度:

(1)静脉使用的药物依据作用时程一般分为:$t_{1/2}\leqslant 1$ h 为超短效,$1\sim 4$ h 为短效,$4\sim 8$ h 为中效,$8\sim 24$ h 为长效,超长效为 >24 h。

(2)确定给药间隔时间。

(3)预测达到稳态血药浓度的时间:通常恒速经静脉滴注或分次恒量给药,经过 5 个半衰期,消除速度与给药速度相等即达到稳态血药浓度。

(4)肝肾功能不良者药物的 $t_{1/2}$ 将相应延长,此时应依据患者肝肾功能调整用药剂量或给药间隔。

(5)$t_{1/2Ke0}$ 是血浆及效应室之间平衡发生一半的时间。药物的 Ke0 越大,其 $t_{1/2Ke0}$ 越小,说明该药物峰值效应出现快。血浆半衰期系指血浆药物浓度下降一半所需时间。输注即时半衰期为静脉注射维持血浆药物浓度恒定时,任一时间停止输注,血浆药物浓度下降50%所需时间。输注即时半衰期参数的意义在于反映持续给药后药物的动态消除特征,对于静脉麻醉的药物选择及麻醉方案的制定具有指导作用。在药物血浆浓度稳定的条件下,效应室药物浓度与血浆浓度达到平衡状态需要 $4\sim 5$ 个 Ke0。阿片受体激动剂的理化性质及药代动力学数据见表 1-1。

表 1-1 阿片受体激动剂的理化及药代动力学数据

	吗　啡	芬太尼	舒芬太尼	阿芬太尼	瑞芬太尼
血浆蛋白结合(%)	$20\sim 40$	84	93	92	80
$t_{1/2\alpha}$ (min)	$1\sim 2.5$	$1\sim 2$	$1\sim 2$	$1\sim 3$	$0.5\sim 1.5$
$t_{1/2\beta}$ (min)	$10\sim 20$	$10\sim 30$	$15\sim 20$	$4\sim 17$	$5\sim 8$
$t_{1/2\gamma}$ (h)	$2\sim 4$	$2\sim 4$	$2\sim 3$	$1\sim 2$	$0.7\sim 1.2$

	吗　啡	芬太尼	舒芬太尼	阿芬太尼	瑞芬太尼
Vdc(L/kg)	0.1~0.4	0.4~1.0	0.2	0.1~0.3	0.06~0.08
Vdss(L/kg)	3~5	3~5	2.5~3.0	0.4~1.0	0.2~0.3
清除率(mL/(kg·min))	15~30	10~20	10~15	4~9	30~40
肝摄取率	0.6~0.8	0.8~1.0	0.7~0.9	0.3~0.5	NA

1.1.6.2　药物清除

（1）清除率(clearance,CL)　单位时间内多少容积血浆中的药物被清除干净,即单位时间内从体内清除的药物量。$CL=k \cdot Vd=\dfrac{A}{AUC_{0\rightarrow\infty}}$,(A 是体内药物总量,AUC 是药-时曲线中曲线下面积),单位为 L/h。

对于一个特定药物来说,在临床浓度范围内,其 CL 值恒定。因为机体用于代谢药物的酶和转运体通常是不饱和的,因此药物的绝对消除速率(ER)与血浆药物浓度呈线性函数关系。

（2）药物的清除速率(the rate of elimination,ER)　ER＝清除率×血浆浓度,大多数药物从体内消除符合该公式,按一级动力学消除。但如果一个已知药物的消除机制饱和了,这时药物就按照 0 级动力学消除,即单位时间内消除恒定量的药物。这种情况下,清除率将随药物浓度而变,公式如下:$CL=\dfrac{V_m}{(K_m+C)}$。其中,Km 是消除速率为最大消除速率一半时的药物浓度(质量/体积),Vm 等于最大消除速率(质量/时间)。

多数药物经肝脏生物转化和肾脏排泄从体内清除,因而总清除率为肝脏清除率(hepatic clearance,CL_H)和肾脏清除率(renal clearance,CL_R)之和。

（3）肝脏清除率　实际上,除了高度亲水性药物,多数药物主要经过肝脏生物转化被清除。药物在肝脏的分解代谢率是流经肝脏的药物总量与肝脏分解代谢量之间的比例。有些药物(如丙泊酚),几乎 100％在肝脏分解代谢,清除率为 1(即 100％)。也就是说丙泊酚的清除率就反映肝脏的血流量。因此,肝脏血流量减少时丙泊酚清除率明显下降,这些药物称为"血流依赖性药物"(flow dependent)。血流依赖药物的优点是肝功能的变化不影响药物清除。但多数药物(如阿芬太尼)的分解代谢率小于 1。清除率与肝脏分解代谢能力明显有关,这些药物称为"能力依赖性药物"(capacity dependent)。肝脏分解代谢能力的任何变化都会影响清除率,而肝脏血流量的变化对清除率几无影响。

肝脏清除率与肝血流量、肝血窦摄取及代谢以及药物随胆汁排泄消除密切有关。肝脏容积、肝血流量及肝脏的分解代谢能力随增龄而降低。吸烟、药物及环境中的某些物质会诱导肝酶生成,肝酶生成使吸收率低的药物清除率增加(如肝脏清除率低的药物)。老年人肝酶生成减少而致清除率降低,此为老年患者劳拉西泮清除率降低的原因。此外,药物本身也影响肝脏血流,如吸入麻醉药氟烷可使狗肝血流量下降 60%。

药物首次通过肝脏时发生清除,到达系统循环的原形药物量减少,称为首过效应。首过效应的程度和临床意义取决于肝血流量、肝脏摄取药物的能力、药物浓度、肝功能状态及是否存在活性代谢产物等多种因素。

(4)肾清除率 肾脏清除药物包括肾小球滤过、肾小管细胞主动分泌和重吸收三个过程。正常情况下,如药物只是从肾小管经过而不被重吸收,那么肾清除率就相当于肾小球滤过率,大约 125 mL/min,相当于流经肾脏血流(600~700 mL/min)的 20%;如发生重吸收,清除率即小于 125 mL/min。如 99% 的药物被重吸收,则清除率接近 1 mL/min;如药物可由肾小管迅速主动分泌,则通过肾脏的血浆中的所有药物分子被迅速清除,清除率约为 600~700 mL/min,即相当于流经肾脏的血流量。肾功能正常者药物清除与尿 pH、血浆蛋白结合程度及肾血流量有关。肾脏血流量随增龄而减少。临床仅由肾小球滤过排泄的药物,通常用肌酐清除率作为药物清除率的指标,可据此调整肾功能受损患者的某些药物的给药方案。

$$男性肌酐清除率(mL/min) = \frac{(140-年龄) \times 体重(kg)}{72 \times 血清肌酐(mg\%)}$$

女性约为上式计算值的 85%。由上式可见老龄患者即使血清肌酐正常,肌酐清除率也有所降低。肾清除率降低导致血药浓度显著升高,延缓药物排泄。临床使用的大多数静脉麻醉药,在肝脏的分解代谢远高于肾脏排泄。但潘库溴铵主要经肾脏排泄(约 85%),老年人给予潘库溴铵时应减少剂量。此外,药物本身也会影响肾脏血流量,如吸入麻醉药会减少肾脏血流量,导致心排血量减少。

(5)输注时间敏感性半衰期 半衰期缺乏连续用药时血药浓度下降 50% 相关的信息,因此 Hughes 等人提出了"输注时间敏感性半衰期"(context-sensitive half time,CSHT)的概念。即某药物连续输注一段时间后,药物有效浓度降低 50% 所需要的时间。这个概念对于药物连续输注和靶控输注有很大的意义,因为较长时间的给药后,大多数药物的消除半衰期会明显延长,在临床中需要考虑这种作用的延长对于患者苏醒的影响。图 1-1 和图 1-2 是目前临床上使用几种阿片类药物和静脉麻醉药的输注时间敏感性半衰期。

1.1.7 靶控输注给药

靶控输注技术(target controlled infusion,TCI)是药代学理论与计算机技术相结合而产生的给药方法,能快速达到并维持设定的血药或效应部位药物浓度,并根据临床需要随时调整给药。TCI 系统的组成件包括输注泵、控制输注泵运转的程序以及发生错误时关闭系统的安全机制等。

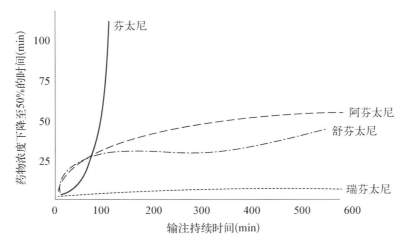

图 1－1　阿片类药物输注时间敏感性半衰期

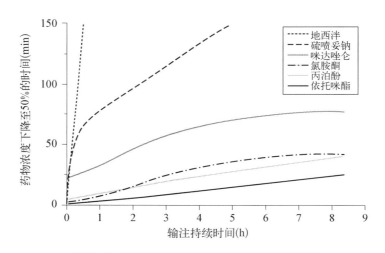

图 1－2　几种静脉药物输注时间敏感性半衰期

（1）原理　维持中央室浓度恒定于预设水平 C_T，因为 $C_T \times V_1 = D$，也维持中央室药量 D 恒定——这就是靶控血药浓度最基本的理论基础。尽管前述药代学计算方法涉及数理统计、计算机等繁琐知识，但药代学知识应用于靶控输注的方法却非常简单。

（2）注意事项　① 要达到预测与实测浓度绝对准确是不可能的，以目前的技术要使输注泵达到瞬时改变速度也是不可能的（输注泵滞后）。② 泵的精确度对系统也有很大影响。③ 并非所有的药物均可使用靶控输注。例如芬太尼，芬太尼的半衰期很长，持续输注时很难达到稳态且药理效应消除需要相当长的时间。如用于靶控输注，必须在手术结束前 2 h 停止输注。④ 预测浓度与实测浓度也差异巨大。上述情况下，临床测定的药理效应不可能准确。⑤ 由于血药浓度-药理效应间的滞后，靶控血药浓度达峰时，药物效应室浓度（和药理效应)并未达峰,因此,须等待足够的时间才能保证药物疗效。⑥ 特别需要注意的是"靶控"并不是"全自动",即使使用闭环靶控系统进行靶控输注,仍需要麻醉医生严密观察患者生命体征和靶控系统的运行情况。

1.1.8　拮抗剂

(1)竞争性拮抗剂　缺乏内在效应,但有亲和性,和激动剂竞争与受体结合的药物为竞争性拮抗剂。竞争性拮抗剂使激动剂的量效曲线右移,但不改变激动剂的最大反应;曲线右移幅度取决于拮抗剂的浓度和它对受体的亲和性。

(2)非竞争性拮抗剂　拮抗剂与激动剂虽不争夺相同的受体,但它与受体结合后可妨碍激动剂与特异性受体结合;或非竞争性拮抗剂与激动剂争夺同一受体,但由于共价键作用,与受体结合比较牢固,呈不可逆性,妨碍激动剂与特异性受体结合。这种拮抗剂达到一定浓度,可抑制激动剂的最大效应。

非竞争性拮抗也可以通过别构性拮抗剂产生。这类拮抗剂与激动剂结合于受体的不同的部位,可降低激动剂与受体结合的亲和力、内在活性。

(3)反向激动剂　利用分子基因学技术,通过野生型受体的过度表达和结构型活性受体的突变,发现了反向激动剂。如前所述,受体可自发性地变为活性状态,产生细胞反应。通常,未被占领的活性状态的受体数量低下,因此无法观察到它们独立于激动剂的活性。但当受体表达水平异常增高,或者突变使受体平衡移向活性形态,这时组织的表现恰如激动剂存在一样。然而,反向激动剂能选择性与无活性的受体相结合,使平衡移向无活性状态,因此这类药物能够抑制独立于激动剂的活性结构性信号;但是,当系统不存在结构性活性时,反向激动剂的作用恰似竞争性拮抗剂。

1.2　局部麻醉药相关术语

1.2.1　局部麻醉药物的解离度

局部麻醉药大多为弱碱性的叔胺或者仲胺,这些胺类不溶于水,在空气中也不稳定。所以在实际应用中,多数局部麻醉药必须与酸结合而形成可溶于水的盐类,因此,局部麻醉药在人体体液中,是以两种形式存在的:不带电荷的、可溶于脂的碱基($R \equiv N$)和带电荷的、可溶于水的阳离子($R \equiv NH^+$)。只有当两者同时存在时,局部麻醉药才能够阻滞神经传导,发挥良好的麻醉效能。

带电荷的阳离子是不能透过神经膜的,而不带电荷的碱基由于具有脂溶性,所以能够穿透神经鞘膜或神经膜而进入细胞内。碱基浓度越高,则局部麻醉药穿透膜的能力越强。当局部麻醉药物到达细胞内时，由于细胞内的 pH 较膜外的 pH 低，所以在细胞内的部分碱基解离成为阳离子。只有阳离子才能与轴膜内的受体相结合，使钠通道关闭，阻止 Na^+ 离子内流，从而阻滞神经冲动的传递功能，发挥局部麻醉药的作用。

1.2.2　解离常数

解离常数（dissociation constant，Ka）是水溶液中具有一定解离度的溶质的极性参数，它是一种特定类型的平衡常数。pKa 是 Ka 的负对数。Ka 值越大，pKa 值越小。解离常数能定量地衡量分子的酸性或碱性，Ka 值增大，对于质子给予体来说，其酸性增加；Ka 值减小，其碱性增加。

pKa 是有机化合物非常重要的性质，它决定了化合物在介质中的存在形态，进而决定其溶解度、亲脂性、生物富集性以及毒性。对于药物分子而言，pKa 还会影响药物的药代动力学和生物化学性质。

当氢离子浓度 $[\log_{10}^{-1}(-pH)]$ 达到某一个特定值时，溶液中局部麻醉药的碱性基团浓度等于带电荷的阳离子浓度，此时的氢离子浓度便被称为 pKa。大多数局部麻醉药物的解离常数 pKa 在 7.6～9.1。一般局部麻醉药物的 pKa 值越大，则它的离子部分增多，局部麻醉药物不容易透过神经鞘膜或神经膜，于是局部麻醉药的起效时间延长。pKa 的值越小，则它的碱基部分增多，局部麻醉药更容易透过神经鞘膜或神经膜，于是局部麻醉药的起效时间缩短。

局部麻醉药的质子化趋势，即局部麻醉药物的阳离子浓度与碱基浓度之比，通常取决于环境因素。即除了温度和离子键强度等因素外，主要还取决于溶液中氢离子的浓度。在酸性条件下，其反应方向左移，局部麻醉药多处于阳离子形式；在碱性条件下，反应方向右移，局部麻醉药则多呈碱基形式。因此，当局部麻醉药介质的 pH 发生变化时，局部麻醉药的碱基形式和质子化形式的百分含量会发生改变，从而影响到局部麻醉药物的活性。以机体的炎性组织为例，由于炎性组织中的 pH 水平低于正常机体组织，局部麻醉药物在炎性环境下更容易发生反应方向的左移，使局部麻醉药更容易趋向质子化，因而局部麻醉药穿透炎性组织的能力相对较差。

1.3　肌肉松弛药相关术语

1.3.1　烟碱样乙酰胆碱受体

乙酰胆碱受体包括两种：毒蕈碱型受体（muscarinic receptor，简称 M 受体）和烟碱型受体（nicotinic receptor，简称 N 受体），每个烟碱样乙酰胆碱受体由五个蛋白亚基组成，排列成玫瑰状的管形结构，穿插入肌纤维膜间，突出并开口于肌纤维膜内外，受体的一半露出肌纤维膜表面,另一端露于细胞浆内 2 nm,五个蛋白亚基中有两个是 α 蛋白亚基,其余三个蛋白亚基为 β、ε、和 δ 蛋白亚基,而非成熟的受体和接头以外肌纤维膜受体没有 ε 亚基,而代之以 γ 亚基。5 个亚基环绕细胞外孔道呈漏斗样延伸为中央离子通道。五角形体的每一个亚基都是一个四次跨膜蛋白,分子量约 60 kd,由 437～501 个氨基酸残基构成。由于这 5 个亚基中有 2 个 α 蛋白亚基,所以五角形体并不对称。这种不对称使得乙酰胆碱受体对乙酰胆碱有不同的亲和力和略微不同的反应时间。这些亚单位相互作用形成一个跨膜的管道,和细胞外乙酰胆碱受体部位一样,对作用激动剂与拮抗剂发生生物学功能。

每个亚单位的 M_2 跨膜结构区具有选择性的阳离子通道。乙酰胆碱或拮抗剂如箭毒的细胞外结合位点位于 αδ 亚单位或 αε 亚单位的 N 端,在乙酰胆碱或其他激动剂缺失的条件下,通道多处于关闭的状态下,只允许阴离子按电化学梯度通过。ε 与 γ 亚单位的功能在于稳定这种关闭的状态。在有两个单位乙酰胆碱分子结合到 nAchR 后,触发了其结构的改变,开放了关闭的通道。通道开放的过程长短,取决于两个结合的乙酰胆碱结合时程的长短。当通道打开时,钾离子流出细胞而钙离子和钠离子进入细胞,开始一次肌肉收缩。

胚胎期随着运动终板的形成,烟碱样乙酰胆碱受体进驻终板,并从全细胞膜分布的胎儿型乙酰胆碱受体(γ- nAChR)转化为只在终板区分布的成人型乙酰胆碱受体(ε- nAChR)(表 1-2),该过程称为亚基转换。成年后在正常神经支配的肌肉上,只在运动终板区大量表达 ε- nAChR,γ- nAChR 无表达。但眼外肌较特殊,约 20% 的眼外肌肌纤维上仍表达部分 γ 亚单位,也可能与一些重症肌无力患者表现出首发的和突出的眼部症状有关系。在衰老及病理情况下亦能检测到 γ 亚单位的表达。当肌肉失神经支配后,终板区会重新表达 γ-nAChR 并分布于全细胞膜,剩下的 ε- nAChR 约占总受体数量的 10%。同时终板外区也出现大量的 γ- AChR,表现为肌纤维全长都对乙酰胆碱敏感,称为超敏感现象。肌肉如能重新被神经支配,γ- nAChR 又会被 ε- nAChR 重新替换,恢复运动终板的正常结构。

表 1-2　两种乙酰胆碱受体的不同特征

成人型乙酰胆碱受体	胎儿型乙酰胆碱受体
ε 亚单位	γ 亚单位
位于终板区域	位于接头、接头间隙
寿命稳定(平均寿命为 2 w)	寿命不稳定(平均寿命约为 24 h)
大的单个通道	小的单个通道
开放时间短暂	开放时间长 2～10 倍
不易被激动药去极化	易被激动药去极化
更易被竞争性拮抗药物阻滞	不易被竞争性拮抗药阻滞

1.3.2 非去极化神经肌肉阻滞特征

（1）肌肉松弛前无肌震颤即肌纤维成束收缩（fasciculation）现象。

（2）强直刺激及"四个成串"刺激时，因神经末梢内可以立即被动用的乙酰胆碱（Ach）贮存量急剧减少，Ach 释放量随之下降，肌肉松弛作用增强出现衰减（fade）。

（3）强直刺激后继以单刺激，由于大量 Ach 分解产物被重吸收，Ach 合成量增多，此时单刺激时神经末梢的 Ach 释放多于强直刺激前单刺激时的释放量，出现颤搐反应增强，为强直后增强（post-tetanic potentiation），肌颤搐幅度增强一倍以上为强直后易化（post-tetanic facilitation，PTF）。

（4）阻滞可被抗胆碱酯酶药所拮抗。

1.3.3 95％有效剂量（ED$_{95}$）

ED$_{95}$ 为肌肉松弛药的药效学指标，一般气管插管剂量为 $2\sim3$ ED$_{95}$，追加为气管插管剂量的 $1/2\sim1/3$。正常人肌肉松弛药的药效学参数见表 $1-3$。

表 $1-3$　正常人肌肉松弛药的 ED$_{95}$ 和气管插管剂量

肌肉松弛药	ED$_{95}$（mg/kg）	气管插管量（mg/kg）
琥珀胆碱	0.5	1.0
氯箭毒碱	0.3	0.6
泮库溴铵	0.07	$0.07\sim0.1$
维库溴铵	0.05	$0.08\sim0.1$
阿曲库铵	0.2	0.5
顺阿曲库铵	0.05	0.15
罗库溴铵	0.3	0.6
哌库溴铵	0.05	0.08
米库氯铵	0.07	0.2
多库氯铵	0.03	0.05

1.3.4 霍夫曼（Hofmann）降解

阿曲库铵主要有两种分解途径，霍夫曼降解和非特异性酯酶水解。霍夫曼降解是单纯的化学反应，即在生理状态下，不需要生物酶参与，季铵化合物自发水解，其分子裂解过程中失去正电荷，成为正甲基四氢罂粟碱（劳丹诺辛，laudanosine）和单四价丙烯酸盐。血浆消除半衰期为 20 min。代谢产物主要由尿及胆汁排出。因此,阿曲库铵的代谢不依赖肝、肾功能。

1.4 吸入麻醉药相关术语

1.4.1 蒸发和蒸汽压

(1) 蒸发(evaporation) 液体表面发生气化的现象,是液体分子变成蒸汽分子的过程。乙醚、异氟烷、氟烷的蒸发引起的温度降低,液态氧化亚氮迅速从贮气筒释放时,贮气筒内温度可降至−60℃。要保持液体的温度不变必须给液体加热,使单位质量的液体变成同温度蒸汽所需的热量称为该物质的汽化热。不同的液体汽化热不同,同一种液体汽化热随着温度升高而减小。表 1−4 是几种含氟麻醉液体的汽化参数。

表 1−4 几种含氟液体的汽化参数

种 类	分子量	沸点(℃) (103.3 kPa)	汽化热(J/mL)	饱和蒸汽压 (kPa)(20℃)
氟 烷	197	50.2	209.8(20℃)	32.05
异氟烷	184.5	48.5	259.2(25℃)	33.25
恩氟烷	184.5	56.5	263.3(25℃)	23.28
七氟烷	200.1	58.5		20.92
地氟烷	168	23.5		89.3

为了加速蒸发通常采取下列方法:① 增加蒸发表面积。② 增加表面气流。③ 温度补偿。蒸发与大气压有关,大气压高则蒸发器输出浓度降低,反之,大气压低输出浓度升高。如在 1 个大气压下时输出 3%蒸汽,而在 3 个大气压的高压舱内只输出 1%蒸汽。

(2) 蒸汽压及饱和蒸汽压 在蒸发过程中,由于分子的无规则运动,一方面液体内动能较大的分子可以逸出液面成为蒸汽分子,另一方面蒸汽分子也能不断返回液体,蒸发过程实际是一个动态过程。经过一段时间,最后达到在单位时间进出液面的分子数相等的动态平衡状态。液体处于动态平衡的蒸汽称为饱和蒸汽,饱和蒸汽的压强称为饱和蒸汽压。挥发性麻醉药的气化特点是沸点低、汽化热小、饱和蒸汽压高、容易气化(表 1−4)。

1.4.2 麻醉通气系统

吸入麻醉药的浓度与通气效应有关,通气效应与麻醉通气系统和新鲜气流有关。麻醉机的气体输出口与患者呼吸道相连形成一个回路,称为麻醉呼吸回路。通过麻醉呼吸回路将新鲜气体和吸入麻醉药输送到患者的呼吸道内,并将患者呼出的气体排出到体外。根据呼吸回路系统是否有重复吸入及二氧化碳吸收装置的位置分为以下四种:① 开放式回路:无重复吸入系统,呼出的二氧化碳无重复吸入现象。吸入麻醉早期将纱布片覆盖麻醉面罩,并置于患者的口鼻部,麻醉药液被滴在纱布片上蒸发后,随空气被患者吸入,患者呼出气全部经纱布片排到大气中。这种方法现在几乎不用。② 半开放式回路:又称 Mapleson 系统回路,无二氧化碳吸收装置。此系统分为 A、B、C、D、E 和 F 六类,A 和 D 回路最有实用价值,E、F 型回路是"T"形管的变通、改良形式,适合于小儿辅助/控制呼吸。③ 半紧闭式回路:又称部分重复吸入系统,是指系统中部分呼出混合气仍保留在系统中的一种吸入麻醉方法,呼出气体通过二氧化碳吸收器后,部分被患者再重复吸入。每分钟新鲜气流量大于患者吸收的量,而小于每分通气量。根据新鲜气体流量(FGF)大小又将这种麻醉方法分为高流量麻醉(3~6 L/min)、中流量麻醉(2~3 L/min)和低流量麻醉(<1 L/min)。④ 紧闭式回路:又称完全重复吸入系统,呼出气体通过 CO_2 吸收器后,全部被患者再重复吸入。进入紧闭回路的新鲜气流量等于患者的氧耗量(和氧化亚氮摄取量)。应用紧闭系统时,新鲜气流量最少,氧气(和氧化亚氮、压缩空气)和吸入麻醉药的消耗量亦是最少,比较容易保证吸入气体的温度和湿度接近生理状态。但是必须要有可靠的二氧化碳吸收器、精确的氧浓度和麻醉气体浓度监测仪,才能够保证患者在麻醉过程中不至于发生缺氧和二氧化碳潴留。

1.4.3　浓度效应

吸入浓度越高,则肺泡麻醉药浓度上升越快,称为浓度效应。

(1)刻度浓度和吸入浓度　蒸发器开启后指示的吸入麻醉药浓度称为刻度浓度,刻度浓度并非吸入浓度;在螺纹管 Y 型接头与气管导管连接处的吸入麻醉药浓度称为吸入浓度。一般新鲜气体的流量越大,刻度浓度越高,则吸入浓度和肺泡浓度越高。吸入麻醉药的摄取与吸入麻醉药的刻度浓度、吸入浓度和呼气末浓度(相当于肺泡浓度)以及新鲜气体的流量有关。

(2)呼气末浓度和肺泡浓度　肺泡浓度是肺泡内的吸入麻醉药的浓度,呼气时在 Y 型接管处测到的吸入麻醉药浓度为呼气末浓度,接近肺泡浓度。研究证实肺泡浓度与吸入麻醉药的血液溶解度有关,较低溶解度的麻醉药在肺泡内浓度上升或下降更快。肺泡内麻醉药浓度(F_A)快速增高并接近吸入气麻醉药浓度(F_I)时(F_A/F_I 比值接近 1),F_A/F_I 比值的上升速率决定了麻醉诱导的速度。溶解度最小的麻醉药地氟烷的升高速度最快,溶解度最大的麻醉药氟烷的升高速度最慢。只有氧化亚氮的 F_A/F_I 比值较地氟烷升高的速度更快。可能部分与浓度效应相关:氧化亚氮的吸入气体浓度为 70% 而地氟烷的吸入气体浓度仅为 2%。也可能部分与氧化亚氮在组织中,尤其是在脂肪组织中的溶解度更低有关。

(3)第二气体效应　同时吸入高浓度气体和低浓度气体时,低浓度气体的肺泡浓度及血液中浓度提高的速度较单独使用相等的低浓度气体时快,称为第二气体效应。其原理是:

高浓度气体被大量摄取后,肺泡体积缩小,第二气体的浓度升高;再次吸入混合气体以补充被摄取的体积时,第二气体的浓度升高。

1.4.4 分配系数

分配系数(partition coefficient),又名溶解度,是指麻醉药在两相中达到动态平衡时的浓度比值。常用吸入麻醉药的分配系数见表5-9。血/气分配系数即是在体温37℃、相同的部分压力下,吸入麻醉药在血中和肺泡气中达到动态平衡时的浓度比值。吸入浓度恒定时,血/气分配系数高,说明该药吸入肺泡后,经肺循环大量溶解于血液中,肺泡内分压上升缓慢,难以达到有效的麻醉水平,麻醉诱导时间长、苏醒慢;反之,血液中的溶解度低,诱导时间短、苏醒快。吸入麻醉药以扩散方式通过肺泡膜,它的摄取和分布很大程度上受肺循环和心输出量的影响。对于血/气分配系数大的麻醉药,心输出量的影响更大。诱导时静脉血将麻醉药转运至全身各组织,其分压低于肺泡内分压。当全身各组织、静脉血和肺泡内麻醉药分压差达到动态平衡时,摄取将趋于停止。组织对麻醉药的摄取决定于麻醉药在组织中的溶解度,组织的血流量和动脉血-组织间的麻醉药分压差即为组织/血分配系数,是指体温37℃、相同的分压下,吸入麻醉药在组织和血液中达到动态平衡时的麻醉药浓度比值。由于麻醉药的理化性质、组织生化特点不同,各种麻醉药在机体各组织的溶解度(组织/血分配系数)也不同。组织/血分配系数大,说明组织分压上升慢;反之则上升快。组织摄取能力=组织容积×组织/血分配系数。机体组织中,由于脂肪的容积较大;常用的吸入麻醉药中,除了氧化亚氮和乙醚的脂肪/血分配系数较小,其他的吸入麻醉药脂肪/血分配系数均较大;脂肪的血流仅占心输出量的1.5%,因此脂肪组织对吸入麻醉药的摄取量最大,但分压上升慢,达到与动脉血分压平衡的时间长。尽管各种吸入麻醉药对同一组织的组织/血分配系数不同,但由于数值较小,差异并不显著(脂肪除外),所以组织中麻醉药分压的升高主要受组织血流的影响。

血流丰富的组织,如脑、心脏、肝脏、肾脏和肺脏的血流量占心输出量的75%,因此,组织分压上升快,达到与动脉血麻醉药分压平衡的时间短。如肌肉的容积大于脂肪,但肌肉/血分配系数小,对麻醉药的摄取量小于脂肪;肌肉的血流量占心输出量的18.1%,达到与动脉血麻醉药分压平衡的时间在脂肪与血流丰富组织之间。动脉血-组织间的麻醉药分压差随着麻醉时间的延长而缩小,组织对麻醉药的摄取也相应减少,直至两者达到动态平衡,摄取停止。吸入麻醉药的可控性与血/气分配系数的大小呈反比。如前所述,该系数越小,麻醉药在血液中的溶解度越低,则肺泡气与血供良好的神经系统内的浓度越容易达到平衡,也就越容易控制麻醉药在中枢神经系统中的浓度。

1.4.5 吸入麻醉药的排出

吸入麻醉药大部分从肺呼出,小部分在体内生物转化,主要通过肝微粒体酶进行氧化、还原、水解和结合,最终被排出体外;还有极少量经手术创面、皮肤、尿排出。通气量增加,麻醉药容易被"洗出"(wash-out);脂溶性越高,血/气分配系数、组织/血分配系数越大,则清除越慢;此外供血丰富组织的麻醉药的分压下降较快等。据此,吸入麻醉药的清除速度依次为:地氟烷＞氧化亚氮＞七氟烷＞异氟烷＞恩氟烷＞氟烷＞甲氧氟烷＞乙醚。同理,麻醉时间的长短、肺通气/血流比值以及分压差的大小也都会影响到吸入麻醉药的清除。

1.4.6　缺氧性肺血管收缩

缺氧性肺血管收缩(hypoxic pulmonary vasoconstriction,HPV)是人体对低氧的一种自我保护作用。吸入麻醉药可以影响肺血流分布,因此影响气体交换。HPV 使肺血流转移到低氧区域,是优化气体交换的自身平衡机制。

影响麻醉药效的因素和药物相互作用

麻醉和围术期使用的麻醉药和相关用药与内科或其他专科用药有很大区别,麻醉药几乎全部经静脉途径用药,具有起效快、药效强、治疗窗较窄等特点,因此,麻醉药物极易产生不良反应,甚至导致严重后果。麻醉医生用药必须充分熟悉每一种药物的药理作用,根据药代动力学和药效动力学的原则,做到安全用药、精准用药和合理用药,才能达到满意的临床麻醉效果。

2.1 影响药效的因素

2.1.1 药物的个体差异

(1) 药效和药代动力学的不同 不同药物的吸收、分布、代谢和排泄的差异;也可以是终末器官敏感性的不同或受体调控的不同等,造成药效学和药代学的不同。

(2) 遗传基因多态性 遗传因素是心血管药物个体差异的重要原因,遗传基因的差异是构成药物反应差异的决定因素。药物基因组学的目标是研究药物代谢酶基因、药物受体基因、药物转运蛋白基因多态性与药效学、药动学、药物安全性之间的关系,阐明不同个体的药物反应(药效和不良反应)差异,最终针对不同个体基因型指导临床在适当时间,选择适当的药物及用药剂量,使患者既能获得最佳治疗效果,又可避免药物不良反应,达到个体化用药的目的。

例如,β-受体阻滞剂的作用靶点 β_1-肾上腺素受体(ADRB1)和 β_2-肾上腺素受体(ADRB2)的基因多态性与药物效应有密切关系。ADRB1 CC 基因型携带者对β-受体阻滞剂的舒张压和收缩压降压效果最好,CG 和 GC 基因型携带者降压效果依次降低。CYP2D6 作为β-受体阻滞剂的主要代谢酶,具有高度基因多态。其中 CYP2D6＊1 和 CYP2D6＊2 为快代谢基因型,CYP2D6＊3、CYP2D6＊4 和 CYP2D6＊5 为慢代谢基因型,而 CYP2D6＊9、CYP2D6＊10 和 CYP2D6＊41 为中间代谢基因型。CYP2D6 慢代谢基因型携带者β-受体阻滞剂的清除时间延长,导致血药浓度增加,发生毒副作用的风险显著增加。

2.1.2　生理和病理因素

（1）年龄　① 老年：随年龄增长,人体总的体液量减少,药物的分布容积减小,给药早期峰浓度较高,可部分解释老年人对药物的敏感性增加。老年人肌肉含量减少,脂肪含量增加,脂类药物更易在体内蓄积,使药物作用时间延长。老年人肝脏和肾脏的血流量及代谢、排泄能力均有所下降,也使其对药物的敏感性增加。老年、肝病、营养不良等情况可造成白蛋白浓度下降,使药物的游离部分增加,也能增加患者对药物的敏感性。② 小儿：由于小儿在不断的生长发育过程之中,与成人之间以及小儿不同年龄段之间在药代动力学和药效动力学方面都存在很大差异。新生儿用药不仅要考虑体重,而且还需考虑实际年龄所反映的成熟度。1 岁以内是大多数器官系统发育的关键时期,临床麻醉用药应格外关注对脏器功能,特别是神经功能发育的影响。

（2）孕产妇　发生在妊娠期的诸多生理变化可能会改变许多药物的药代动力学和药效动力学。母体摄入的药物可通过胎盘转移后直接作用于胎儿,也可通过改变子宫和胎盘功能而间接影响胎儿。有些产科用药会增加麻醉管理的复杂度,而有些甚至会导致需要麻醉医生干预的严重不良事件。即使是分娩后,可能会影响药物的效应,药物还可以转移到母乳中。产科用药硫酸镁可增强肌肉松弛药的作用。

（3）心脏病　心力衰竭患者的肝肾灌注减少,因而尿量减少,影响药物排泄,从而改变药物的药效学和药代动力学。大多数心血管药物在妊娠的前 3 个月必须避免使用,以免引起先天畸形。一些药物在分娩前也应避免使用,因其可能对分娩或新生儿不利。

（4）糖尿病　单胺氧化酶抑制剂可增强其升压作用；可减弱口服降糖药和胰岛素的作用。

糖尿病周围神经病变在围术期影响肌肉松弛药的肌肉松弛效应,导致糖尿病患者术中应用肌肉松弛药后,术后呼吸功能不全的发生率显著增加,加之糖尿病本身就可损伤呼吸系统,严重影响糖尿病患者的预后。

局部麻醉及神经阻滞对生理功能干扰小,可减少深静脉血栓形成,但较大剂量局部麻醉药可导致心肌抑制,加之糖尿病患者的神经纤维长期遭受慢性缺血和组织缺氧,更易发生局部麻醉药所致的神经损伤。

不仅糖尿病患者药物作用有所改变,而且围术期麻醉药物也能直接或间接通过改变胰岛素分泌或通过抑制促代谢性激素的分泌影响血糖波动。

静脉全身麻醉药依托咪酯对肾上腺皮质功能的抑制会减弱手术刺激引起的高血糖反应。丙泊酚对胰岛素分泌的影响尚未明确。γ-氨基丁酸（GABA）受体激动剂在通常情况下可以减少促肾上腺皮质激素（ACTH）的分泌,从而降低血浆皮质醇浓度。

吸入麻醉药氟烷、恩氟烷和异氟烷能可逆性抑制胰岛素对血糖的影响,并呈剂量依赖性。

大剂量阿片类药物可显著抑制交感神经系统和下丘脑-垂体轴。该药对术中代谢性激素反应的抑制有利于糖尿病患者围术期血糖控制。

单次镇静剂量的咪达唑仑对血糖影响很小,但对于连续泵注咪达唑仑患者的研究发现,皮质醇和胰岛素分泌均有下降。

$α_2$ 受体激动剂(如可乐定)可以降低交感张力,减少神经末梢释放去甲肾上腺素。

右美托咪定是一种高选择性的 $α_2$ 受体激动剂,可以减少胰岛素分泌,但不影响血糖控制。

(5)肝肾功能　药物主要依靠肝脏和肾脏进行消除,而老年人肝脏和肾脏功能降低,用药风险明显增大。为此,在选择药物种类、确定用药剂量和给药间隔时必须格外慎重。

(6)肝酶作用　① 酶诱导作用(enzyme induction)是指通过增强肝脏药酶活性或(和)增加肝脏药酶含量以促进药物代谢的生物学现象,亦称作酶促作用。卡马西平和苯妥英钠均可增强环孢素 A 的氧化代谢,降低这种免疫抑制剂的血药浓度,增加围术期发生移植排斥反应的危险。另外,它们还能促进华法林、双香豆素的代谢,降低其抗凝活性。② 酶抑制作用(enzyme inhibition)是指通过减弱肝脏药酶的活性和(或)减少肝脏药酶的含量以阻碍药物代谢的生物学现象,亦称作酶抑制作用。丙泊酚也能影响肝脏药酶的作用,可抑制 CYP2A1 和 CYP2B1 的功能,破坏普萘洛尔的体内代谢;还能通过抑制 CYP3A4 的功能而减少芬太尼和舒芬太尼的代谢。③ 非微粒体酶系:单胺氧化酶广泛存在于线粒体,在肝、肾和脑最丰富,其功能为促进单胺类物质的灭活。单胺氧化酶抑制剂 MAOI 可以增加突触前神经递质的数量,主要用于治疗抑郁症。MAOI 相互作用分为两类:第一类,影响交感神经传递的药物。当应用间接性交感兴奋药如麻黄碱、去氧肾上腺素、苯丙胺等,单胺类药物代谢减少,作用增强,可使血管强烈收缩,发生严重头痛、高血压危象、心律失常等不良反应。第二类,中枢神经系统抑制剂。应用 MAOI 的患者合用哌替啶后会出现兴奋、高热、血压升高和强直等反应。

琥珀胆碱在体内可以迅速被血浆中的假性胆碱酯酶水解,但是患者长期使用抗胆碱酯酶药物如新斯的明、加兰他敏、毒扁豆碱,也会抑制假性胆碱酯酶的活性,此时如联用琥珀胆碱,则其药效延长。酯类局部麻醉药普鲁卡因、可卡因等与琥珀胆碱在体内均由胆碱酯酶水解代谢,如联用则可能相互竞争胆碱酯酶,使琥珀胆碱呼吸抑制作用加强。

(7)酸碱状态　应用碳酸氢钠升高尿液 pH(碱性尿)可增加苯巴比妥、双香豆素等弱酸性药物的排泄;相反,应用维生素 C 和氯化铵等酸化尿液(酸性尿)则能增加吗啡、哌替啶、麻黄碱、氨茶碱等弱碱性药物的排泄。另外,手术中可通过碱化尿液的方法,增加吸入麻醉时氟离子的排泄率,降低血浆氟离子浓度,以预防其可能造成的肾脏损害。

2.2 药物的相互作用

药物相互作用指同时和/或先后使用两种或两种以上的药物,药物之间的作用,包括相加、协同、拮抗作用和敏感化现象。相互作用改变了一种药物的性质、体内过程和组织对药物的敏感性,从而改变了药物的药理效应或毒理效应。如何减少药物相互作用,及其引起的不良反应应当详细了解常见药物的相互作用;用药后仔细监测患者对治疗的反应,尽量避免药物相互作用引起的严重不良反应,保证用药安全。

2.2.1 输液器材

硝酸甘油可结合于聚氯乙烯塑料输液容器或管道上而失活;胰岛素可因吸附于玻璃或塑料容器上而致使药物效应减低。药物混用,可因溶解状态受到破坏而析出沉淀,临床上需要特别留意观察。

2.2.2 输血

血液中不宜加入其他药物,禁止与右旋糖酐或人工胶体混合应用,因为可引起红细胞聚集。血液也不可与高张的甘露醇溶液相混合,否则,红细胞会发生皱缩,常引起严重不良反应。将多种儿茶酚胺类药物加到某些静脉注射液中可被氧化。

2.2.3 吸入麻醉药

(1)氧化亚氮和阿片类药降低吸入麻醉药 MAC。

(2)吸入麻醉药与肌肉松弛药有协同作用。

(3)吸入麻醉药阻滞心肌和血管平滑肌的钙通道,妨碍细胞外的钙内流。导致其负性肌力作用和直接扩张血管。其中以恩氟烷的影响最大,氟烷次之,异氟烷最轻。异氟烷和尼卡地平合用使平均动脉压下降,而冠状血流增多。

(4)钙通道阻滞药可增强氟类吸入麻醉药的麻醉效能,维拉帕米 0.5 mg/kg 能使氟烷的 MAC 降低 25%。预先使用芬太尼 2~6 μg/kg 能减轻和防止地氟烷引起的气道刺激和心血管反应,并使地氟烷气管插管最低肺泡有效浓度(MAC_{EI})剂量依赖性下降。

2.2.4 静脉麻醉药

静脉麻醉药合用一般为相加作用,如丙泊酚与依托咪酯或咪达唑仑合用剂量可减半。经等效线法分析丙泊酚、氯胺酮在麻醉和催眠作用上呈现相加,复合用药血流动力学稳定。苯二氮草类与阿片类药两者合用药效复杂,具体见表 2-1。丙泊酚复合应用利多卡因可以降低丙泊酚的有效靶浓度。

表 2-1　苯二氮䓬类与阿片类药物作用比较

作　　用	苯二氮䓬类药物	阿片类药物	两者合用
镇痛	微弱	＋＋	＋＋＋
镇静	＋	微弱	＋＋
麻醉效能	＋＋	＋＋	＋＋＋
抗伤害应急反应	＋	＋＋	＋＋＋
遗忘	＋＋	－	＋＋
抗焦虑	＋＋	＋	＋＋
抗惊厥阈	上升	下降	上升
心血管抑制	微弱	－	＋
呼吸抑制	微弱	＋＋	＋＋＋

2.2.5　肌肉松弛药

常用药物与肌肉松弛药的相互作用见表 2-2。钙通道阻滞药对所有去极化、非去极化肌肉松弛药均能增强其肌肉松弛作用。用钙通道阻滞药治疗的患者,应用常规剂量新斯的明拮抗肌肉松弛药的残余效应,效果不佳。对已用肌肉松弛药的患者,待呼吸恢复后,若再给钙通道阻滞药,也有可能出现呼吸肌再次麻痹的潜在危险,应予注意。

表 2-2　常用药物与肌肉松弛药的相互作用

药　　物	相互作用	作用程度
阿芬太尼(alfentanil)	无	0
氨茶碱(aminophylline)	拮抗	＋＋
抗生素(antibiotics)	增强	＋＋＋
抗惊厥药(anticonvulsants)	拮抗	＋＋＋
抑肽酶(aprotinin)	增强,琥珀胆碱作用延长	＋＋＋
阿司匹林(aspirin)	无	0
硫唑嘌呤(azathiopine)	拮抗	＋
苯二氮䓬类(benzodiazepines)	无	0
β阻滞药(beta blockers)	增强	＋
溴苄胺(bretylium)	增强	＋

续 表

药　　物	相 互 作 用	作用程度
丁哌卡因（bupivacaine）	增强	＋＋
丁酰苯类药（butyrophenones）	无	0
钙拮抗药（calcium antagonists）	增强	＋＋
卡马西平（carbamazepine）	拮抗	＋＋
头孢菌素类（cephalosporins）	无	0
氯丙嗪（chlorpromazine）	无	0
克林霉素（clindamycin）	增强	＋＋＋
粘菌素（colistin）	增强	＋＋＋
环氧抑制药（cyclo-oxygenous inhibitors）	无	0
环孢素（cyclosporin）	增强	＋
丹曲林（dantrolene）	增强	＋＋
地塞米松（dexamethasone）	拮抗	＋＋
地西泮（diazepam）	无	0
丙吡胺（disopyramide）	增强	＋
吗乙胺吡酮（doxapram）	增强	＋＋
氟哌利多（droperidol）	无	0
依可碘酯（echothiopate）	增强	＋＋＋
恩氟烷（enflurane）	增强	＋＋＋
红霉素（erythromycin）	无	0
艾司洛儿（esmolol）	增强，琥珀胆碱作用延长	＋，＋＋
依托咪酯（etomidate）	轻度增强	＋
芬太尼（fentanyl）	无	0
呋塞米（furosemide）	增强	＋
神经节阻断药（ganglion blocker）	增强	＋＋＋
庆大霉素（gentamycin）	增强	＋＋＋
硝酸甘油（glyceryl trinitrate）	无	0
氟哌啶醇（haloperidol）	无	0
六烃季铵（hexamethonium）	增强	＋＋＋
氢化可的松（hydrocortisone）	拮抗	＋＋
免疫抑制药（immunosuppressants）	琥珀胆碱作用延长	＋＋
卡那霉素（kanamycin）	增强	＋＋＋
氯胺酮（ketamine）	轻度增强	＋
利多卡因（lidocaine）	增强	＋

续　表

药　　物	相　互　作　用	作用程度
酮咯酸(ketorolac)	无	0
林可霉素(lincomycin)	增强	+++
局部麻醉药(local anesthetics)	增强	++
氯羟二氮䓬(lorazepam)	无	0
甘露醇(mannitol)	增强	0
美普他酚(meptazinol)	琥珀胆碱作用延长	+++
甲乙炔巴比妥(methohexitone)	轻度增强	+
甲硝唑(metronidazole)	无	0
咪达唑仑(midazolam)	无	0
吗啡(morphine)	无	0
新霉素(neomycin)	增强	+++
奈替米星(netilmicin)	无	0
硝苯地平(nifedipine)	增强	++
硝酸甘油(nitrates)	无	0
氧化亚氮(nitrous oxide)	无	0
阿片类药(opioids)	无	0
青霉胺(penicillamine)	无	0
青霉素(penicillin)	无	0
戊酸吡啶(pentolinium)	增强	+++
哌替啶(pethidine)	无	0
酚噻嗪(phenothiazines)	无	0
苯妥英钠(phenytoin)	拮抗	+++
磷酸二酯酶抑制药(phosphodiesterase inhibitors)	拮抗	++
多黏菌素(polymycin)	增强	+++
丙胺卡因(prilocaine)	增强	++
去氧苯比妥(primidone)	拮抗	++
普鲁卡因胺(procainamide)	增强,琥珀胆碱作用延长	++ +++
普鲁卡因(procaine)	增强,琥珀胆碱作用延长	++ +++
丙泊酚(propofol)	轻度增强	+
普萘洛尔(propranolol)	增强,琥珀胆碱作用延长	+,++
奎尼丁(quinidine)	增强	++
硝普钠(sodium nitroprusside)	无	0

续　表

药　物	相互作用	作用程度
肾上腺皮质激素(steroids)	拮抗	＋＋
链霉素(streptomycin)	增强	＋＋＋
舒芬太尼(sulfentanil)	无	0
四环素(tetracyclines)	增强	＋
硫喷妥钠(thiopentone)	轻度增强	＋
妥布霉素(tobramycin)	增强	＋＋＋
三甲噻芬(trimetaphan)	增强	＋＋＋
丙戊酸钠(valproate sodium)	拮抗	＋＋
维拉帕米(verapamil)	增强	＋＋
挥发性吸入麻醉药(volatile agents)	增强	＋＋＋

注：0 无作用；＋作用微弱,无临床意义；＋＋作用小,某些情况下有临床意义；＋＋＋临床上作用明显。

2.2.6　局部麻醉药

维拉帕米有较强的局部麻醉作用(为普鲁卡因的 1.6 倍),能增加局部麻醉药的心脏毒性。

2.2.7　心血管药

除考虑心血管药物间的相互作用外,还应考虑心血管药物与非心血管药物间、心血管药物与麻醉药物间的相互作用。

(1) 术前用抗高血压药　应注意与麻醉药有协同降压作用；如术前用血管紧张素转换酶抑制类药(ACEI)治疗的高血压患者,给咪达唑仑和芬太尼诱导后,约 50％发生低血压。长期口服硝苯地平的冠状动脉旁路术患者,用大剂量芬太尼麻醉时,对心肌有显著抑制。ACEI 与丁哌卡因合用,由于对肾素-血管紧张素系统的抑制,可引起严重心动过缓和低血压。

(2) 噻嗪类利尿药　可影响锂离子代谢,减少锂离子排泄,钙通道阻滞剂、NSAIDs 和抗抑郁药也有类似作用,如果合用使血浆锂离子浓度增加,可斩制心肌功能。排钾利尿剂可以造成低血钾,加重洋地黄药物的毒性作用,延长非去极化肌肉松弛药的作用时间。

(3) β受体阻滞药　可引起心率减慢,甚至血压下降,与吸入和(或)静脉麻醉药合用,应充分了解其药效,避免心动过缓和低血压,维持血流动力学稳定。苯海拉明、帕罗西汀,西咪替丁也可抑制 CYP2D6 酶,改变其药动学,使美托洛尔的代谢受到抑制,从而增加该药减慢心率、降低心肌收缩力等负性肌力的作用。如合用美托洛尔应减量并监测有无毒性反应；对于

需用 H_2 受体拮抗剂的患者,可替换为雷尼替丁。与单胺氧化酶抑制剂合用可致极度低血压;可使非去极化肌肉松弛药的药效增强,作用时间延长;可减少利多卡因的肝脏清除,使其血药浓度提高,合用时注意监测,相应调整利多卡因的剂量。艾司洛尔是极短效的 β_1 肾上腺受体阻滞剂,与地高辛合用可导致房室传导时间延长,并可使地高辛的血药浓度升高,合用时要注意监测心电图和地高辛的血药浓度。与儿茶酚胺耗竭剂如利血平等合用,可能导致低血压或严重的心动过缓;与吗啡合用时,会增加艾司洛尔的血药浓度和毒性反应,合用时应减慢输注速度。

(4) 钙通道阻滞药　硫喷妥钠可加重钙通道阻滞药对心肌的抑制。临床上,硫喷妥钠、地西泮、芬太尼静脉麻醉时,通常可以使用钙通道阻滞药。用维拉帕米时,给予小量的含钾液(氯化钾液,库血)就可以出现高钾血症。钙通道阻滞药可以使地高辛的血浆浓度升高,还能够影响由钙介导的血小板功能。与阿司匹林合用可进一步抑制二磷酸腺苷(ADP)诱发的血小板聚集,延长出血时间;与非甾体类抗炎药或口服抗凝药合用有增加消化道出血的危险,有出血倾向或准备手术的患者不宜合用。地尔硫䓬、维拉帕米、尼卡地平还可增强肌肉松弛药如泮库溴铵、维库溴铵的作用,合用时注意减少用量。硝苯地平、维拉帕米和地尔硫䓬还可增加地高辛、抗组胺药、西沙必利、他汀类、他克莫司以及茶碱的血药浓度。吸入全身麻醉药与地尔硫䓬、维拉帕米合用可使心脏受到过度抑制。

(5) 直接血管扩张药　① 硝酸甘油与普萘洛尔合用有协同作用,并可抵消各自缺点,但是普萘洛尔可使冠脉流量减少,应注意有一定危险;拟交感胺类如去甲肾上腺素、肾上腺素、去氧肾上腺素、麻黄碱可降低其抗心绞痛效应;可加剧三环类抗抑郁药的降血压和抗胆碱效应;静脉滴注时合用肝素,可降低肝素的抗凝作用,合用时肝素的剂量应相应增加,停用时肝素剂量适当减少。② 硝普钠为强有力的速效血管扩张药,直接扩张动、静脉平滑肌,使周围血管阻力减低,产生降压作用;还能减低心脏前后负荷,改善心排血量。与其他降压药(如甲基多巴或可乐定)合用可使血压急剧下降;与多巴酚丁胺或多巴胺合用,可使心排血量增多而肺毛细血管楔压降低;西地那非可加重其降压作用,避免合用。

(6) α肾上腺素受体阻滞药　① 酚妥拉明:与多巴胺合用治疗伴有强烈血管收缩的休克患者,效果良好;抗高血压药(利舍平、降压灵)、镇静催眠药(苯巴比妥、格鲁米特等)可加强其降压作用;与东莨菪碱合用可增强 α 受体阻断作用。呋塞米与酚妥拉明直接混合可发生沉淀反应。② 乌拉地尔:具有外周和中枢双重降压作用。与 β 肾上腺素受体阻滞剂、钙离子拮抗剂等合用时,可以增强其降血压作用;β 肾上腺素受体阻滞剂可使 α 肾上腺素受体阻滞剂的首剂低血压效应加重;乙醇可增强其降压作用。

(7) α_2肾上腺受体激动剂　可乐定和右美托咪啶使儿茶酚胺释放减少,降低血压。使吸入麻醉药 MAC 降低,镇静药的用量减少。右美托咪啶效价比可乐定高三倍。作为术前用药有镇静、抗焦虑、抗呕吐,减轻插管所引起的血流动力学紊乱的作用;术后镇痛有良好的效果。三环类抗抑郁药可以减弱其降压作用。

(8) 维拉帕米、普鲁卡因胺、胺碘酮、普罗帕酮等与地高辛合用时,可使血清地高辛浓度增加,从而增加洋地黄中毒的发生率。与抗高血压药利血平和胍乙啶合用,可增强迷走神经活动、减慢心率和传导,引起严重的心动过缓及传导阻滞,还可诱发异位心律;低钾、低镁及酸碱平衡紊乱者可使心肌洋地黄的敏感性增加,易发生洋地黄中毒;肾上腺素、去甲肾上腺素、异丙肾上腺素与强心苷合用,易引起心律失常;琥珀胆碱能释放儿茶酚胺并引起组织缺氧,与强心苷类合用时易发生室性早搏。

(9) 非强心苷类药 ① 氨力农、米力农:与血管紧张素转换酶抑制剂、硝酸酯类合用于心力衰竭患者有协同作用。可加强洋地黄的正性肌力作用,应用时不必停用洋地黄。与强效利尿剂合用,要注意水、电解质平衡。② 多巴酚丁胺:β 受体阻滞剂可拮抗该药对 β1 受体的作用,导致 α 受体作用占优势,周围血管的阻力加大,应避免合用;与全身麻醉药尤其是异氟烷等合用,可诱发室性心律失常。不能与碳酸氢钠等碱性溶液配伍。

(10) 抗心律失常药 ① 美西律与胺碘酮、奎尼丁、丙吡胺有协同作用,可用于单用一种药物无效的顽固性室性心律失常,但不宜与其他 Ⅰb 类药物合用;利托那韦、西咪替丁、茶碱、可碱化尿液的药物能使其血药浓度升高,毒性增加;肝药酶诱导剂如苯妥英钠、苯巴比妥、利福平可加快其代谢,降低血药浓度。② 普鲁卡因胺与抗胆碱药合用,两者抗胆碱效应相加;与降压药合用,可增强降压作用。③ 局部麻醉药:溴苄胺可拮抗利多卡因负性肌力作用,两药合用增强抗心律失常作用;奎尼丁、美西律、丙吡胺、胺碘酮、美托洛尔可使其毒性增加,甚至引起窦性停搏;与丁哌卡因合用,可增强麻醉效力,增加高铁血红蛋白血症的发生率;与肌肉松弛药、氨基甙类抗生素合用,能加强肌肉松弛作用;增强静脉全身麻醉药丙泊酚的催眠效应;与异丙肾上腺素、多巴胺合用,可使肝血流量增加,使利多卡因清除率增高,减弱其抗心律失常的作用;与多非利特合用可增加心脏中毒反应如 QT 间期延长、尖端扭转型室性心律失常。④ 普罗帕酮:与其他抗心律失常药如与奎尼丁、维拉帕米、普萘洛尔、胺碘酮等合用,可提高抗心律失常的疗效,但同时加重心脏不良反应;与地高辛、茶碱、华法林合用,可增加它们的血浓度,引起相应的不良反应;与地昔帕明(三环类抗抑郁药)合用,利多卡因合用能增加该药中枢神经系统的不良反应如头晕、感觉异常等。⑤ 胺碘酮:可增高奎尼丁、普鲁卡因胺、氟卡尼和苯妥英钠的血药浓度和对心脏的作用;与美西律合用可加重 QT 间期延长;与 β 受体阻滞剂或钙通道阻滞剂合用,可加重对窦房结、房室结和心肌收缩力的抑制;与酚噻嗪、三环类抗抑郁药合用,使 QT 间期进一步延长,增加心律失常的危险;MAOI 可使该药代谢降低;与排钾利尿药合用,可增加低血钾所致心律失常的危险;可增高洋地黄制剂的血药浓度,甚至达中毒水平。

(11) 去甲肾上腺素神经末梢阻断药 利血平降低吸入麻醉药的 MAC 值;与胍乙啶合用或同时行椎管内麻醉者,血压下降较严重;与强心苷类同用,易引起心律失常、心动过缓;

与普萘洛尔合用易产生心动过缓及心肌收缩力减弱；不宜与 MAOI 同用。使用肾上腺素、去甲肾上腺素、异丙肾上腺素等拟交感胺药可产生增敏现象，血压突升，而且可延长它们的作用时间；与麻黄碱合用，可使儿茶酚胺贮存耗竭，使拟肾上腺素类药物的作用受到抑制。

（12）拟交感神经药　洋地黄类药物、卤族挥发性吸入麻醉药和某些静脉麻醉药如硫喷妥钠、丙泊酚等可使心肌对拟交感胺类更敏感，有发生严重室性心律失常的危险；三环类抗抑郁药、胍乙啶、利舍平和甲状腺激素可加强此类药对心血管的作用，导致心律失常、高血压或心动过速；应用 β 受体阻滞剂的患者在使用含有肾上腺素的局部麻醉药时可发生严重的不良反应如肢端组织缺血坏死；肾上腺素与氯丙嗪合用可引起严重的低血压；禁与碱性药物配伍，也不可混入全血中静脉滴注。

2.2.8　抗生素

（1）有些抗生素与肌肉松弛药合用，具有骨骼肌松弛作用，如氨基甙类抗生素、克林霉素和多黏菌素等。

（2）氨基甙类抗生素如链霉素、庆大霉素、卡那霉素与利尿药如呋塞米、甘露醇、其他氨基甙类抗生素或万古霉素合用可加重肾、耳毒性，不宜同用。

（3）大环内酯类药如红霉素可提高茶碱、地高辛的浓度而发生毒性反应；与麦角胺合用可致肢端坏死；与咪哒唑仑合用可降低其清除率，增强其作用；与阿芬太尼合用，可抑制阿芬太尼的代谢，增强麻醉镇痛药的作用，延长其作用时间。有报道术前使用红霉素，术中用阿芬太尼后出现长时间的呼吸抑制。

2.2.9　免疫抑制剂

（1）糖皮质激素　增加钠离子再吸收及钾、钙、磷的排泄。氯霉素和红霉素为肝药酶的抑制剂，可使糖皮质激素血药浓度升高，从而使治疗作用和毒副作用增强；糖皮质激素可使氨茶碱血药浓度升高；与两性霉素 B 和碳酸酐酶抑制剂合用，可致严重低血钾，应注意血钾和心脏功能变化；与非甾体抗炎药物合用，可增强抗炎作用，但可能加剧致溃疡作用。

（2）环孢素和 FK506　大环内酯类如红霉素、抗真菌药如酮康唑等肝药酶的抑制剂，可抑制细胞色素 P_{450} 的活性，阻断环孢素和 FK506 在肝脏中的代谢，使其血药浓度提高，药物毒性及感染发生率上升。与引起肾毒性的药物如氨基糖甙类、两性霉素 B、万古霉素合用，使环孢素 A(CsA)肾脏毒性增加。FK506 为强效药酶抑制药，可抑制环孢素、红霉素、交沙霉素、酮康唑、咪康唑、克霉唑、氟康唑、伊曲康唑、皮质激素等药物的代谢，使其药物血药浓度升高，相应毒副反应增加。诱导细胞色素 P_{450} 酶的药物如利福平、异烟肼等，可能增加FK506 的代谢，降低其药物浓度，排斥反应发生率上升。

（3）西罗莫司　具有抗淋巴细胞增殖、抗肿瘤、抗真菌等作用。与环孢素具有较好的协同作用。西罗莫司与 FK506 合用时存在拮抗作用,不宜合用。

2.2.10 平喘药

(1)β_2 受体激动剂 如特布他林等与其他肾上腺素受体激动剂、茶碱合用,可使疗效增加,但不良反应也加重;单胺氧化酶抑制剂、三环类抗抑郁药、抗组胺药可增加其不良反应;与琥珀酰胆碱合用,可增强琥珀胆碱的肌肉松弛作用;与 β 受体阻滞剂合用,能拮抗 β_2 受体激动剂作用,还可能使哮喘患者发生严重的支气管痉挛。

(2)氨茶碱 与某些抗生素,如大环内酯类(如红霉素、罗红霉素)、喹诺酮类(如氧氟沙星、克林霉素、林可霉素)、西咪替丁、普罗帕酮等合用可使其血药浓度升高甚至引起毒性反应;与非选择性 β 受体阻滞剂合用,因药理作用相互拮抗,氨茶碱的支气管扩张作用受到抑制;苯巴比妥、卡马西平、利福平、异烟肼、呋塞米可降低氨茶碱的血药浓度;与异氟烷合用,易导致心律失常;与氯胺酮合用,可降低机体的惊厥阈值,促发惊厥。

2.2.11 抑制胃酸分泌药

(1)H_2 受体阻滞药 ① 西咪替丁是一种强效肝药酶抑制药。它可通过其咪唑环上的氮原子直接与细胞色素 P_{450} 酶血红素上的铁原子结合,实现对该生物酶功能的抑制,与阿片类药、苯二氮䓬类药、利多卡因、苯巴比妥、三环类抗抑郁药和华法林、香豆素类抗凝药等合用可使其血药浓度升高,易发生毒性反应;可降低茶碱、氨茶碱的清除率,使其血药浓度升高;与氨基糖苷类有相似的神经阻断作用,与氨基糖苷类合用可能导致呼吸抑制。② 雷尼替丁与肝脏细胞色素 P_{450} 酶形成复合物,但其酶抑制作用则明显逊于西咪替丁。

(2)质子泵抑制药 奥美拉唑通过 CYP2C19 代谢,可以延长地西泮、华法林、苯妥英、硝苯地平等的清除;与地高辛合用,使地高辛的吸收增加,有加重地高辛中毒的危险。

2.2.12 抗精神病药

(1)氯丙嗪 与中枢神经抑制药、麻醉药、镇痛药等同用,可加强后者的作用;与普萘洛尔、美托洛尔同用,相互抑制对方的代谢,使血药浓度增加,可引起低血压和毒性增加;与奎尼丁、普鲁卡因胺同用,引起严重的心脏传导阻滞;与利血平同用,可使锥体外系症状或震颤麻痹症状加强;与肾上腺素合用会导致低血压和心动过速,因为氯丙嗪可翻转肾上腺素的升压作用。

(2)氟哌啶醇、氟哌利多 与麻醉药、镇痛药、催眠药合用,可相互增效;与抗震颤麻痹药如左旋多巴合用,可引起意识障碍、思维迟缓和术后血压的波动,不宜同用;与具有抗胆碱活性的药物如阿托品合用,可减少锥体外系反应;有报道与普萘洛尔合用会导致低血压;不宜与锂剂合用,易引起神经毒性。

2.2.13　抗抑郁药

（1）单胺氧化酶抑制药（monoamine oxygenase inhibitor，MAOI）　其经典药物有苯乙肼（phenelzine）、异卡波肼（isocarboxazid）、超苯环丙胺（tranylcypromine）等，可通过与MAO的不可逆共价结合，抑制MAO的功能。这类药物还能抑制肝微粒体酶等其他酶系统，并具有明显的肝脏毒性，可影响许多药物的代谢。停药2周后肝脏的单胺氧化酶才能通过缓慢的合成过程恢复原有的活性。选择性5-羟色胺再摄取抑制剂（SSRI）：帕罗西汀、氟西汀、舍曲林等与MAOI联用常会引起5-羟色胺综合征。抗高血压药如胍乙啶、利血平抑制去甲肾上腺素递质的释放，耗竭其贮存而产生降压作用，而MAOI减弱去甲肾上腺素的代谢灭活，因此合用MAOI可减少灭活，拮抗其降压作用。非直接作用的拟肾上腺素类药如麻黄碱合用，可导致高血压危象；与阿片类镇痛药物合用，MAOI可通过抑制肝药酶系统，阻滞其代谢灭活，引起严重的低血压、呼吸抑制，特别应禁止与哌替啶、喷他佐辛和曲马朵合用；与氟哌利多合用，可增加心脏的不良反应如QT间期延长、尖端扭转型室性心动过速等；由于MAOI对肝微粒体酶的抑制，可增强异氟烷麻醉时的肝脏毒性反应，而且还可提高心肌对肾上腺素的敏感性，故术中容易发生心律失常。吗氯贝胺和司来吉兰能选择性和可逆性地抑制单胺氧化酶A或B型，副作用减少，而且停药后单胺氧化酶的功能可很快恢复。

（2）三环类抗抑郁药　治疗抑郁症的经典药物包括丙咪嗪、氯丙咪嗪、多塞平和阿米替林等药物。由于具有明显的抗胆碱作用，与阿托品合用可出现阿托品中毒样的反应，围手术期需要服用三环类抗抑郁药的患者，应减少阿托品或东莨菪碱的用量，或选用无中枢性作用的抗胆碱药，如后马托品、溴化甲基东莨菪碱或格隆溴铵等作为术前用药。巴比妥类药增加三环类抗抑郁药的代谢，并增加中枢神经系统不良反应；普鲁卡因胺、奎尼丁有延长心肌传导作用，不宜合用；可增强拟肾上腺素类药物的升压作用，禁止合用；与氯胺酮、潘库溴铵等具有拟交感神经作用的药物合用也能发生升压反应和心脏毒性反应；可增强异氟烷和安氟烷的致心律失常效应；长期服用三环类抗抑郁药的患者宜采用异氟烷麻醉。

（3）四环类抗抑郁药　如马普替林，其抗胆碱能及心血管不良反应轻。选择性5-羟色胺再摄取抑制剂（SSRI）如氟西汀（百忧解）、帕罗西汀（赛乐特）、舍曲林（左洛复）等，其作用机制是选择性抑制中枢神经突触前膜对5-羟色胺的再摄取，增加突触间隙处的5-羟色胺浓度，达到抗抑郁目的，对去甲肾上腺素受体、M胆碱受体和组胺H_1受体等无影响。SSRI不宜与MAOI并用，以免发生5-羟色胺综合征。SSRI可抑制P_{450}酶，因而可增加一些药物的血药浓度，合并用药时应注意。

2.2.14　中枢神经药

（1）中枢神经兴奋药　多沙普仑与咖啡因、哌甲酯、肾上腺素受体激动剂有协同作用，合用时注意惊厥、心律失常等不良反应；与单胺氧化酶抑制药、升压药合用可使升压效应更显著；与碳酸氢钠合用，使其血药浓度升高，毒性明显增强；在吸入全身麻醉下，心肌对儿茶酚胺异常敏感，而多沙普仑促使儿茶酚胺释放增多，因此在停用异氟烷、恩氟烷 10～20 min后，才能使用多沙普仑。

（2）麻醉、镇痛类药　① 硫喷妥钠与肾上腺素类药物合用可使心脏对此类药的易感性增加，发生心律失常，这种不良反应可被吸入麻醉药所增强；可诱导肝药酶增加异氟烷代谢，引起无机氟的血药浓度增加；与噻嗪类利尿药、可乐定、甲基多巴、利血平、钙通道阻滞剂等降压药合用，可出现血压急剧下降，合用时均应减少剂量；与其他中枢神经抑制药合用，可引起中枢过度抑制，同时呼吸抑制、血压下降、苏醒延迟；增加三环类抗抑郁药的代谢，合用时可降低三环类抗抑郁药的浓度。② 氯胺酮与氨茶碱合用可能会诱发抽搐与惊厥；与地西泮、咪达唑仑合用常可减少心血管反应及恢复期的精神症状；与抗高血压药、中枢神经抑制药合用，可引起血压急剧下降、呼吸抑制。与异氟烷等含卤吸入麻醉药合用时，氯胺酮的半衰期延长，易导致苏醒延迟。③ 哌替啶与巴比妥类、酚噻嗪类、三环类抗抑郁药、硝酸酯类合用可增强哌替啶的作用；可增强硫酸镁静脉给药后的中枢抑制作用尤其是呼吸抑制和低血压；与抗高血压药如胍乙啶、氢氯噻嗪类利尿药等合用，有发生直立性低血压的危险；与MAOI合用可发生严重的不良反应，如兴奋、高热、面部潮红、出汗、神志不清、呼吸抑制、高血压或低血压等；与西咪替丁合用可引起意识混乱、定向力障碍等。

（3）镇静催眠药　① 咪达唑仑：氨茶碱和氟马西尼能拮抗本药的作用，与红霉素或西咪替丁合用，药效增强。② 苯巴比妥：为肝药酶诱导剂，与磺胺类药合用，由于血浆蛋白结合处的置换，可增加该药的效用。③ 丙泊酚：丙泊酚与咪达唑仑或硫喷妥钠合用时具有协同作用。利多卡因或布比长因能增强丙泊酚镇静作用，减少其用量。④ 依托咪酯：丙泊酚、依托咪酯复合后各自用药量均大幅度减少，对循环影响减小，副作用减少。与芬太尼合用增加恶心、呕吐的发生率，可在麻醉前给予东莨菪碱或阿托品预防误吸。感染性休克、多发性创伤或肾上腺皮质功能低下者应给与适量肾上腺皮质激素。

3

麻醉药使用方法和注意事项

给药方法与药效和患者安全密切相关,尤其是麻醉和危重患者给药方法,绝大多数是静脉途径,药物剂量、输注速率和停药时间必须精确,用药过程应严密监测。

3.1 给药方法

3.1.1 口服、舌下含服和肌内注射

(1)口服给药 患者依从性好;但因其吸收与片剂的崩解速度、胃的排空、肠的蠕动、药物的伍用、肠内和肝内药物的代谢等有关,且存在首过消除(first pass elimination),故主要用于术前准备。

(2)舌下含服 从药物经口腔毛细血管吸收到发挥药效,仅需 30 s 至 1 min,常用于硝酸甘油片治疗冠心病心绞痛,还可用于高血压危象。当血压超过 200/110 mmHg 时,取卡托普利片 25~50 mg 舌下含服,约 2 min 后,血压便开始下降,1~2 h,血压就可降至比较理想水平,药效可维持 4 h 之久。

(3)肌内注射 水相作溶媒,脂溶性高的药物吸收快而完全;如以有机物溶剂助溶,吸收比口服等剂量的药物还要慢,且不完全。

3.1.2 静脉给药

麻醉与围术期管理中,几乎所有药物均为静脉途径,其特点为起效快、作用强,且常为多种药物复合,药物间相互作用更为明显。对心血管患者,这些特点更为突出。静脉给药起效迅速,剂量易调控。

静脉给药有三种基本方法:单次静脉给药(bolus);间断重复给药;静脉连续输注(continuous infusion)。从理论上讲,静脉给药以相同剂量按半衰期时间重复给药或连续输注给药,经过一个半衰期时,血药浓度达到平衡浓度的一半,经过 5 个半衰期可达到平衡浓度的 93%,最

后达到稳态浓度。根据药代学和药效学观点,药物以连续输注给药较为合理,能相对保持血浆中和效应室中药物浓度的稳定。

3.1.2.1　多次静脉推注

该种给药方法和静脉连续输注的差别在于不能精确地维持药物稳态浓度,而是在平均稳态浓度(Cav)上下波动,即处于最高稳态血药浓度(Css_{max})与最低稳态血药浓度(Css_{min})之间。

3.1.2.2　静脉连续输注

(1)恒定速率静脉输注　该法使血药浓度呈指数增加,除非药物消除半衰期非常短,否则很难适用。

(2)负荷剂量加恒速输注　给予负荷量使分布容积迅速增加,以达到快速起效的目的。负荷剂量主要是根据药物的初始分布容积、稳态表观分布容积(Vdss)和排泄相表观分布容积(VB)来计算。给予负荷量的目的是获得需要的血浆浓度,由于血浆浓度与效应室浓度并非一致,理应根据效应室药物浓度设计给药方案。

(3)双重速率输注(double infusion)　由于负荷剂量可能导致明显的不良反应,有人提出最初快速输注和维持量输注,前者代替负荷剂量,后者根据需要的稳态血药浓度计算。其优点是降低在最初阶段超射(overshot)幅度。

(4)单次大剂量静脉注射加两种以上速率输注(bolus-elimination-transfer,BET)　该种方法由三部分组成。① 单次静脉注射使之达到有效血药浓度,其剂量为稳态血药浓度乘初始分布容积。② 补充药物代谢和排泄的维持量(E)。③ 指数降低速度(T),以补充药物从中央室输送到周围室的药量。

(5)改变溶液浓度方法　近年提出一种新的不需通过复杂计算而达到稳态血药浓度的方法,该种方法输注速度恒定,根据需要改变溶液中的浓度,全过程均由微机控制。

3.1.3　靶控输注

靶控输注(target controlled infusion,TCI)是指在输注静脉麻醉药时,以药代动力学和药效动力学原理为基础,通过调节目标或靶位(血浆或效应室)的药物浓度来控制或维持适当的麻醉深度,以满足临床麻醉的一种静脉给药方法。与人工控制输注相比,靶控输注的主要优点是它能更好地控制药物浓度,能更精确地预测麻醉效果。

由于患者的年龄、性别、手术部位和不同的手术阶段(如切皮、牵拉肠管、缝皮等)对药物浓度均有不同的要求。静脉麻醉实施中需要根据不同的情况调节目标浓度。表 3-1 中是血药浓度范围。

表 3-1 不同情况下的血药浓度范围

药 物*	切 皮	刺激程度 大手术	刺激程度 小手术	自主呼吸	苏 醒	镇痛或镇静
阿芬太尼(ng/mL)	200~300	250~450	100~300	<200~250	—	50~100
芬太尼(ng/mL)	3~6	4~8	2~5	<1~2	—	1~2
舒芬太尼(ng/mL)	1~3	2~5	1~3	<0.2	—	0.02~0.2
瑞芬太尼(ng/mL)	4~8	4~8	2~4	<1~3	—	1~2
丙泊酚(μg/mL)	2~6	2.5~7.5	2~6	—	0.8~1.8	1.0~3.0
硫喷妥钠(μg/mL)	7.5~12.5(复合 N_2O) 35~45(不复合 N_2O)	10~20	10~20	—	4~8	7.5~15.0
依托咪酯(ng/mL)	400~600	500~1 000	300~600	—	200~350	100~300
咪达唑仑(ng/mL)	—	50~250(联合阿片类药物)	50~250(联合阿片类药物)	—	15~200(联合阿片类药物时减至20~70)	40~100
氯胺酮(μg/mL)	—	—	1~2	—	—	0.1~1
右美托咪定#(ng/mL)						0.1~0.6

* 除非特殊注明,均指复合 65% 至 70% 氧化亚氮(N_2O)时的药物浓度。由于术前及术中用药不同,有效血药浓度可能会相差很大。
♯ 右美托咪定在所列浓度时产生镇静及轻度镇痛作用。

3.1.4 闭环控制系统

通过前一指令执行后的效果反馈控制注射泵输注麻醉药的速率,调节麻醉深度的给药方法,以提高药物应用的质量,实现对麻醉效应的直接控制。闭环靶控输注系统提高了药代动力学的准确性,能更频繁地采样测量药物效应,频繁调整药物输注,根据不同个体间药代动力学和药效动力学差异性达到更个体化地给药。目前可用 BIS 或 TOF 反馈导向,通过闭环靶控输注系统,调节输注速率,稳定麻醉深度和肌肉松弛效应。但是闭环靶控输注系统易受硬件和软件的影响,还需要深入研究,进一步提高准确性和稳定性。

3.2 注意事项

3.2.1 用药前准备

(1)改善患者病情,用药前应当尽可能纠正电解质紊乱、酸碱平衡紊乱、缺氧及二氧化碳蓄积等情况。

（2）必须仔细辨识其适应证和禁忌证，多方考虑各种影响因素，严格掌握各药物的治疗剂量和给药方法。

3.2.2 药物的标准化配制

按照标准化的方法配制药物，有助于节省时间和减少药物用量设置错误，表 3-2 是建议的常用药物配制方法，当然每个医院均有自己的配置习惯。

表 3-2　血管活性药物的配置浓度

药　　名	配置 (mg/50 mL)	浓　度	用　量	泵　速
1. 多巴胺	体重×3	1 mL/h=1.0 μg/(kg·min)	2~10 μg/(kg·min)	2~12 mL/h
2. 多巴酚丁胺	体重×3	1 mL/h=1.0 μg/(kg·min)	1~10 μg/(kg·min)	1~10 mL/h
3. 肾上腺素	体重×0.03	1 mL/h=0.01 μg/(kg·min)	0.01~0.1 μg/(kg·min)	1~10 mL/h
4. 异丙肾上腺素	体重×0.03	1 mL/h=0.01 μg/(kg·min)	0.005~0.1 μg/(kg·min)	0.5~5 mL/h
5. 去甲肾上腺素	体重×0.03	1 mL/h=0.01 μg/(kg·min)	0.02~0.1 μg/(kg·min)	2~10 mL/h
6. 去氧肾上腺素	体重×0.03	1 mL/h=0.01 μg/(kg·min)	单次注射 40~100 μg	20~50 μg/min
7. 甲氧明	体重×3	1 mL/h=1.0 μg/(kg·min)	单次注射 200~500 μg	
8. 硝普钠	体重×3	1 mL/h=1.0 μg/(kg·min)	0.5~8 μg/(kg·min)	0.5~8 mL/h
	体重×0.3	1 mL/h=0.1 μg/(kg·min)	0.3~5 μg/(kg·min)	3~50 mL/h
9. 硝酸甘油	体重×0.3	1 mL/h=0.1 μg/(kg·min)	1~5 μg/(kg·min)	10~50 mL/h
	体重×0.3	1 mL/h=0.1 μg/(kg·min)	0.3~2 μg/(kg·min)	3~20 mL/h
10. 硝酸异山梨酯(异舒吉)	体重×0.3	1 mL/h=0.1 μg/(kg·min)	0.3~2 μg/(kg·min)	3~20 mL/h
11. 佩尔地平(尼卡地平)	体重×0.3	1 mL/h=0.1 μg/(kg·min)	0.5~2 μg/(kg·min)	5~20 mL/h

续　表

药　名	配置 （mg/50 mL）	浓　度	用　量	泵　速
12. 地尔硫䓬（恬尔心）	体重×0.3	1 mL/h=0.1 μg/(kg·min)	0.5～2 μg/(kg·min)	5～20 mL/h
13. 艾司洛尔	200～400 mg/ 50 mL		单次注射 20～30 mg	2～10 mL/h
14. 拉贝洛尔	50～100 mg			2～10 mL/h
15. 米力农	体重×0.3	1 mL/h=0.1 μg/(kg·min)	0.25～0.75 μg/(kg·min)	2.5～7.5 mL/h
16. 胺碘酮（可达龙）	300 mg		单次注射 75 mg	5～10 mL/h
17. 利多卡因	400 mg		单次注射 1～2 mg/kg	2～10 mL/h

以多巴胺为例，常用的有小剂量 2～3 μg/(kg·min)、中等剂量 5～8 μg/(kg·min)和大剂量 8～10 μg/(kg·min)。若患者体重 60 kg，选用中等剂量 5 μg/(kg·min)连续输注，60×3＝180，则将注射液配成 180 mg/50 mL，则将输注仪器设置为恒速输注 5 mL/h。依此类推。

3.2.3　加强监测

在麻醉手术过程中，尤其对于危重患者及进行心血管大手术的患者，在应用心血管药物时应当加强对血流动力学指标的监测。从监测到的基本生理参数，通过适当推导、演算可获得各项具有指导意义的资料。再结合患者的情况进行全面分析，有利于麻醉和 SICU 医生做出正确的处理。

常规监测项目包括心率（HR）、无创血压（NIBP）、动脉血氧饱和度（SpO_2）等，必要时还应监测有创动脉血压（IBP）、中心静脉压（CVP）、肺毛细血管楔压（PCWP）、肺动脉压（PAP）等，以随时了解病情变化，快速、准确地调整用药方案，以期提高疗效，最大可能地减少不良反应。若在麻醉手术过程中能监测麻醉深度，有一定的指导意义。

3.2.4　患者的转运

在患者转运和搬动的过程中，亦应当予以监护，并做好交接班工作。尽可能维持用药的连续性，密切注意病情变化，避免转运过程药物中断或输注快而致血流动力学的大幅波动，从而加重原有疾病、诱发新的问题，甚至危及生命。

3.2.5　注意安全用药

麻醉药和镇痛药作用强,超过一定剂量时毒副反应明显,由于药物主要经静脉途径,一般起效很快,必须高度警惕,掌握用药剂量,常用麻醉药和镇痛药的治疗安全阈值见表3-3。

表 3 - 3　麻醉药和镇痛药的治疗指数(安全阈值)*

麻醉/镇痛药物	治疗安全阈值(LD_{50}/ED_{50})
氟烷	1~3
恩氟烷	2~3
异氟烷	2~5
曲马朵	3
喷他佐辛	4
硫喷妥钠	6
哌替啶	4~7
美索比妥	11
氯胺酮	11
美沙酮	12
美普他酚	18
依托咪酯	32
苯哌啶	39
布托菲诺	45
吗啡	70~90
芬太尼	270~400
纳布啡	1 034
阿芬太尼	1 080
丁丙诺啡	7 933
卡芬太尼	10 000
舒芬太尼	26 716
瑞芬太尼	33 000

* 数字越大安全性越高。

3.3　麻醉和围术期用药选择

3.3.1　麻醉药选用原则

个体化用药方法以达到安全、合理和精准用药的目的。

（1）患者全身情况　年龄、性别、体重及营养状态等。

（2）合并疾病　高血压、高血脂、糖尿病、心脏病、呼吸疾病（如哮喘和COPD）和凝血功能等。

（3）手术类型、部位和时间　根据手术要求用药，如是否需要肌肉松弛，应选用不同麻醉方法和用药。

3.3.2　心血管用药选择

3.3.2.1　高血压调控

（1）围术期维持之前的抗高血压药物治疗。

（2）个体化用药使血压控制平稳。

（3）围术期急性高血压治疗首先是治疗和处理诱因，治疗可用硝普钠、硝酸甘油、呋塞米等。高血压合并心肌梗死不宜使用硝苯地平、肼屈嗪。

3.3.2.2　治疗心功能不全

（1）利尿剂　利尿剂适用于有水钠潴留的心功能不全者，可与β受体阻滞剂配合使用。使用过程中应注意低血压和氮质血症、监测血压和中心静脉压，长期使用出现耐受性时可联合使用作用机制不同的利尿剂。

（2）洋地黄　只要患者有收缩性心功能不全的症状或体征就应使用。

（3）硝酸酯类　可减轻心脏前后负荷，改善血流动力学，可作为缺血性心脏病、心功能不全患者的治疗用药。

（4）磷酸二酯酶抑制剂　包括氨力农、米力农等，用于围术期心功能不全治疗，可改善患者的症状。该药用于慢性心功能不全患者的治疗可增加患者的死亡率，不建议长期应用。

3.3.2.3　抗心律失常

（1）窦性心动过速首选β受体阻滞剂，亦可选用维拉帕米或地尔硫草。

（2）房性期前收缩可选用β受体阻滞剂、胺碘酮、普罗帕酮、维拉帕米或地尔硫草。

（3）室上性心动过速可选用维拉帕米、普罗帕酮，亦可选用去乙酰毛花苷或胺碘酮。

（4）加速性交界区自主心律可选用β受体阻滞剂，洋地黄过量时停用并给予钾盐、利多卡因、苯妥英钠或β受体阻滞剂。

（5）心房颤动或扑动可选用地高辛、β受体阻滞剂、维拉帕米、地尔硫草、胺碘酮等控制心室率。

（6）室性期前收缩如无器质性心脏病可使用I_b或I_c类抗心律失常药，有器质性心脏病而无心肌梗死者可用普罗帕酮、胺碘酮等。围术期急性心肌梗死者可用利多卡因、β受体阻滞剂、胺碘酮等。

（7）非持续性室速可选用β受体阻滞剂。

（8）持续性室速可选用利多卡因、胺碘酮，心功能正常者可选用美托洛尔、利多卡因或胺碘酮。

（9）突发性室速可选用维拉帕米、普罗帕酮、β受体阻滞剂或利多卡因。

（10）尖端扭转型室速可用硫酸镁、利多卡因或苯妥英钠。先天性 QT 间期延长综合征者慎用异丙肾上腺素。

（11）宽 QRS 波群的心动过速可用胺碘酮，有器质性心脏病或心功能不全者不宜用利多卡因、普罗帕酮、维拉帕米或地尔硫䓬。

（12）心肌梗死合并心律失常合并室上速可用维拉帕米、地尔硫䓬或美托洛尔；合并心力衰竭可用洋地黄制剂；合并房颤可用美托洛尔、维拉帕米、地尔硫䓬，心功能不全者首选洋地黄，不建议使用 Ic 类抗心律失常药；合并室性心律失常，室速可用利多卡因、胺碘酮，频发室早可选择利多卡因；梗死后室性心律失常使用 Ⅱ 类及 Ⅲ 类抗心律失常药可降低病死率。

（13）心力衰竭合并心律失常首选胺碘酮，其次为利多卡因，也可选用β受体阻滞剂，不建议使用 Ⅰ 类或 Ⅳ 类抗心律失常药。

麻醉药和精神类药的管理

麻醉科医生担当手术患者安全无痛的重任,并参与急救复苏、疼痛治疗和重症监护工作,临床工作中使用到的药物种类繁多,其中麻醉和精神药品的管理尤为重要,如果管理不当可对患者和医务人员,甚至社会安全造成严重的危害。

4.1 麻醉科处方制度

为了加强处方管理,提高处方质量,促进合理用药,保障患者用药安全,依据《中华人民共和国药品管理法》及实施细则、《医疗机构药事管理暂行规定》、《处方管理办法》,对于麻醉科处方需要符合以下要求。

(1) 处方由医院按上海市卫生行政部门统一制定的标准和格式印刷。

(2) 处方书写应字迹清晰、内容完整、剂量准确。处方如有修改,应在修改处签名并注明修改日期。

(3) 药品名称应以药品通用名称、新活性化合物的专利名称和复方制剂名称书写,也可以使用卫生部公布的药品习惯名称书写。

(4) 处方应由取得相应处方权的,经注册的执业医师或执业助理医师开具。麻醉药品和第一类精神药品应由取得麻醉药品和第一类精神药品处方的医师开具。

(5) 处方开具当日有效,特殊情况需延长有效期的,由开具处方的医师注明有效期,最长不得超过 3 d。

(6) 处方的调剂应由取得药学专业技术职务任职资格的人员进行。麻醉药品和第一类精神药品应由取得麻醉药品和第一类精神药品调剂资格的药师调剂。

(7) 处方开具后经由电脑输入收费,并备份交药剂科核对。

(8) 门诊处方不得超过 7 d 用量,急诊处方不得超过 3 d 用量;某些慢性病、老年病或特殊情况,经处方医师注明理由,处方量可适当延长。

(9) 为癌症疼痛患者和中、重度慢性疼痛患者开具的麻醉药品和第一类精神药品注射剂,处方不得超过 3 d 用量,缓释制剂不得超过 15 d 用量,其他剂型不得超过 7 d 用量。

（10）为非癌症疼痛患者和中、重度慢性疼痛患者开具的麻醉药品和第一类精神药品注射剂,处方不得超过 1 次常用量,缓释制剂不得超过 7 d 用量,其他剂型不得超过 3 d 用量。

（11）普通处方、急诊处方、儿科处方保存 1 年,医疗用毒性药品、第二类精神药品处方保存 2 年,麻醉药品和第一类精神药品处方保存 3 年。到期经领导批准后登记销毁。

4.2 接触麻醉药和精神类药人员的管理

（1）建立由主管院长负责,医务、药剂、护理、保卫等部门参加的麻醉药品、第一类精神药品管理机构,药剂科主任负责日常工作。

（2）麻醉药品、第一类精神药品管理机构每半年对全院麻醉药品的质量和管理进行检查,并将结果列入科室考核。

（3）麻醉药品、第一类精神药品只能用于本院医疗和科研的需要。

（4）医师必须掌握医疗用药原则,根据病情需要,正确合理使用麻醉药品、第一类精神药品。药师应仔细审核麻醉、第一类精神药品处方,并做好处方登记。

（5）麻醉药品、第一类精神药品必须使用麻醉药品、第一类精神药品专用处方,处方医师应签字并加盖处方医师章方可调配,如有发现违反规定、滥用麻醉药品者,药剂人员有权拒配,并应及时记录、向上级报告。

（6）医疗机构注册的执业医师应具有合格的手术室一般药品的处方权,执业医师经麻醉药品、精神药品的规范化培训、考核合格后,取得精麻药物的处方资格。

（7）医疗机构应当配备工作责任心强、业务熟悉的药学专业技术人员负责手术室药品的日常管理,人员应当保持相对稳定。药学人员必须经过麻醉药品、精神药品的规范化培训、考核合格后,取得审核、配发麻醉、精神药品的资格。

（8）手术室药房应设置在手术室的非洁净区域,方便药品进出和领用。

（9）因科研使用麻醉药品、第一类精神药品注射剂的部门应提出申请,内容包括:课题名称、使用计划（药名、规格、数量及时间）,科研、医务主管部门审核签字,分管院长批准,药房配发并及时收回空安瓿。

4.3 麻醉药和精神类药的管理

4.3.1 麻醉药和精神类药的存储

（1）药品的存储和保管需满足各类药品的储藏条件。

（2）麻醉药品、精神药品必须实行三级管理，执行专人负责、专用账册，专册登记等规定。

（3）麻醉科药房必须配备防盗设施和监控装置，有条件的单位可设置进入手术室药房的权限。

4.3.2　麻醉药和精神类药物的发放和领取

（1）麻醉科药房的药物种类和数量须能满足日常工作需要。

（2）药学人员必须凭执业医师的合理处方进行调配和分发，对当日不在手术室岗位的麻醉医师或超出诊疗范围的处方，药学人员应当拒绝调配。

4.3.3　麻醉药和精神类药物的归还和验收

（1）手术患者使用的药品，必须由麻醉医师开具处方。

（2）按照基数形式分发的剩余药品必须及时归还入手术室药房，由领用麻醉医师和药师核对用量和验收质量。

4.3.4　急救药品箱的设置和管理

（1）急救药品是指抢救患者必需的基本药品，包括部分心血管药品，通常用于配备急救药车或药箱。

（2）使用急救药品的麻醉医师必须填写处方并告知药师。

（3）急救药箱需定期检查，以防过期。

4.3.5　残余药物的处理

（1）麻醉结束，确认药物安全使用且没有发生不良反应（adverse drug reaction，ADR）后，这台麻醉用过的所有安瓿、注射器都应进行安全处理。在确认麻醉安全结束前，所有安瓿均应放置在专用容器中妥善保管。

（2）制定残余药物处理流程，每台麻醉结束后残余药物均应进行安全处理，避免残余药物用于其他患者，处理过程应最大限度减少对环境的污染，并遵循相关法律规定。

（3）注射器、玻璃安瓿应放置于锐器盒中妥善处理，锐器盒使用超过 24 h 或盛满总量的 3/4 时，应封闭并锁定，由专人回收后于 48 h 内彻底安全焚化。

（4）普通残余药品按照医疗废物处理。

（5）麻醉药品及一类精神药品使用后，应对残余药液按照国家相关规定进行销毁，销毁应由 2 人在场并做好销毁记录，双人复核，双人签名。流程见图 4-1。

（6）麻醉药品和第一类精神药品的残余药液销毁后，应将剩余的空安瓿与开具的处方一同交回药库，药房管理人员仔细核对药品批号和数量是否与处方相符，并将相关信息专册

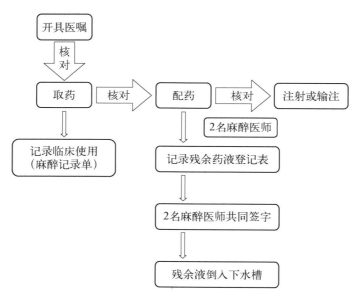

图 4－1　麻醉科临床使用麻醉管制药品流程

记录在麻醉药品和精神药品处方登记本上。

（7）药品销毁后的废弃物应由具备医疗固体废弃物收集、处置资格的单位，根据相关法律法规进行安全的处置。

（8）门急诊药房不得为患者办理麻醉、第一类精神药品的退药，患者不再使用麻醉、第一类精神药品，应将所剩余的麻醉、第一类精神药品无偿交回医疗机构，由医疗机构按规定销毁处理。

（9）对不符合质量要求和破损的麻醉药品，每年由所在部门上报，部门负责人签字，经管理机构审核批准后，向区卫生局提出申请，在区卫生局监督下销毁。

4.4　麻醉药和精神类药的"五专管理"

（1）专人负责　① 药库应由专人适当申报，以保持合理的库存（库存量一般不超过四分之一）。② 仓储验收，必须按时检验，双开验收，检查最低包装，验收记录由两人签字。③ 使用专用账簿记录进行的入库检验和验收，包括：日期，凭证编号，产品名称，剂型，规格，单位，数量，批号，有效期，生产单位，供应单位，质量状态，验收结论，验收和保管人签名等。④ 在验收试验中，缺失和有缺陷的药品应由双方登记，报告部门主任和负责人，并在供应商处加盖公章，以便查询和处理。

（2）专柜加锁　① 药库、药房、各病区、该类药品必须配备保险柜。药库安装有防盗门（窗），并安装报警装置；药房安装有防盗门（窗）；各病区、该类药品应当配备必要的防盗设施。② 保险柜实行双人开启,一人保管钥匙,另一人保管密码。

（3）专用账册　① 计划购买麻醉药品,第一类精神药物检验收入医院和仓库内的每个药房必须在特殊账户登记,包括:日期,凭证编号,产品名称,剂型,规格,单位,存储量,出库数量,余额编号,批号,有效期,生产公司,供应商,质量状况,验收/发货人药品许可人,审核人签名等。② 特殊账簿的保留期限不得少于药品有效期届满之日起 5 年。③ 这些药房实行基地管理。药房将根据申请表将药方附加到药店接收药物。这些药物的处方由药店保管。收到后此类药品的数量不得超过固定基数。④ 应该由两个人审查仓库外的药物,以及签署药物的人和审查员的姓名。⑤ 从仓库交付的药品应逐一记录,包括:日期,凭证编号,部门,产品名称,剂型,规格,单位,数量,批号,有效期,生产单位,药品发行人,审核人和收件人的签名。⑥ 离开仓库后及时检查库存。出库文件的签发和接收部门必须双重签署,特殊账簿应在药物到期后至少保存 2 年。

（4）专用处方　① 医院可以组织药品处方和配药培训和资格认定工作。② 培训和评估目标是医院从业人员和药房专业技术人员。③ 培训结束后,医院将对执业医师和药房专业技术人员进行评估。评估方法是检查。通过考试的人可以获得处方的资格。

（5）专册登记　① 各药房对药品处方分品种、规格进行专册登记,登记内容包括发药日期、患者姓名、用药数量、药品批号、处方编号等。② 专册登记保存期限为 3 年。③ 药房、病区储存药品为周计划量,建立账册或账卡。每天结算,账物、批号相符,建立交接班制度并有交接班记录。

4.5　麻醉和精神类用药的人工智能管理

随着药物智能化管理的推进,麻醉药物也逐步进入智能化管理的时代,不少医院都开始或已经推行麻醉药物的智能管理,通过智能药柜、智能药车等手段,使麻醉药物的管理更高效、更便捷、更安全。

智能管理系统相对于传统人工系统,可以实现先处方,后取药,中间可以增设处方审核模块;按医嘱单剂量出药,从系统上控制正确的药品、正确的数量;可按麻醉要求定制协定处方,按协定处方出药;自动扣库存,药品账物管理信息化;自动生成处方和药品数量报表。真正做到术中用药实时全程管控和全程可追溯。根据各个医院手术室分布、数量、麻醉类型、麻醉用药特点可以选择适合的智能药物管理使用系统。

常见的智能药车(药柜)药物消耗、加药、销药、盘点等一般按如下流程:

（1）药物消耗　智能药柜中所有轨道中药物、感应盒内药物的品种和数量被预设,医生用指纹打开智能药柜系统医生工作站,扫患者腕带,打开该患者处方界面,录入处方医嘱,机器按处方单剂量释药后,自动扣库存数。

（2）加药　非手术时间,加药药师指纹进入智能药柜系统,选加药模式,智能药柜去智能化,药师可同时打开所有抽屉及其中的轨道、药盒,按预设量加满轨道和药盒即可。

（3）盘点　智能药柜系统将所有药柜归并成一本账。每月底智能药柜系统自动结算出当月每个药品在所有药柜中的消耗总量,医院药品 HIS 系统自动结算出每个药品的当月申领数,两者差值就是智能药柜里的库存数。

5

吸 入 麻 醉 药

理想的吸入麻醉药应具备以下标准：① 理化性质稳定；② 对气道无刺激性；③ 在血和组织中溶解度低，可控性强；④ 麻醉作用强；⑤ 诱导和苏醒迅速、平稳、舒适；⑥ 良好的镇痛、肌肉松弛、安定和遗忘作用；⑦ 抑制异常应激反应；⑧ 代谢率低，代谢物无药理作用和毒性；⑨ 安全范围大，毒性低；⑩ 所需设备简单，使用方便，性价比高。目前临床应用较多的有异氟烷、七氟烷、地氟烷和氧化亚氮。

5.1 吸入麻醉药分类(表 5 - 1)

表 5 - 1 吸入麻醉药分类

按化学结构分类	代表药物	按血气分配系数分类	代表药物
烃基醚	乙醚	易溶性	乙醚,甲氧氟烷
卤代烃基醚	甲氧氟烷,恩氟烷,异氟烷,七氟烷,地氟烷	中等溶解度	氟烷,安氟烷,异氟烷
卤烃	氟烷	难溶性	氧化亚氮,七氟烷,地氟烷,氙气

注：气体吸入麻醉药包括氧化亚氮、环丙烷、乙烷、氙气。

5.2 吸入麻醉药的 MAC

MAC 值是吸入麻醉药最重要的参数，即肺泡气最低有效浓度(minimum alveolar concentration)。最初定义 MAC 值指一个大气压下，50%患者在切皮刺激时没有体动，此时肺泡内麻醉药物浓度为 1 个 MAC。评定 MAC 值时有效的刺激必须是一个全或无的反应，肺泡内呼气末麻醉药浓度是作为脑内浓度的反映。在不同吸入麻醉药之间，MAC 值不仅可以反映吸入麻醉药的药效(效能),还能以相加的形式计算。

1个MAC所达到的麻醉深度大都不能满足临床麻醉所需的深度,因此在麻醉时必须增加MAC值,或与其他麻醉药如阿片类药物、静脉麻醉药和肌肉松弛药联合应用。MAC提供了一种麻醉药效能的测量方法,它反映的是吸入麻醉药量-效反应曲线中的一个设定点即有效剂量的中位数,根据不同水平的麻醉深度对应的临床表现,衍生出一系列MAC扩展值(表5-2)。

表5-2　常用的MAC扩展值

名　称	扩展值
$MAC_{awake50}$	1/4～1/3 MAC
MAC_{95}(切皮无体动)	1.3 MAC
MAC EI_{50}	1.5 MAC
MAC EI_{95}	1.9 MAC
MAC_{BAR}	1.7 MAC

(1) 半数苏醒肺泡气浓度($MAC_{awake50}$)指50%患者对简单指令能睁眼时的肺泡气吸入麻醉药浓度,可视为患者苏醒时脑内麻醉药分压,为1/4～1/3 MAC(表5-3)。

表5-3　常用吸入麻醉药 $MAC_{awake50}$

吸入麻醉药	$MAC_{awake50}$	$MAC_{awake50}$/MAC
氧化亚氮	68%	0.64
氟　烷	0.41%	0.55
异氟烷	0.49%	0.38
七氟烷	0.62%	0.34
地氟烷	2.5%	0.34

(2) 95%有效剂量(MAC_{95})　指使95%人(或动物)在受到伤害性刺激时不发生体动的肺泡气吸入麻醉药的浓度,相当于1.3 MAC。

(3) 半数气管插管肺泡气浓度(MAC EI_{50})　指吸入麻醉药使50%患者于喉镜暴露声门时容易显露会厌、声带松弛不动,插管时或插管后不发生肢体反应时的肺泡气吸入麻醉药浓度。MAC EI_{95}是指95%患者达到上述气管插管标准时吸入麻醉药的肺泡气浓度。

（4）MAC_{BAR}指阻滞自主神经反应的肺泡气吸入麻醉药浓度，相当于 1.7 MAC。与其他吸入麻醉药不同，七氟烷的 MAC_{BAR} 为 2.2 MAC。术中知晓是临床麻醉中较为严重的并发症，一直受到麻醉医生的关注。当吸入麻醉药达到 0.6 MAC 以上时就具有很好的意识消失和遗忘作用，因此建议临床应用时应达到 0.6 MAC 以上，或同时使用其他静脉麻醉药。

5.3　影响吸入麻醉药 MAC 的因素

5.3.1　降低吸入麻醉药 MAC 的因素

（1）年龄　随着年龄的增加，中枢神经系统对吸入麻醉药的敏感性有所增加。因此，MAC 随年龄的增长有所减小。6～12 个月婴儿的 MAC 最大，80 岁时大约是婴儿的一半。

（2）低体温　随着体温的降低，吸入麻醉药 MAC 亦有所下降。体温每降低 1℃，MAC 值降低 2%～5%。

（3）合并用药　多种药物可使吸入麻醉药的 MAC 值降低，包括阿片类药物、静脉麻醉药、α_2 受体激动剂、局部麻醉药及使中枢神经儿茶酚胺减少的药物如利血平等。

（4）妊娠　妊娠期妇女对麻醉药的敏感性增加，吸入麻醉药的 MAC 值也随之降低。妊娠 8 周时 MAC 值降低 1/3，而产后 72 h MAC 值恢复至正常水平。

（5）中枢神经系统低渗，如脑内钠离子浓度降低。

（6）急性大量饮酒。

5.3.2　升高吸入麻醉药 MAC 值的因素

（1）随着年龄的降低，MAC 值有所增加。

（2）体温升高时吸入麻醉药的 MAC 值增加，但超过 42℃后反而降低。

（3）兴奋中枢神经系统的药物如右旋苯丙胺、可卡因等。

（4）慢性嗜酒。

（5）中枢神经系统高渗，如脑内钠离子浓度增加。

5.4 理化性质

5.4.1 化学结构(图 5 - 1)

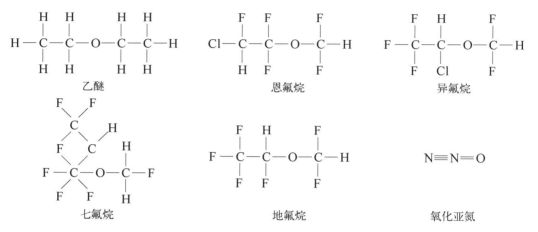

图 5 - 1 常用吸入麻醉药的化学结构式

5.4.2 物理性质(表 5 - 4)和化学性质(表 5 - 5)

表 5 - 4 常用吸入麻醉药的物理性质

	乙醚	氟烷	甲氧氟烷	恩氟烷	异氟烷	七氟烷	地氟烷	氧化亚氮
分子量	74.1	197.4	165.0	184.5	184.5	200	168	44.0
沸点℃(1 个大气压)	34.6	50.2	104.7	56.5	48.5	58.5	23.5	−88.0
蒸汽压 20℃ (kPa)	59.1	32.1	3.0	23.3	31.8	20.9	89.3	5 200
(mmHg)	442	241	22.5	175	240	156.9	670	39 000
潜热 20℃(kj/mol)	27.6	28.9	33.9	32.3	—	7.90	—	18.2
液体比重(g/mL)	0.72	1.86	1.43	1.52	1.50	1.25	1.45	—
Antoine 常数								
A	6.151	5.892	6.206	6.112	4.822	—	—	6.702
B	1 109.58	1 043.70	1 336.58	1 107.84	536.46	—	—	912.90
C	233.2	218.3	213.5	213.1	141.0	—	—	285.3
20℃每 mL 液体产生的蒸汽(mL)	233	227	208	198	196	—	—	—

表 5 - 5　吸入麻醉药的化学性质

药　　物	乙醚	氟烷	甲氧氟烷	恩氟烷	异氟烷	地氟烷	七氟烷	氧化亚氮
分子量	74	197.4	165.0	184.5	184.5	168.0	200.1	44
气味	刺激性臭味	果香	果香	无明显刺激	微有刺激	明显刺激	香味	甜
稳定剂	0.001%二苯胺	0.01%百里酚	0.1%甲苯					
最低燃烧浓度(%)(N$_2$O：O$_2$＝7：3)	1.5	4.8	大于蒸汽压	5.8	7.0			能助燃
空气中爆炸性(%)	1.83~48	＋	—	—	—			—
氧气中爆炸性(%)	2.1~82.5	＋10	—	—	—			—

5.5　药理特性

5.5.1　对呼吸系统的影响

（1）呼吸抑制作用呈剂量依赖性地直接抑制延髓呼吸中枢和肋间肌功能,导致潮气量降低、呼吸频率增加,分钟通气量的降低和动脉血中的二氧化碳分压升高。

（2）对支气管平滑肌的作用随着用量的增加,氟烷、恩氟烷和七氟烷可抑制乙酰胆碱、组胺引起的支气管收缩。

（3）浓度超过 1 MAC 时可发生气道刺激。地氟烷的作用最为明显,异氟烷其次,而氟烷、氧化亚氮或七氟烷较小或没有,因此七氟烷是吸入麻醉诱导的首选药物。

（4）吸入麻醉药呈剂量依赖性抑制缺氧性肺血管收缩。但近期研究显示,临床使用的吸入麻醉药浓度并没有对 HPV 产生抑制作用。吸入麻醉药是否具有抑制 HPV 的作用还有待进行更多的研究证实。

5.5.2　对循环系统的影响

（1）对血流动力学的影响参见表 5 - 6。

（2）致心律失常作用　除了氟烷外,其他吸入麻醉药均不易引起心脏室性期前收缩。除氟烷外,其他吸入麻醉药都不是造成肾上腺素诱发心律失常的因素。地氟烷、异氟烷或七氟烷可用于嗜铬细胞瘤切除术的患者。但七氟烷可延长 QT 间期,因此先天性或继发性 QT 延长的患者应慎用七氟烷。

表 5-6 吸入麻醉药引起的血流动力学变化

	N_2O	氟烷	异氟烷	七氟烷	地氟烷
血压	N/C	↓↓	↓↓	↓	↓↓
心率	N/C	↓	↑	N/C	N/C 或↑
外周血管阻力	N/C	N/C	↓↓	↓	↓↓
心输出量	N/C	↓	N/C	↓	N/C 或↓

注：N/C：无变化；↓：降低；↑：增加。

（3）对冠状动脉的影响　异氟烷有较强的冠状动脉扩张作用。七氟烷和地氟烷扩张冠状动脉的作用较弱，1.5 MAC 的异氟烷、七氟烷和地氟烷均未发现冠脉窃血现象。

5.5.3　对中枢神经系统的影响

（1）对脑代谢和脑血流的影响　MAP 维持在 80 mmHg 水平，吸入 1.1 MAC 氟烷、恩氟烷和异氟烷可分别使脑血流增加 91%、37% 和 18%。临床常用的吸入麻醉药脑血管扩张作用，由强到弱依次为：氟烷＞恩氟烷＞异氟烷＝七氟烷＝地氟烷。

（2）对颅内压（ICP）的影响　吸入麻醉药对 ICP 的影响取决于基础 ICP 和 $PaCO_2$。在正常 $PaCO_2$ 水平下，等浓度吸入麻醉药可使 ICP 明显升高，其升高的程度为：氟烷＞恩氟烷＞氧化亚氮＞地氟烷＞异氟烷。吸入麻醉药对脑血流、颅内压和脑代谢的影响见表 5-7。

表 5-7 吸入麻醉药对脑血流、颅内压和脑代谢的影响

吸入麻醉药	N_2O	氟烷	异氟烷	七氟烷	地氟烷
脑血流（CBF）	↑	↑↑	↑	↑	↑
颅内压（ICP）	↑	↑↑	↑	↑	↑
脑代谢（CMR）	↑	↓	↓↓	↓↓	↓↓

注：↓：降低；↑：增加。

（3）对脑电图（EEG）的影响　吸入麻醉药的诱导增加 EEG 频率的同步化并增高波幅，1 MAC 时 EEG 进行性慢波化，随着麻醉药浓度的增加，爆发抑制、等电位或癫痫样放电逐渐加剧。但不同的吸入麻醉药对 EEG 影响特征也各不相同。地氟烷、异氟烷和七氟烷都能抑制药物性 EEG 惊厥活动。恩氟烷和七氟烷易诱发大脑产生惊厥性电活动，如顽固性癫痫患者吸入 1.5 MAC 七氟烷比吸入 1.5 MAC 异氟烷期间棘波发生率高。学龄前儿童七氟烷麻醉恢复期间谵妄发生率较高可能与惊厥好发有关。恩氟烷、七氟烷影响脑惊厥活动，而地氟

烷或异氟烷则无此作用,适用于神经外科手术麻醉。

5.5.4 对肝脏的影响

（1）对肝血流的影响　肝血流减少会造成肝脏损害。吸入麻醉药几乎都使肝血流量不同程度地减少（表5-8）。

表5-8　吸入麻醉药对肝血流的影响

药　物	N₂O	氟烷	异氟烷	七氟烷	地氟烷
肝血流	N/C	↓↓	↓	↓	↓

注：N/C：无变化；↓：降低；↑：增加。

（2）对肝功能的影响　吸入麻醉药在肝脏中的生物转化主要依赖细胞色素 P_{450} 氧化酶系统。不同吸入麻醉药在肝脏内代谢率不同,氟烷最高为 20%,其他依次为七氟烷、恩氟烷、异氟烷和地氟烷,分别为 5%、2.4%、0.2% 和 0.02%。

5.5.5 对肾脏的影响

（1）对肾血流量、肾小球滤过率和尿量的影响　与剂量有关,而且具有一过性和可逆性,术前适当扩容能减弱或消除此种影响。

（2）肾毒性　吸入麻醉药代谢所产生的氟化物和复合物 A（Compound A）对肾脏有一定的毒性作用,可能对患者的肾功能产生一定程度影响。

5.5.6 对运动终板的影响

可影响神经肌肉接头,有明显的肌肉松弛作用,并且与非去极化肌肉松弛药有显著协同作用。与非去极化肌肉松弛药合用时,非去极化肌肉松弛药的用量减少,时效延长,其间存在着量效关系。一般说来,吸入全身麻醉药增强非去极化肌肉松弛药的顺序：最强是异氟烷、恩氟烷和地氟烷,其次是氟烷,最弱是氧化亚氮。

5.5.7 对脏器的保护作用

研究证明吸入麻醉药对心、脑、肺、肝、肾有保护功能,特别是对多种器官的缺血再灌注损害产生一定的保护作用。有关吸入麻醉药对脏器保护的研究从1969年第一例报道至今已近50年,但与基础实验一致的结果不同,相关的临床研究并未得出完全一致的结论。因此,吸入麻醉药脏器官保护作用在临床实践中的价值还有待进一步深入研究。

吸入麻醉药的药理特性总结见表5-9。

表 5-9　吸入麻醉药的药理特性

药理特性	氟烷	恩氟烷	异氟烷	七氟烷	地氟烷	氧化亚氮
蒸汽压	243	175	239	157		39 000
分配系数						
血/气	2.3	1.8	1.4	0.63	0.42	0.47
脑/气	6.7	2.6	2.6	1.24		
脑/血	2.6	2.6	3.7	1.7	1.3	
MAC(吸纯氧)	0.75	1.68	1.15	2.0	6.0	105
诱导浓度	0.5～4	0.5～4	0.5～2.5	0.5～4	6～15	50～70
维持浓度	0.5～1.5	0.5～2.5	0.5～2.0	0.5～2.0	6～10	50～70
诱导苏醒速度	快	较快	快	快	快	快
镇痛作用	—	＋	＋	＋	＋	＋
气道刺激性	—	＋	＋＋	—	＋＋	
呼吸次数	↑↑	↑↑	↑↑	↑		
分钟通气量	↓	↓	↓	↓	↓	↓
心输出量	↓	↓	↓	↓	↓	↓
心率	↓	↑	↑	—	↑	
血压	↓	↓	↓	↓	↓	↓
末梢血管扩张	＋	＋	＋	＋	＋	—
诱发心律失常	＋＋＋	＋	＋	＋	＋	
肾上腺素致颤阈	1	1/6	1/3	1/3		—
肌肉松弛作用	—	＋	＋	＋	＋	
子宫收缩抑制	＋	＋	＋	＋		
肝损害	氟烷肝炎	±	—	—	—	
肾损害	—	±	—	—	—	
恶心呕吐	±	±	±	±	±	±
脑压	＋＋	＋	±	＋	＋	
血糖	—	—	—	—	—	—

注：↑：增加；↓：减少；＋：有；—：无临床表现。

5.6　吸入麻醉药使用量的计算

　　虽然麻醉机挥发罐上有药液量的显示，但目前多数麻醉机无法准确显示吸入麻醉药使用的量。如前所述，挥发罐设定的吸入量、气体流速、患者端密闭程度等很多因素会影响到药物使用的量,这里简单介绍一般的估计方法。

标准状态下(0℃、1个大气压):1 mol气体的体积是22.4 L,即1 mol液态七氟烷可转换为22.4 L气体。已知七氟烷分子量为200.06,比重1.5 g/mL,因此:

1 mL七氟烷＝1×比重/分子量×22.4×[(273℃＋温度)/273℃]≈168 mL(气态)

当给予1 L/min氧流量,1%吸入浓度,1 h手术消耗的气态七氟烷为:(1 000 mL/min)×1%×60 min＝600 mL,而液态1 mL七氟烷可转化为168 mL气态,因此600 mL气态即3.6 mL液态(系数K＝3.6)。

手术消耗七氟烷＝3.6×氧流量×吸入浓度×吸入时间

例如:临床上七氟烷维持浓度3%,氧流量2 L/min,1 h用量为:3%浓度×2 L/min氧流量×1 h×3.6＝21.6 mL;若诱导期使用量≈8%浓度×6 L/min氧流量×(2 min/60 min)×3.6＝5.7 mL。则一台1 h的手术,如果采用七氟烷麻醉诱导和维持,大约会消耗27.3 mL。

以上的计算方法也可以同理计算其他吸入麻醉药的用量。当异氟烷维持浓度1%,氧流量2 L/min,1 h的用量约为6.6 mL。

5.7　常用吸入麻醉药

近10年来临床常用的吸入麻醉药包括:异氟烷、七氟烷、地氟烷和氧化亚氮,目前临床上主要应用七氟烷和地氟烷。

5.7.1　异氟烷

5.7.1.1　药理作用

(1)神经系统　① 全身麻醉效能强于恩氟烷,镇痛作用较强。② 不引起惊厥性脑电变化和肢体抽搐。③ 因有难闻的气味限制其吸入,不宜用作诱导,苏醒较恩氟烷快。④ ＞1.1 MAC时扩张脑血管、增加脑血流,增加颅内压。

(2)呼吸系统　① 呼吸抑制作用强于氟烷,而比恩氟烷轻。② 对呼吸道有一定的刺激作用,可造成屏气和咳嗽。③ 使收缩的支气管扩张。

(3)循环系统　① 心血管功能抑制作用轻微,但浓度增加时,由于血管扩张而降低血压,心率加快,心输出量无明显影响。② 对心肌抑制作用较氟烷和恩氟烷轻,心脏麻醉指数大于氟烷和恩氟烷。③ 不增加心肌对儿茶酚胺的敏感性,极少引起心律失常。④ 降低冠脉血管阻力,保持或增加冠脉血流量,降低心肌氧耗。但异氟烷动物实验有引起冠心病患者的"冠脉窃血"的报道,但临床至今仍未证实。

（4）对运动终板的影响 可影响神经肌肉接头，有明显的肌肉松弛作用，并且与非去极化肌肉松弛药有显著协同作用。

（5）其他 ① 降低眼内压，但弱于恩氟烷。② 不升高血糖。③ 有微弱致吐作用。④ 深麻醉时，抑制子宫平滑肌。⑤ 代谢率为 0.2%。

5.7.1.2 适应证

（1）异氟烷适用于各种年龄、各个部位和疾病手术的麻醉。

（2）对糖尿病、冠心病、癫痫、哮喘、重症肌无力、嗜铬细胞瘤、颅内压增高等患者均可使用异氟烷。

（3）用于辅助控制性降压。

5.7.1.3 禁忌证

无明确的禁忌证。但深麻醉时抑制子宫平滑肌，使子宫出血增加，不宜用于产科手术。

5.7.1.4 剂量和用法

主要用于麻醉维持，常用维持浓度 $0.8\%\sim2\%$。

5.7.1.5 不良反应

（1）肝毒性 异氟烷的肝毒性轻微，但与氟化类吸入麻醉药可有交叉反应，如其他氟化类吸入麻醉药如氟烷曾有肝损害，也不宜使用异氟烷。

（2）肾毒性 异氟烷是恩氟烷的异构体，其脱氟作用低于恩氟烷，无明显肾毒性。

（3）产生一氧化碳 异氟烷可与二氧化碳吸收剂相互作用产生一氧化碳，但其作用弱于恩氟烷。

（4）对呼吸道有一定的刺激作用 可引起咳嗽、屏气、上呼吸道分泌物增多，但喉和支气管痉挛少见。

5.7.2 七氟烷

5.7.2.1 药理作用

（1）神经系统 ① 全身麻醉效能弱于其他强效吸入麻醉药，镇痛作用较弱。② 意识消失后出现节律性高振幅慢波，随麻醉加深，脑电图变为平坦波形而类似于巴比妥类诱发的棘波。深麻醉时，给予连续感觉刺激，出现全身痉挛，但其诱发痉挛可能性极低，作用比恩氟烷弱。③ 麻醉诱导迅速、平稳，苏醒快。④ 不增加脑血流，脑耗氧量下降，颅内压增加不明显。

（2）呼吸系统 ① 呼吸抑制使潮气量减少，而不出现代偿性呼吸频率增加，通气量明显减少。② 略有甜味，对呼吸道无刺激作用，可平稳地进行面罩吸入缓慢诱导。③ 松弛支气管平滑肌，随用量增加，可以抑制乙酰胆碱、组胺引起的支气管收缩。④ 不抑制低氧血症相关性的低氧性肺血管收缩。

（3）循环系统 ① 剂量依赖性抑制心肌收缩力，扩张外周血管，使血压下降，但降压作用弱于异氟烷;每搏量和心排血量减少,对心率影响较小。② 增加心肌对儿茶酚胺的敏感性,引起心律失常的阈值介于氟烷和异氟烷之间,肾上腺素诱发性心律失常发生率极低。③ 不增加心肌对儿茶酚胺的敏感性,极少引起心律失常。④ 与异氟烷相同的冠脉血管扩张作用使冠状血管的自我调节能力减弱。

（4）对运动终板的影响　有一定的肌肉松弛作用,增加并延长非去极化肌肉松弛药的作用,大大减少肌肉松弛药的用量。

（5）其他　① 七氟烷代谢不会形成三氟乙酰蛋白,不引起免疫性肝损害。其代谢终产物 F^-、六氟异丙醇和二氧化碳也无肝毒性作用,代谢率 3%。② 轻度抑制子宫收缩作用,但不影响子宫对缩宫素、甲基麦角新碱等缩宫药的反应。

5.7.2.2　适应证

（1）适用于各种年龄、各个部位和疾病手术的麻醉维持,特别适用于小儿全身麻醉诱导。

（2）用于哮喘、嗜铬细胞瘤、颅内压增高、肝功能损害、剖宫产及老年患者。

5.7.2.3　禁忌证

（1）卤族麻醉药过敏者。

（2）恶性高热敏感者。

5.7.2.4　剂量与用法

（1）小儿全身麻醉诱导　可用面罩吸入诱导法,与成人相似。将面罩贴紧面部,快速加大吸入七氟烷浓度至 2 MAC 4.0%~8.0%。一般 2 min 内患儿可入睡,同时需注意呼吸抑制,及时辅助呼吸。

（2）麻醉维持　常用维持浓度 0.5%~2.0%。

（3）用于剖宫产时　胎儿取出后,七氟烷浓度宜低于 1 MAC,以避免抑制子宫收缩而增加出血。

5.7.2.5　不良反应

（1）肾毒性　七氟烷的脱氟代谢稍强于恩氟烷,血浆 F^- 浓度有时超过肾损害阈值（50 μmol/L）,但临床并未见肾毒性。此外,七氟烷可与吸收剂作用分解产生三氟甲基和复合物 A,复合物 A 有肾毒性作用。低流量麻醉、二氧化碳吸收剂干燥、高温、高浓度七氟烷和长时间麻醉,均可增加回路内复合物 A 的浓度。

（2）七氟烷与琥珀胆碱合用可诱发恶性高热,但较氟烷更为罕见。

（3）术后恶心呕吐发生率高。

5.7.3　地氟烷

5.7.3.1　药理作用

（1）神经系统　① 全身麻醉效能弱,约是异氟烷的 1/5,但其遗忘强度是氧化亚氮的 2

倍。② 地氟烷麻醉时脑电图与异氟烷相似。在深麻醉和低二氧化碳血症时,不具有致癫痫作用。③ 麻醉平稳,血/气分配系数最低(0.42),苏醒最快。④ 剂量依赖性扩张脑血管,增加脑血流,脑耗氧量下降,增加颅内压和脑脊液压力强于异氟烷。0.5～1.5 MAC 的浓度即可增加颅内压,抑制脑血管自动调节能力。

（2）呼吸系统　① 产生剂量依赖性的呼吸抑制,使潮气量减少,呼吸频率代偿性增加,但通气量仍减少。抑制二氧化碳增强呼吸通气的效应。② 对呼吸道有刺激作用,可出现咳嗽、屏气、兴奋、分泌物增多、喉痉挛、呼吸暂停等。③ 通过直接作用及抑制迷走神经传导通路,使支气管平滑肌松弛。

（3）循环系统　① 对循环功能影响小。剂量依赖性抑制心肌收缩力,扩张外周血管,使血压下降,但弱于异氟烷;每搏量减少而心率代偿性增快,因此心排血量无明显减少。② 不增加心肌对儿茶酚胺的敏感性,但深麻醉时可出现心律失常。③ 与异氟烷一样,可扩张冠脉血管,增加冠脉血流。④ 对迷走神经的抑制大于对交感的抑制,有明显交感兴奋作用。高浓度吸入地氟烷或突然增加吸入浓度时,可引起交感活性增强,心率和血压短暂性增加。

（4）对运动终板的影响　① 有显著的肌肉松弛作用,神经肌肉阻滞作用强于其他氟化类吸入麻醉药,单用地氟烷可完成喉镜检查。② 增强并延长非去极化肌肉松弛药的作用,减少肌肉松弛药的用量。

（5）其他　地氟烷在体内几乎无分解代谢,在肝脏代谢仅 0.02%～0.1%,生物转化率只有异氟烷的 1/10,麻醉后血液中三氟醋酸含量极低,血清氟离子也无增加。因此,地氟烷对肝肾毒性极低或没有毒性。

5.7.3.2　适应证

可用于肝功能损害、哮喘、癫痫、剖宫产及老年患者。

5.7.3.3　禁忌证

（1）卤化类吸入麻醉药过敏、恶性高热易感患者。

（2）不用于麻醉诱导。

（3）嗜铬细胞瘤、冠心病等患者使用时,应避免交感活性增强。

（4）颅内压增高患者不宜单纯使用地氟烷麻醉维持。

5.7.3.4　剂量与用法

（1）用于全身麻醉维持,避免突然增加地氟烷浓度而使交感活性增强。预防交感活性增强的方法包括:初始吸入浓度<6%;按每次增加 0.5%～1%的速度缓慢增加吸入浓度;静脉注射阿片类镇痛药或短效 β 阻滞剂。

（2）脑外科手术呼气末浓度<0.5 MAC,可避免颅内压升高。

5.7.3.5　不良反应

（1）呼吸道刺激作用。

（2）交感活性增强，高浓度或突然增加吸入地氟烷浓度，可引起交感活性增强，而出现短暂血压升高、心率加快、心律失常。

（3）在动物模型，有引起恶性高热的报道，但人体尚未发现。

（4）术后恶心、呕吐发生率与异氟烷类似，谵妄发生率低于异氟烷。

（5）与二氧化碳吸收剂作用，降解产生一氧化碳，二氧化碳吸收剂的种类、干燥和温度影响一氧化碳的产生，钡石灰较钠石灰产生更多的一氧化碳，干燥和温度升高使一氧化碳产生增加。在相同 MAC 时产生一氧化碳量的顺序是地氟烷＞恩氟烷＞异氟烷，而七氟烷和氟烷不产生一氧化碳。

5.7.4 氧化亚氮

5.7.4.1 药理作用

（1）神经系统　① 全身麻醉效能弱，但镇痛作用强。② 麻醉诱导、苏醒均迅速，即使长时间吸入，停药后数分钟内可完全清醒。③ 扩张脑血管，增加脑血流，升高颅内压，但脑血流对二氧化碳仍有反应。与氟化类吸入麻醉药不同，氧化亚氮兴奋交感神经中枢系统，使脑代谢增加。

（2）呼吸系统　① 呼吸抑制轻微，通气量无明显变化。吸入 50% 氧化亚氮时，对缺氧的反应减弱，而对二氧化碳的反应无明显影响。可增强其他吸入麻醉药、静脉麻醉药和麻醉性镇痛药的呼吸抑制作用。② 对呼吸道无刺激作用，不增加呼吸道分泌物。③ 因氧化亚氮分子量较大，可稍微增加气道阻力。④ 增加肺泡-动脉血氧分压差。

（3）循环系统　① 轻度心肌抑制作用，但兴奋交感神经系统，使皮肤血管收缩。② 不增加心肌对儿茶酚胺的敏感性，但可增加儿茶酚胺的释放，使心率加快而增加心肌氧耗。③ 收缩肺血管、增加右房压，使先天性心脏病患者的右向左分流增加，从而降低动脉血氧饱和度。

（4）对运动终板的影响　无肌肉松弛作用，不增强非去极化和去极化肌肉松弛药的作用。

（5）其他　在体内几乎不分解，对肝肾无毒性。不抑制子宫收缩。

5.7.4.2 适应证

各种手术的麻醉诱导、维持；各种危重、休克患者；用于分娩镇痛尚有争议，目前已较少应用。

5.7.4.3 禁忌证

（1）肠梗阻、气胸、空气栓塞、阻塞性肺气肿等体内有闭合性空腔患者。

（2）鼻窦、坐位、中耳等部位手术。

（3）早孕妇女。

（4）低温麻醉。

（5）麻醉机的氧化亚氮或氧气流量计不准时。

5.7.4.4　剂量与用法

一般不用氧化亚氮单独作为麻醉诱导和维持。诱导时与其他吸入麻醉药如七氟烷等合用,吸入浓度一般不超过 70%。麻醉维持可与其他吸入麻醉药或静脉麻醉药复合应用,维持吸入浓度一般不超过 50%。氧化亚氮麻醉时,应充足供氧。氧化亚氮麻醉结束后,应继续吸氧不短于 10 min,避免弥散性缺氧发生。

5.7.4.5　不良反应

(1) 弥散性缺氧　麻醉结束,体内大量氧化亚氮迅速从血液进入肺泡,使肺泡内氧被稀释而氧分压降低,造成缺氧,因此应继续吸氧。

(2) 闭合空腔增大　氧化亚氮在体内的弥散速度远大于氮气,容易进入体内正常或疾病造成的密闭性空腔,从而使这些空腔的体积增大或压力升高。

(3) 毒性作用　氧化亚氮抑制蛋氨酸合成酶、干扰叶酸代谢、影响维生素 B_{12} 和 DNA 合成。长时间接受麻醉浓度的氧化亚氮,可导致骨髓抑制,出现巨幼红细胞贫血,甚至引起神经系统毒性和恶性贫血。

(4) 致畸作用　氧化亚氮是目前能直接使实验动物致畸的吸入麻醉药,其机制是抑制甲硫氨酸和胸腺嘧啶合成酶,从而抑制 DNA 合成。但在人体尚未证实其致畸作用。

6

静脉麻醉药

静脉麻醉药的优点为诱导快，呼吸道无刺激，无环境污染，使用时无需特殊设备。理想的静脉麻醉药应具备：① 易溶于水，溶液稳定，可长期保存。② 对静脉无刺激性，不产生血栓或血栓性静脉炎。③ 漏至皮下不疼痛，对组织无损伤，误注入动脉不引起栓塞、坏死等严重并发症。④ 麻醉起效迅速，且苏醒期短。⑤ 在体内无蓄积，可重复用药或静脉滴注，不易过量。⑥ 具有镇痛作用。⑦ 对呼吸、循环系统无明显影响，术后并发症少。目前所用的静脉麻醉药虽都各有优点，但还没有一种理想的静脉麻醉药。

6.1 静脉麻醉药的分类

静脉麻醉药按化学性质分为巴比妥类和非巴比妥类两大类，硫喷妥钠、地西泮、劳拉西泮及 γ-羟基丁酸钠等目前临床已基本不用。非巴比妥类镇静药用于麻醉诱导后血流动力学变化见表 6-1，对中枢神经和重要脏器的影响见表 6-2。

表 6-1　非巴比妥类镇静药麻醉诱导后血流动力学变化

	硫喷妥钠	地西泮	依托咪酯	氯胺酮	劳拉西泮	咪达唑仑	丙泊酚
HR	0～36%	−9%±13%	−5%±10%	0～59%	不变	−14%±12%	−10%±10%
MBP	−18%～8%	0～19%	0～17%	0±40%	−7%～20%	−12%～26%	−10%～40%
SVR	—	−22%±13%	−10%±14%	0±33%	−10%～35%	0～20%	−15%～25%
PAP	—	0～10%	−9%±8%	+44%±47%	—	不变	0～10%
PVR	—	0～19%	−18%±6%	0±33%	不变	不变	0～10%

57

续　表

	硫喷妥钠	地西泮	依托咪酯	氯胺酮	劳拉西泮	咪达唑仑	丙泊酚
PCWP	—	不变	不变	不变	—	0～25%	不变
RAP	—	不变	不变	+15%± 33%	不变	不变	0～10%
CI	0～24%	不变	−20%± 14%	0±42%	0±16%	0～25%	−10%～ 30%
SV	−12%～ 35%	0～8%	0～20%	0～21%	不变	0～18%	−10%～ 25%
LVSWI	—	0～36%	0～33%	0±27%	—	−28%～ 42%	−10%～ 20%
dP/dt	−14%	不变	0～18%	不变	—	0～12%	下降

　　CI,心指数;HR,心率;LVSWI,左室每搏做功指数;MBP,平均血压;PAP,肺动脉压;PVR,肺血管阻力;PCWP,肺动脉楔压;RAP,右房压;SV,每搏输出量;SVR,全身血管阻力;—,无数值

表 6-2　静脉麻醉药对中枢神经和重要脏器的影响(%)

参　　数	硫喷妥钠	依托咪酯	咪达唑仑	丙泊酚
中枢神经				
CBF	−30	−30	−130	−20～−30
ICP	−30	−30	−10	−20～−30
$CMRO_2$	−30	−30	−10	−30～−40
呼吸	−30	−10	−20	−30
肾	—	—	—	—
肝	—	0	—	0
眼内压(%)	−4	−30～60	无资料	−30～−40

　　注:—:下降;+:增加;0:无变化。CBF,脑血流;ICP,颅内压;$CMRO_2$,脑氧代谢率。

6.2　常用静脉麻醉药

6.2.1　硫喷妥钠

6.2.1.1　药理作用

　　(1)硫喷妥钠是超短效巴比妥类静脉全身麻醉药,水溶液呈强碱性,pH 为 10～11,室温下可保存 24 h,但容易析出结晶。通常稀释为 2.5% 溶液供静脉注射用。

（2）易透过血脑屏障,增强脑内抑制性神经递质 γ-氨基丁酸(GABA)的抑制作用,从而影响突触的传导,抑制网状结构的上行激活系统。

（3）脂溶性高,静脉注射后几秒钟即可进入脑组织,麻醉作用迅速,无兴奋期。能快速从脑组织转运到肌肉和脂肪等组织,因而作用维持时间短。

（4）硫喷妥钠的镇痛效应差,肌肉松弛不完全,主要用于麻醉诱导、基础麻醉和脓肿的切开引流、骨折、脱臼的闭合复位等短时手术。

（5）对循环和呼吸呈剂量相关性抑制,可使心排血量下降,周围血管扩张、血压降低、潮气量减少,呼吸中枢对二氧化碳的敏感性降低。阿片类药物可加重其对呼吸的抑制。

（6）对交感神经的抑制较副交感神经强,易诱发喉头和支气管痉挛,支气管哮喘者禁用。

6.2.1.2　适应证和禁忌证

（1）适应证　① 全身麻醉诱导;② 短小手术的基础麻醉;③ 在颅脑手术中使用有降低颅内压作用;④ 用于抑制中枢性兴奋、惊厥或癫痫。

（2）禁忌证　① 对巴比妥类过敏;② 肝功能严重不全、支气管哮喘、低血压及心脏病等患者和新生儿;③ 卟啉症患者。

6.2.1.3　剂量和用法

（1）静脉麻醉诱导　2.5%溶液缓慢静脉注射,2～5 mg/kg,不超过 0.5 g,经 30～40 s 即可进入麻醉状态。作用时间 15～220 min。极量:1 g/次(即 2%溶液 20 mL)。

（2）基础麻醉　用于小儿、甲状腺功能亢进症及精神紧张的患者。小儿 5～10 mg/kg,作深部肌内注射。

（3）脑保护　硫喷妥钠降低脑代谢,从而对脑提供保护作用,其机制可能是干扰一氧化氮环鸟苷酸系统(NO-cGMP system)而抑制兴奋性传导。心肺复苏后分次静脉缓注,总量 30 mg/kg,可用以防治缺氧性脑损伤。但大剂量的硫喷妥钠对循环有明显抑制作用,谨慎使用。

（4）抗惊厥　缓慢静脉注射,每次 0.05～0.1 g,对抗局部麻醉药中毒引起的惊厥效果较好,必要时可反复使用或持续输注,小儿慎用。

6.2.1.4　不良反应和注意事项

（1）休克、心力衰竭、严重脱水、贫血、高血钾、气道梗阻、重症肌无力、肌营养不良症、黏液水肿及其他代谢性疾病、肾上腺皮质、甲状腺和肝功能不全者应慎用。

（2）结肠或直肠出血、溃疡或肿瘤时,避免经直肠给药。

（3）对呼吸及循环系统有抑制作用,小剂量或缓慢注射可减少发生率。

（4）静脉注射时勿漏于血管外;勿与酸性药物配伍;潮解后或配成溶液后,易变质而增加毒性,不宜长时间放置后再用。

（5）服用磺胺异恶唑者减量。

（6）可引起组胺释放，哮喘过敏患者不宜使用。

6.2.2 丙泊酚

6.2.2.1 药理作用

丙泊酚又称异丙酚，不溶于水，高度脂溶性。静脉注射后迅速分布于全身，主要在肝内代谢，代谢产物经肾脏排泄。通过中枢神经 γ-氨基丁酸 A（GABA$_A$）抑制神经功能传递。消除半衰期 30～60 min，时量相关半衰期（CSHT）15 min。

（1）催眠、镇静与遗忘作用 静脉注射丙泊酚诱导起效迅速、经过平稳，无肌肉不自主运动、咳嗽、呃逆等不良反应。持续时间短，苏醒快而完全，没有兴奋现象，是较理想的催眠性静脉全身麻醉药。静脉注射丙泊酚 2.5 mg/kg，经过 1 次臂脑循环便可发挥作用，90～100 s 作用达峰值，持续时间 5～10 min。年龄可影响诱导剂量，2 岁以下最大，随年龄增加而降低。

（2）抗惊厥作用 有剂量依赖性，可用于处理癫痫发作。对颅内压正常与升高的患者，丙泊酚均可降低颅内压和脑氧代谢率。

（3）对心血管作用 诱导剂量的丙泊酚对心血管有明显的抑制，可使动脉压显著下降，且呈剂量与血药浓度依赖性。其降低血压系由于外周血管扩张与直接心脏抑制的双重作用引起。对心血管系统的抑制与患者年龄和注药速度有关。

（4）对呼吸影响 注药后先有瞬间的呼吸急促，然后呼吸呈轻度抑制，呼吸减浅、变慢，潮气量、每分通气量和 SpO$_2$ 均稍下降。若与阿片类药并用，呼吸暂停时间能长达 30 s 以上。丙泊酚对潮气量的影响较对频率的影响持续时间长，抑制程度与剂量相关。

（5）抗呕吐作用 亚催眠剂量的丙泊酚有明显的抗呕吐作用，一次静脉注射 10 mg 可用于治疗手术后呕吐。

（6）单次静脉注射或连续输注丙泊酚不影响皮质甾体的合成，也不改变 ACTH 刺激的正常反应，对肾上腺皮质功能无影响。

6.2.2.2 适应证和禁忌证

（1）适应证 ① 单次静脉注射适合用于麻醉诱导及短小手术的麻醉镇静；② 全身麻醉的维持，可用持续输注方法；③ ICU 内施行机械通气与术后镇静，均采用持续输注。蓄积作用较轻，清醒迅速而完全。

（2）禁忌证 对丙泊酚过敏者禁用。

6.2.2.3 剂量和用法

可以不稀释，直接给药，或用 5% 葡萄糖稀释，稀释比例不得超过 1:5（每毫升含 2 mg），并在 6 h 内使用。

（1）全身麻醉诱导 ① 间断静脉注射：剂量为 1～2.5 mg/kg，成人未给术前药者的

ED_{95}为2～2.5 mg/kg,术前给阿片类或苯二氮草类药者应酌减。60岁以上诱导量,给术前药者1 mg/kg,未给术前药者1.5 mg/kg。儿童诱导量需稍增加,其ED_{95}为2～3 mg/kg。通常需与镇痛药、肌肉松弛药合用。② 靶控输注:单纯应用丙泊酚诱导时靶控血浆浓度一般设定为3～6 μg/mL,复合诱导时靶控浓度一般设定在2.5～3.5 μg/mL,待患者意识消失后根据血流动力学变化调节。

老年和ASA Ⅲ～Ⅳ级的患者在丙泊酚诱导时应采用"分步TCI"。初始靶浓度降低到1 μg/mL,每隔1～2 min增加靶浓度0.5～1 μg/mL,直到患者的意识消失。

(2) 麻醉维持 ① 间断静脉注射,麻醉诱导后每隔数分钟追加10～40 mg维持麻醉;② 连续输注,一般在诱导后持续给50～150 μg/(kg·min),然后根据患者对手术刺激的反应调整注药速度。成人每小时连续静脉滴注4～12 mg/kg基本上可维持较满意的麻醉水平。由于丙泊酚缺乏镇痛作用,故麻醉维持常与氧化亚氮或阿片类药物如吗啡、芬太尼或阿芬太尼相复合,药量宜减少至30～100 μg/(kg·min);③ 靶控输注,靶控浓度维持在3～6 μg/mL,并且应该同时应用阿片类药物。

(3) 非气管插管的麻醉镇静 目前在:① 无痛胃、肠镜检查;② 无痛人流;③ 无痛取卵;④ 支气管镜检查等操作中都作为主要的药物被使用。一般单独使用时,根据患者年龄和身体条件,可按理想体重给予首剂1～2 mg/kg,随后根据患者的反应逐次追加(10～30 mg/次)或连续小剂量维持10～50 μg/(kg·min)。和阿片类或非阿片类镇痛药物合用时可以适当减少丙泊酚用量,但联合用药需要注意药物不同的起效时间和作用半衰期,合理选择给药时机和剂量,以达到麻醉效应协同,不良反应减少的目的。输注丙泊酚大于100 μg/(kg·min)时,可发生呼吸抑制和血压下降,应加强SpO_2和血压等监测,对于怀疑气道有梗阻风险的患者最好有呼末二氧化碳监测条件,必备给氧及人工呼吸用具。

(4) ICU镇静 根据患者状况、反应、血脂、生命体征,丙泊酚的用药应该个体化。采用持续输注,一般输注10～30 μg/(kg·min)便能使记忆消失,长时间的镇静也能迅速苏醒。镇静与苏醒时的血浆药物浓度,在24 h与96 h时相似。起始镇静剂量为0.3 mg/(kg·h),应连续缓慢输入;然后以0.3～0.6 mg/(kg·h)的量增加,药物剂量调整时间应间隔5 min。与咪达唑仑镇静相比,丙泊酚苏醒更快,可控性强,有利于早期拔除气管内导管及恢复呼吸道的咳嗽反射。

(5) 止吐和治疗搔痒 静脉注射10～20 mg。

6.2.2.4 不良反应和注意事项

(1) 丙泊酚降低血压程度在老年患者可超过40%,用于年老体弱、心功能不全患者时血压下降尤其明显,故剂量应酌减,缓慢静脉注射。

(2) 其他不良反应有注射部位疼痛、肌阵挛与较少见的血栓性静脉炎。

(3) 在诱导麻醉时,常常会发生呼吸暂停,可能持续60 s上,需要提供人工通气设备。

（4）丙泊酚输注综合征较为罕见,但危及生命。当输注速度超过 5 mg/(kg·h)且输注时间长达 48 h 以上有可能发生。临床表现为心肌病、急性心力衰竭、代谢性酸中毒、骨骼肌病、高钾血症、肝肿大和高脂血症。可能是由于游离脂肪酸进入线粒体过程受抑制以及线粒体呼吸链功能障碍引起游离脂肪酸代谢障碍所致。

6.2.3 咪达唑仑

6.2.3.1 药理作用

（1）咪达唑仑,又称咪唑安定,是水溶性的苯二氮䓬类药物,在体内生理性 pH 条件下,其亲脂性碱基释出,可迅速透过血脑屏障。其制剂可溶于生理盐水、0.5%葡萄糖溶液或乳酸盐林格液,静脉注射、肌内注射均可。单次静脉注射后分布半衰期为 0.31±0.24 h,相当于地西泮的 1/2,消除半衰期 2.4±0.8 h,约为地西泮的 1/10。

（2）咪达唑仑与特异性受体结合,影响 GABA 与中枢系统中 GABA 受体的亲和力,使与受体耦联的氯通道开放,氯离子进入细胞,使细胞超极化,降低了中枢神经系统的兴奋性。咪达唑仑与苯二氮䓬受体结合数目越多,其药理作用也越强(表 6-3)。

表 6-3 咪达唑仑的效应与苯二氮䓬受体结合数目的关系

作　用	受体结合百分数(%)
抗惊厥	20~25
抗焦虑	20~30
镇　静	25~50
催　眠	60~90

（3）无镇痛作用,但可增强其他麻醉药的镇痛作用,可降低吸入麻醉药的 MAC。使脑血流量和颅内压轻度下降,对脑代谢无影响。

（4）具有抗焦虑、催眠、抗惊厥、肌肉松弛和顺行性遗忘等作用。

（5）对心血管系统影响轻微,表现为心率轻度增快,体血管阻力和平均动脉压轻度下降,左室充盈压和每搏量轻度下降,但对心肌收缩力无影响。

（6）有呼吸抑制作用,其程度与剂量相关。静脉诱导时呼吸暂停发生率低于等效剂量的硫喷妥钠。呼吸暂停持续时间约 30 s。

6.2.3.2 适应证和禁忌证

（1）适应证　① 麻醉前用药;② 麻醉诱导与维持;③ ICU 患者镇静;④ 诊断或治疗性操作前催眠镇静用药。

（2）禁忌证　对苯二氮䓬类药物过敏者。

6.2.3.3 剂量和用法

（1）诊断或治疗性操作　特别适用于消化道内镜检查、心导管检查、心血管造影、脑血管造影、心律转复等诊断性和治疗性操作。一般剂量为 0.05～0.1 mg/kg。

（2）术前用药　肌内注射剂量为 5～8 mg，注射后 10～15 min 产生镇静效应，经 30～45 min 产生最大效应，对呼吸和循环无明显影响。口服剂量加倍。小儿肌内注射为 0.08～0.15 mg/kg，小儿麻醉前口服剂量为 0.5 mg/kg。老年人适当减量。

（3）全身麻醉诱导　剂量为 0.1～0.2 mg/kg。静脉注射后 0.5～4 min 迅速起效。诱导剂量受患者的年龄、生理状况、术前用药及静脉注射速度等影响。

（4）咪达唑仑一般不用于麻醉维持.

（5）ICU 患者辅助镇静　静脉注射 0.5～2 mg，可重复给药，一般不持续输注。

6.3.2.4 不良反应和注意事项

（1）严重呼吸功能障碍或一般健康状况不佳者须慎用或减少剂量，给药时缓慢静脉注射，严密监测。注意发生呼吸抑制。

（2）使用后应关注患者困倦、嗜睡及共济失调。

6.2.4 依托咪酯

6.2.4.1 药理作用

（1）依托咪酯有水剂和乳剂，目前临床上使用的多为乳剂。静脉注射后迅速分布于脑组织及其他器官，主要经肝脏代谢，随胆汁和尿排出。

（2）起效快，患者可在 1 次臂脑循环时间内迅速入睡。诱导期安静、舒适、平稳、无兴奋挣扎且有遗忘现象。

（3）对肾上腺皮质功能有一定抑制，但单次注射或短时间应用对肾上腺皮质功能并无明显影响。长时间给药由于对肾上腺皮质功能的抑制，一般不推荐。

（4）在不影响平均动脉压的情况下，脑血流减少34％，脑氧代谢率降低45％。脑灌注压稳定或稍增加，有利于脑的氧供/需比率提高。颅内压升高的患者用此药麻醉至脑电波呈突发性抑制时，颅内压下降50％。麻醉时脑血管的反应性不消失。

（5）对心率、血压和心输出量的影响很小，易保持心血管系统稳定。对冠状血管有轻度扩张作用，使其血流增加、心肌耗氧量降低，有利于心肌氧供或血供受损的患者。

（6）产生剂量依赖性呼吸频率和潮气量降低，可发生一过性呼吸暂停。

6.2.4.2 适应证和禁忌证

（1）适应证　主要用于麻醉诱导。适合于老年、心血管疾病、呼吸系统疾病、重危休克及颅内高压等疾病，以及不宜采用其他药物施行麻醉诱导的患者。

（2）禁忌证　① 长时间用药，可抑制肾上腺皮质功能；② 有免疫抑制和脓毒症者；③ 器官移植患者;④ 紫质症;⑤ 癫痫。

6.2.4.3 剂量和用法

(1)麻醉诱导 剂量为 0.2～0.4 mg/kg,起效甚快,持续时间与剂量相关,0.1 mg/kg 睡眠约持续 100 s。

(2)麻醉维持 依托咪酯连续静脉注射 10 μg/(kg·min),需与氧化亚氮及阿片类药物复合,但一般不推荐连续给药。

(3)短时间的操作的镇静,例如心律转复术。

6.2.4.4 不良反应和注意事项

(1)可有呃逆和术后恶心、呕吐。

(2)诱导期有时出现肌肉不协调运动、震颤、阵挛和强直等,缓慢静脉注射及术前给阿片类镇痛药可减少或避免发生。

(3)静脉注射时可致局部疼痛和静脉炎。

(4)依托咪酯轻度增强非去极化肌肉松弛药的神经肌肉阻滞作用。血浆胆碱酯酶活性低的患者,在依托咪酯诱导后再给琥珀胆碱,后者的作用会明显延长。

(5)短期(4 h 内)持续输注仅引起肾上腺类固醇浓度波动,长期使用抑制肾上腺类固醇的合成长达 24 h,不推荐使用连续输注方法。

6.2.5 氯胺酮

6.2.5.1 药理作用

(1)主要成分为盐酸氯胺酮,是无色的澄明液体。呈高度脂溶性,因而能迅速透过血脑屏障进入脑内。静脉注射后 1 min,肌内注射后 5 min 血浆药物浓度达峰值,迅速入睡。随着氯胺酮从脑部向其他器官和组织转移,这种再分布现象促使神志迅速恢复。静脉注射后 10 min,70% 的药物集中在骨骼肌、肠、肝和皮肤内,随后再分布于脂肪和其他血管少的组织。

(2)氯胺酮是唯一具有镇静和镇痛作用的静脉麻醉药。单独注射氯胺酮时不像其他全身麻醉呈类自然睡眠状,而呈木僵状。麻醉后眼睛睁开,虽然各种反射如角膜反射、咳嗽反射与吞咽反射依然存在,但无保护作用。对麻醉与手术失去记忆,神志完全消失,但肌张力增强、眼球呈凝视状或震颤,外观似浅麻醉,但镇痛效果好。这种现象称为分离麻醉。

(3)氯胺酮麻醉时对体表镇痛作用明显,内脏镇痛作用差,但诱导迅速。适用于各种表浅、短小手术麻醉、不合作小儿的诊断性检查麻醉及全身复合麻醉。

(4)氯胺酮能增加脑血流,可导致颅内压与脑脊液压升高。脑代谢与脑氧代谢率亦随之增加。

(5)对交感神经和循环有兴奋作用,表现在血压升高、心率加快、肺动脉压及心输出量升高。但对心肌有直接抑制作用,在循环衰竭患者更为突出。

（6）氯胺酮对呼吸的影响轻微,具有支气管平滑肌松弛作用。临床麻醉剂量时偶有短暂的呼吸抑制,多能自行恢复,剂量过大,特别是老年人和小儿静脉注射速度过快时,可出现一过性呼吸暂停。麻醉后唾液分泌增多,小儿尤为明显。

（7）增强妊娠子宫的张力和收缩频率。

6.2.5.2　适应证和禁忌证

（1）适应证　① 适用于无需肌肉松弛的短小手术,尤其是烧伤后的清创、植皮与换药等;② 静脉给药用于全身麻醉诱导;③ 肌内注射作为小儿基础麻醉;④ 与其他药物合用维持麻醉;⑤ 麻醉期间治疗支气管痉挛;⑥ 小剂量防治谵妄和术后认知障碍。

（2）禁忌证　① 癫痫患者、有脑血管意外史、颅内压增高、颅内占位性病变的患者禁用;② 眼球破裂、眼压过高、颅内压过高、精神异常及甲状腺功能亢进危象发作者禁用;③ 高血压、心肌供血不全患者不宜应用。休克患者应在充分纠正低血容量后应用;④ 氯胺酮的防腐剂含有三氯叔丁醇(chlorobutanol),此物具有神经毒性,故禁忌蛛网膜下腔注射。

6.2.5.3　剂量和用法

（1）全身麻醉诱导　静脉注射 0.5～2 mg/kg,肌内注射为 4～6 mg/kg,老年与危重患者酌减。

（2）全身麻醉维持　间断静脉注射 0.5～1 mg 或持续输注 1～2 mg/(kg·h)。

（3）基础麻醉　个体间差异大,小儿肌内注射按体重 4～6 mg/kg,必要时追加 1/2～1/3量。氯胺酮口服 3～10 mg/kg 镇静持续 20～45 min,并用苯二氮䓬类药应减量,10 mg/kg能使 87% 的儿童镇静达 45 min。

（4）疼痛治疗　1 μg/(kg·min)静脉持续给药用于术后镇痛,可减少阿片类药剂量,尤其适用于哮喘患者。急性疼痛治疗时单次静注 0.3～1 mg/kg 或静脉持续输注 5～20 μg/(kg·min)。含三氯叔丁醇为防腐剂的氯胺酮禁忌蛛网膜下腔给药。

6.2.5.4　不良反应和注意事项

（1）静脉注射后 85% 以上的患者有血压升高及心率增加,但也可出现不寻常的低血压,心动过缓和心律失常。失代偿的休克患者或心功能不全患者可引起血压剧降,甚至心搏骤停。

（2）给药速度过快或用药量较大时可抑制呼吸功能,表现为呼吸减慢、窒息、喉痉挛等,须缓慢静脉注射,否则易致一过性呼吸暂停。

（3）用药后肌肉张力增高,肌肉异常收缩偶见,极少有癫痫样发作。

（4）可出现复视、眼球震颤、恶心、呕吐、流泪、多涎、眼压及颅内压增高。

（5）苏醒期可有恶梦幻觉,预先应用镇静药,可减少此反应。完全清醒后心理恢复正常需一定时间,24 h 内不得驾车和操作精密性工作。

（6）可使妊娠子宫的压力及收缩强度与频率增加。可迅速通过胎盘,使胎儿肌张力增加。

（7）反复多次给药,会出现快速耐药性,需要量逐渐加大。

6.2.6 右美托咪定

6.2.6.1 药理作用

盐酸右美托咪定化学名为(+)4(S)[1(2,3二甲基苯基)乙基]1H咪唑单盐酸盐,为无色或几乎无色的澄明液体。经皮下或肌内给药后快速吸收,达峰时间为1h。在体内经广泛代谢后,代谢物主要随尿液排泄,消除半衰期约为2h,清除率约为39L/h。其主要的代谢途径主要为经N葡糖酸苷化而失活。

(1)镇静作用 作用于蓝斑α_2肾上腺素受体产生镇静、催眠和抗焦虑作用。静脉注射后10 min剂量依赖性镇静作用最强,持续4 h左右。α_2-肾上腺素能受体激动药具有剂量依赖性脑血流下降作用,但脑氧耗不变,并保持对二氧化碳的反应性和脑血管自主调节功能。研究证实,此药具有明确的脑保护作用。

(2)镇痛作用 作用于蓝斑和脊髓背角内的α_2肾上腺素受体产生镇痛作用。与阿片类药物不同,右美托咪定不引起动物痛觉过敏。

(3)心血管系统 主要是减慢心率,心肌收缩力、心输出量和血压降低,血压一过性升高后降低,重要器官血流保持不变。老年患者心率减慢和血压降低更加明显。

(4)呼吸功能 影响较小,主要为潮气量减少,而呼吸频率变化不大,对阿片类镇痛药的呼吸抑制作用无协同效应。

(5)肌肉松弛作用 常与其镇静作用相伴随,可有效缓解中枢性损伤如脑血管意外、手术后遗症、脊髓小脑变性、多发性硬化症、肌萎缩性侧索硬化症等造成的强直性痉挛。

(6)内分泌系统 可减少围术期应激激素水平,减轻手术应激反应。

(7)其他作用 减少唾液分泌和提高低温所致的寒战阈。

6.2.6.2 适应证和禁忌证

(1)适应证 ① ICU患者机械通气时的镇静;② 全身麻醉诱导;③ 预防和治疗手术后谵妄;④ 治疗戒断综合征,不引起痛觉过敏,使用后可达到平稳迅速撤药,无烦躁、高血压、心动过速等;⑤ 治疗周期性呕吐综合征;⑥ 治疗谵妄和躁动,防治术后认知功能障碍。

(2)禁忌证 过敏者禁用。老年人、低血容量者、应用血管扩张药或负性肌力药、心律失常或心血管疾病、糖尿病、高血压、肝肾功能障碍、孕妇、哺乳期妇女慎用。

6.2.6.3 剂量和用法

给药前肉眼检查药品有无颗粒物质和颜色是否改变。并用右美托咪定2 mL加入0.9%的氯化钠注射液48 mL中稀释成总量为50 mL的溶液,轻轻摇动使均匀混合。① 全身麻醉诱导:为静脉负荷剂量0.5～1 μg/kg,输注时间超过10～15 min。然后以0.2～0.5 μg/(kg·h)维持。若手术时间较长应该及早停药,以免苏醒延迟。② 镇静:对于区域阻滞时通常以0.2～0.7 μg/(kg·h)静脉持续输注给药,可使患者得到满意的镇静,对呼吸没有明显的抑制作用。拟行清醒插管的患者可静脉泵注 0.7～1 µg/kg(10～15 min),然后以 0.2～0.7 µg/(kg·h)维持,在完善的表面麻醉下可以获得满意的效果。ICU 镇静剂量为 0.2～0.7 µg/(kg·h)。

6.2.6.4　不良反应和注意事项

(1)右美托咪定应在具备医疗监护设备的条件下使用,输注时连续监测心率、血压和氧饱和度。

(2)右美托咪定静脉注射后可发生低血压和心动过缓。必要时用阿托品和升降压药治疗。

(3)在负荷剂量期间观察到出现暂时性高血压,与右美托咪定的外围血管收缩作用有关。暂时性高血压通常不需要治疗,可减慢负荷输注速度。

(4)如果 ICU 中给药超过 24 h 并且突然停止,可能导致停药症状,包括紧张、激动和头疼,并伴随血压迅速的升高。

(5)由于右美托咪定的清除率随着肝脏损伤的严重程度下降,对于肝脏功能障碍患者应该考虑减少剂量。

(6)孕产妇及 18 岁以下的儿童患者的安全性和有效性尚不明确。

(7)老年患者肾功能减退,应当谨慎用药,65 岁以上患者使用时需减少负荷剂量,以 0.2～0.5 µg/kg 给药,输注 10 min 以上。

(8)同时给予右美托咪定和麻醉药、镇静药、催眠药和阿片类可能导致药物作用的增强。

6.3　新型静脉麻醉药

6.3.1　环泊酚

为了克服丙泊酚的缺点,如注射痛、乳剂增加细菌污染、高脂血症及丙泊酚输注综合征(propofol infusion syndrome,PIS),近年开发新的丙泊酚衍生物-环泊酚,化学名称 2-[(1R)-1-环丙基乙基]-6-异丙基-苯酚,认为是通过配体门控的 GABA$_A$ 受体对神经递质 GABA 的抑制功能进行正向调控而产生麻醉作用。

6.3.1.1　化学结构式(图 6-1)

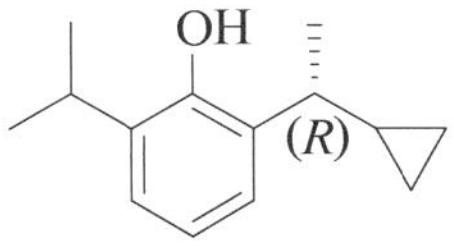

图 6-1　环泊酚的化学结构式

6.3.1.2 药理作用

环泊酚为 $GABA_A$ 受体激动剂,起效迅速,表现剂量依赖性的麻醉/镇静效应,其效价为丙泊酚的 4～5 倍,呼吸系统和心血管相关不良事件发生率均低于丙泊酚,注射痛发生率显著下降。常见的不良反应为低血压、心动过缓和呼吸抑制等。环泊酚在血液中主要分布在胞外组分(血液/血浆比值在 0.5～0.6),并且在 80～1 200 ng/mL 浓度时与人源血浆蛋白高度结合(约 95%)。环泊酚在 0.128～0.9 mg/kg 剂量时,分布容积为 1.9～10.6 L/kg。由代谢产物鉴定的结果推测,环泊酚在男性健康受试者体内主要的代谢途径为:① 氧化;② 葡萄糖醛酸结合;③ 硫酸结合。在 0.128～0.9 mg/kg 剂量水平单次 1 min 静脉注射,暴露水平和血浆浓度峰值近似与剂量成比例增加,但清除率在各剂量组均位于 16 mL/(min · kg)至 27 mL/(min · kg)范围内,没有剂量依赖性趋势。环泊酚血浆浓度呈三相消除特征,对应半衰期分别为 2.0 min($t_{1/2\alpha}$)、34.9 min($t_{1/2\beta}$)和 6.2 h($t_{1/2\gamma}$)。环泊酚主要经肾脏排泄(84.59%),较少经粪便排泄(2.65%)。尿液中环泊酚-葡萄糖醛酸结合物,是主要代谢物;尿液中环泊酚单氧化葡萄糖醛酸结合物,是次要代谢物。

6.3.1.3 适应证

用于全身麻醉诱导和维持,ICU 机械通气患者的镇静,以及其他短小手术的麻醉与镇静。

6.3.1.4 禁忌证

(1)已知对本品过敏的患者禁用。

(2)低血压或休克患者慎用或禁用。

(3)3 岁以下儿童麻醉和 16 岁以下儿童镇静禁用。

(4)孕妇和哺乳期妇女禁用。

6.3.1.5 剂量和用法

(1)麻醉诱导　2 mg/kg 左右缓慢静脉注射,一般健康成年人每 10 秒约给药 4 mL(40 mg);ASAⅢ级和Ⅳ级患者的给药速率应更低,每 10 秒钟约 2 mL(20 mg)。

(2)麻醉维持　持续输注时,通常 4～12 mg/(kg · h)的速率范围能保持令人满意的麻醉。用重复单次注射给药,应根据临床需要,每次给予 2.5 mL(25 mg)至 5.0 mL(50 mg)。

(3)ICU 镇静　输注速率应根据所需要的镇静深度进行调节,通常 0.3～0.4 mg/(kg · h)。

6.3.1.6 不良反应

(1)全身不良反应　① 可出现剂量依赖性呼吸和循环功能抑制,并与注药速度呈正相关,动脉压和外周阻力下降较硫喷妥钠更明显。在麻醉诱导期间,可能会发生低血压和短暂性呼吸暂停。② 诱导过程中偶见肌阵挛,发生率 1% 左右。③ 偶见惊厥和角弓反张的癫痫样运动报道,也有肺水肿的报道。④ 过敏反应极罕见,可表现为支气管痉挛、红斑和低血压等。⑤ 麻醉复苏期间,有少部分患者出现恶心、呕吐和头痛。

(2)局部不良反应　可能出现注射局部疼痛。

6.3.1.7 注意事项

（1）慎用于心脏、呼吸道、肾或肝脏损害的患者或者循环血容量减少及衰弱的患者。

（2）年老、体弱、心功能不全以及心脏传导阻滞患者应减量、慢注。

（3）慎用于脂肪代谢紊乱的患者。

（4）只能与 5% 的葡萄糖注射液或利多卡因混合，不能与其他注射液混合，稀释液只能在 6 h 内使用。

（5）不可肌内注射用药。

（6）慎用于孕妇及哺乳期妇女。

（7）用于 3 岁以上小儿诱导时，剂量应根据年龄和（或）体重调节。禁用于 16 岁以下儿童镇静。

6.3.2 瑞马唑仑

6.3.2.1 化学结构式（图 6-2）

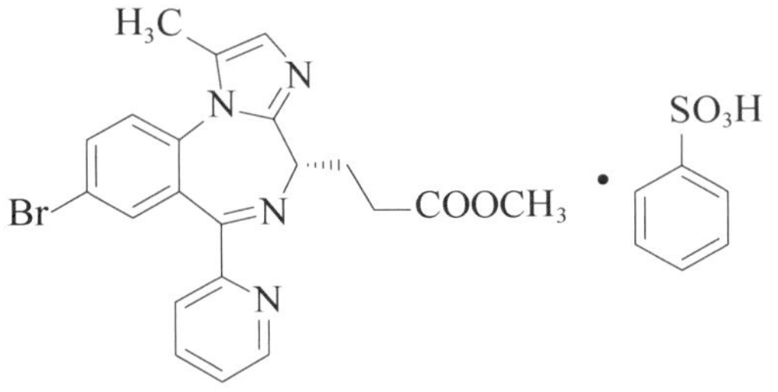

图 6-2 苯磺酸瑞马唑仑的化学结构式

苯磺酸瑞马唑仑，化学名称 3-[(4S)-8-溴-1-甲基-6-(2-吡啶基)-4H-咪唑[1,2-a][1,4]苯并二氮杂卓-4-基]丙酸甲酯苯磺酸盐，是一种新型的超短效苯二氮卓类药物。

6.3.2.2 药理作用

（1）瑞马唑仑选择性地作用于 $GABA_A$ 受体，$GABA_A$ 受体在中枢神经系统介导突触传递的快速抑制。苯二氮卓类药物通过增强 GABA 受体，活化氯离子通道的开放，导致超极化，产生镇静遗忘和抗焦虑作用。

（2）瑞马唑仑 1~2 min 起效，镇静作用持续时间短，10 min 内恢复。时-量相关半衰期恒定（7~8 min）。消除半衰期 0.4 h，清除率 4 521 mL/min，分布容积 36.4 L。该药与 GABA 受体具有很高的亲和力，在血浆中被非特异性酯酶快速降解为羧酸代谢物 CNS7054。

（3）血流动力学稳定，术后恶心呕吐发生率低。

（4）与咪达唑仑相比，瑞马唑仑起效时间更快，镇静程度深，且恢复更快；其镇静深度无剂量依赖性。持续输注无蓄积，其神经功能恢复更快（表 6-4）。

表 6-4 瑞马唑仑与咪达唑仑和丙泊酚药理作用比较

药　名	起效时间	苏醒时间	代　谢	蛋白结合率(%)	体内分布与清除	排泄	维持给药后清除下降
咪达唑仑	3～5 min	2 h	肝 CYP450	97	血脑屏障渗透性良好		有
丙泊酚	9～51 s	10 min	肝内(主要)/肝外	98	血脑屏障渗透性良好 $T_{1/2a}=1.6～4\ min$ 清除非常快		轻微
瑞马唑仑	1～3 min	10～40 min	酯酶水解	90	血脑屏障渗透性良好 $T_{1/2a}=0.6\ min$	主要经肾排泄	无

6.3.2.3　适应证

瑞马唑仑适用于结肠镜、胃镜等检查的镇静。

6.3.2.4　剂量与用法

推荐初始负荷剂量为 7 mg(5～15 mg),负荷剂量给药时间 1 min。在负荷剂量给药结束后,至少间隔 2 min 后,可以根据需要追加 2.5 mg/次,15 min 时间段内追加不超过 5 次。

6.3.2.5　不良反应

常见的不良反应有低血压、呼吸抑制,使用时需密切监测,必要时根据实际情况予以升压药物或托下颌等处理。

6.3.3　右旋氯胺酮

6.3.3.1　化学结构式

临床使用的氯胺酮针剂是 2 种旋光异构体,即左旋氯胺酮和右旋氯胺酮等量混合而成的消旋体混合物。现右旋氯胺酮已在欧洲各国广泛使用,国内命名为艾司氯胺酮,已经上市。

艾司氯胺酮的化学结构式见图 6-3。

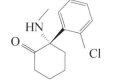

图 6-3　艾司氯胺酮的化学结构式

6.3.3.2　药理作用

(1) 右旋氯胺酮作用位点包括 N-甲基-天冬氨酸(N-methyl-D, NMDA)受体、阿片类受体、单胺类受体、阿片类受体、M 胆碱能受体、钠离子通道、钙离子通道。研究表明其镇痛、催眠强度是消旋体氯胺酮的 2 倍,具有药效强,可控性好,代谢消除迅速、苏醒期短等优点;同时其对呼吸循环抑制较轻,精神、运动不良反应发生率低,在麻醉诱导维持、神经保护、疼痛治疗、ICU 患者的镇静与镇痛、难治性癫痫及抑郁症治疗、小儿的麻醉与镇静方面有广阔的应用前景。

（2）静脉注射入血循环后,大部分进入脑组织,然后再分布于全身组织中,肝、肺和脂肪内的药物浓度也高。右旋氯胺酮 $T_{1/2\alpha}$ 为 $2\sim11$ min,$T_{1/2\beta}$ 为 $2\sim3$ h。主要在肝内进行生物转化成去甲氯胺酮,再逐步代谢成无活性的化合物经肾排出,仅有 2.5% 以原形随尿排出。

（3）右旋氯胺酮与氯胺酮药理学比较（表 6-5）。

表 6-5 右旋氯胺酮与氯胺酮药理学比较

	氯 胺 酮	艾司氯胺酮
临床表现	分离麻醉	分离麻醉
作用机制	主要阻断 NMDA 受体	主要阻断 NMDA 受体
快速抗抑郁	有	有
交感兴奋	有	有
内环境	稳定	稳定
呼吸抑制	轻微	轻微
肌肉松弛作用	无	无
阈下剂量	明显镇静和镇痛,内脏痛效果差	明显镇静和镇痛,内脏痛效果差
镇痛、镇静、意识消失	1	2
药物结构	消旋体：左旋＋右旋	单纯的右旋体
精神运动等副作用	严重	相对轻微
流泪和唾液分泌	明显增加	增加不明显
1∶10 000 苄索氯铵防腐剂	含	不含
给药途径	较少	较多

6.3.3.3 适应证

（1）全身麻醉诱导及肌内注射用于小儿基础麻醉。

（2）术后镇痛及急性疼痛治疗。

（3）临床用于无需肌肉松弛的一般诊断检查或小手术,与其他全身或局部麻醉药复合使用。

6.3.3.4 禁忌证

由于兴奋心血管系统,有高血压、脑血管意外史、颅内压增高、颅内占位性病变的患者禁用。青光眼、精神病、甲亢、急性酒精中毒或慢性成瘾患者慎用。

6.3.3.5 剂量和用法

（1）全身麻醉诱导 成人按体重静脉注射 $1\sim2$ mg/kg,维持可采用连续静脉滴注,每分钟不超过 $1\sim2$ mg,即按体重 $10\sim30$ μg/kg,加用苯二氮䓬类药,可减少其用量。

（2）镇痛　成人先按体重静脉注射 $0.2\sim0.75$ mg/kg，$2\sim3$ min 注完，而后连续静脉滴注每分钟按体重 $5\sim20$ μg/kg。用于痛觉过敏与超前镇痛或预防性镇痛。

（3）基础麻醉　临床个体间差异大，小儿肌内注射按体重 $4\sim6$ mg/kg，必要时追加 $1/2\sim1/3$ 量。

（4）治疗抑郁症　研究认为氯胺酮能完全阻断松果体缰核神经元的簇状放电，终结这种放电对下游单胺类奖赏脑区的过度抑制，最终产生快速抗抑郁的疗效。同时，氯胺酮还能通过抑制单胺回收、拮抗胆碱能激动、弱激动阿片受体、抑制糖原合成酶激酶-3 等途径发挥抗抑郁作用。美国食品药品监督管理局（FDA）于 2019 年批准鼻腔吸入右旋氯胺酮制剂上市用于治疗严重抑郁，认为这个产品收益大于风险。其他途径的给药方式，主张小剂量给予，但目前尚没有确切的定论。

（5）儿科麻醉　给药方式多样，可以肌内注射、静脉、直肠和口服等，儿童配合度更高。在术前不配合的小儿可以静脉注射或肌肉注射艾司氯胺酮。肌肉松弛需求低，不插管的短小手术，可选用该药以保留自主呼吸。有研究艾司氯胺酮组在儿童受试者平均睡眠时间短于氯胺酮组。

6.3.3.6　不良反应

部分患者有精神异常现象，甚至出现谵妄。特别在恢复期，呈现噩梦、错觉、幻觉，有时伴有谵妄、躁动现象；上述反应在儿童中发生较少。在恢复期中应尽量避免外界刺激（包括语言），以减少此类不良反应，必要时静脉注射少量咪达唑仑，也可使情况有所改善。

6.3.3.7　注意事项

（1）对于心功能障碍和血容量不足的患者，可以引起严重循环抑制。因此在应用氯胺酮麻醉前应补充血容量、改善心肌功能、纠正水电解质紊乱等。

（2）为了减少气管内黏液的分泌，用药前可给予阿托品或莨菪碱，但后者有使苏醒时梦幻增多的弊端。如氯胺酮过量产生呼吸抑制，可施行人工呼吸等措施，但不可使用呼吸兴奋剂。

（3）术前须禁食，给药后 24 h 内禁饮酒或服用中枢神经抑制药。由于咽喉反射存在，口腔手术不适用。

7

阿片类镇痛药

理想的阿片类药物应具备：① 起效和作用消失快；② 药效强，量效关系明确；③ 无蓄积作用；④ 使用方便，可多途径给药；⑤ 不依赖于肝肾功能；⑥ 代谢产物无活性；⑦ 不良反应小；⑧ 药物成瘾的可能性小；⑨ 有拮抗药。但目前尚没有完全理想的阿片类镇痛药问世。

7.1 阿片受体分类

阿片类镇痛药是中枢性镇痛药，能解除或减轻疼痛并改变对疼痛的情绪反应。在临床麻醉、疼痛治疗中应用很广，可用于麻醉前用药、麻醉辅助用药、复合全身麻醉及术后镇痛及癌痛治疗。目前所知阿片受体有 μ、κ、δ、σ 和 ε 等 5 种。另外，μ、δ 和 κ 受体又分别分为 μ_1，μ_2，δ_1，δ_2，κ_1，κ_2，κ_3 等亚型，激动不同的阿片受体可产生不同的药理作用，阿片受体分型及各种受体激动后产生的效应见表 7-1 和表 7-2。

表 7-1 阿片受体分类

受体	效应	激动药				激动拮抗药	拮抗药
		芬太尼	吗啡	哌替啶	喷他佐辛	地佐辛	纳洛酮
μ_1	脊髓上镇痛、欣快感、依赖性	+++	++	+	−	+	−
μ_2	呼吸抑制、心率减慢、胃肠活动减少	+++	++	+	−	+?	−
κ	脊髓镇痛、镇静、缩瞳、轻微呼吸抑制	+++	++	+	+	+	−
δ	烦躁、扩瞳、幻觉、心率增快、血压升高	−	−	−	+	+	−

表 7 - 2　阿片受体激动后作用

受　体	作　用
μ、μ_1、μ_2	脊髓以上镇痛、镇静、催乳素分泌 呼吸抑制、心动过缓、欣快感、瘙痒、缩瞳,抑制肠蠕动、恶心、呕吐
κ	脊髓镇痛、镇静、致幻作用、利尿(抑制抗利尿激素释放)
δ	脊髓镇痛,呼吸抑制、缩瞳、调控 μ 受体活性
σ	呼吸增快、心血管激动(心率增快,血压升高)、致幻作用、瞳孔散大
ε	激素释放

临床应用的阿片类药物分成三大类:阿片受体激动剂、阿片受体激动-拮抗剂和阿片受体拮抗剂,详见表 7 - 3。

表 7 - 3　阿片受体类药分类

分　类	药　物
阿片受体激动剂	吗啡、哌替啶、苯哌利啶、芬太尼
阿片受体激动-拮抗剂	
以激动为主的药物	喷他佐辛、丁丙诺啡、布托啡诺、纳布啡
以拮抗为主的药物	烯丙吗啡
阿片受体拮抗药	纳洛酮、纳屈酮、纳美芬

阿片受体激动药主要激动 μ 受体;阿片受体激动-拮抗药主要激动 κ 和 σ 受体,对 μ 受体有不同程度的拮抗作用;阿片受体拮抗药主要拮抗 μ 受体,对 κ 和 σ 受体也有一定的拮抗作用。

7.2　阿片类镇痛药的药代动力学和药效动力学比较(表 7 - 4、表 7 - 5、表 7 - 6)

表 7 - 4　阿片类镇痛药的药效和药代学参数

药　名	效　能	最低有效血浆浓度 (ng/mL)	分布容积 (L/kg)	清除率 mL/(kg·min)	消除半衰期 (h)
吗啡	1	20	3.2~3.7	14.7~18	2~3
哌替啶	0.1		3.8	10.4~15.1	2.4~4

续 表

药 名	效 能	最低有效血浆浓度 （ng/mL）	分布容积 （L/kg）	清除率 mL/（kg·min）	消除半衰期 （h）
芬太尼	100（75～175）	0.2	4.1	11.7～13.3	4.2
舒芬太尼	500～1 000	0.02	1.7	12.7	2.5
阿芬太尼	25		0.87	7.4	1.2～1.5
瑞芬太尼	134	0.2	0.39	41.2	0.16（9.5 min）

表 7-5 部分阿片类药物的时-量相关半衰期

药 物	$t_{1/2\alpha}$（min）	$t_{1/2\beta}$（min）	$t_{1/2\gamma}$（min）
芬太尼	1.0	19	475
瑞芬太尼	0.9	6	35
舒芬太尼	1.4	23	562
阿芬太尼	0.7	13	111
吗啡	1.1	8	191
氢吗啡酮	1.2	6	299
美沙酮	NA	6	2 100

表 7-6 阿片类药镇痛强度比较

镇痛程度	药 物	镇痛强度比值
强	舒芬太尼	1 000
	芬太尼	100～200
	瑞芬太尼	100～200
	阿芬太尼	40～50
	苯哌啶	10～50
中度	脱氢吗啡	12～15
	布托菲诺	8～11
	脱水吗啡	7～10
	二醋吗啡	1～5
	右吗拉胺	2～4
	外消旋吗啡	2.5
	左美沙酮	2
	美沙酮	1.5

镇痛程度	药　物	镇痛强度比值
	异美沙酮	1～1.3
	匹米诺定	1
	哌啶	1
	吗啡	1
	纳布啡	0.5～0.8
	羟考酮	0.35
弱	喷他佐辛	0.3
	美他佐辛	0.15～0.2
	可待因	0.2
很弱	哌替啶	0.1
	左旋吗啡	0.07～0.1
	曲马朵	0.05～0.07

7.3　常用阿片受体激动药

7.3.1　吗啡

7.3.1.1　药理作用

（1）镇痛　吗啡激动中枢神经系统 μ,κ,δ 型阿片受体,产生强镇痛作用,对钝痛比锐痛、绞痛效果好,对躯体痛和内脏痛都有效,并能消除疼痛引起的焦虑、紧张等情绪反应,部分患者产生欣快感。兼有镇静作用,环境安静时易入睡。

（2）抑制呼吸　有显著的呼吸抑制作用,表现为呼吸频率减慢,潮气量的变化则依给药途径而异。吗啡还可抑制延髓呼吸中枢,降低呼吸中枢对二氧化碳的敏感性,脑桥的呼吸调整中枢也同时受到抑制,颈动脉体和主动脉体化学感受器对缺氧的反应性也会降低。吗啡诱发组胺释放可引起支气管平滑肌张力增加,因此对支气管哮喘患者可能激发哮喘发作。

（3）镇咳　作用于延髓孤束核阿片受体抑制咳嗽,也可使患者耐受清醒气管内插管。

（4）心血管作用　对心肌无明显抑制作用,治疗剂量时对血容量正常者的心功能无明显影响。较大剂量时心率可减慢,可能与延脑迷走神经核被兴奋及窦房结受抑制有关。促进组胺释放和对血管平滑肌的直接松弛作用,血管扩张、血压下降。脑血流量增加、颅内压增高。

（5）兴奋平滑肌　使胃肠道（表7-7）、胆道、支气管、输尿管、膀胱及多种平滑肌收缩，产生止泻和致便秘、胆内压增高、支气管痉挛、尿潴留等作用。

表7-7　阿片类药物对胃肠道的作用

部　位	阿片类药物作用	结　果
胃	胃动力↓	胃排空延迟
	幽门张力↑	恶心呕吐
	食管下括约肌张力↓	胃食管反流↑
	胃液分泌↓	消化延迟
小肠	胰腺消化液及胆汁分泌↓	消化延迟
	消化液分泌↓	食物通过速度↓
	推动力↓	食物通过速度↓
结肠	推动力↓	膨胀、扩张、便秘
	环状平滑肌收缩↑	痉挛、抽筋
	液体吸收↑	排便困难、干燥
	肛门括约肌张力↑	排便不完全

（6）其他　抑制体温调节中枢，扩张血管，使体温下降；兴奋交感中枢，使血糖增高；促进抗利尿激素释放，使尿量减少；缩瞳；致吐；降低基础代谢率。静脉注射后能透过血脑屏障，显著抑制新生儿呼吸；亦能从乳汁排出。

（7）瘙痒　μ型阿片受体导致瘙痒，而κ型阿片受体却可以抑制瘙痒感受。理论上，阿片类药物引起的瘙痒可以被纳洛酮和纳曲酮拮抗，但其镇痛作用同时被拮抗，而一些具有μ受体拮抗作用及κ受体激动作用的药物，例如纳布芬和布托啡诺，可能成为未来阿片类药物诱发瘙痒的治疗药物。静脉注射小剂量丙泊酚10 mg可有效止痒。

7.3.1.2　适应证

用于镇痛，尤其是严重创伤、心肌梗死及手术后疼痛，也用于心源性哮喘的治疗和麻醉前给药。

7.3.1.3　禁忌证

支气管哮喘、上呼吸道梗阻、颅内高压、严重肝功能障碍、临产妇和婴儿禁用，哺乳期妇女忌用。

7.3.1.4　剂量和用法

（1）镇痛　成人0.1 mg/kg，稀释后缓慢静脉注射或5～10 mg肌内或皮下注射；小儿0.01～0.02 mg/kg，稀释后缓慢静脉注射或0.1～0.2 mg/kg肌内或皮下注射；成人椎管内镇痛为每次 2～4 mg。

（2）麻醉前给药　多用于有急性疼痛的患者。成人术前肌内或皮下注射 5～10 mg。

（3）复合全身麻醉的辅助用药　常与无镇痛作用的全身麻醉药合用，5～10 mg 静脉注射或肌内注射。

（4）心源性哮喘　成人 5～8 mg，肌内或皮下注射或缓慢静脉注射。

（5）癌痛治疗　硫酸吗啡控释片（商品名：美施康定），宜从每 12 h 服用 10～20 mg 开始，视止痛效果调整剂量，必要时可增加到每 12 h 给予 60 mg。若还需更高剂量时，则可根据具体情况增加 25％～50％。

7.3.1.5　不良反应和注意事项

（1）常有低血压、眩晕、呕吐、便秘、皮肤瘙痒和排尿困难等不良反应。过量可造成急性中毒，出现昏迷、呼吸深度抑制（包括延迟性呼吸抑制），瞳孔缩小成针尖样，血压和体温下降，甚至可因呼吸麻痹致死。

（2）恶心呕吐，可用神经安定药和抗恶心呕吐药缓解。

（3）呼吸抑制，首先应进行有效的人工通气，并补充血容量，同时可用纳洛酮拮抗。

（4）反复应用吗啡可产生耐受性，且易成瘾，应严格掌握使用方法。

7.3.2　哌替啶

7.3.2.1　药理作用

（1）哌替啶又名度冷丁，与吗啡相似，但作用较弱；镇痛效力为吗啡的 1/10，维持时间较短，为 2～4 h。没有缩瞳作用。

（2）对心肌有直接抑制作用。增高胆内压的作用比吗啡弱，并能促进组胺释放，快速静脉注射可引起明显的血管扩张、心动过速、血压下降，甚至发生虚脱。

（3）对呼吸有明显的抑制作用，由于呼吸抑制，$PaCO_2$ 升高，颅内压可增高。

（4）常用的肌内注射发挥作用较快，10 min 出现镇痛作用、持续 2～4 h。血药浓度达峰时间 1～2 h，可出现两个峰值。蛋白结合率 40％～60％。主要经肝脏代谢成哌替啶酸、去甲派替啶和去甲哌替啶酸水解物，然后与葡萄糖醛酸形成结合型或游离型经肾脏排出，尿液 pH 酸度大时，随尿排出的原形药和去甲基衍生物有明显增加。消除半衰期 3～4 h，肝功能不全时增至 7 h 以上。可通过胎盘屏障，少量经乳汁排出。代谢物去甲哌替啶有中枢兴奋作用，因此根据给药途径的不同及药物代谢的快慢情况，中毒患者可出现抑制或兴奋现象。

7.3.2.2　适应证

主要用于镇痛、心源性哮喘的治疗，麻醉前用药，各种麻醉的辅助用药和作为复合全身麻醉的组成部分，治疗麻醉恢复期寒战和躁动，术后镇痛，以及与丙嗪类药组成冬眠合剂。

7.3.2.3　禁忌证

与吗啡相似。

7.3.2.4　用法和剂量

（1）镇痛　成人每次 50～100 mg，小儿 0.5 mg/kg，肌内注射。解除晚期癌症患者中重度疼痛。

（2）全身麻醉辅助用药　成人每次 25～50 mg，小儿每次 0.1～0.2 mg/kg 稀释后缓慢静脉注射或静脉滴注，以增强镇痛作用。

（3）麻醉前给药　1 mg/kg 于麻醉前 0.5～1 h 肌内注射；或 0.5～1 mg/kg 于麻醉前 10～15 min 静脉注射。

（4）与氯丙嗪和异丙嗪组成人工冬眠合剂。

7.3.2.5　不良反应和注意事项

（1）使用后可有眩晕、出汗、恶心、呕吐等不良反应。

（2）快速静脉注射或用量过大，可引起谵妄、瞳孔扩大、抽搐、严重循环和呼吸抑制及昏迷。

（3）出现呼吸抑制时，可用纳洛酮拮抗。

（4）长期使用，代谢产物去甲哌替啶可引起震颤、惊厥，故现已不用该药进行持续静脉注射术后镇痛或癌痛治疗。一旦发生可用地西泮或巴比妥类对抗。

（5）接受单胺氧化酶抑制药的患者合用哌替啶，同样可以发生严重的毒性反应。表现为严重高血压、抽搐、呼吸抑制，长时间昏迷甚至死亡。

（6）对心血管影响大，一般不作为复合全身麻醉的主药，久用也能成瘾。

7.3.3　芬太尼类药

芬太尼类药均为苯基哌啶衍生物。

7.3.3.1　芬太尼

（1）药理作用　芬太尼为其枸橼酸盐。芬太尼脂溶性高，反复多次注射可产生蓄积作用，与其再分布有关。静脉注射后 5～10 min 呼吸频率减慢至最大程度，持续约 10 min 后可逐渐恢复。大剂量芬太尼使用后也可以引起潮气量降低，甚至呼吸停止。芬太尼对心血管系统影响较轻，一般对血压和心肌收缩力没有影响，但可能引起心动过缓。需要注意的是，芬太尼与苯二氮䓬类药物联合使用可能引起显著的心血管系统改变，包括每搏量与心输出量的减低，以及血压的降低。小剂量芬太尼可以有效地减弱气管插管刺激引起的高血压反应，可能与芬太尼作用于孤束核等中枢神经系统富含阿片受体的核团有关，抑制来自咽喉部的刺激反应。80% 的芬太尼与血浆蛋白结合，还有约 40% 被红细胞摄取。主要在肝内代谢，代谢产物随尿液和胆汁排出，不到 8% 以原形从尿中排出。静脉注射后 3～5 min 作用达峰，作用持续时间约为 30～45 min,消除半衰期为 4.2 h。注射后 20～90 min 还可能出现血药浓度的第二个较低的峰值,与药物从外周室转移至血浆有关,反复注射有蓄积效果,作用时间延长。

(2) 适应证　复合全身麻醉诱导和维持、术后镇痛和无痛分娩、慢性疼痛治疗。

(3) 禁忌证　支气管哮喘、呼吸抑制及重症肌无力患者禁用芬太尼。

(4) 剂量和用法　① 复合麻醉芬太尼诱导剂量:小剂量 3～5 μg/kg,中剂量 10～20 μg/kg,大剂量 20～50 μg/kg。维持剂量 1～2 μg/kg,一般 45～70 min 追加 1 次。持续静脉注射:1～2 μg/(kg·h)。② 疼痛治疗:芬太尼 1～5 μg/mL 和 0.05～0.15％丁哌卡因或 0.2％罗哌卡因联合硬膜外持续镇痛或患者自控硬膜外镇痛(PCEA),用于手术后镇痛和无痛分娩。小剂量静脉注射芬太尼 50～100 μg 和丙泊酚 1～3 mg/kg 用于人工流产术。③ 芬太尼经皮敷贴剂多瑞吉(durogesic),剂量有 25 μg/h,50 μg/h,75 μg/h 和 100 μg/h 四种,按年龄、体重和全身情况不同选用,并应在给药后定期进行剂量评估。可以持续释放芬太尼进入血液循环达 72 h,适用于慢性疼痛和癌痛治疗。首次使用多瑞吉后,经 7～12 h,芬太尼血浆浓度可产生镇痛效应,经 12～24 h 血浆浓度达稳定状态,一旦到达峰值可维持 72 h,每 72 h 更换 1 次。取下多瑞吉贴剂后,芬太尼血浆浓度渐下降,经 17 h 下降约 50％。

(5) 不良反应和注意事项　快速静脉注射芬太尼可能引起胸壁和腹壁肌肉僵直,影响通气。反复或大剂量使用芬太尼后可在 3～4 h 后出现迟发型呼吸抑制,可能与其再分布由外周室进入血浆有关,临床上需引起警惕。此外,芬太尼与其他阿片类药物一样,可能产生依赖性,能引起恶心、呕吐、便秘、低血压、嗜睡、精神错乱、幻觉、欣快、瘙痒及尿潴留。与所有的强效阿片类制剂相同,最严重的不良反应为呼吸抑制和肺通气不足。用药后应注意观察病情,及时处理和调整剂量或停药。

7.3.3.2　舒芬太尼

(1) 药理作用　舒芬太尼的亲脂性约为芬太尼的 2 倍,更易通过血脑屏障。镇痛作用较芬太尼强,持续时间也长。静脉注射舒芬太尼产生明显的首过效应,3～5 min 作用达峰,作用持续时间较芬太尼长,但由于其分布容积较芬太尼小,因此蓄积作用比芬太尼弱,恢复速度较芬太尼快,舒芬太尼在肝内代谢,摄取率约 70％。93％与血浆蛋白结合,消除半衰期为 2.5 h。由于舒芬太尼 pK_a 为 8.0,生理 pH 状态下只有约 20％以非游离形式存在。大剂量或反复给药后 3～4 h 还可能出现血药浓度的第二个较低的峰值。

(2) 适应证和禁忌证　与芬太尼相同。

(3) 剂量和用法　① 复合全身麻醉的镇痛用药,其镇痛作用最强,而对心血管状态的影响更小,因此适用于心血管手术麻醉。麻醉诱导使用剂量为 0.05～0.1 μg/kg,可分次给药。在心脏手术麻醉中,诱导剂量较大,为 1～3 μg/kg。术中维持期间单次可按需追加 5～10 μg,全静脉麻醉术中维持所需镇痛剂量约为 0.5～1.5 μg/(kg·h)或 0.008～0.025 μg/(kg·min)。一般建议手术结束前 30～45 min 停止追加舒芬太尼,以为血药浓度下降预留充分时间。舒芬太尼还常用于术后患者自控镇痛。② 术后镇痛：单次静脉注射舒芬太尼 10～30 μg，维持 3～10 h。PCIA 及 PCEA 给药剂量见表 7 - 12 和表 7 - 13。

（4）不良反应　快速静脉注射舒芬太尼也可能引起胸壁和腹壁肌肉僵直，影响通气，同样可以用肌肉松弛药或阿片受体拮抗剂处理。反复或大剂量使用舒芬太尼后也可在 3～4 h 后出现迟发型呼吸抑制，临床上需引起警惕。此外，舒芬太尼也可能产生依赖性。

7.3.3.3　阿芬太尼

（1）药理作用　阿芬太尼的脂溶性较芬太尼低，镇痛强度为芬太尼的 1/4，持续作用时间为其 1/3（10～15 min）。阿芬太尼对呼吸的抑制作用与等效剂量的芬太尼相似，但持续时间较短。其对心血管系统的影响也较轻，不会促进组胺释放。阿芬太尼同样可以引起恶心呕吐和胸壁腹壁僵直。与血浆蛋白的结合率较高，约为 90%，但由于其 pK_a 较低（6.5），通过血脑屏障比例高，起效迅速，仅需 1～3 min。消除半衰期 1.2～1.5 h，作用持续时间也短，阿芬太尼在肝内转化为无药理活性的代谢物。阿芬太尼主要由肝脏经过氧化脱氢、脱甲基、芳香基羟化、葡萄糖醛酸化作用等，转化为无药理活性的代谢物，不足 1% 通过尿液以原型排出。

（2）适应证　阿芬太尼可用作临床复合全身麻醉的镇痛用药，由于其药代动力学特点，阿芬太尼蓄积作用很小，短时间手术可分次静脉注射，长时间手术可持续静脉滴注，应用灵活方便。

（3）禁忌证　除已知对阿芬太尼成分过敏者外，阿芬太尼少有禁忌证。

（4）剂量和用法　麻醉诱导剂量为 500 μg，可重复给药，或 25～50 μg/kg 分次给药。术中维持期间单次可按需追加 500 μg，全静脉麻醉术中维持所需镇痛剂量约为 0.5～1.5 μg/（kg·min）。由于阿芬太尼的时-量相关半衰期随输注时间增加而延长，因此建议手术结束前 30～45 min 停止追加阿芬太尼，以为血药浓度下降预留充分时间。

（5）不良反应和注意事项　阿芬太尼可导致较短时间的呼吸抑制，可产生恶心呕吐，也可产生依赖性，但较吗啡和哌替啶轻。

7.3.3.4　瑞芬太尼

（1）药理作用　瑞芬太尼主要与 μ 受体结合，与 κ、δ 受体亲和力低，镇痛效价约是阿芬太尼的 15～30 倍，但恢复时间较阿芬太尼快。起效快 1.1 min（血-脑平衡时间为 1 min），超短效（消除半衰期约 8 min），时量相关生物半降时间约 4 min，非特异性酯酶代谢，清除快、体内无蓄积。作用强度稍弱于芬太尼。清除率 40～60 mL/（kg·min），终末半衰期 0.1～0.6 h。代谢产物-瑞芬太尼酸活性仅为瑞芬太尼的 1/300～1/4 600，药物的 90% 在尿中以其代谢产物形式出现，在肾衰患者中终末半衰期延长，无论输注时间长短，停药后血浆浓度减低 1/2 仅需 3～6 min。血-脑平衡时间：瑞芬太尼为 1.6 min，阿芬太尼为 0.96 min，舒芬太尼为 3～5 min，芬太尼为 4～6 min，吗啡＞20 min。瑞芬太尼分布容积（Vd）约 100 mL/kg，主要分布在血液和血流丰富的组织。儿童与成人药代动力学参数一致,老人因分布容积和廓清率减低,对药物敏感性增强,初始剂量应减 1/2。瑞芬太尼的 ED_{50}:手术刺激的 ED_{50} 为 0.52 $\mu g/(kg \cdot min)$,神志消失的 ED_{50} 为 4.25～12 $\mu g/(kg \cdot min)$,大剂量使用瑞芬太尼不影响停药后恢复,自主呼吸恢复时间(2.5～4.6 min),拔管时间(4.2～7.0 min),指令动作的恢复时间(3.0～4.6 min)。

对全身各系统的影响 ① 对呼吸的影响:为剂量依赖性呼吸抑制。0.05～0.1 ug/(kg·min),通气量下降 5%～20%。肝功能损害患者,易发生呼吸抑制。严重肾功能损害患者,可发生延迟性呼吸抑制,老年患者尤其显著。② 血流动力学的影响:>2 $\mu g/kg$ 心率减慢,血压下降,<10 $\mu g/kg$ 时,血压下降 10%～40%,心率减慢。③ 应激反应的影响:对手术所造成的血流动力学反应,在 1.5 $\mu g/(kg \cdot min)$ 以下呈剂量依赖性。④ 肝肾功能:肝功能损害的患者更易发生呼吸抑制,肾功能不全不影响瑞芬太尼的药效和药动学。⑤ 具有 μ 激动剂的不良作用:恶心、呕吐、瘙痒、肌强直、头昏、嗜睡以及心动过缓等。⑥ 不引起组胺释放、不影响脑血流量、脑耗氧量、颅内压,不产生癫痫样脑电活动。

(2) 适应证 ① 各类手术的全身麻醉诱导和维持、局部麻醉辅助用药。② 门诊小手术(无痛胃肠镜、无痛人流和无痛取卵)。③ 心脏手术麻醉。④ 肝、肾损伤患者,老年人、儿童等特殊人群麻醉。

优点:① 药效强,相似或略强于芬太尼。② 起效迅速,血脑平衡时间为 1 min。③ 作用消失快,仅为 5～10 min。④ 无蓄积作用,为独特的非特异性酯酶代谢。⑤ 可控性强,剂量可根据手术需要快速精确调整。⑥ 术后恢复快,术后 5～10 min 恢复。⑦ 对肝肾功能影响小,肝肾功能较差者不需调整剂量(表 7-8)。

表 7-8　芬太尼类药的药代动力学比较

药 代 动 力 学	瑞芬太尼	舒芬太尼	阿芬太尼	芬太尼
血脑平衡半衰期(min)	1	6.2	1	6.6
持续输注 4 h 后半衰期(min)	3.7	3.3	58.5	262.5
非器官依赖性代谢	是	否	否	否
非特异性酯酶代谢	是	否	否	否
LD_{50}/ED_{50}	25	211	1 080	277

(3) 禁忌证 同阿芬太尼。对芬太尼类药过敏的患者,不用于硬膜外或鞘内途径给药(含甘氨酸),不宜单独使用支气管哮喘患者、重症肌无力或易发生呼吸抑制的患者。

(4) 剂量和用法 瑞芬太尼用单次静脉注射和持续输注(表 7-9),诱导剂量单次推注 0.5～1.5 $\mu g/kg$,给药时间需>60 s。持续输注 0.5～1.5 $\mu g/(kg \cdot min)$,麻醉维持持续输注剂量 0.1～2 $\mu g/(kg \cdot min)$。老年患者剂量酌减。

表 7 - 9　瑞芬太尼输注方法和剂量

用　　法	稀释后浓度 (μg/mL)	持续输注 μg/(kg · min)	单次静注 (μg/kg)
全身麻醉诱导(插管过程)	50～100	0.5～1	0.5～2.0
全身麻醉维持	50～250	0.05～0.2	0.5～2.0
体外循环心脏手术	100～250	1.0～2.0	0.5～2.0
局部麻醉或监护麻醉	25	0.01～0.2	0.25～0.5

(5) 不良反应(表 7 - 10)

表 7 - 10　瑞芬太尼常见不良反应发生率

呼吸抑制	17%
恶心呕吐	17%～30%
肌肉强直	37%
瘙痒	16%
低血压	16%
焦虑	2%
心动过缓	34%

(6) 注意事项　① 需用规定液体稀释(生理盐水、5%葡萄糖)。② 最有效的应用为连续输注。③ 非气管插管患者,单次推注 30～60 s,以免发生呼吸抑制,肌强直。④ 输注至手术结束前 10 min。⑤ 不宜用于硬膜外及鞘内。⑥ 术后镇痛的迫切性:停止瑞芬太尼给药前应进行替代性镇痛。⑦ 不同输液管输血和输注瑞芬太尼。

7.3.4　羟考酮

羟考酮是从生物碱蒂巴因中提取的半合成阿片类药物,临床上常使用其盐酸盐形式。

7.3.4.1　药理作用

羟考酮是半合成的纯阿片受体激动剂,其药理作用与作用机制和吗啡类似,主要通过激动中枢神经系统内的 μ 型和 κ 型阿片受体起到镇痛作用,镇痛效力中等。羟考酮有组胺释放作用,其呼吸抑制作用相对吗啡较轻,对心血管系统有轻度抑制,可能引起血管扩张导致低血压发生。羟考酮可以通过直接作用于延髓咳嗽中枢起到镇咳作用,此外,羟考酮还具有一定的抗焦虑和镇静作用。药代动力学:羟考酮口服吸收迅速,生物利用度约为 75%,速释制剂口服后血药浓度达峰时间约为 1.6 h,控释制剂口服后血药浓度达峰时间约为 2.1～3.2 h。

静脉注射羟考酮后 5 min 即可观察到药效反应,产生典型的剂量相关性 μ 受体激动效应,作用达峰时间为 20～30 min。药物进入体内后可分布于骨骼肌、肝脏、肠道、肺脏、脑等组织中,总蛋白结合率为 45%。羟考酮主要通过肝脏代谢,产生有活性的去甲羟考酮和羟氢吗啡酮,其中去甲羟考酮为主要代谢产物,羟氢吗啡酮则经细胞色素 P_{450} 2D6 代谢产生,具有镇痛作用,但血药浓度较低。羟考酮经肾脏排泄,药物半衰期约为 3 h,肝肾功能异常者药物半衰期延长。

7.3.4.2　适应证

羟考酮可用于缓解中到重度急慢性疼痛,如关节痛、背痛、癌痛、牙痛、术后疼痛等。由于 κ 受体参与内脏疼痛的调节,因此羟考酮的内脏痛镇痛效果较好。

7.3.4.3　禁忌证

① 对本药品成分过敏;② 可以确诊的麻痹性肠梗阻或急腹症患者;③ 慢性支气管哮喘、慢性阻塞性肺病、高碳酸血症和明显呼吸抑制者(包括缺氧性呼吸抑制);④ 颅脑损伤者;⑤ 胃排空延迟患者;⑥ 肺源性心脏病患者;⑦ 中重度肝功能异常患者;⑧ 重度肾功能异常患者;⑨ 慢性便秘者;⑩ 孕妇或哺乳期妇女。

7.3.4.4　剂量和用法

(1)麻醉诱导和维持　可使用 0.1～0.15 mg/kg 来抑制插管刺激。老年患者用量需减少 1/3。术中 4 h 追加一次便可维持镇痛效果。静脉注射:将药液以 0.9% 氯化钠或 5% 葡萄糖或水稀释至 1 mg/mL,推荐起始给药剂量为每小时 2 mg。

(2)术后患者自控镇痛　可以有效降低术后恶心呕吐发生率,且由于羟考酮对内脏痛控制效果好,因此适用于术后内脏痛明显的手术类型患者的术后镇痛。PCIA:将药液以 0.9% 氯化钠或 5% 葡萄糖或水稀释至 1 mg/mL。每次给药量为 0.03 mg/kg,给药间隔不应短于 5 min。

(3)癌痛和中重度慢性治疗　① 盐酸羟考酮控释片又名奥施康定。10 mg 相当于口服吗啡 20 mg。初始用药剂量一般为 5 mg,每 12 h 服用 1 次,必须整片吞服,不得掰开、咀嚼或研磨。超出每日 2 次,应增加给药剂量。每次剂量调整的幅度是在上一次用药剂量的基础上增长 25%～50%。大多数患者的最高用药剂量为 200 mg/12 h。由于存在个体差异,因此应根据患者的个体情况滴定用药剂量。② 儿童常规剂量:口服给药:常用剂量为一次 0.05～0.15 mg/kg,每 4～6 h 1 次。一次用量最多可达 5 mg。③ 泰勒宁:复方制剂包含:盐酸羟考酮 5 mg(相当于羟考酮 4.481 5 mg)和对乙酰氨基酚 325 mg。成人常规剂量为每 6 h 服用 1 片,可根据疼痛程度和给药后反应来调整剂量。对于年老体弱、肝肾功能不全、甲状腺功能减退、前列腺肥大、尿道狭窄的患者慎用。

7.3.4.5　不良反应

(1)羟考酮使用后常见头晕头痛、嗜睡乏力、口干多汗、排尿困难、便秘、恶心呕吐等不良反应,还可能出现血管扩张导致的低血压,偶尔可出现室上性心动过速。大量羟考酮可能导致呼吸困难,严重者可能出现致命性呼吸抑制。类似其他阿片类药物,羟考酮也可能产生依赖性和成瘾。长期连续使用本品的患者可能产生耐受性,需要逐渐增加给药剂量而维持对疼痛的控制。长期使用盐酸羟考酮注射液可能导致躯体依赖性的发生,若突然停药可能出现戒断症状。

(2)阿片类药戒断症状包括下列部分或全部表现:不安、流泪、流涕、哈欠、出汗、寒战、肌痛、瞳孔放大和心悸。还可出现其他症状,包括敏感、焦虑、背痛、关节痛、虚弱、腹部疼挛、失眠、恶心、厌食、呕吐、腹泻、血压增高、呼吸及心率加快。

7.3.4.6　注意事项

(1)阿片类药物过量的主要危险为呼吸抑制。

(2)甲状腺机能减退的患者的剂量应减低。

(3)以下情况应慎用:颅内压升高、血压过低、血容量减少、中毒性精神病、胆道疾患、胰腺炎、炎症性肠病、前列腺肥大、肾上腺皮质功能不足、急性酒精中毒、震颤性谵妄、慢性肾脏和肝脏疾病、严重肺部疾患、过度疲惫、老年和体弱的患者。

(4)盐酸羟考酮注射液不应用于可能出现麻痹性肠梗阻的患者。

(5)长期连续使用可能产生耐受性和躯体依赖性,需要逐渐增加给药剂量而维持对疼痛的控制。如果患者不再需要羟考酮治疗,应采用逐渐减量直至停药的方式,以防止出现戒断症状。

7.3.5　曲马多

7.3.5.1　药理作用

曲马多为人工合成的阿片受体激动剂,但与阿片受体亲和力较弱,镇痛效价为吗啡的 $1/10$,口服起效快,可维持 $4\sim5$ h,不引起便秘及排尿困难。临床用于各种急慢性疼痛治疗,经肝脏代谢,较少产生耐药性。

曲马多的阿片活性取决于 μ 阿片受体对原始药物复合物的低亲和力以及对 O-脱甲基代谢产物 M1 的高亲和力。 40% 作用于 μ 受体, 40% 通过曲马多的代谢产物 M1 和 20% 通过抑制去甲肾上腺素和 5-羟色胺的摄取起作用。作用于人体时,曲马多和 M1 对镇痛的作用取决于它们的血浆浓度。无论是曲马多还是 M1,其活性远较吗啡为低。无抑制呼吸作用,依赖性小,镇痛作用显著。有镇咳作用,强度为可待因的 50% 。不影响组胺释放,无致平滑肌疼挛作用。口服、注射吸收均好,镇痛功效相同。口服后 $10\sim20$ min 起效,作用维持时间 $4\sim8$ h。在肝内代谢, 24 h 内 80% 以原形和代谢物从尿中排泄。

7.3.5.2　适应证

适用于中度到重度的疼痛治疗,包括各类型的慢性疼痛及癌性疼痛,也可用于术后镇痛。

7.3.5.3 禁忌证

曲马多及其药物赋型剂过敏的患者;酒精,安眠药,镇痛药,阿片药或其他抗精神药物中毒的患者;以及接受单胺氧化酶抑制剂治疗或在过去 14 天内服用过上述药物的患者。严重脑损伤、视力模糊、呼吸抑制患者禁用。

7.3.5.4 剂量和用法

（1）口服　片剂 50 mg 和 100 mg,每日 3 次;缓释片或胶囊 100 mg 和 150 mg,每日 1 次或 2 次。最大剂量每日不超过 400 mg。

（2）静脉注射　针剂 100 mg,每次 50～100 mg。

（3）术后镇痛　负荷剂量 50 mg,持续输注 20～40 mg/h。

7.3.5.5 不良反应

常见出汗,眩晕,恶心,呕吐,食欲减退及排尿困难等。少见心悸、心动过缓或直立性低血压或循环性虚脱。偶见胸闷、口干,疲劳、瘙痒、皮疹。静脉注射速度过快还可出现面部潮红、多汗和一过性心动过速。

7.3.5.6 注意事项

肝肾功能不全者,心脏疾患酌情减量或慎用。用于脑损伤,代谢性疾病,酒精或药物戒断,中枢神经系统感染患者应考虑可能增加癫痫发作的危险性。长期使用不能排除产生耐药性或药物依赖性的可能。

7.4　常用阿片受体激动-拮抗药

阿片受体激动-拮抗药与纯粹的阿片受体激动药相比有以下区别：① 镇痛效价一般较小;② 对呼吸抑制作用较轻;③ 不产生欣快感;④ 很少产生依赖性。

7.4.1　地佐辛

（1）药理作用　地佐辛是一种强效阿片类镇痛药。主要通过激动 κ 受体产生镇痛作用,起效快、镇痛时间久、镇痛效果强。对 μ 受体具有激动和拮抗双重作用,使呼吸抑制和成瘾的发生率降低。静脉注射 10 mg 后肝硬化患者的全身清除率没有变化,但分布容积与半衰期比正常患者增加 30%～50%。地佐辛主要是以葡萄糖苷酸的共扼物由尿排泄,肾功能不全者应减量、谨慎使用。

（2）适应证　治疗各种疼痛、麻醉镇痛和术后镇痛。

（3）剂量和用法　① 静脉注射:初剂量为 5 mg,以后 2.5～10 mg/2～4 h。② 术后镇痛方案为术毕先静脉注射地佐辛 2.5 mg,必要可追加 2.5 mg。③ 静脉 PCA 配方为地佐辛 50 mg/100 mL,持续输注 1 mL/h,PCA 2 mL,锁定时间 20 min,可用 48 h。如适当减少地佐辛,与非甾体类止痛药合用则效果更好。

（4）不良反应 ① 恶心、呕吐、镇静及注射部位反应发生率为 3%～9%；② 头晕发生率在 1%～3%；③ 出汗、寒战、脸红、低血压、便秘、尿潴留、瘙痒、红斑等发生率<1%；④ 碱性磷酸酶及血清谷丙转氨酶升高、打呃、耳充血、耳鸣。

（5）注意事项 ① 地佐辛含有焦亚硫酸钠,硫酸盐对于某些易感者可能引起过敏反应和严重哮喘；② 具有阿片拮抗剂的性质,对麻醉药有躯体依赖性的患者不推荐使用；③ 颅内压高的患者,如可能呼吸抑制会使脑脊液压力升高；④ 患有呼吸抑制、支气管哮喘、呼吸道梗阻的患者要减量；⑤ 肝、肾功能不全者应减量。

7.4.2 喷他佐辛

（1）药理作用 喷他佐辛又名镇痛新,口服容易吸收,肌内注射后 20 min 起效,无欣快感。较大剂量可产生焦虑不安,血压升高、心率增快等症状。对大剂量引起的呼吸抑制不能用烯丙吗啡拮抗,但可用纳洛酮拮抗。此药主要用于镇痛：① 阿片受体的部分激动剂,又有较弱的拮抗作用,而以激动为主。② 镇痛效价为吗啡的 1/4～1/3。③ 起效慢(20 min),作用持续约 3 h。④ 镇静作用弱,无欣快感,剂量加大,反可产生焦虑、不安和幻觉。⑤ 对心血管影响小,用量加大可使血中儿茶酚胺增多而使血压升高,心率增快。可增加心脏负担。⑥ 等效剂量时,对呼吸的抑制作用与吗啡相似,很少引起恶心、呕吐,升高胆道内压力的作用比吗啡弱,无缩瞳作用。⑦ 成瘾性很小,已列为非麻醉药品,适于各种慢性疼痛。

（2）适应证 主要用于慢性疼痛和麻醉前给药。

（3）禁忌证 颅内压增高、哮喘、癫痫患者。

（4）剂量和用法 慢性剧痛和麻醉前给药。成人每次肌内注射 30 mg 或每次静脉注射 10～20 mg。

（5）不良反应和注意事项 ① 对呼吸的抑制作用较强,并易透过胎盘影响胎儿；孕妇和新生儿禁用。呼吸抑制时,可用纳洛酮解救；② 有眩晕、恶心、呕吐、出汗等,大剂量可引起心动过速,血压升高；③ 能减弱吗啡的镇痛作用,并使成瘾者诱发戒断症状；④ 心肌梗死,肝、肾功能减退,脑外伤患者慎用。

7.4.3 布托啡诺

（1）药理作用 布托啡诺是 κ 受体激动药,对 μ 受体起到拮抗或者部分激动作用,镇痛作用较强,等效剂量时镇痛作用为吗啡的 5～8 倍,喷他佐辛的 15～20 倍,哌替啶的 30～50 倍,其镇咳作用也较强,为可待因的 10 倍,且作用持久。布托啡诺为弱拮抗剂,效应为喷他佐辛的 30 倍,为纳洛酮的 1/40。布托啡诺的呼吸抑制程度与等效剂量的吗啡类似,但有封顶效应,对心血管系统无明显副作用,可轻度提高心肌收缩力和肺动脉压力,而对血压及心率的影响不大,但在心脏病患者中可能引起心脏指数、左室舒张末压力和肺动脉压显著升高。布托啡诺使用中可能引起嗜睡,老年患者酌情减低剂量。布托啡诺很少引起胃肠活动减弱或平滑肌痉挛、皮肤瘙痒、尿潴留及产生躯体依赖性。口服布托啡诺后经肠道吸收较好,但肝脏首过效应强,生物利用度仅为5%～17%。口服后1～1.5 h血药浓度达峰,单次用药作用时间可达5～6 h。肌内注射后吸收迅速且完全,10 min即可起效,30～60 min血药浓度达峰。静脉注射后1 min即可起效,4～5 min血药浓度达峰,单次用药作用时间3～4 h。布托啡诺血清蛋白结合率约为80%,可通过血脑屏障和胎盘屏障,血浆半衰期为2～3 h,主要经过肝脏代谢,代谢产物为无活性的羟布托啡诺,经肾脏排泄,约有11%～14%经胆汁排出。

(2)适应证 布托啡诺在临床中常用于中小手术术后镇痛,也可用于无痛分娩或剖宫产术后镇痛,还可作为镇咳药治疗各种原因引起的干咳。

(3)禁忌证 过敏患者、年龄小于18岁和依赖那可汀的患者。

(4)剂量和用法 肌内注射剂量为1～2 mg,按需每3～4 h,可重复给药一次,单剂量不可超过4 mg。

(5)不良反应 主要为嗜睡、虚弱、头晕、头痛、热感、心悸、恶心和(或)呕吐厌食、便秘、口干、胃痛。焦虑、意识模糊、欣快感、飘浮、失眠、神经质、感觉异常、震颤。少见的有支气管炎、咳嗽、呼吸困难、鼻出血、鼻充血、鼻刺激、咽炎、鼻炎、鼻窦炎、鼻窦充血、上呼吸道感染。偶见多汗/湿冷、瘙痒、低血压、晕厥、排尿障碍。

(6)注意事项 ① 肝肾疾病患者初始剂量时间时隔应延长到6～8 h。② 对有心肌缺血或梗死、心室功能不全的患者慎用。③ 卒中或呼吸功能不全患者慎用。④ 禁止饮酒。⑤ 老年患者起始剂量减半。

7.4.4 纳布啡

(1)药理作用 ① 纳布啡又名纳丁啡,则属κ受体激动剂,κ受体有止痛、镇静作用,在脊髓内分布浓度较高。无心血管不良反应,呼吸抑制亦轻微,并有封顶效应,通常2～3 min起效,30 min达峰作用,可维持3～7 h镇痛,与吗啡维持时间相当。② 以激动为主的激动-拮抗药。镇痛强度与吗啡相似,拮抗作用介于喷他佐辛和烯丙吗啡之间,约为后者的1/4。③ 镇痛作用封顶效应的剂量为0.3～0.5 mg/kg。其呼吸抑制作用与吗啡相似,但有"封顶效应",即超过一定剂量,呼吸抑制作用不再加重。在封顶剂量时可出现嗜睡现象,消化系统作用也远比吗啡弱,恶心呕吐发生率为5%左右。④ 很少产生不适感,但可产生依赖性。

(2)剂量和用法 主要用于术后镇痛:① 在吗啡或芬太尼麻醉后,给予纳布啡既可拮抗这些药物的呼吸抑制作用,又可利用其镇痛作用。肌内注射或静脉注射10 mg/次。② 硬膜外自控镇痛用0.033%纳布啡;药泵内药物总量为100 mL,背景剂量和PCA(bolus)剂量的设置为 0.05 mg/h 和 0.2 mg/次,锁定时间为 20 min。24 h 内由硬膜外腔注入纳布啡总量仅 14.00±5.41(0.25 mg/kg),未超过一次性注射的封顶效应剂量,基本无不良反应。

7.5　阿片类药物的使用原则

7.5.1　选用阿片类药的依据

（1）外科手术对麻醉与镇痛的要求。

（2）根据阿片类药的药代学和药动学特点。

（3）药物的相互作用。

（4）阿片类药物的不良反应。

（5）患者的具体情况,个体化用药。

7.5.2　减少阿片类药物使用剂量

由于各种阿片类药物的临床使用,可能存在着剂量相关的不良反应,如呼吸抑制、PONV,皮肤瘙痒等情况,部分临床医生主张尽可能减少阿片类药物使用,甚至不使用。在减少阿片类药物使用的过程中,需要关注患者的疼痛程度,采用神经阻滞,非阿片类镇痛药物等综合措施,不能为减少阿片类药物而使患者面临中重度疼痛。下面列举了减少阿片类药物时可以加用的辅助药物（表 7 - 11）,以及阿片类镇痛药临床常用 PCIA、PCEA 剂量（表 7 - 12、表 7 - 13）。

表 7 - 11　减少阿片类药物使用时常用的辅助药物

药　　物	剂　　量
右美托咪定	负荷剂量：0.25 μg/kg,持续输注：0.5 μg/(kg·h)
对乙酰氨基酚	15 mg/kg,每 6 h/次
帕瑞昔布	40 mg/kg,每 12 h/次
艾司氯胺酮	负荷剂量：0.125 mg/kg,持续输注：0.05 mg/(kg·h)
利多卡因	负荷剂量：1 mg/kg,持续输注：12 mg/(kg·h)
加巴喷丁（口服）	300 mg/d
普瑞巴林（口服）	150 mg/d
硫酸镁	负荷剂量：30 mg/kg,持续输注：10 mg/(kg·h)
地塞米松	5～10 mg,静脉注射

表 7‑12　阿片类镇痛药临床常用 PCIA 用药剂量

药物	负荷剂量	Bolus 剂量	锁定时间	持续输注	备注
吗啡(1 mg/mL)	1～3 mg	0.5～1.5 mg	5～10 min	0.5～1.5 mg/h	腹部及整形外科大手术
芬太尼(20 μg/mL)	25～75 μg	10～30 μg	5～10 min	10～15 μg/h	起效快,短需持续背景流量
舒芬太尼(2 μg/mL)	1～3 μg	2～4 μg	5～10 min	1～2 ug/h	镇痛强度强,持续时间长
曲马朵(5～10 mg/mL)	50～100 mg	20～30 mg	6～10 min	10～15 mg/h	可用于呼吸功能不全患者
羟考酮	1～3 mg	1～2 mg	5～10 min	0.5～1 mg/h	
布托啡诺	0.25～1 mg	0.2～0.5 mg	10～15 min	0.1～0.2 mg/h	

表 7‑13　阿片类镇痛药临床常用 PCEA 剂量

药　物	浓　度	负荷剂量	PCA 剂量	锁定时间	持续输注	4 h 限量
吗啡	20～40 μg/mL	1～3 mg	2～4 mL	10～15 min	6～12 mL/h	40～70 mL
芬太尼	2～5 μg/mL	10～20 μg	2～4 mL	6 min	6～15 mL/h	40～70 mL
舒芬太尼	0.5～1 μg/mL	4～8 ug	2～4 mL	6 min	0.1 μg/(kg·h)	40～70 mL

7.5.3　阿片类药物不良反应处理原则(表 7‑14)

表 7‑14　阿片类药物不良反应处理原则

不良反应	程　　度	处　理　原　则
镇静	评分＝3	立即停用阿片类药物,呼叫麻醉科
呼吸	呼吸频率≪8 次/min 或 SpO_2＜94%	立即停用阿片类药物,强疼痛刺激,给氧,机械通气,静脉注射纳洛酮,每次 0.1～0.2 mg,直至呼吸频率＞8 次/分,SpO_2＞94%
循环	血压或心率变化＞30%基础值	消除原因,对症处理
恶心呕吐	VAS 评分≥4 分	地塞米松 2.5 mg,每天 2 次;或甲泼尼龙 20 mg,每天 2 次;或氟哌利多 1～1.5 mg 每天;或 5‑HT_3 受体阻断药
瘙痒		小剂量纳洛酮(＜0.05 mg);或布托菲诺 1 mg;或缓慢静脉注射丙泊酚 10～20 mg

不良反应	程　　度	处　理　原　则
运动障碍	评分≥1分	停用硬膜外镇痛,评估所用镇痛药物和方法是否恰当,排除其他可能原因并严密观察病情
感觉异常	有	对症处理
尿潴留	有	对症处理

8

非麻醉性镇痛药

非麻醉性镇痛药主要包含非甾体类抗炎药（nonsteroidal anti-inflammatory drugs, NSAIDs），以及其他几种镇痛药，广泛用于治疗慢性疼痛。其静脉针剂也应用于急性疼痛治疗和术后镇痛。常用的镇痛辅助药包括抗癫痫药、抗抑郁药等，如加巴喷丁和普瑞巴林，可用于神经病理性疼痛的治疗。

8.1 非甾体类抗炎药

8.1.1 非甾体类抗炎药分类(表 8‑1)

表 8‑1 非甾体类抗炎药

药 物	半衰期	抗炎	镇痛	解热	总剂量 (mg)	用法 (mg/次)	次/d	备 注
水杨酸类								
阿司匹林	3～5	＋	＋	＋	＜2 500	500	3	廉价有效，可作为轻度疼痛的首选药物。可引起胃肠道不适、耳鸣、出血和过敏等不良反应。
丙酸类								
萘普生	13	＋	＋	＋	250～1 500	375～500	2	炎症性关节炎首选，不良反应少见，以萘普生最佳。苯酮酸为一前体药，在肝中转化为活性型，较少引起胃肠道出血。
布洛芬	2	＋	＋	＋	1 200～3 200	600	4	
氟比洛芬	6	＋	＋	＋	300	50	2～4	

续 表

药 物	半衰期	抗炎	镇痛	解热	总剂量（mg）	用法（mg/次）	次/d	备 注
乙酸类								
吲哚美辛	2	++	+	+	150	50	3	抑制环氧酶作用最强,临床效果良好,但不良反应发生率高,最常见是头痛。
灭酸类								
甲氯芬那酸	2	+	+	+	1 600	400	4	中度抗炎作用,可致胃肠道反应,可能引起腹泻,可引起溶血性贫血。
甲芬那酸	4	+/−	+	+	1 000	250	4	
昔康类								
吡罗昔康	45	++	+	+	20	20	1	广泛应用于慢性炎症性疾病治疗,胃肠道反应率20%,可致耳鸣、发疹,肝中代谢,存在肝肠循环,老年或肾功能不全者无蓄积作用。
氯诺昔康	3~4	+	+	+	16	8	2	
吡唑酮类								
对乙酰氨基酚	2~4	+	+	+	<3 000	300~600	4~6	治疗剂量对轻度疼痛安全有效,过量可致严重中毒。
磺酰丙胺类								
尼美舒利	2~5	+	+	+	0.1~0.2	0.05~0.1	2	具有很强的抗炎、解热、镇痛作用,对类风湿关节炎、骨关节炎、发热、呼吸道感染、痛经、牙科手术后疼痛具有明显的治疗作用,且不良反应发生率低。
昔布类								
塞来昔布	8~12	+	+	+	800	100~200	2	
伐地昔布	8~11	+	+	+		10	1	
帕瑞昔布	0.13~0.17	+	+	+	80	20~40	2~4	
芳香已酸类								
酮咯酸氨丁三醇	5	+	+	+	120	30	4	适用于需阿片水平镇痛药的急性较严重的短期治疗,通常用于术后镇痛,不适用于轻度或慢性疼痛治疗。
双氯芬酸钠	1~2	+	+	+	75~150	20~50	3	

8.1.2　药理作用

细胞膜内前列腺素（PG）的前体是花生四烯酸，通过环氧化酶和 5-酯氧酶途径生成 PG、血栓素 A_2（TxA_2）和白烯酸（LT）。而非甾体类抗炎药能抑制环氧化酶的活性，从而影响到 PG 的生成。根据这一机理，可解释该类药物的解热、镇痛、抗炎、抗风湿等治疗作用，以及一些较为共同的不良反应。

（1）解热作用　非甾体类抗炎药由于能够抑制局部 PG 的生成和释放，使体温调节点回移，增加散热反应的过程，起到解热的作用。

（2）镇痛作用　组织损伤、炎症或过敏反应时，局部受到刺激使致痛的化学物质释放。包括缓激肽、组胺、5-羟色胺以及 PG 等。作用于局部的痛觉感受器，肿胀使局部神经受到牵扯或压迫而产生疼痛。非甾体类抗炎药由于能够抑制 PG 的生成而起到镇痛作用。

（3）抗炎、抗风湿作用　非甾体类抗炎药同样通过抑制 PG 的合成而发挥抗炎作用。通过上述解热、镇痛，特别是抗炎而起到抗风湿作用。

（4）环氧化酶分两种亚型　COX-1 和 COX-2。抑制 COX-2 有解热镇痛消炎作用；抑制 COX-1 引起胃肠道溃疡出血、肾功能损害和影响血小板功能等而产生不良反应。各种非甾体类抗炎药与 COX-1 和 COX-2 的结合力决定该药前景，如吲哚美辛 COX-1 的结合力是 COX-2 的 10 倍，不良反应重；酮咯酸与 COX-1 和 COX-2 结合力相等；塞来西布对 COX-2/COX-1 抑制结合力比值为 372，故不良反应较以前的非甾体类抗炎药大大下降。

8.1.3　不良反应

（1）胃肠道的影响　包括腹胀、消化不良、恶心、呕吐、腹泻和消化道溃疡等，严重者可致穿孔或出血，甚至死亡。不良反应的发生与药物的种类、剂量、疗程以及是否有溃疡病史、患者年龄和吸烟史等因素相关。

（2）血液系统的影响　表现为：血细胞减少和缺乏，如粒细胞减少和再生障碍性贫血，但发生率不高。多数 NSAIDs 药物都可抑制血小板凝集，降低血小板黏附力，使出血时间延长，除阿司匹林外，其他 NSAIDs 对血小板的影响是可逆的。长期服用阿司匹林的患者，需停药 1 周，待新的血小板生成后，方可消除阿司匹林对凝血功能的影响。

（3）肝脏、肾脏的影响　表现为轻度的转氨酶升高或严重的肝细胞坏死。大剂量长期使用对乙酰氨基酚可导致严重肝损害，尤其在并存肝脏疾患，由于对乙酰氨基酚经肝细胞色素 P450 氧化酶代谢后，产生过量活性代谢产物 N-乙酰对苯醌亚胺所致。NSAIDs 可能导致急性肾衰、肾病综合征、肾乳头坏死、水肿、高血钾和（或）低血钠等。

（4）心血管系统的影响　对多数抗高血压药的药效有部分或完全的拮抗作用。两药合用发生明显的相互作用,对老年人或肾素活性低的高血压患者危险性更大。可减弱噻嗪类、祥利尿药和肾上腺素能阻滞药以及血管紧张素转换酶(ACE)抑制剂的抗高血压作用。

循证医学证据,长期大量使用罗非昔布将增加心血管意外的风险。而一项荟萃分析显示,塞来昔布与安慰剂和非选择性 NSAIDs 比较,心血管意外的发生率无显著差异。美国 FDA 要求在塞来昔布的说明书中加入黑框警告:"该类药物存在心血管方面的风险"。在临床实践中,对于有胃肠道疾患和心血管风险的患者应采取其他药物治疗。

(5)对神经系统的影响　常见的不良反应有头痛、头晕、耳鸣、耳聋、嗜睡、失眠、感觉异常和麻木等,还可发生视神经炎和球后神经炎;偶有多动、兴奋、肌阵挛、震颤、共济失调及幻觉等。发生率小于 5%,但吲哚美辛可高达 10%~15%。大剂量阿司匹林有可能引发水杨酸综合征(salicylism syndrome),表现为眩晕、耳鸣、呕吐、精神错乱及呼吸中枢兴奋等,严重者可导致通气过度甚至呼吸性碱中毒。

(6)过敏反应　可表现为皮疹、荨麻疹、瘙痒及光敏,也有中毒性表皮坏死松解以及多形红斑。阿司匹林过敏反应常表现为哮喘急性发作,既往多有过敏史,其发生的原因为阿司匹林过度抑制了花生四烯酸(AA)代谢途径中的环氧化酶(COX)路径,从而使通过另外一条脂氧化酶(LOX)代谢路径,比如白三烯等增多,导致气道高反应的发生。

8.1.4　注意事项

(1)熟悉不同非麻醉性镇痛药的药理作用,掌握适应证和禁忌证。

(2)根据药代学和药效学原则,以及患者的疼痛情况,个体化用药。

(3)加强用药监测和随访,尤其是长期用药的慢性疼痛患者,及时更换或调整剂量,预防或减少不良反应。

(4)联合用药及多模式镇痛,提高镇痛效果减少不良反应。

(5)根据昼夜疼痛节律设计用药方案,提高药物的疗效。痛觉以及人体对疼痛的耐受性也存在着昼夜节律性差异。健康人的痛觉峰值时间约在 00:00~03:00 左右,谷值在 15:00 左右。如牙痛患者持续疼痛的峰值时间是 03:00~07:00,谷值是 15:00~16:00。

8.1.5　常用药物

8.1.5.1　阿司匹林

(1)药理作用　阿司匹林具有解热、镇痛、抗炎、抗风湿的功能,解热镇痛和抗炎、抗风湿作用均较强。又能减少体内血栓素 A_2 的形成,从而抑制血小板的凝集,延长出血时间,对于防止血栓形成、降低血液黏稠度及改善血流状况均十分有益。

(2)适应证　① 解热镇痛及抗炎、抗风湿。② 抗血栓形成常用来预防和治疗冠状动脉和脑动脉栓塞性疾病。

（3）禁忌证　严重的肝、肾功能异常及孕妇、哺乳期妇女禁用。胃溃疡慎用。

（4）不良反应和注意事项　① 胃肠道反应：胃黏膜直接刺激引起的胃肠道反应,如恶心、呕吐、上腹部不适及疼痛。故尽量避免在空腹时服用。② 消化道出血和溃疡：表现为上腹部剧痛,呕吐血性及咖啡样物,血性或柏油样便。该药不可与糖皮质激素合用,因糖皮质激素可刺激胃酸分泌、降低黏膜的抗酸能力,促进或加重出血。服用抗酸剂或可减轻这种反应。③ 过敏反应：出现皮疹、荨麻疹、黏膜充血、哮喘发作。其中后者较为多见也严重,称为"阿司匹林哮喘"。所以过敏体质及有哮喘史的患者应慎用或禁用。④ 肝、肾功能的损害：表现为肝、肾功能异常,一般在停药后可恢复。但原已有肝功能减退或肾功能异常的患者应慎用。⑤ 水杨酸反应：慢性水杨酸中毒的表现,有头痛、头晕、恶心、呕吐、视听觉下降,严重者可有谵妄、皮疹、出血、呼吸紊乱等。对出现这类症状的患者应及时停药,碱化尿液,多饮水或输入葡萄糖溶液,加速药物的排出。

（5）剂量和用法　口服每次 350～700 mg,每 4～6 h 1 次,最大剂量 3 000 mg/d。用于预防动脉血栓形成,一般口服 75～100 mg/d。

8.1.5.2　吲哚美辛

（1）药理作用　吲哚美辛（消炎痛）为类白色或微黄色结晶性粉末,口服后经胃肠道吸收迅速而完全,生物利用度达到 88%。药物吸收入血后 80% 与血浆蛋白结合,1～4 h 血药浓度达到高峰,血浆 $t_{1/2}$ 为 2～3 h。绝大部分经肝脏代谢为去甲基物和去氯苯甲酰化物,并经肾脏排泄占 60%,胆汁排泄占 33%。其作用特点为抗炎作用,也具有较强的解热、镇痛效应。

（2）适应证　急、慢性风湿,类风湿关节炎的抗炎镇痛治疗,对其炎性疼痛有明显的缓解作用,对于强直性脊柱炎和急性痛风性关节炎也有较好的疗效。还可用于恶性肿瘤引起的顽固发热和其他难以控制的发热。由于不良反应较多,某种情况下还较严重,故目前已较少使用,仅用于对其他药物不能耐受或疗效不显著的病例。

（3）禁忌证　对于孕妇、哺乳期妇女、儿童禁用,老人应慎用。对有消化道溃疡、有肝肾功能异常、有出血倾向或出血性疾病等的患者禁用。服药时应选用最小有效剂量,并注意与其他药物合用可能使不良反应加重。

（4）不良反应和注意事项　不良反应的发生率相当高,约有 20% 的患者因不能耐受而停药。① 胃肠道反应：如恶心、呕吐、腹痛、腹泻、胃口差等,严重者甚至可出现溃疡并引起出血和穿孔等,应避免空腹服药。② 中枢神经系统反应：常见有头痛、头晕、乏力等,偶有惊厥、精神错乱、晕厥等。③ 过敏反应：如皮肤瘙痒、红斑、荨麻疹等以及少有的哮喘发作、呼吸困难,甚至呼吸、循环的抑制。④ 造血系统：有抑制作用,如粒细胞减少、再障贫血、血小板减少等,虽然罕见,但后果较为严重。

（5）剂量和用法　口服每次 25～50 mg,每日 3 次,最大剂量 200 mg。吲哚美辛控释胶囊 75 mg 口服,每日一次,吲哚美辛栓剂,直肠给药 50 mg/次,50～100 mg/d。

8.1.5.3 氯诺昔康

(1) 药理作用 COX-1 和 COX-2 的平衡抑制剂,不抑制 5-脂氧化酶的活性,因此不抑制白三烯的合成,也不将花生四烯酸向 5-脂氧化酶途径分流。大剂量时对 IL-6 和诱导型一氧化氮合酶有抑制作用,能激活阿片神经肽系统,发挥中枢性镇痛作用。氯诺昔康口服生物利用度在 80% 以上,口服 2.5 h 后达血药峰浓度,肌内注射 0.4 h 后达峰,血浆蛋白结合率 88%,平均半衰期 3~5 h,65 岁以上老年人血浆清除率大约降低 30%~40%,清除半衰期将延长。氯诺昔康 1/3 经肾脏、2/3 经肝脏清除,主要通过肝脏细胞色素 P450 酶系统进行代谢,与西咪替丁、口服抗凝药、锂盐及某些治疗糖尿病的药物合用可导致氯诺昔康血药浓度增高,氯诺昔康还可能增加甲氨蝶呤和环孢素的血药浓度,能降低地高辛的肾脏清除率。其最常见的不良反应是头晕、头痛、肠胃功能障碍;注射剂可能引起注射部位的疼痛、发热、刺痛样紧张感等。

(2) 适应证 有片剂和注射剂型,片剂主要用于各种轻至中度的急、慢性疼痛。

(3) 用法用量 肌内注射或静脉注射:起始剂量为 8 mg,镇痛效果不佳可追加 8 mg,术后第一天总量可用至 24 mg,其后剂量为 8 mg,每日 2 次,每日总剂量不应超过 16 mg。口服:急性轻度或中度疼痛,每日剂量为 8~16 mg,分 2~3 次服用。每日最大剂量为 16 mg。

8.1.5.4 双氯芬酸钠

(1) 药理作用 双氯芬酸钠(双氯灭痛,又名扶他林),为无色结晶性粉末,口服后吸收快,与血浆蛋白的结合率达 88.7%,$t_{1/2}$ 为 1~2 h。经肝脏代谢后,其代谢产物较大部分通过肾脏排出,部分经胆肠途径排出。为苯乙酸类 PG 合成抑制剂,具有显著的消炎、镇痛、解热、抗风湿作用。其作用较阿司匹林强 26~50 倍。有作用强、不良反应少、个体差异小的特点。

(2) 适应证 适用于风湿和类风湿关节炎、强直性脊柱炎、关节疼痛、各种神经痛、手术后及创伤后疼痛等中度疼痛的镇痛。

(3) 不良反应 包括交叉过敏反应等,但程度较轻。

(4) 剂量和用法 ① 片剂口服 25 mg,每日 3 次,双氯芬酸钠缓释片 75 mg,每日 1 次。② 双氯芬酸二乙胺乳胶剂:外用。每支含双氯芬酸二乙胺 0.2 g(以双氯芬酸钠计)。为白色或淡黄色乳脂样凝胶,味香。用于缓解肌肉、软组织和关节的轻至中度疼痛。按照痛处面积大小,使用本品适量,轻轻揉搓,使本品渗透皮肤,每日 3~4 次。由于局部应用也可全身吸收,故应严格按照说明书规定剂量使用,避免长期大面积使用。

8.1.5.5 奈普生

(1) 药理作用 奈普生为白色结晶性粉末,在碱性溶液中易溶。口服吸收完全而迅速,在体内半衰期长(12~14 h),血浆蛋白结合率高(88%)。大部分在肝内代谢,85% 的代谢物和原形药由肾脏排出。本药属苯丙酸类,其具有较强的抗炎、抗风湿、镇痛、解热等作用,镇痛及解热作用比阿司匹林分别强 7 倍和 22 倍,而不良反应发生率则相对较低,故有高效低毒的特点。

（2）适应证　适用于风湿和类风湿性关节炎、骨关节炎、痛风、关节及肌肉软组织损伤等引起的疼痛和炎症的治疗。由于体内的代谢特点，其治疗维持时间较长，疗效肯定。

（3）不良反应　与其他非甾体类抗炎药相类似，但发生率较低，程度较轻。

（4）剂量和用法　口服首剂 500 mg，然后 250 mg 每 6～8 h 1 次，每日最大剂量 1 250 mg。

8.1.5.6　布洛芬

（1）药理作用　布洛芬缓释胶囊商品名为芬必得，白色结晶性粉末。口服吸收快而完全，1～2 h 后达血药高峰浓度，$t_{1/2}$ 约为 2 h，与血浆蛋白结合率达 88%。可透过骨膜在关节腔内保持较高的浓度。经肝脏代谢的产物大部分由肾脏排出。本品为苯丙酸类，有较强的抗炎、镇痛、解热等作用。作用强度类似于阿司匹林，不良反应较轻。

（2）适应证　适用于风湿及类风湿关节炎、骨关节炎、痛风等引起的中度疼痛、发热治疗。其对胃肠道的刺激较小，特别适于阿司匹林不能耐受者。

（3）禁忌证　哮喘患者、孕妇和哺乳期妇女禁用；有溃疡病史者、肝肾功能已有损害者、有血液病史者、心功能不全者等慎用。

（4）不良反应及注意事项　不良反应发生的程度较低，恶心、呕吐、上腹部疼痛或不适等胃肠道反应的发生率可达 3%～8%。而消化道出血、肝肾损害、哮喘、精神症状等的发生明显少于阿司匹林、吲哚美辛等。

（5）剂量和用法　口服 200 mg 每 4～6 h 1 次，其缓释胶囊（芬必得）300 mg 每 12 h 1 次。每日最大剂量 2 400 mg。

8.1.5.7　酮咯酸

（1）酮咯酸口服或肌内注射后吸收快而完全，30～60 min 血药浓度可达高峰。生物利用度 80%～100%，其与血浆蛋白的结合率达 88%～99%，分布容积 0.1～0.3 L/kg，清除率为 0.03 L/(kg·h)，$t_{1/2}$ 为 4～6 h。主要在肝脏通过与葡萄糖醛酸结合而代谢，其代谢物及部分原形药物经肾排出，肝、肾功能损害者可使半衰期延长。为异丁芬酸类非甾体类抗炎药。其镇痛作用远强于阿司匹林等，主要特点是有较强的全身镇痛作用。肌内注射 30 mg 相当于吗啡 12 mg 或哌替啶 100 mg。具有抗血小板凝集作用。

（2）适应证　各种疼痛的短期治疗包括术后疼痛和各种原因引起的急性骨骼肌疼痛，如扭伤、错位、骨折和软组织损伤，以及其他疾病引起的疼痛如产后痛、牙痛、坐骨神经痛、晚期癌痛、胆绞痛等。

（3）禁忌证　肝肾功能不全，凝血功能障碍者应慎用或禁用。小儿、老人和孕妇慎用。

（4）剂量和用法　口服 50～75 mg，每日 3 次，最大剂量 300 mg/d。主要用于治疗手术后疼痛，用于需要阿片类药物镇痛的急性中、重度疼痛的短期治疗，推荐手术结束后肌内注射或静脉缓慢推注（15 s 以上），单次剂量为 15～30 mg，以后 15～30 mg/6 h，每日剂量不超过 120 mg,连续用药不超过 5 d。

(5) 不良反应及注意事项 发生率较低,常见的不良反应为胃肠道反应如恶心、呕吐等和神经系统反应如头痛、头晕等。用量大时出现胃痛等。但如用量大且用药时间长,也能出现较严重的不良反应和并发症,可能有胃肠道出血、肝肾功能的严重损害、严重过敏反应等,甚至有死亡的病例报道,应引起高度的重视。需掌握好适应证和用药的剂量,尽量避免长时间用药。

8.1.5.8　氟比洛芬酯

(1) 药理作用 氟比洛芬酯(凯纷)属于丙酸类药物,由脂微球(lipid micro-spheres,LM)和其中包裹的氟比洛芬组成的溶液,LM 是一种以脂肪袖为软基质井、被磷脂膜包封的微粒体分散系,平均直径为 200 nm,外膜为卵磷脂,内层为软基质袖,其中包裹脂溶性药物。该结构使药物具有下列特性:① 靶向性,使包裹药物在炎症部位聚集,从而增强药效;② 控制包裹药物的释放,延长药物作用时间;③ 使药物易于实现跨膜吸收,从而缩短起效时间。静脉使用氟比洛芬酯的解热、镇痛和抗炎作用强于酮洛芬(肌内注射)和阿司匹林,L-赖氨酸(静脉注射);与喷他佐辛(肌内注射)镇痛作用相似,但持续的时间更长;安全系数(UD_{50}/ED_{50},引起 50% 动物胃黏膜损伤的剂量/50% 有效剂量)是口服制剂的 3~20 倍。静脉给药后 LM 与血浆蛋白结合,并迅速从血中消失,消除半衰期约为 12 min,而微球中的大部分药物逐渐移行至血中,被血中酯酶迅速水解成为其活性代谢物氟比洛芬。成人单次静脉注射 5 mL(50 mg)、5~10 min 后血药浓度即达峰值(8.9 ug/mL)。用药剂量在 10~80 mg 之间时,血药浓度呈线性。药物消除半衰期为 5.8 h,主要以羟化物和结合物的形式经肾脏排泄,很少发生药物蓄积,氟比洛芬的蓄积主要出现在严重肾功能不全的患者,受年龄影响不大,但由于缺少临床观察,儿童和老年人应慎用;孕妇和哺乳期妇女应避免使用。当氟比洛芬酯与第三代喹诺酮类抗生素如诺氟沙星、洛美沙星和依诺沙星等合用时,可能会引起痉挛,还有报道静脉使用后出现胸闷、冷汗、血压降低、四肢麻痹等休克症状及急性肾功能不全、胃肠道出血等。

(2) 适应证 急性疼痛、术后镇痛和癌痛。用于术后镇痛优点在于没有中枢抑制作用,不影响处于麻醉状态患者的苏醒,可在术后立即使用。

(3) 禁忌证 患有严重消化性溃疡、严重血液性疾病,心肝肾功能严重异常、严重高血压、有阿司匹林哮喘史的患者禁用。

(4) 剂量和用法 成人常用剂量为静脉注射 50 mg/次,注药时间应在 1 min 以上,24 h 内不超过 200 mg,也可将其溶于 100 mL 生理盐水中 30 min 内静脉滴注。

(5) 不良反应 ① 一般不良反应主要为恶心、呕吐,转氨酶升高,偶有腹泻。有时出现发热,偶见头痛、倦怠、嗜睡、畏寒。② 因为 COX-1 的抑制,有抗血小板聚集作用,仍有可能会影响出血。③ 长期大量使用可有严重不良反应,包括急性肾衰、肾病综合征、胃肠道出血、伴意识障碍的抽搐。

(6) 注意事项 ① 避免与其他非甾体抗炎药,包括选择性 COX-2 抑制剂合并用药。

② 在最短治疗时间内使用最低有效剂量,可以使不良反应降到最低。③ 既往有胃肠道病史(溃疡性结肠炎,克隆病)的患者应谨慎使用非甾体抗炎药,以免使病情恶化。④ 老年患者易出现不良反应,要从小剂量开始慎重给药。

8.1.5.9　塞来昔布

(1) 药理作用　塞来昔布(西乐葆)为 COX-2 特异性抑制剂。治疗剂量的塞来昔布不干扰组织中与 COX-1 相关的正常生理过程,尤其在胃、肠、血小板和肾等组织中。因此,胃肠道不良反应少,安全性较好。塞来昔布口服吸收良好,约 2~3 h 达到血浆峰浓度。胶囊口服后的生物利用度为日服混悬液生物利用度的 88%。在治疗剂量范围内,塞来昔布具有线性且与剂量呈正比的药代动力学。

(2) 适应证　急慢性疼痛和骨关节炎及类风湿关节炎的患者。

(3) 禁忌证　本品禁用于对药物中任一成分过敏患者。不可用于对磺胺类过敏患者。禁用于阿司匹林或其他 COX-2 特异性抑制剂使用后诱发哮喘反应的患者。禁用于 CABG 手术、活动性溃疡/出血、重度心力衰竭的患者。

(4) 用法用量　急性疼痛:推荐剂量首剂 400 mg,必要时可在用药后 4~6 h 追加 200 mg,以后根据需要,一次 200 mg,每日 2 次。用于骨关节炎治疗的剂量为 200 mg,每日 1 次口服,临床最大剂量每日 400 mg。类风湿关节炎:每次 100 mg 或 200 mg,每日 2 次。

(5) 注意事项　① 服用此类药物有增加严重心血管血栓性事件的风险。② 对血小板没有作用,不能替代抗血小板治疗药物。③ 避免在近期发生过心肌梗死的患者使用,除非预期获益超过风险。④ 为使胃肠道风险最小化:尽可能在最短治疗时间使用最低有效剂量;避免一次使用一种以上本类药物;避免高风险患者使用;使用期间密切观察消化道症状;怀疑发生时停药、迅速开始评估和治疗。⑤ 中度以上肝功能受损患者使用时宜从最小剂量开始。⑥ 整个使用期间密切监测血压,特别是高血压患者。⑦ 长期使用注意肾毒性。⑧ 避免对妊娠 30 周及以后的妇女使用。

8.1.5.10　帕瑞昔布

(1) 药理作用　商品名特耐,为选择性 COX-2 抑制剂伐地昔布的前体药。帕瑞昔布在体内经肝脏酶水解,迅速而完全地转化为有活性的伐地昔布和丙酸,伐地昔布血浆蛋白结合率可达 88%,血浆半衰期为 22 min,其在肝脏内可经多种途径消除,包括细胞色素 P450 CYP>3A4 和 CYP2C8 同工酶及磺胺葡萄糖醛化(约占 20%)等,伐地昔布的羟化代谢产物也具有药理活性,但含量少。约 70% 的药物以非活性代谢物形式经尿液排泄。静脉注射或肌内注射后,伐地昔布的消除半衰期约为 8 h。老年人及有轻度肝损害的患者需酌情减少剂量。

帕瑞昔布与华法林等抗凝血药物同时使用将增加此类药的出血倾向,但不影响阿司匹林抑制血小板聚集的作用。与其他 NSAIDs 类药同时使用将增加消化道溃疡等并发症的风险。能减弱利尿药抗高血压的作用,当与 ACEI 类降压药或利尿药合用时将增加发生急性肾功能不全的风险。帕瑞昔布与环孢素或他克莫斯合用将增加这些药物的肾毒性。在药物相互作用方面,肝酶抑制剂如酮康唑(CYP3A4 抑制剂)、氟康唑(CYP2C8 抑制剂)或肝酶诱导剂如利福平、苯妥英、卡马西平及地塞米松等能影响帕瑞昔布的代谢,同时帕瑞昔布还能影响其他经肝酶代谢的药物,如右美沙芬(经 CYP2D6 代谢)、奥美拉唑(经 CYP2C18 代谢)、苯妥英、地西泮或丙咪嗪(经 CYP2C18 代谢)等,尤其对治疗剂量窗狭窄的药物如氟卡尼、普罗帕酮及美托洛尔等,合用时应密切监测,注意用药安全。

(2)适应证　用于手术后疼痛,连续使用不超过 3 d。与阿片类药合用时具有协同作用,能减少阿片类药物的用量。

(3)禁忌证　活动性消化道溃疡或胃肠道出血;支气管痉挛、急性鼻炎、鼻息肉、血管神经性水肿、荨麻疹以及服用阿司匹林或非甾体抗炎药出现过过敏反应的;严重肝功能损伤;炎症性肠病;充血性心力衰竭;冠脉搭桥术后;缺血性心脏病、外周动脉血管或脑血管疾病。

(4)用法用量　推荐剂量为 40 mg 静脉注射或肌内注射,随后可 6～12 h 再给予 20 mg 或 40 mg,总剂量不超过 80 mg/d。对于老年患者(≥65 岁)不必进行剂量调整,但体重低于 50 kg 的老年患者,应减至常规推荐剂量的一半,且每日最高剂量应减至 40 mg。

(5)注意事项　① 中度肝功能损伤(Child-Pugh 评分 7～8)应慎用,如使用剂量应减半,且每日最高剂量降至 40 mg。② 不推荐用于青少年和儿童。③ 为避免发生沉淀,帕瑞昔布钠需要专用的溶液配制,也可用 0.9% 氯化钠注射液、5% 葡萄糖注射液或 0.45% 氯化钠加 5% 葡萄糖注射液配制,不可与乳酸林格液或其他药物同时配制。

注射用 NSAID 类药比较见表 8-2。

表 8-2　注射用 NSAID 类药比较

注射液	计量范围 (mg)	起效时间 (min)	持续时间 (h)	用 法 和 用 量
氯诺昔康	0～24	0	6	IV:每次 8 mg,2～3 次/d,每天剂量不应超过 24 mg
酮咯酸	0～120	0	4～6	IM/IV:开始每次 30 mg,以后 15～30 mg/6 h,最大量每天 120 mg,连续用药不超过 2 d
氟比洛芬酯	0～200	5	8	IV:每次 50 mg,3～4/d,也可 50 mg 首剂 100～150 mg/d
帕瑞昔布	0～80	13	2	IM/IV:首次剂量 40 mg,随后 40 mg/12 h,连续用药不超过 3 d

8.1.5.11　依托考昔(安康信)

(1)药理作用　① 急速起效,持久有效,大约 1 h 能达到血药浓度高峰,半衰期为 22 h,能有效维持药效 24 h。② 强效镇痛抗炎,依托考昔片 60 mg 即等效于高剂量双氯芬酸 150 mg,

依托考昔片 30 mg 即等效于高剂量布洛芬 2 400 mg 或者塞来昔布 200 mg。但胃肠道不良事件发生率更低。③ 兼具胃肠道与心血管安全性，MEDAL 项目研究了安康信与目前全世界最广泛使用的传统 NSAID 药物双氯芬酸在血栓性心血管疾病方面的不良反应发生率，结果显示安康信 60 mg 和 80 mg 组与双氯芬酸 150 mg 组血栓性心血管事件发生率无统计学差异，但胃肠道的安全性和耐受性更好，可减轻这些症状和体征，降低胃肠道副作用且不影响血小板的功能。

（2）适应证　治疗急性期和慢性期的骨关节炎及急性痛风性关节炎。

（3）剂量和用法　① 骨关节炎推荐剂量为 30 mg，每日 1 次口服。对于症状不能充分缓解者，可以增加至 60 mg 每日 1 次。每日使用 60 mg，4 周以后疗效仍不明显时，应考虑其他治疗。② 痛风性关节炎症状急性发作期推荐剂量为 120 mg 每日 1 次，使用 8 天。治疗急性痛风性关节炎最大推荐剂量每天不超过 120 mg。老年人，不同性别，不同种族的人不需要调整剂量。轻度肝功不全患者（Child-Pugh 评分 5～6 分），剂量不应超过 60 mg，每日 1 次。中度肝功能不全患者（Child-Pugh 评分 7～8 分），应当减量，不应超过每隔一日 60 mg。且可以考虑 30 mg 每日一次。肾功能不全（肌酐清除率＜30 mL/min）的患者不推荐使用。对轻度肾功能不全（肌酐清除率≥30 mL/min）患者不需要调整剂量。

（4）不良反应　① 血小板减少症。② 过敏反应，包括过敏性或类过敏反应包括休克。③ 高钾血症。④ 失眠、意识错乱、幻觉、烦乱不安。⑤ 味觉障碍。⑥ 支气管痉挛。⑦ 腹痛、口腔溃疡，消化道溃疡包括穿孔和出血（主要发生在老年患者）。⑧ 肝炎、黄疸。⑨ 血管性水肿，瘙痒、红斑、Stevens-Johnson 综合征，中毒性表皮坏死溶解症，风疹。⑩ 肾功能不全。

（5）注意事项　① 常用剂量为 30～60 mg，剂量大和服用时间长，不良反应增加。② 治疗骨关节炎最大推荐剂量为每天不超过 60 mg。③ 慎用于有明显的心血管事件危险因素（如高血压、高血脂、糖尿病、吸烟）或末梢动脉病的患者。④ 对原有水肿、高血压或心力衰竭的患者使用本品时应考虑到体液潴留、水肿或高血压的可能性。⑤ 非甾体抗炎药包括环氧化酶-2 选择性抑制剂可以降低利尿剂、血管紧张素转换酶抑制剂和血管紧张素Ⅱ拮抗剂的降压效应。⑥ 老年患者比年轻患者有更高的不良事件发生率。

8.2　其他非麻醉性镇痛药

8.2.1　对乙酰氨基酚

对乙酰氨基酚，别称泰诺林（tylenol）、必理通（panadol）、百服宁（bufferin）、扑热息痛等。

8.2.1.1　药理作用

是非那西丁的体内代谢产物，通过抑制下丘脑体温调节中枢前列腺素合成酶。减少前列腺素 1（PGE₁）、缓激肽和组胺等的合成和释放。PGE₁ 主要作用于神经中枢,它的减少将导致中枢体温调定点下降,体表温度感受器感觉相对较热,进而通过神经调节引起外周血管扩张、出汗而达到解热的作用,其抑制中枢神经系统前列腺素合成的作用与阿司匹林相似,但抗炎作用较弱。对血小板及凝血机制无影响。对乙酰氨基酚有强大的解热止痛作用,但抗炎能力较弱。其作用机制尚存在争议,一般认为对乙酰氨基酚在中枢发挥作用,对 COX - 1、COX - 2 介导合成的前列腺素的抑制作用弱。然而对乙酰氨基酚对中枢 COX - 3 非常敏感,通过抑制 COX - 3 活性,尤其是下丘脑腹侧面的 COX - 3,减少脑内 PGE₂ 的合成,从而起到解热止痛的作用。对乙酰氨基酚不仅可以提高炎性部位的损伤阈值,还可以提高非炎性部位的损伤阈值,从而减少疼痛。

8.2.1.2 适应证

用于感冒及新冠病毒感染发热、关节痛、神经痛及偏头痛、癌性痛及手术后止痛。本品还可用于对阿司匹林过敏、不耐受或不适于应用阿司匹林的患者(水痘、血友病以及其他出血性疾病等)。

8.2.1.3 禁忌证

过敏者禁用。肝肾功能不全者慎用。孕妇及哺乳期妇女慎用。

8.2.1.4 剂量和用法

口服:1 次 0.25～0.5 g(常用剂量为每 6 h 口服 6～10 mg/kg),每日量不宜超过 3 g,一疗程不宜超过 10 d;肌内注射:1 次 0.15～0.25 g。直肠给药:1 次 0.3～0.6 g,每日 1～2 次。多模式镇痛的组合成分用于手术后疼痛的预防与治疗,日剂量不超过 1 500 mg。儿童 12 岁以下每日 1.5 g/m²。

8.2.1.5 不良反应和注意事项

(1) 不良反应　少数病例可发生过敏性皮炎(皮疹、皮肤瘙痒等)、粒细胞缺乏、血小板减少、高铁血红蛋白血症、贫血及肝、肾功能损害等。短期使用一般不引起胃肠出血。用于解热连续使用不超过 3 d,用于止痛不超过 5 d。剂量过大可引起肝脏损害,严重者可致昏迷甚至死亡。服用期间不得饮酒或含有酒精的饮料。

(2) 注意事项　① 因可减少凝血因子在肝内的合成,有增强抗凝药的作用,长期或大量使用时应注意根据凝血酶原时间调整用量。② 与齐夫多定、阿司匹林或其他 NSAIDs 合用,明显增加肾毒性。

8.2.2　加巴喷丁

8.2.2.1 药理作用

(1) 加巴喷丁具有明显抗癫痫作用和镇痛作用;小剂量时有镇静作用,并可改善精神运动性功能。加巴喷丁在结构上与神经递质 GABA 相关。对许多常见受体位点无亲和力,如苯二氮䓬受体、谷氨酸受体等;最近发现可作用于 Ca^{2+} 通道的亚单位 α2δ。另外,加巴喷丁的作用也可能与 GABA、突触前 NMDA 受体、去甲肾上腺素、脊髓 $α_2$-肾上腺素能受体、腺苷 A_1 受体有关。

(2) 口服易吸收,2～3 h 达峰浓度。生物利用度与剂量有关,每日剂量 800 mg 分 3 次口服时,生物利用度约为 60%;当剂量增加时,生物利用度降低。与血浆蛋白结合率小于 3%。静脉注射加巴喷丁 150 mg 后的表观分布容积约为 58 L。癫痫患者脑脊液中加巴喷丁的稳态谷浓度大约为相应血浆浓度的 20%。加巴喷丁不诱导肝药酶,在人体内的代谢不明显,其药理作用来自母体化合物的活性。主要以原形通过肾脏排泄,消除半衰期为 5～7 h,肾脏损伤时其排泄减慢。加巴喷丁可通过血液透析从血浆中清除。

(3) 药物相互作用与其他抗癫痫药(苯妥英钠、卡马西平、丙戊酸钠、苯巴比妥)和避孕药等无明显相互作用。需注意吗啡可以使加巴喷丁血药浓度增高。

8.2.2.2 适应证和禁忌证

(1) 适应证 治疗神经病理性疼痛,如成人带状疱疹后神经痛及 12 岁以上的部分性癫痫发作(伴随或不伴随继发全身性发作)的辅助治疗。

(2) 禁忌证 对加巴喷丁过敏者。

8.2.2.3 用法及剂量

治疗成人带状疱疹后神经痛时,第 1 日,口服单剂量 300 mg;第 2 日,每日 600 mg,分 2 次;第 3 日,每日 800 mg,分 3 次;以后每日剂量可增至 1 800～3 600 mg,分 3 次,直至疼痛缓解。

8.2.2.4 不良反应及注意事项

(1) 不良反应 常见不良反应有头晕、嗜睡、运动性共济失调、疲劳、眼球震颤、周围性水肿等,小儿可出现恶心、呕吐、发热、急躁易怒等。这些不良反应常见于用药早期,只要从小剂量开始,缓慢地增加剂量,多数患者都能耐受,毒性较低。

(2) 注意事项 避免药物过量。换药或停药应逐渐减量,至少在 1 周以上的时间内逐步进行。加巴喷丁可引起神经系统抑制,故驾驶员、机器操作者慎用。肾功能不良者应减少剂量。孕妇、哺乳期妇女和老年人慎用。

8.2.3 普瑞巴林

普瑞巴林为 γ-氨基丁酸类似物,也译为普加巴林,为加巴喷丁的后续产品。

8.2.3.1 药理作用

(1) 普瑞巴林的作用机制尚不清楚,可能与加巴喷丁相似。普瑞巴林主要作用于中枢神经系统的电压依赖性 Ca^{2+} 通道,与 Ca^{2+} 通道辅助性亚单位 α2δ 蛋白结合后产生抗癫痫和止痛的作用。可能通过调节 Ca^{2+} 通道功能而减少个别 Ca^{2+} 依赖性神经递质的释放。长期应用普瑞巴林可以增加 GABA 转运蛋白的浓度和功能性 GABA 的转运速率。

（2）口服吸收快和起效快，药效持续时间长，具有口服生物利用度高、达峰时间短、半衰期长的特点。抗惊厥活性比加巴喷丁强 3～10 倍，15 h 内可达血药浓度峰值；达稳态血药浓度的时间为 24～48 h。生物利用度不小于 80％，明显高于加巴喷丁（60％）。不与血浆蛋白结合，表观分布容积约为 0.5 L/kg。进入体内后的主要代谢产物为 N-甲基化衍生物。几乎以原药形式经尿液排泄，因而不会产生明显的药物相互作用，血浆消除半衰期约为 6 h。普瑞巴林能通过血脑屏障和胎盘，能分泌入乳汁。

（3）与其他药物无明显相互作用。

8.2.3.2　适应证及禁忌证

治疗部分性癫痫发作，及对其他抗癫痫药物无效的顽固性癫痫时，疗效优于加巴喷丁，治疗神经性疼痛的疗效两者相当。

（1）适应证　适用于糖尿病性神经痛和带状疱疹后神经痛的治疗，也适用于部分性癫痫发作、广泛性焦虑的辅助治疗。

（2）禁忌证　禁用于对普瑞巴林过敏者。

8.2.3.3　剂量和用法

用于糖尿病性神经痛治疗，初始剂量为 150 mg，每日 2 次，根据药物疗效和耐受性，可以在 1 周内增加剂量至每日 300 mg。最大推荐剂量为每日 300 mg，每日 3 次。

（1）带状疱疹后神经痛　推荐剂量为每日 150～300 mg，每日 2 次或 3 次。初始剂量为每日 150 mg，每日 2 次或 3 次，根据药物疗效和耐受性，可以在 1 周内增加剂量至每日 300～600 mg。

（2）成人部分性癫痫发作辅助治疗　推荐初始每日剂量为 150 mg 或更低，每日 2 次或 3 次，最大每日剂量为 600 mg。

8.2.2.4　不良反应及注意事项

（1）不良反应　常见的不良反应是口干、头晕、嗜睡、视力模糊、体重增加、水肿、肌酸激酶上升、血小板计数降低、心电图 P-R 间期延长等。

（2）注意事项　避免药物过量和突然停药。肾功能下降者应减少剂量。小儿、老人、孕妇及哺乳期妇女慎用。

镇静和镇痛药的拮抗药

尽管镇静和镇痛药的拮抗药临床上使用率不高,但是必须有备药,以便紧急时使用,同时也应经常复习拮抗时的用药方法和剂量。

9.1 苯二氮䓬类拮抗剂—氟马西尼

氟马西尼是特异性苯二氮䓬类竞争性拮抗剂。氟马西尼同激动剂一样也占领苯二氮䓬受体,与受体的相互作用呈血药浓度依赖性,其拮抗作用具有可逆性和竞争性。

9.1.1 药理作用

氟马西尼为咪唑苯二氮䓬衍生物,选择性的苯二氮䓬类拮抗药,其化学结构与咪达唑仑及其他经典的苯二氮䓬类药相似,作用于中枢的苯二氮䓬(BZD)受体,能阻断受体而无 BZD样作用。还能部分地拮抗丙戊酸钠的抗惊厥作用。氟马西尼为弱亲脂性碱,血浆蛋白结合率约为 50%,且多为白蛋白。氟马西尼为无色结晶状粉末,解离常数为 1.7,水溶性较弱,但可配制成水溶液。此制剂可溶于生理盐水或 5% 葡萄糖溶液,在室温下可保持稳定 24 h。氟马西尼体内代谢成无活性的游离羧酸和相应的葡萄糖醛酸,总血浆清除率平均为 1 L/min,消除 $t_{1/2}$ 为 53 min,肝硬化患者的总体清除率降低。在脑内分布由灰质结构摄取,在大脑皮质内滞留率最高,而结合程度最高的是枕骨部分的大脑皮质,其后依次为额部,小脑、丘脑,纹状体和脑桥等处。

在脑内不被代谢,血循环中的水溶性代谢产物不能通过血脑屏障。静脉给药时,血浆浓度呈线性分布,起效时间 1～2 min,峰值效应时间 2～10 min,持续时间 45～90 min。进食时相对于禁食,血药浓度下降 1/3,血浆浓度迅速下降与其对 BZD 受体的拮抗作用降低呈平行关系。临床上为维持有效血药浓度需反复多次地注射或静脉滴注给药(24 μg/min,1.44 mg/h)。

9.1.2　适应证

（1）对苯二氮䓬类药中毒的诊治　对可疑为药物中毒的昏迷患者,可用氟马西尼鉴别。如果用药后有效,基本上可肯定是苯二氮䓬类药中毒;否则可基本排除,或至少可认定苯二氮䓬类药在中毒中不起主要作用。

（2）麻醉后拮抗苯二氮䓬类药的残余作用　对于以苯二氮䓬类药作为复合全身麻醉用药或部位麻醉时镇静用药的手术患者,如果手术结束后要求患者立即清醒,可用氟马西尼拮抗其残余作用。

（3）用于 ICU 患者　对 ICU 中长时间用苯二氮䓬类药控制躁动、施行机械通气的患者,如要求恢复意识、试停机械通气,可用氟马西尼拮抗苯二氮䓬类药的作用,治疗有效者在开始治疗后的 1 h 即清醒。

9.1.3　剂量和用法

用于苯二氮䓬类药中毒的急救时,对于肯定为苯二氮䓬类药中毒的患者,可用氟马西尼解救。采取小量分次静脉注射的方法,必要时可每隔 60 s 重复注射一次,每次 0.1 mg（或 0.003 mg/kg）,通常使用 0.3～0.6 mg。直至苏醒或总量达 2 mg。也可用 0.9% 氯化钠或 5% 葡萄糖液稀释后静脉滴注,可静脉滴注 0.1～0.4 mg/h,静脉滴注速率应根据病情调节,直到达到要求的清醒程度。快速注射可引起戒断症状,此时可通过缓慢静脉注射地西泮 5 mg 或咪达唑仑 5 mg 缓解。

9.1.4　不良反应

有恶心、呕吐、颜面潮红,也可出现头昏、激动、精神错乱;对癫痫患者有可能引起癫痫发作;对已产生苯二氮䓬躯体依赖性的患者可能促发严重的戒断症状;同时服用苯二氮䓬和三环类抗抑郁药的患者可能引发癫痫发作和心律失常。

9.1.5　禁忌证与注意事项

（1）对过敏的患者、妊娠头 3 个月的妊娠期妇女、麻醉后肌肉松弛药作用尚未消失的患者禁用。

（2）不推荐用于长期接受苯二氮䓬类药物治疗的癫痫患者。

（3）使用时,应对再次镇静、呼吸抑制及其他苯二氮䓬类反应进行监控,监控的时间根据苯二氮䓬类的用量和作用时间来确定。

（4）不推荐用于苯二氮䓬类的依赖性治疗和长期的苯二氮䓬类戒断综合征的治疗。

（5）对于 1 周内大剂量使用过苯二氮䓬类药物和（或）较长时间使用苯二氮䓬类药物者

应避免快速注射,否则将引起戒断症状,如兴奋、焦虑、情绪不稳、轻微混乱和感觉失真。

9.2 阿片受体拮抗药

目前常用的阿片受体拮抗剂有纳洛酮、纳曲酮和纳美芬,是外周又是中枢阿片受体拮抗剂,因此在减弱阿片类药不良反应的同时,也减弱了中枢镇痛作用。

9.2.1 纳洛酮

(1)药理作用 ① 纳洛酮是纯粹的阿片受体拮抗剂,对 μ 受体有很强的亲和力,对 κ 受体和 δ 受体也有一定的亲和力,可移除与这些受体结合的麻醉性镇痛药,从而产生拮抗效应。② 此药不仅可拮抗吗啡等纯粹的阿片受体激动药,而且可拮抗喷他佐辛等阿片受体激动拮抗药,但对丁丙诺啡的拮抗作用较弱。③ 心血管系统作用:应用纳洛酮拮抗麻醉性镇痛药,由于痛觉突然恢复,可产生交感神经兴奋现象,纳洛酮拮抗大剂量麻醉性镇痛药后产生交感神经系统兴奋现象,表现为血压升高、心率增快、心律失常,偶尔可引起急性肺水肿和心室颤动。④ 静脉注射后 2~3 min 即产生最大效应,峰值效应持续 5~15 min,作用持续约45 min。纳洛酮拮抗麻醉性镇痛药的效价是烯丙吗啡的 30 倍,其亲脂性很强,约为吗啡的30 倍,易透过血脑屏障,静脉注射后脑内浓度可达血浆浓度的 4.6 倍,而吗啡脑内浓度仅为血浆浓度的 1/10。纳洛酮静脉注射后立即起效,在肝内代谢,主要与葡萄糖醛酸结合。作用维持 1~4 h。口服也能吸收,但作用只及胃肠外给药的 2%。⑤ 易于透过血脑屏障,静脉注射后脑内浓度可达血浆浓度的 4.6 倍。与血浆蛋白结合率为 46%。此药主要在肝内经生物转化,与葡萄糖醛酸结合后随尿排出。消除半衰期 30~78 min。由于在脑内的浓度下降迅速,药效维持时间短。

(2)适应证 ① 主要用于解救麻醉性镇痛药急性中毒。拮抗麻醉性镇痛药的残余作用。拮抗新生儿受其母体中麻醉性镇痛药影响而致呼吸抑制。② 解救急性乙醇中毒:静脉注射纳洛酮 0.4~0.6 mg,可使患者清醒。③ 对疑为麻醉性镇痛药成瘾者,静脉注射 0.2~0.4 mg 可激发戒断症状,有诊断价值。④ 促醒作用,可能通过胆碱能作用而激活生理性觉醒系统使患者清醒,用于全身麻醉催醒及抗休克和某些昏迷患者。

(3)禁忌证 ① 高血压及心功能不良患者慎用。② 应根据患者具体情况和病情,选用适当的剂量和给药速度。③ 密切观察患者的体征变化,如呼吸、血压、心率,并及时采取相应措施。④ 阿片类及其他麻醉性镇痛药成瘾者,注射本品时,会立即出现戒断症状,故要注意掌握剂量。⑤ 由于可引起心血管系统的不良反应以及可能导致镇痛问题,通常不用于心血管麻醉。

(4)剂量和用法 ① 首剂纳洛酮 5 μg/kg,待 15 min 后再静脉注射或肌内注射

10 μg/kg。或先给负荷量：1.5~3.5 μg/kg,以 3 μg/(kg·h)维持。② 脱瘾治疗时可肌内注射或静脉注射：每次 0.4~0.8 mg。在用美沙酮戒除过程中,可试用小剂量美沙酮(每天 5~10 mg),每 30 min 给纳洛酮 1.2 mg,为时 3~6 h,然后换用纳洛酮,每周使用 3 次即可达到戒除目的。③ 对其母在婴儿出生前 6 h 内曾用过麻醉药致呼吸抑制者,可用纳洛酮 5~10 μg/kg 静脉或气管内注入。

(5) 注意事项 ① 对类阿片药物有躯体依赖性者或已经接受大剂量类阿片药物者必须慎用,因可激发急性戒断综合征。② 可能对依赖类阿片的母亲生下的新生婴儿激发戒断综合征。③ 心脏病患者或正在接受具有心脏毒性药物的患者应慎用纳洛酮。④ 类阿片药物的作用持续时间会超过纳洛酮的作用持续时间,在给药后应注意观察,是否还应补充纳洛酮的剂量。⑤ 必须严格掌握儿童用量。

9.2.2 纳曲酮

纳曲酮的作用与纳洛酮相同,但口服生物利用度较高,作用维持时间较长。是阿片受体纯拮抗剂,对 μ,δ,κ 阿片受体均有阻断作用,从而减弱正性强化作用和负性强化作用。纳曲酮口服后吸收迅速而完全,1 h 可达血药峰值,但存在肝内首过代谢,进入血循环中者仅 5%。蛋白结合率为 20%。稳态分布容积为 16.1 L/kg。总清除率每小时约为 94 L。主要代谢物 6-β-纳曲醇(6-β-naltrexol)具有轻微的拮抗作用。原药和代谢物主要随尿排出。未见蓄积现象。适用于拮抗引起的阿片类药的呼吸抑制;也可用于阿片类药治疗慢性疼痛引起的胃肠功能障碍,还可用于戒毒和苯二氮䓬类、氯氮平等中枢抑制药物中毒及酒精中毒等。静脉给药的剂量 0.3~0.4 mg/kg,疗效确切;皮下给药剂量 0.1~0.3 mg/kg,疗效良好。口服给药剂量为 3.2 mg/kg 或 6.4 mg/kg,疗效都很确切。

9.2.3 纳美芬

(1) 药理作用 纳美芬是 μ、κ、α 阿片受体拮抗剂,能竞争性拮抗各类阿片受体,尤其对 μ 受体有很强的亲和力。在人体的脑内和外周组织都存在着 β-内啡肽、脑啡肽等阿片样内源性物质。这些物质对神经、内分泌、呼吸及心血管等生理功能起着重要的调节作用。纳美芬在与外周阿片受体结合后,还能与脑干等部位的阿片受体结合,从而阻断内源性阿片样物质在身体应激状态下引起的中枢神经呼吸和循环系统等产生的一系列症状。甲碘纳美芬不能透过血脑屏障,而盐酸纳美芬较易透过血脑屏障。纳美芬静脉注射 2 min 即可产生受体拮抗作用,5 min 之内可阻断 80% 的大脑阿片受体。广泛分布于组织中,在肝脏与葡糖苷酸结合并缓慢代谢形成非活性物质,从尿中以原形排泄的量不足 5%,但纳美芬的排泄对于肾末期疾病患者而言有很大改变,晚期肾病患者的清除半衰期从正常者的(10.2±2.2)h 增至(26.1±9.9)h。纳美芬的 $t_{1/2}$ 约为 11 h,口服吸收迅速,生物利用度高达 40%~50%,

而纳洛酮的 $t_{1/2}$ 仅为 1~2 h,作用持续时间比多数阿片受体激动剂(除美沙酮和右丙氧芬)都长。

纳美芬是长效阿片类药拮抗剂,其效价是纳洛酮的 16~28 倍,纳曲酮的 12 倍,作用持续时间较纳洛酮长 3~4 倍,消除半衰期为 8.2~8.6 h,静脉注射后 2 min 起效,5 min 内可阻断 80% 的大脑阿片受体,生物利用度高,不良反应小。纳美芬可安全地用于有心脏病患者,但对于心血管高危患者或使用了可能有心脏毒性药物的患者应慎用。

(2)适应证 ① 逆转手术后的中枢抑制,术后使用纳美芬治疗的目的是为了逆转阿片类药物过度的抑制作用,而不是引起完全的逆转和急性疼痛。② 已知或疑有类阿片药物过量。③ 具有阿片受体拮抗剂的传统用途,如:昏迷、休克、治疗酒精中毒,还可用于治疗胃肠功能紊乱、急性颅脑与脊髓损伤、脑缺血、脑梗死等神经功能损害性疾病。由于同体内内源性物质竞争与阿片受体的作用,纳美芬能刺激黄体激素(LH)及促性腺激素的释放,因此还可能应用于治疗男性性功能障碍及一些功能紊乱。④ 治疗吗啡引起的瘙痒。⑤ 预防戒毒患者复吸,由于纳美芬生物利用度高,且无滥用的可能,具有特殊药理学性质,是目前最有效的、副作用最小的、没有残留的阿片类毒品拮抗剂,应用纳美芬长效缓释剂防止复吸是最有效、最可靠、最安全、最理想的治疗方法。

(3)禁忌证 过敏者和哺乳者禁用。

(4)剂量和用法 初始静脉注射剂量为 0.25 μg/kg,2~5 min 后可增加剂量 0.25 μg/kg,当达到了预期的阿片类药物逆转作用后立即停药。累积剂量大于 1.0 μg/kg 不会增加疗效。

治疗阿片类药物引起的瘙痒时,预给药(0.5 μg/kg)的方法可能更好,但治疗瘙痒的疗效和剂量目前还有待研究。

对已知的心血管高危患者用药时,应将本品与氯化钠注射液或无菌注射用水按 1∶1 的比例稀释,并使用 0.1 μg/kg 作为初始剂量和增加剂量。术后使用纳美芬与使用生物等效剂量的纳洛酮出现心动过速和恶心的频率是相同的。

当用药剂量只能部分逆转阿片类作用时,不良反应的发生率低,随着剂量的增加其发生率也随之增加。因此,推荐剂量为术后使用时不超过 1.0 μg/kg,治疗阿片类药物过量时不超过 1.5 mg/70 kg,逆转术后阿片类药物的抑制作用,按千克体重给药可参考下表(表 9-1)。

表 9-1 纳美芬逆转术后阿片类药物的抑制作用的剂量(浓度 100 μg/mL)

体重(kg)	推荐给药量(mL)
50	0.125
60	0.150
70	0.175

体重(kg)	推荐给药量(mL)
80	0.200
90	0.225
100	0.250

（5）不良反应　① 可见恶心、呕吐、心动过速、高血压、发热和头晕。② 使用较高剂量或使用后发现患者是类阿片成瘾者时会出现戒断综合征。

（6）注意事项　① 心脏病或原发性高血压患者慎用。② 对类阿片药物依赖者应慎用本品,谨防发生戒断综合征。③ 老年组纳美芬的最初血浆浓度一过性增高,因此需要考虑调整剂量。④ 使用苯二氮䓬类、吸入性麻醉剂、肌肉松弛剂及肌肉松弛拮抗剂后使用纳美芬会引起感觉缺失。

肌 肉 松 弛 药

肌肉松弛药又称骨骼肌松弛药,主要作用于接头后膜处的乙酰胆碱 N_2 受体,能暂时干扰神经肌肉接头的兴奋(冲动)传导,产生一过性骨骼肌松弛。肌肉松弛药用于临床麻醉后改变了靠加深全身麻醉获得肌肉松弛以满足手术的要求。肌肉松弛药也可用于 ICU 机械通气的患者。理想肌肉松弛药要求:① 非去极化阻滞;② 起效快、时效短、恢复迅速;③ 无蓄积作用、无心血管不良反应;④ 无组胺释放作用;⑤ 能被抗胆碱酯酶药逆转;⑥ 高效能、代谢产物无药理活性;⑦ 消除不依赖肝肾功能。但至今尚无完全符合理想条件的肌肉松弛药。

10.1 肌肉松弛药的分类

(1)非去极化肌肉松弛药 非去极化肌肉松弛药(non-depolarizing muscle relaxant)与接头后膜的乙酰胆碱受体(N_2乙酰胆碱受体)结合,不引起膜通透性的改变,接头后膜处于极化状态而不能去极化。肌肉松弛药与乙酰胆碱共同竞争乙酰胆碱受体,又称为竞争性肌肉松弛药。常用药物有罗库溴铵和顺阿曲库铵。非去极化神经肌肉阻滞特征为:① 肌肉松弛前无肌震颤,即肌纤维成束收缩(fasciculation)现象;② 强直刺激及"四个成串"刺激时出现衰减(fade);③ 强直刺激后继以单刺激,出现强直后易化(post-tetanic facilitation)现象;④ 阻滞可被抗胆碱酯酶药所拮抗。

(2)去极化肌肉松弛药 去极化肌肉松弛药(depolarizing muscle relaxant)与乙酰胆碱受体结合后可产生乙酰胆碱样作用,接头后膜处于持续去极化状态,可见不同步的肌纤维成束收缩。由于接头后膜的持续去极化,使其对以后的神经兴奋所释放的乙酰胆碱不再发生反应而形成去极化阻滞,也称 I 相去极化阻滞。临床应用的药物是琥珀胆碱。去极化神经肌肉阻滞特征为:① 肌肉松弛前出现肌纤维成束收缩;② 强直或"四个成串"刺激无衰减现象;③ 无强直后易化现象;④ 抗胆碱酯酶药可增强其阻滞程度。大剂量或多次重复应用去极化肌肉松弛药后,接头后膜神经肌肉阻滞的性质容易发生改变,肌肉松弛时间延长,阻滞特征类似于非去极化阻滞。由 I 相去极化阻滞演变为 II 相阻滞,称为双相阻滞或脱敏感阻滞。临床表现为呼吸抑制延长,可有不同程度的衰减和强直后易化现象。

10.2 肌肉松弛药的药理作用

（1）骨骼肌对肌肉松弛药的敏感性　不同部位的肌群对肌肉松弛药的敏感性存在很大差异。眼部、颜面部、咽喉部及颈部做精细动作的肌肉较易被阻滞，其次为上下肢、肋间肌和腹部肌肉，膈肌最后松弛。肌力恢复的顺序与此相反，最后松弛的肌群最早恢复肌力，最先松弛的肌群则最晚恢复。

（2）心血管效应　肌肉松弛药也可作用在位于神经节细胞的 N_1 乙酰胆碱受体和 M（毒蕈碱样）乙酰胆碱受体，通过兴奋或抑制周围自主神经系统产生心血管效应。某些肌肉松弛药还有组胺释放作用，可导致血流动力学改变。如阿曲库铵等可促使肥大细胞释放组胺，引起血压下降。潘库溴铵有一定的心脏 M 乙酰胆碱受体阻滞作用，用药后可致心率增快及血压升高。琥珀胆碱激动所有的胆碱能受体，可引起一过性心律失常，如窦性心动过缓、交界性心律等。非去极化肌肉松弛药维库溴铵、哌库溴铵、罗库溴铵和顺阿曲库铵均无明显的心血管不良反应（表 10 - 1）。

表 10 - 1　肌肉松弛药对自主神经的作用及组胺释放

药　名	自主神经节	心脏毒蕈碱受体	组胺释放
琥珀胆碱	+	+	+
阿曲库铵	0	0	0/+
顺式阿曲库铵	0	0	0
米库氯铵	0	0	0/+
维库溴铵	0	0	0
哌库溴铵	0	0	0
罗库溴铵	0	0/-	0

注：+：轻度兴奋；-：轻度抑制；0：无影响。

10.3 药代动力学

肌肉松弛药具有高度离子化的特点，不能穿过细胞的膜性结构，分布容积有限，一般为 $80 \sim 140$ mL/kg，与血容量相差无几。非去极化肌肉松弛药的分布半衰期多为 $2 \sim 10$ min，但消除半衰期各药差异较大。血浆白蛋白降低时，肌肉松弛药分布容积变小，作用增强。各种肌肉松弛药与白蛋白的结合率不同，结合率高者，分布容积也相应增大，神经肌肉接头的浓度降低。但已结合的药物游离后仍能与受体结合，并使肌肉松弛药的作用时间延长。伴发疾病和病理生理变化可改变肌肉松弛药消除的速率,并改变神经肌肉接头对肌肉松弛药的敏感性。肾功能不全严重影响肌肉松弛药的药代动力学。肾功能障碍患者宜选用顺阿曲库铵为好。维库溴铵仅 10%～20% 经肾排出,其余则以原形和代谢产物形式经胆汁排泄。顺阿曲库铵有两种分解途径。其一是霍夫曼(Hoffmann)消除,即在生理 pH 和常温下通过盐基催化自然分解,是单纯的化学反应,其二是经血浆中酯酶进行酶分解(表 10 - 2)。

表 10 - 2　肌肉松弛药的代谢与消除

药　名	消除半衰期（min）	消除与排泄		
		经肾代谢(%)	肝内代谢(%)	其　他
琥珀胆碱	2～8			血浆胆碱酯酶水解
阿曲库铵	15～20	<5	<40	Hoffmann 消除及酯酶水解
顺阿曲库铵	24	10～15		80% 为 Hoffmann 消除
米库氯铵	3～5	<10	少量经胆汁	血浆胆碱酯酶水解
维库溴铵	50～60	10～20	50%～80%经胆汁	
哌库溴铵	90～120	60～90	5%经胆汁 3%经肝	
罗库溴铵	60	10～20	50%～60%经胆汁	

10.4　肌肉松弛药的药效学

10.4.1　肌肉松弛药作用时效术语(图 10 - 1)

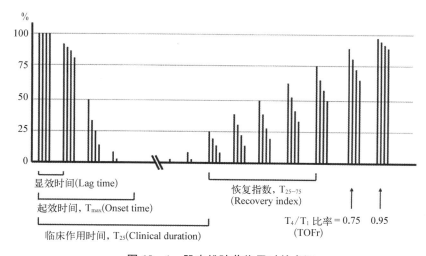

图 10 - 1　肌肉松弛药作用时效术语

10.4.2 肌肉松弛药的药效学参数(表10-3)

表10-3 肌肉松弛药的药效学参数

肌肉松弛药	ED_{95}（mg/kg）	起效时间（min）	$T_1$90%恢复时间（min）	恢复指数（min）
琥珀胆碱	0.5	1.0	6～12	
潘库溴铵	0.05	3.5～4	120	30～40
维库溴铵	0.04	3	50～60	12
阿曲库铵	0.23	3～4	50～60	11～12
顺阿曲库铵	0.048	4～5	70～80	12～15
罗库溴铵	0.3	1.5	60～70	14
哌库溴铵	0.045	3.5～4	120	30～40
米库氯铵	0.08	3	30	6～7

10.4.3 影响肌肉松弛药效应的因素

（1）吸入性麻醉药 具有肌肉松弛效能,能增强神经肌肉阻滞作用,延长肌肉松弛时效,与非去极化肌肉松弛药有协同作用,强度依次为:异氟烷＞七氟烷＞恩氟烷＞氟烷＞氧化亚氮。

（2）低温 可延长非去极化肌肉松弛药的作用时间,从尿和胆汁中排泄延缓。新生儿和幼儿可能对非去极化肌肉松弛药敏感,老年患者应用肾脏消除的肌肉松弛药时,其肌肉松弛作用明显延长。

（3）胆碱酯酶 琥珀胆碱和米库氯铵均被血浆胆碱酯酶所水解,胆碱酯酶量的减少和质的异常均可影响两药的代谢。血浆胆碱酯酶浓度下降可不同程度地延长琥珀胆碱的作用时间。

（4）重症肌无力患者 对非去极化肌肉松弛药异常敏感,而对去极化肌肉松弛药有轻度拮抗。术前应用抗胆碱酯酶药治疗时,则更难以预料肌肉松弛药的作用时间。

（5）肌肉失去神经支配 如外伤性截瘫、挤压伤和烧伤等数周至半年之内,对琥珀胆碱十分敏感,有可能引起致命性高钾血症。

（6）两类不同类型肌肉松弛药合用 可能产生拮抗作用。

（7）两种非去极化肌肉松弛药合用 由于对接头前膜和后膜的亲和力不一样,可出现协同或相加作用。阿曲库铵和维库溴铵之间有协同作用,合用时剂量应减少。

（8）局部麻醉药能增强肌肉松弛药的作用。

（9）抗生素增强肌肉松弛药的作用 氨基苷类抗生素中以新霉素和链霉素抑制神经肌

肉传递的功能最强,庆大霉素、卡那霉素等均可加强非去极化和去极化肌肉松弛药的作用。多黏菌素引起的神经肌肉传递阻滞作用可有接头前膜和接头后膜双重作用,不能用钙剂和新斯的明拮抗。林可霉素和克林霉素亦可增强非去极化肌肉松弛药的作用。

10.5 临床应用

10.5.1 适应证

（1）气管内插管 与麻醉药合用,进行诱导气管内插管。

（2）呼吸管理和手术操作 抑制膈肌运动,术者可在胸腔或腹腔内进行精细操作。肌肉松弛扩大了手术野,便于深部手术的操作。

（3）浅全身麻醉下应用肌肉松弛药 可获得满意的肌肉松弛,减少长时间深全身麻醉对机体的不利影响,同时也减少了麻醉药用量。

（4）降低代谢及体温 消除自主呼吸后,由于呼吸肌没有做功和耗氧量减少,可降低机体代谢30%,能有效防止低温麻醉时的寒战,有利于降低代谢及降温。

（5）机械通气 应用肌肉松弛药改善患者与呼吸机的同步,有利于通气管理。尤其是重度呼吸衰竭的患者,使用了较大量的镇静药仍然难以耐受,可以应用肌肉松弛药。

（6）诊断和治疗某些疾病 肌肉松弛药可鉴别骨关节活动受限是由于关节黏连还是肌肉痉挛等引起。解除喉痉挛和顽固性肌痉挛,控制严重局部麻醉药中毒反应引起的惊厥和破伤风,或脑缺氧导致的肌肉抽搐等。

10.5.2 注意事项

（1）肌肉松弛药均产生不同程度的呼吸抑制,用药后必须加强呼吸管理。只有在保证充分给氧和有效的通气量前提下(如气管内插管)才可使用肌肉松弛药。

（2）应根据病情(如肝肾功能)、手术种类和时间等选用适宜的肌肉松弛药。避免用药剂量过大,反复多次给药产生蓄积现象,使患者术终能及早恢复肌张力。肌肉松弛药个体差异较大,为合理应用肌肉松弛药,必要时应用肌肉松弛监测仪监测肌肉松弛程度。

（3）肌肉松弛药是全身麻醉辅助用药,其本身没有麻醉和镇痛作用。在维持一定全身麻醉深度的情况下才能使用肌肉松弛药。

（4）两类肌肉松弛药合用时,一般先用短效的去极化肌肉松弛药,后用长效非去极化肌肉松弛药。同时混合或次序颠倒应用可造成增强及延长神经肌肉阻滞。

（5）应用肌肉松弛药的患者,术毕已经苏醒,必须严密观察,待通气量、各种保护性反射、肌张力恢复正常,排除残余肌肉松弛作用,才能拔管回病房。

（6）一般不主张拮抗Ⅱ相阻滞。主要靠维持人工通气待其自然恢复，同时输入新鲜全血或血浆，补充血浆胆碱酯酶制剂，注意纠正电解质及酸碱失衡。

10.6　常用肌肉松弛药

10.6.1　琥珀胆碱

琥珀胆碱（司可林）是目前唯一还在临床麻醉中应用的去极化肌肉松弛药。琥珀胆碱的超短时效正是由其被丁酰胆碱酯酶（butyrylcholinesterase），又称血浆胆碱酯酶（plasma cholinesterase）或假性胆碱酯酶（pseudocholinesterase），迅速分解成琥珀单胆碱和胆碱所致。

10.6.1.1　药理作用

（1）去极化肌肉松弛作用的特点为Ⅰ相阻滞。

（2）琥珀胆碱反复静脉注射或静脉滴注可发展为Ⅱ相阻滞（脱敏感阻滞）。普鲁卡因和利多卡因能显著增强此药的肌肉松弛作用，其肌肉松弛作用不能被新斯的明所拮抗，反可增强肌肉松弛作用。不易通过胎盘，是产妇全身麻醉中可选的肌肉松弛药之一。严重肝脏疾病、营养不良、妊娠末期及产后期、慢性肾衰竭、甲状腺功能衰退等可能存在血浆胆碱酯酶浓度或活性较低。新斯的明、溴吡斯的明、普鲁卡因、氯胺酮、异丙嗪、氯丙嗪等药物，可减弱血浆胆碱酯酶的活性，无论是血浆胆碱酯酶浓度降低或活性减弱，均可延长或增强琥珀胆碱的作用。

（3）琥珀胆碱迅速为血浆胆碱酯酶水解，经肾脏排泄量不多，正常人约为 $2\%\sim5\%$。其拇内收肌的 ED_{50} 和 ED_{95} 分别为 0.3 mg/kg 和 0.5 mg/kg，静脉注射 0.5 mg/kg，起效时间 $60\sim90$ s，面部肌和眼肌的起效时间更快，在 60 s 以内。琥珀胆碱 $T_{1/2\beta}$ 约为 $2\sim4$ min。静脉注射琥珀胆碱 1 mg/kg 后可维持呼吸暂停 $4\sim5$ min，肌张力完全恢复约 $6\sim12$ min。

（4）儿童对琥珀胆碱相较成人不敏感，气管插管量由成人的 1 mg/kg 增加到 1.5 mg/kg。婴幼儿除静脉注射外还可以肌内注射，此时琥珀胆碱用注射用水稀释至 10 mg/mL，用量 $1.5\sim2.0$ mg/kg。在紧急情况下琥珀胆碱还可气管内或舌下给药。小剂量（$0.3\sim0.6$ mg/kg）琥珀胆碱快速诱导插管（rapid sequence induction，RSI）以减少琥珀胆碱后呼吸暂停时间及血氧饱和度下降的发生率。剂量从 1 mg/kg 降低到 0.56 mg/kg，可以使血氧饱和度低于 90% 的发生率从 85% 降低到 65%。剂量为 0.3 mg/kg、0.5 mg/kg 和 1.0 mg/kg 时，插管条件可接受（优或良）的比率分别为 92%、94% 和 98%；因此，一般还是主张用 $1\sim1.5$ mg/kg 的琥珀胆碱来进行快速诱导插管。

（5）琥珀胆碱反复静脉注射或持续静脉滴注可维持长时间肌肉松弛，静脉滴注浓度为 $0.1\%\sim0.2\%$，静脉滴注速度为 $50\sim100$ $\mu g/(kg \cdot min)$。但静脉滴注 $30\sim60$ min 之后由于快速耐药的产生,滴速可能要增加。

10.6.1.2 不良反应

(1) 心血管作用 小剂量时,发生负性的变力和变时性反应,使心率减慢;而在大剂量时,则发生正性的变力和变时性反应,并发生心动过速。自主神经刺激的主要临床表现就是心律失常,包括窦性心动过缓、结性心律和室性心律失常。气管内插管、缺氧、二氧化碳蓄积及手术均刺激儿茶酚胺释放;琥珀胆碱的去极化作用还使钾从骨骼肌释放出来,从而增高血钾浓度。所有这些都促进了室性心律失常的发生。

(2) 高钾血症 琥珀胆碱的去极化作用激活了乙酰胆碱通道,使钠离子进入细胞,钾离子从细胞中出来,从而使血浆内钾离子浓度升高,在上下运动元损伤、药物或毒素导致的化学性去神经支配、长期卧床、烧伤、大面积创伤、严重腹腔感染、闭合性颅脑损伤、引起偏瘫或瘫痪的脑血管意外、肌肉营养不良、格林巴利综合征的患者,不仅神经肌肉接头外乙酰胆碱受体上调,而且遍布肌膜的烟碱样乙酰胆碱受体的一个亚型 $\alpha_7 - AChR$ 也上调。给予琥珀胆碱后,琥珀胆碱及其代谢产物使所有的上调的乙酰胆碱受体去极化,钾从肌肉细胞大量外流,并且琥珀胆碱的代谢产物胆碱和琥珀单胆碱可以长时间维持 $\alpha_7 - AChR$ 的去极化,进一步增强钾的释放,血钾的升高可超过 3 mmol/L 甚至更多,这时就会引起严重的高钾血症,并导致心律失常,甚至心搏骤停。在败血症患者、伤口肉毒杆菌感染患者、坏死性胰腺炎患者、接受放疗和(或)化疗的肿瘤患者及口腔黏膜炎患者中都有琥珀胆碱引起高钾血症甚至心搏骤停。一旦发生重度的高钾血症,应该立即过度通气、静脉注射 1~2 g 氯化钙、碳酸氢钠 1 mmol/kg 和 10 U 常规胰岛素加入 50%葡萄糖溶液 50 mL 中(成人)或 0.15 U/kg 常规胰岛素加入 50%葡萄糖溶液 1 mL/kg 中(儿童)静脉注射。

(3) 眼内压和胃内压升高 琥珀胆碱可使眼内压升高约 8 mmHg,胃内压升高 30 cmH$_2$O 以上(一般胃内压大于 28 cmH$_2$O 时容易引起反流)。虽然琥珀胆碱升高眼内压,但除了开放性眼外伤外,其他眼科手术并不禁用。脑肿瘤手术患者给予琥珀胆碱后颅内压显著升高。但是对于颅脑外伤的患者,颅内压和脑灌注压均无显著变化。非去极化肌肉松弛药预处理可防止颅内压升高。

(4) 术后肌痛 琥珀胆碱引起术后肌痛(post-operative myalgia)的发生率为 0.2%~89%。女性、小手术或门诊手术后、术后下床早的患者较易发生肌痛。

(5) 咬肌痉挛 给予琥珀胆碱后有时可见咬肌张力增大,其发生率为 0.5%~1%,而且儿童发生率较高。

(6) 恶性高热 琥珀胆碱和强效吸入性麻醉药都可诱发恶性高热(malignant hyperpyrexia)。其在麻醉中的发生率为 1:16 000,在合用琥珀胆碱和强效吸入性麻醉药时的发生率为 1:4 200。

(7) Ⅱ相阻滞 当大剂量(7~10 mg/kg 或总量达 1 g)或长时间(30~60 min)应用琥珀

胆碱时，Ⅰ相去极化阻滞演变为Ⅱ相阻滞。Ⅱ相阻滞的发生不仅与琥珀胆碱的用药时间和用量有关，还与肌肉类型（快肌或慢肌）、合用的药物有关。吸入麻醉药和局部麻醉药可促使Ⅱ相阻滞的发生。Ⅱ相阻滞的特点为：① 对强直刺激或 TOF 刺激的反应有衰减；② 有强直后易化作用；③ 抗胆碱酯酶药可拮抗其作用；④ 肌张力恢复显著延长；⑤ 有快速耐药性，临床表现为呼吸抑制延长。

（8）过敏性反应和类过敏反应　与麻醉药有关的过敏反应中有 $60\%\sim80\%$ 是由肌肉松弛药引起的，其中琥珀胆碱引起过敏反应的发生率最高。

10.6.1.3　禁忌证

禁忌证：① 高钾血症或肾衰竭；② 眼内压、颅内压和腹内压增高患者，以及上消化道出血和饱食的患者；③ 严重创伤如多发性骨折、四肢躯干组织广泛挫伤、大面积烧伤、严重腹腔感染等，在伤后 3～8 周内；④ 上、下运动神经元损伤或病变，脊髓病变如截瘫等失去神经支配的患者。

10.6.2　罗库溴铵

罗库溴铵为无色或几乎无色的澄明液体。常用规格：5 mL＝50 mg。

10.6.2.1　药理作用

（1）罗库溴铵是至今起效最快的中时效单季铵氨基甾类非去极化肌肉松弛药，但其强度较弱。在临床应用剂量并无明显的心率和血压变化。基本不释放组胺，其药代动力学与维库溴铵相似，消除主要依靠肝脏，其次是肾脏。肾功能衰竭虽然血浆清除减少但并不明显影响其时效与药代动力学，而肝功能障碍可延长时效达 2～3 倍。

（2）罗库溴铵的代谢产物无肌肉松弛效应，可用于 ICU 患者的长时间输注。肥胖患者和使用吸入麻醉药时，用量应适当减少或参考理想体重。老年患者用药量应略减。罗库溴铵 0.6 mg/kg 用于全身麻醉诱导，为肝功能不全和肝功能正常患者提供的气管插管条件是相似的，但在肝功能不全患者中罗库溴铵的分布容积增加，半衰期延长。其起效时间、临床作用时间和恢复时间延长，持续输注所需剂量减少。另外肝功能不全、门脉高压患者罗库溴铵的起效与维持时间和肌肉松弛作用消退时间明显延长，持续用量明显减少。七氟烷、异氟烷、丙泊酚削弱新斯的明逆转罗库溴铵的作用后发现，抗逆转能力七氟烷＞异氟烷＞丙泊酚。梗阻性黄疸可导致罗库溴铵药效时间的延长和术后 TOF 恢复时间的延长，临床上使用罗库溴铵时，追加药物时间须适当延长，并且拔除气管内导管时应以 TOF 恢复达 90% 时为宜。

（3）在中小手术中罗库溴铵 TCI 与间断单次静脉注射的肌肉松弛效应相比，罗库溴铵 TCI 法取得了与单次静脉注射法相似的肌肉松弛效应，并且 TCI 法获得的肌肉松弛效应较间断单次法更稳定。采用单次静脉、连续静脉和 TCI 给药时，肝移植患者罗库溴铵肌松起效和恢复情况无差异，而采用 TCI 或连续静脉给药时，肌肉松弛效应较单次静脉更加平稳。

肾衰肾移植患者罗库溴铵起效时间和肾功能正常者相比差异无显著性,但肌肉松弛作用的高峰时间、临床维持时间和恢复时间均较肾功能正常者延长。小儿罗库溴铵的 ED_{50}、ED_{90} 和 ED_{95} 均大于成人,且起效快、作用时间短、恢复快。

10.6.2.2 适应证

气管插管和维持术中肌肉松弛。有特异性肌肉松弛拮抗剂舒更葡糖钠,已有报道可紧急逆转"不能插管不能通气"的病例,并且可以同时满足维持外科术中,特别是腔镜手术深肌松需求,确保术后肌松残余的发生率降低。

10.6.2.3 禁忌证

对罗库溴铵或溴离子或本品中任何辅料成分有过敏反应者。

10.6.2.4 剂量与用法

(1) 罗库溴铵 ED_{95} 为 0.3 mg/kg。气管插管量 0.6 mg/kg,注药 90 s 后可作气管插管。临床肌肉松弛作用维持 30~40 min。如作快速气管插管用量增至 1.0 mg/kg,待 60~90 s 即可插管,琥珀胆碱 1.0 mg/kg 和罗库溴铵 0.6 mg/kg 注药 1 min 后插管条件比较见表 10-4。术中肌肉松弛作用维持剂量 0.15 mg/kg,临床时效 15~25 min,持续静脉滴注剂量 9~12 μg/(kg·min)。在重复追加推荐剂量的维持量未见蓄积作用(即时效逐渐增加)。单次静脉注射不同剂量罗库溴铵起效、维持和恢复见表 10-5。

表 10-4 琥珀胆碱(1.0 mg/kg)和罗库溴铵(0.6 mg/kg)注药 1 min 后插管条件

药 名	优	良	差	失败
琥珀胆碱	8	1	1	0
罗库溴铵	17	3	0	0

表 10-5 单次静脉注射不同剂量罗库溴铵临床作用时间

参 数	0.6 mg/kg	0.9 mg/kg	1.2 mg/kg
起效(sec)	89±33	75±28	55±14
时效(min)	37±15	53±21	73±32
恢复指数(min)	14±8	22±14	24±11

(2) 小儿肌内注射罗库溴铵(婴儿 1 mg/kg,儿童 2 mg/kg)可在 3~6 min 提供满意的气管插管条件,在排除插管困难的情况下罗库溴铵可替代琥珀胆碱进行快速诱导插管。

10.6.2.5 不良反应

(1) 过敏反应 须特别警惕以往对肌肉松弛药有过敏反应史者,因为肌肉松弛药已有交叉过敏反应的报道,应随时考虑可能在注射部位发生瘙痒和红斑和(或)全身类组胺(类过敏)反应,如支气管痉挛及心血管变化。快速静脉注射罗库溴铵 0.3～0.9 mg/kg 后,平均血浆组胺水平可见轻微增高,但临床未见有明显心动过速、低血压或其他有关组胺释放临床征象。

(2)注射痛　罗库溴铵有时会发生注射痛,文献报道 5-羟色胺受体拮抗剂可有效预防罗库溴铵注射痛和肢体收缩反应。

10.6.2.6　注意事项

罗库溴铵剂量超过 0.9 mg/kg 时,可使心率增快。该作用可对抗其他麻醉药或迷走刺激所致的心动过缓。罗库溴铵可安全用于 ICU。对有明显肝脏和(或)胆道疾病和(或)肾衰患者应调整使用罗库溴铵剂量。

10.6.3　维库溴铵

维库溴铵为白色冻干粉末,经溶解后静脉注射。常用规格：1 安瓿＝4 mg。

10.6.3.1　药理作用

(1)维库溴铵是单季铵氨基甾类肌肉松弛药,保留与肌肉松弛作用有关的甾体 D 环上的季铵基,而在甾体 A 环上与心血管作用有关的季铵基经去甲基成叔胺基,这改变的结果使其起效增快,药效增强,脂溶性增加,而肝脏的代谢与消除增加,以及解迷走神经作用明显减弱。维库溴铵的肌松强度与泮库溴铵相似,但其时效缩短 1/2～1/3。给予 70 倍 ED_{95} 剂量也不产生解迷走神经作用,可能有潜在的 M_2 受体的激动作用,所以在应用迷走兴奋药、$β$ 受体阻断药或钙通道阻断药时容易产生心动过缓,甚至可发生心搏停止。维库溴铵不释放组胺,所以适用于心肌缺血和心脏病患者。新生儿和婴儿使用相同剂量维库溴铵的临床作用时间约为 1 h。

(2)维库溴铵主要在肝脏代谢和排泄,其代谢产物中 3-羟基维库溴铵的肌肉松弛作用最强,为维库溴铵的 50％～60％,代谢产物经肾排泄。大剂量时其恢复指数增大,重复用药可能出现蓄积作用。维库溴铵约 15％经肾排泄。肾功能衰竭时可通过肝脏消除来代偿。

(3)维库溴铵 ED_{95} 为 0.05 mg/kg,起效时间 4～6 min,增加药量可缩短起效时间。剂量增加到 3 和 5 倍 ED_{95} 时,其起效时间可分别缩短至 2.8 min 和 1.1 min。静脉注射 ED_{95} 剂量其恢复指数为 10～15 min,90％肌颤搐恢复时间为 30 min。

10.6.3.2　适应证和禁忌证

主要用于全身麻醉时的气管插管及手术中的肌肉松弛。对维库溴铵或溴离子有过敏史者禁用。

10.6.3.3　剂量与用法

仅供静脉注射或连续静脉注射,不可肌内注射。粉剂可用灭菌注射用水、5％葡萄糖注射液、0.9％氯化钠注射液、乳酸林格氏液、葡萄糖氯化钠注射液溶解成 1～2 mg/mL 浓度。

（1）成人常用量：① 气管插管时用量 0.1 mg/kg，3 min 左右达插管状态；② 肌肉松弛维持追加剂量在神经安定镇痛麻醉时为 0.05 mg/kg，吸入麻醉为 0.03 mg/kg。维库溴铵持续静脉滴注 0.8～1 $\mu g/(kg \cdot min)$，保持肌颤搐抑制 90%。

（2）1 岁以下婴儿对本品较敏感，肌张力恢复所需时间比成人长 1.5 倍。特别是对 4 个月以内婴儿，首次剂量 0.01～0.02 mg/kg 即可。如颤搐反应未抑制到 90%～95%，可再追加剂量。5 个月至 1 岁的婴幼儿所需剂量与成人相似，但由于作用和恢复时间较成人和儿童长，维持剂量应酌减。与成人类似，在小儿患者中，当颤搐高度恢复至对照值的 25% 时，重复追加初始剂量的 1/4 作为维持用药，不会有蓄积作用发生。

（3）肥胖患者用量酌减；剖腹产和新生儿手术诱导剂量不应超过 0.1 mg/kg。

（4）女性患者对维库溴铵比男性大约敏感 30%。国内的研究提示：在靶控输注维库溴铵进行气管插管时，男女之间存在差异，男性的 EC_{50} 为 0.385（CI 0.37～0.40）$\mu g/mL$，女性为 0.265（CI 0.25～0.285）$\mu g/mL$，女性约为男性的 2/3。

10.6.3.4　不良反应

（1）过敏反应　① 肌肉松弛药过敏反应已有报道，本病虽罕见，但应引起注意；② 肌肉松弛药之间可发生交叉过敏反应，故对曾有过敏史者使用维库溴铵应特别慎重。

（2）组胺释放与类组胺反应　临床可偶发局部或全身的类组胺反应。

10.6.3.5　注意事项

（1）与吸入麻醉药同用时，应减量 15%。吸入麻醉药如氟烷、安氟烷、异氟烷等能增强维库溴铵的肌肉松弛效应。

（2）在可能发生迷走神经反射的手术中（如使用刺激迷走神经的麻醉药、眼科手术、腹部手术、肛门直肠手术等）麻醉前或诱导时，应用迷走神经阻断药，如阿托品等可预防心动过缓的发生。

（3）ICU 中重症患者长时间使用维库溴铵，会导致神经肌肉阻滞延长。

（4）脊髓灰质炎患者、重症肌无力或肌无力综合征患者，对神经肌肉阻断药反应均敏感，使用时应慎重。

（5）脓毒症、肾衰患者慎用。

（6）肝硬化、胆汁淤积或严重肾功能不全者，持续时间及恢复时间均延长。

（7）在低温下手术时，其神经肌肉阻断作用会延长。

（8）低钾、高镁、低钙、低蛋白、脱水、酸中毒、高碳酸血症、恶病质时，维库溴铵肌肉松弛作用增强。

10.6.4　顺阿曲库铵

顺阿曲库铵为无色或几乎无色的澄明液体（国产多为粉剂）。本品须冷藏。常用规格：

1 安瓿＝5 mg 或 10 mg。

10.6.4.1 药理作用

（1）顺阿曲库铵是阿曲库铵 10 个异构物中的一个，肌肉松弛强度为阿曲库铵的 3 倍左右，属于中时效非去极化苄异喹啉类肌肉松弛药。顺阿曲库铵为非器官依赖性，主要通过 Hofmann 消除，而靠酯酶水解的作用有限，代谢产物 N -甲四氢罂粟碱经肾排泄。可安全用于老年、小儿(2～12 岁)患者和肝肾功能受损、严重心血管患者以及 ICU 患者。ICU 患者接受长时间输注，其药动学参数也不会发生明显变化。

（2）顺阿曲库铵组胺释放和心血管反应很小。静脉注射 0.1～0.4 mg/kg($2～8×ED_{95}$)的顺阿曲库铵无剂量依赖性的组胺释放作用，对血流动力学亦无明显影响。2 倍或 3 倍 ED_{95} 剂量平均起效时间为 4.2 min 和 3.2 min。地氟烷、异氟烷均能明显影响顺阿曲库铵时效关系以及肌肉松弛效应。

（3）顺阿曲库铵药代动力学过程符合二室模型，2 岁以下患儿中央室分布容积、表观分布容积、血浆清除率明显高于 2～5 岁患儿。2 岁以上小儿顺阿曲库铵的 $t_{1/2}$ 为 22.9 min、Vdss 为 207 mL/kg 和 Cl 为 6.8 mL/(kg·min)均明显高于成人患者，在小儿患者中的起效要比成人更加迅速。

（4）顺阿曲库铵的药理作用特点(表 10 - 6)。

表 10 - 6　顺阿曲库铵的药理特点

参　　数	数　　值
ED_{50}	0.031 mg/kg
ED_{75}	0.039 mg/kg
ED_{95}	0.049 mg/kg
ED_{95} 起效时间	3～4 min
ED_{95} 恢复指数	10～15 min
ED_{95} 90％肌颤搐恢复(最大阻滞)时间	40 min
气管插管剂量	0.15～0.2 mg/kg($3～4$ 倍 ED_{95})
起效时间	1.5～2 min
作用时间	40～75 min
术中肌松维持剂量	0.01～0.02 mg/kg
时效	15～20 min
持续静脉滴注	1～2 $\mu g/(kg·min)$

10.6.4.2 适应证和禁忌证

主要用于全身麻醉时的气管插管及手术中的肌肉松弛。适用于中长手术和 ICU 应用：

① 心脏手术患者;② 老年手术患者和危重患者;③ 肝肾功能不全及脏器移植的患者;④ 各种中长手术的维持(如腹部手术);⑤ 需深度肌松的手术;⑥ ICU 机械通气患者。

已知对顺阿曲库铵、阿曲库铵或苯磺酸过敏者禁止使用。

10.6.4.3　剂量与用法

ED_{95} 为 0.05 mg/kg。起效时间为 3～4 min,恢复指数为 10～15 min,90％肌颤搐恢复时间为 40 min。气管插管剂量 0.15～0.2 mg/kg,1.5～3 min 可达到插管要求,时效维持 40～75 min,术中肌松维持剂量 0.01～0.02 mg/kg,时效约 15～20 min。持续静脉注射 1～2 μg/(kg·min)。顺阿曲库铵的恢复指数不受给药总量及给药方式的影响,其清除率约为 5 mL/(kg·min),消除半衰期约为 24 min。

10.6.4.4　不良反应

剂量达 8 倍 ED_{95} 时也没有组胺释放作用,一般认为无心血管不良反应。近年报告少数病例发生过敏反应。

10.6.4.5　注意事项

顺阿曲库铵针剂应置 2～8℃冰箱保存,如从冰箱取出放置于室温条件下应在 21 d 内用完。

10.6.5　阿曲库铵

阿曲库铵为白色疏松块状物或粉末。本品须冷藏。常用规格:1 安瓿＝25 mg 或 50 mg。

10.6.5.1　药理作用

(1)阿曲库铵是合成的双季铵酯型的苄异喹啉化合物,高度选择性、竞争性非去极化肌肉松弛药,通过竞争胆碱能受体,阻断乙酰胆碱的传递而起作用。在生理 pH 和体温下即能进行 Hofmann 消除,自行降解,阿曲库铵还可通过酯酶分解,酶分解约占 2/3,Hofmann 消除占 1/3。阿曲库铵的分解产物包括 N-甲四氢罂粟碱(iaudanosime)、丙烯酸盐和叔胺。N-甲四氢罂粟碱是叔胺化合物可通过血脑屏障,对中枢神经有刺激性兴奋作用,还能使氟烷麻醉变浅和增加氟烷的 MAC,在血中高浓度时可诱发癫痫。丙烯酸盐有肝毒性,但也无在临床上引起肝损的报道。

(2)阿曲库铵对神经肌肉接头的乙酰胆碱受体有高度选择性,并有弱的交感阻滞作用,剂量超过临床应用量可能有迷走神经阻滞作用,其组胺释放低于氯箭毒碱,但超过 2 倍 ED_{95} 即有组胺释放作用,快速静脉注射大剂量时(1 mg/kg)组胺释放引起低血压、心动过速,还可能引起支气管痉挛,而临床用量发生低血压少。减慢静脉注射速度、控制用量以及在注药前先给抗组胺药(H_1 和 H_2 受体阻滞剂)可避免组胺释放所致的不良反应。

10.6.5.2　适应证和禁忌证

适用于各类外科手术,要求肌肉松弛的气管插管和全身麻醉。最适用于肝肾功能不全、黄疸患者、嗜铬细胞瘤及器官移植手术。对本品过敏患者禁用。

10.6.5.3 剂量与用法

阿曲库铵的 ED_{95} 为 0.23 mg/kg，气管插管剂量 0.5 mg/kg，起效时间为 3～4 min，恢复指数为 11～12 min，90％肌颤搐恢复时间为 30 min，增加剂量可缩短起效时间和延长时效。术中维持在神经安定镇痛麻醉时为 0.1 mg/kg，而吸入麻醉药维持量为 0.07 mg/kg，持续静脉滴注维持剂量为 4～12 $\mu g/(kg \cdot min)$。反复给药或持续静脉滴注无蓄积作用，儿童及老年人的恢复与成人一样，不因持续用药而要降低药量或延长注药间隔时间。恢复指数不受用药总量影响，肌颤搐一旦开始恢复，其恢复指数相对恒定。此药消除不受肝肾功能影响，适用于肝或肾功能不全等患者。

10.6.5.4 不良反应

(1) 大剂量快速静脉注射，可引起低血压和心动过速，以及支气管痉挛。

(2) 某些过敏体质患者可能有组胺释放，引起一过性皮肤潮红。

10.6.5.5 注意事项

(1) 本品只可静脉注射，肌内注射可引起肌肉组织坏死。

(2) 神经肌肉接头疾病如重症肌无力及者严重电解质紊乱慎用。

(3) 不宜与硫喷妥钠等碱性药物混合应用。

(4) 与吸入麻醉药、氨基糖苷类及多肽类抗生素合用，可增强其肌肉松弛作用。

(5) 必须冷藏，2～8℃冰箱保存，以免发生 Hofmann 消除而降低药效。

10.6.6 米库氯铵

米库氯铵常用规格：5 mL＝10 mg 或 10 mL＝20 mg。

10.6.6.1 药理作用

(1) 米库氯铵是短时效双季铵双酯型苄异喹啉类非去极化肌肉松弛药，含有三个异构体，顺-反式（35％～40％），反式-反式（50％～60％），顺-顺（4％～8％）。前两种异构体活性较高，而后者仅为前两者的 1/10。消除半衰期约 2 min，清除率为 50～100 mL/(kg · min)。此药迅速被血浆假性胆碱酯酶分解，分解速率是分解琥珀胆碱的 70％～88％，可能有少量经肾和肝消除。米库氯铵在体内消除不直接依赖肝和肾功能，但肝功能衰竭可影响血浆胆碱酯酶，在血浆胆碱酯酶异常或活性低下时可以影响米库氯铵的时效。

(2) 胆碱酯酶分为真性胆碱酯酶和假性胆碱酯酶。前者即乙酰胆碱酯酶；后者多存在血浆，肠黏膜和胰腺，由肝脏合成，相对前者不但分解乙酰胆碱而且分解多种其他胆碱酯类。假性胆碱酯酶活性减低可见于新生儿（但年龄 3～6 月时反而增加 2～3 倍），孕期最后 3 个月到分娩后 6 周（减低 20％～30％）的孕产妇，肝脏假性胆碱酯酶合成减低（如：肝病、恶性肿瘤、营养不良、烧伤、严重心功能不全、肾衰竭终末期），医源性假性胆碱酯酶活性降低（如使用 MAO 抑制剂、环磷酰胺、有机磷酸酯类、甲氧氯普胺等药物）。一般人群中假性胆碱酯酶非典型性异质体基因患者杂合子形式的概率大约 4%，会延长米库氯铵的药效约 10 min；纯合子形式概率大约 0.04%，会延长米库氯铵的药效约 4～10 h。

（3）普鲁卡因能显著增强米库氯铵的肌肉松弛作用，连续静脉滴注 30 min 后，普鲁卡因对米库氯铵肌肉松弛效应的影响达到稳定状态，认为这种增强作用与两药对血浆胆碱酯酶的竞争性抑制和普鲁卡因直接作用于神经肌肉接头有关。

（4）米库氯铵心血管不良反应与阿曲库铵相似。给予 0.2 mg/kg 剂量时有 1/3 患者可因释放组胺而引起一过性低血压及面部红斑，剂量增至 0.25 mg/kg 有 50% 患者释放组胺，减少用量及延缓给药速度可减轻组胺释放所致的不良反应。停止静脉滴注米库氯铵后肌张力的自然恢复时间与琥珀胆碱相近，约相当于阿曲库铵和维库溴铵停药后恢复时间的 50%，不同剂量及持续静脉注射后米库氯铵可自行恢复，一般都不需要拮抗（图 10‑2）。

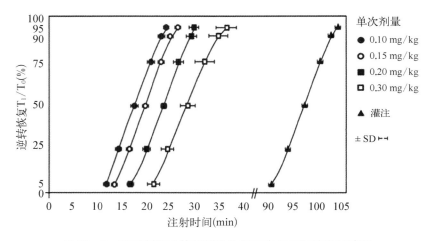

图 10‑2　不同剂量及持续静脉注射后米库氯铵的恢复情况

（5）米库氯铵 0.105、0.15 mg/kg 和琥珀胆碱 1mg/kg 的气管插管优良率分别为 87.5、96.0 和 100（$P>0.05$），最大起效时间分别为 343、285 和 65 s（$P<0.05$），而无反应期分别为 1.3、7.4 和 5.3 min（$P<0.05$）。静脉注射米库氯铵后心脏病与非心脏病患者的血流动力学参数均无明显变化。因此，认为米库氯铵的肌肉松弛时效与其剂量有关，米库氯铵可以安全地用于非心脏病患者和心脏病患者的全身麻醉诱导。米库氯铵 0.2 mg/kg 诱导起效时间为 162.5±37.3 s，插管条件均优良。$T_1$10% 恢复时间约为 20.5±7.1 min。术中平均持续静脉注射 2.6 h，输注速率 7.2±2.8 μg/kg。停药后 $T_1$25%～75% 和 $T_1$10%～90% 的恢复时间分别为 10.5±4.4 min 和 19.5±8.3 min。

（6）小儿按体重计算的药量大于成人，但按体表面积计算的药量与成人相同。不论静脉滴注时间多长，肌颤搐从 5% 恢复到 95% 的时间约为 15 min，无蓄积倾向。当神经肌肉监测出现部分恢复时,抗胆碱酯酶药能迅速恢复米库氯铵的肌张力。米库氯铵的药理小结见表 10－7。

表 10－7　米库氯铵的药理小结

参　　数	数　　值
ED_{50}	0.052/kg
ED_{95}	0.070～0.081 mg/kg
气管插管剂量	0.2 mg/kg
起效时间	3～5 min(阿曲库铵相似)
作用时间	15～25 min
恢复指数	6～8 min
对心血管系统的影响	影响轻微
组胺释放	一过性组胺升高

10.6.6.2　适应证和禁忌证

米库氯铵作用时间短,单次静注用于诱导插管和短小手术,持续静脉注射可用于中长手术麻醉,可安全的用于终末期肾功能衰竭患者的麻醉,此药尤其适用于停药后需肌张力迅速恢复而不希望用抗胆碱酯酶药拮抗的患者,用于需气管插管的短时间手术、喉罩麻醉、腹腔镜手术及小儿手术等。禁忌证包括:① 小于 2 个月的幼儿;② 血浆胆碱酯酶缺陷;③ 对米库氯铵过敏。

10.6.6.3　剂量与用法

(1) 米库氯铵的 ED_{95} 为 0.08 mg/kg,3～6 min 起效,恢复指数为 6～8 min,90％肌颤搐恢复时间为 25 min。气管插管量为 0.15～0.20 mg/kg,2～3 min 起效,肌肉松弛维持 15～30 min。持续静脉滴注 3～15 μg/(kg·min),麻醉中维持肌松的剂量 0.05～0.1 mg/kg,临床时效 5～10 min。持续静脉注射的稳态速率取决于患者血浆假性胆碱酯酶的水平,初始用量为 4～10 μg/(kg·min)。无论持续输注多长时间,肌颤搐从 5％恢复到 95％的时间约为 15 min,无蓄积趋势。

(2) 小儿起效及时效较成人快,老年患者起效稍慢,时效延长 20％～30％。此药尤其适用于停药后需肌力迅速恢复,而又不需要用抗胆碱酯酶药拮抗的患者,用于需气管插管的短时间手术、喉罩麻醉及小儿手术等。心血管疾病患者应适当减量。

10.6.6.4　不良反应

(1) 心血管不良反应　与阿曲库铵相似。

(2) 组胺释放与类组胺反应　0.03～0.3 mg/kg 剂量的米氯库铵引起支气管紧张性的降低,但是大剂量的米氯库铵(1～5 mg/kg)却引起支气管收缩,这种现象更大程度上归因于组胺释放。因为 $1\sim5$ mg/kg 的米氯库铵已经达到引起组胺释放的剂量,而且这一作用能够被抗组胺药吡拉明(H_1 受体拮抗剂)所阻断。

研究发现:① 约 1/3 患者因组胺释放而引起一过性低血压及面部红斑。② 由于组胺对心脏的直接变时效应,以及组胺使肾上腺释放大量儿茶酚胺和使交感神经兴奋,心率可增快 30 次/min 或更多。③ 组胺释放后,H_1 和 H_2 受体激活可使全身血管阻力降低 80%,全身血压下降。④ 组胺既有 H_2 受体介导的正性变力作用,又有 H_1 受体介导的负性变力作用,以前者占主导,可引起一过性心排出量增多。⑤ 组胺对冠状动脉既有收缩作用又有扩张作用,严重时可出现冠状动脉痉挛,同时心率增快,从而使心脏遭受双重威胁,当有冠状动脉粥样硬化时其收缩痉挛程度更为严重。⑥ 组胺使心室纤颤阈明显改变,可导致全身麻醉时的心律失常。

(3)如何减轻肌肉松弛药引起的组胺释放 ① 合理掌握剂量。组胺释放与肌肉松弛药的剂量有关,例如阿曲库铵静脉注射 $0.3\sim0.4$ mg/kg 对健康人可以完全没有组胺释放的反应。但药量分别增至 0.5、0.6 和 0.8 mg/kg,则分别有 30%、50% 和 90% 的患者产生组胺释放反应。② 改变注射方法。组胺释放与肌肉松弛药的静脉注射速度有关,减慢静脉注射速度使其血药浓度缓慢上升,保持在引起肥大细胞兴奋组胺释放的阈值以下,可减弱肌肉松弛药的组胺释放作用;避免一次性注射,在若干个半衰期后注射完药物,即使剂量大于一次性快速注射者,其心血管反应也会较轻。③ 使用 H_1 和 H_2 拮抗药。在静脉注射肌肉松弛药前先静脉注射组胺 H_1 和 H_2 受体的拮抗药可以预防组胺释放。④ 计划用药。目前药物可供选择的范围越来越大,合理选择药物有助于减少各种不良反应的发生。⑤ 对有过敏史的患者使用肌肉松弛药务必谨慎。

(4)肌肉松弛作用延长 如果给予 $0.15\sim0.2$ mg/kg 米库氯铵,$30\sim60$ min 后才对 TOF 第一个刺激反应,可能的原因是假性胆碱酯酶活性减低或患者是非典型性异质体基因杂合子患者。如果 >60 min 才有反应,考虑可能是纯合子形式的非典型性异质体基因患者。大约 $3\sim4$ h 后对 TOF 第一个刺激有反应,那么完全的神经肌肉阻滞恢复则会在 $8\sim10$ h 后。

若有肌松延迟发生,需要在足量的催眠和镇痛作用下持续机械通气。采用神经刺激仪监测,在使用胆碱酯酶抑制剂拮抗前,对 TOF 至少要有 2 个反应。拮抗可用 0.04 mg/kg 新斯的明和阿托品,但不要重复使用。

10.6.6.5 注意事项

(1)患有肾衰及肝损伤的患者,在使用此药后,将导致血浆胆碱酯酶活性的降低而使阻滞作用延缓与增强。

(2)老年患者、慢性肝肾疾病患者和非典型血浆胆碱酯酶基因纯合子患者,插管用推荐剂量不必要降低,但稳态静脉滴注速度宜适当减慢。

11

肌肉松弛药的拮抗药

肌肉松弛药是把"双刃剑",存在潜在危险。应精细实施肌肉松弛管理,提倡客观监测和科学拮抗。必要时选择加速度描记法或肌电描记法,TOFr>0.9时拔除气管导管。去极化肌肉松弛药至今尚无满意而有效拮抗药,非去极化肌肉松弛药可用抗胆碱酯酶药拮抗,罗库溴铵有特效拮抗药舒更葡糖钠。

11.1 肌肉松弛药的残余作用

1 571名腹部手术患者(67%为腹腔镜手术)的前瞻性多中心临床调查研究发现:术后残余神经肌肉阻滞总的发生率(TOFr<0.9)达到57.8%,提示在拔管时很少有肌肉阻滞完全恢复的情况,建议患者无论是否拔管均应转入PACU或由麻醉医生进行监护。1 200例各种手术患者的前瞻性多中心临床调查研究显示:术后残余肌肉松弛发生率(TOFr<0.9)为38%,国外一项640例前瞻性研究发现,门诊手术患者肌肉松弛残余发生率(38%),比住院患者残余率少(47%),这可能由于门诊患者米库氯铵使用率更高。

TOFr>0.7时,呼吸功能已经基本恢复,但咽喉部肌肉肌力恢复较晚,在TOFr≥0.9时,咽喉部肌肉的协调功能才能够完全恢复正常,且颈动脉体缺氧性通气反应才能不受损害,在不使用神经肌肉监测仪时,即使给予舒更葡糖钠逆转罗库溴铵的肌肉松弛作用,气管拔管后TOFr<0.9的风险仍高达9.4%。

11.2 抗胆碱酯酶药

应用抗胆碱酯酶药(anticholinesterase)可以逆转非去极化肌肉松弛药的作用。此类药暂时抑制分解乙酰胆碱的乙酰胆碱酯酶,增加在神经肌肉接头部乙酰胆碱浓度,促使神经肌肉兴奋传递恢复正常。临床常用的抗胆碱酯酶药有新斯的明、溴吡斯的明和依酚氯铵。依酚氯铵化学结构中无二氨基甲酰基团,仅以静电引力与胆碱酯酶的季铵和带阴电荷亚点(阴离子点)相结合,防止乙酰胆碱水解而抑制酶的活性,由于依酚氯铵和酶之间未形成真正的化学键,随其浓度的变化,乙酰胆碱易于在作用点和依酚氯铵竞争,因而其作用时间和效力明显小于新斯的明和溴吡斯的明。溴吡斯的明(吡啶斯的明)作用较新斯的明稍弱。主要用于治疗重症肌无力,因肌力改善作用维持较久,故适于晚上用药。

抗胆碱酯酶药主要包括新斯的明、溴吡斯的明和依酚氯铵(表 11-1)。在正常人群,新斯的明、溴吡斯的明和依酚氯铵依靠肝脏代谢的药物比例分别为 50%、25% 和 30%。有75%溴吡斯的明,70%依酚氯铵和 50%新斯的明经肾小球滤过和肾小管分泌排泄,在肾衰患者,抗胆碱酯酶药的消除明显减少,半衰期延长。当用抗胆碱酯酶药后,乙酰胆碱酯酶活性受抑制,乙酰胆碱存在时间延长,有足够时间可反复参与肌肉松弛药竞争受体使终板电位总量增加,超过激发肌纤维动作电位的阈值,从而逆转非去极化肌肉松弛药的阻滞作用。但肌肉松弛药仍残留在神经肌肉接头内,其最终消失作用有赖于肌肉松弛药进入循环而被清除。依酚氯铵借阳电荷氮原子与乙酰胆碱分子中阴电荷结合,从而防止乙酰胆碱酯酶与乙酰胆碱作用而起到拮抗作用。起效时间依酚氯铵最快<5 min,新斯的明 7~10 min,溴吡斯的明最慢 10~15 min。

表 11-1　抗胆碱酯酶药的临床药理

药　物	剂　量	最强拮抗时间(min)	拮抗持续时间(min)	消除方式	阿托品剂量($\mu g/kg$)
依酚氯铵	0.5~1 mg/kg	1	40~65	70%经肾30%经肝	7~10
新斯的明	0.03~0.07 mg/kg,最大用量为 5 mg	7	55~75	50%经肾50%经肝	15~30
溴吡斯的明	0.25 mg/kg	10~13	80~130	75%经肾25%经肝	15~20

11.2.1　影响抗胆碱酯酶药作用的因素

(1)肌肉松弛药种类　新斯的明拮抗时,阿曲库铵、顺阿曲库铵、维库溴铵、罗库溴铵被拮抗后自主呼吸恢复快,长效甾体类非去极化肌肉松弛药哌库溴铵在小儿麻醉中,应用新斯的明几分钟内即可产生明显的拮抗效果。

(2)药代动力学　降低肌肉松弛药血浆清除率因素(如肝肾功能衰竭)和增加药物排泄半衰期的因素均可延缓自主呼吸恢复,降低抗胆碱酯酶药的拮抗效果。

(3)年龄　在稳定的神经肌肉阻滞状态下,婴儿(3~48 周)和儿童(1~8 岁)所需新斯的明的剂量较成人少 1/2~1/3,但小儿和成人应用依酚氯铵时,其量-效关系无明显差异。主要原因是成人和小儿的受体数目,乙酰胆碱贮存量以及酶的活性有关。老年患者和年轻患者静脉注射新斯的明 0.07 mg/kg,起效时间和最大拮抗作用时间相似,但对老年患者的作用时限(42 min)比年轻人(13 min)长。

(4)酸碱平衡和电解质紊乱 酸中毒可降低肌肉颤搐高度,增加肌肉松弛药物的作用强度,并延长其作用时限,甚至使新斯的明难以拮抗,低血钾时,降低接头前膜去极化,乙酰胆碱释放减少,低血钙或高镁血症也会影响神经冲动的传导,导致乙酰胆碱释放减少,增强肌肉松弛药作用,降低拮抗药效果,此时需适当增加抗胆碱酯酶药物剂量。

(5)低温 低温可降低胆碱酯酶活性,使神经肌接头处乙酰胆碱浓度增加,同时延长肌肉松弛药物的排泄半衰期,使神经肌肉传导阻滞的时间相应延长。

(6)药物间的相互作用 吸入麻醉药、氨基糖苷类抗生素及维拉帕米和硝苯地平明显增加肌肉松弛药的作用强度,同时减弱拮抗药的效果。

11.2.2 适应证和禁忌证

抗胆碱酯酶药拮抗非去极化肌肉松弛药。禁用或慎用:① 支气管哮喘。② 心律失常、心动过缓,尤其是房室传导阻滞。③ 机械性肠梗阻、尿路感染和尿路梗阻。④ 孕妇。⑤ 心肌缺血、瓣膜狭窄患者。⑥ 溴化物敏感者。⑦ 血压过低。⑧ 胃肠吻合术患者。

11.2.3 不良反应

不良反应有:① 拮抗药剂量不足,仍有肌肉松弛药残余作用,可再发生通气功能不全。② 心率减慢、支气管收缩和分泌物增多、胃肠蠕动增加和心律失常(心动过缓、室性早搏、房性或结性心律、房室传导阻滞)等。③ 新斯的明逾量的症状:瞳孔缩小、唾液及支气管黏液分泌异常增多,低血压,甚至发生意识障碍、抽搐或阵挛。

11.2.4 剂量和用法

新斯的明剂量:0.04 mg~0.07 mg/kg,每次最大量不应超过 5 mg。新斯的明,起效时间 7 min,从起效至峰值效应时间为 7~10 min。溴吡斯的明剂量 0.15~0.25 mg/kg(总量每次不超过 20 mg)。起效时间 12 min,高峰值效应时间 10~15 min。如果新斯的明、溴吡斯的明和依酚氯铵的药量分别超过了各自的最大剂量,而拮抗效果仍不明显时,不宜再继续给拮抗药,应认真分析影响抗胆碱酯酶药效果的因素。等效剂量的新斯的明(0.04 mg/kg),溴吡斯的明(0.2 mg/kg)需用相同剂量的阿托品(0.015 mg/kg),由于阿托品峰值时间在 47~65 s,而新斯的明显效时间为 6~10 min,两药同时注射可出现心率先快后慢现象。因此,宜先予新斯的明同时静脉注射 1/3 量的阿托品,4 min 后再追加预计值的 2/3,可有效地拮抗新斯的明对窦房结的抑制作用。依酚氯铵的拮抗强度仅为新斯的明的 1/15,有直接刺激终板的作用,毒蕈碱样不良反应小,依酚氯铵最好和阿托品一起使用,两药起效的时间相对较快,可同时或先静脉注射阿托品 0.02 mg/kg 或格隆溴铵 0.01 mg/kg。

11.2.5　注意事项

（1）应用拮抗药前　应明确拮抗药只适用于周围性呼吸抑制而非中枢性呼吸抑制的患者。术毕肌张力恢复不够,如苏醒患者面无表情、上睑下垂、下颌松弛、不能伸舌、抬头不能持续 5 s、每分通气量不足、四个成串刺激（TOF）的比值<0.7 等均可应用拮抗药。

（2）抗胆碱酯酶药应与抗胆碱药合用　如阿托品或格隆溴铵,以消除抗胆碱酯酶药特别是新斯的明引起的毒蕈碱样（M 乙酰胆碱受体）不良反应,如心动过缓、瞳孔缩小、支气管收缩和分泌增多以及胃肠蠕动增快等。使用新斯的明必须连续监测心率或脉率的变化。

（3）一般用拮抗药后肌张力恢复时间直接取决于用拮抗药时的肌松程度。在非去极化阻滞恢复期,如对 TOF 或单刺激（0.1 Hz）无反应则不能用拮抗药。用拮抗药后神经肌肉阻滞的逆转率也与用拮抗药时肌颤搐的高度有关。一般于 TOF 出现 T_1 反应后给药,TOF 比值达到 0.7 需 10～30 min;当 TOF 出现 4 次反应时用拮抗药,用药后 10 min 内 TOF 比值即可达到 0.7%。因此,应恰当掌握给拮抗药的时机,不能在神经肌肉阻滞作用较强时给药,否则易导致"再箭毒化"的不良后果。

（4）呼吸性酸中毒、代谢性酸中毒、低钾血症和高镁血症等酸碱和电解质失衡及低温可影响抗胆碱酯酶药的作用。

（5）拮抗抗生素引起肌肉松弛药作用增强的机制较为复杂　新霉素、链霉素、妥布霉素、庆大霉素的作用可为钙和抗胆碱酯酶药拮抗;钙和新斯的明只能部分拮抗林可霉素和克林霉素的非去极化肌肉松弛作用。多黏菌素所致的肌肉松弛作用不能用钙和新斯的明拮抗,用 4 氨基吡啶有一定拮抗效果。考虑到有抗生素增强肌肉松弛作用的因素存在时,最好维持人工通气,使其自然恢复肌张力。

11.3　阿托品和格隆溴铵

11.3.1　阿托品

（1）药理作用　α-羟甲基苯乙酸 8-甲基-8-氮杂双环[3,2,1]-3-辛酯硫酸盐水合物,抑制受体节后胆碱能神经支配的平滑肌与腺体活动,并根据剂量大小,有刺激或抑制中枢神经系统作用。在 M 胆碱受体部位拮抗胆碱酯酶抑制剂的作用,如增加气管、支气管系黏液腺与唾液腺的分泌,支气管平滑肌挛缩,以及植物神经节受刺激后的亢进。此外,阿托品能兴奋或抑制中枢神经系统,具有一定的剂量依赖性。对心脏、肠和支气管平滑肌作用比其他颠茄生物碱更强而持久。成人静脉注射后分布半衰期约 1 min,注药后 8～10 min 内血药浓度迅速下降,10 min 时循环中的药量低于注药量的 5%。阿托品仅部分在肝脏代谢,大部分经肾排泄,肾清除率与尿量有关。等效剂量的新斯的明(0.04 mg/kg),溴吡斯的明(0.2 mg/kg)需用相同剂量的阿托品(15 μg/kg),由于阿托品与新斯的明显效时间差异。因此,宜先与新斯的明同时静脉注射 1/3 量的阿托品,4 min 后再追加预计值的 2/3,可有效地拮抗新斯的明对窦房结的抑制作用。阿托品的使用剂量为 0.01～0.02 mg/kg,静脉注射后 2 min 起效,至峰值效应时间不超过 5 min。

(2)注意事项 ① 婴幼儿对阿托品的毒性反应敏感,特别是痉挛性麻痹与脑损伤的小儿,反应更强。环境温度较高时,因闭汗有体温急骤升高的危险,应用时要严密观察。② 老年患者容易发生抗 M 胆碱样作用,如排尿困难、便秘、口干(特别是男性)。阿托品对老年患者尤易致汗液分泌减少,影响散热,故夏天慎用。③ 脑损害,尤其是儿童。④ 心脏疾病,特别是心律失常,充血性心力衰竭、冠心病、二尖瓣狭窄等。⑤ 反流性食管炎、食管与胃的运动减弱、下食管括约肌松弛,可使胃排空延迟,从而促成胃内容物潴留,并增加胃食管的反流。⑥ 青光眼患者。⑦ 溃疡性结肠炎。⑧ 前列腺肥大引起的尿路感染(膀胱张力减低)及尿路阻塞性疾病,可导致完全性尿潴留。

11.3.2 格隆溴铵

格隆溴铵易溶于水(1∶5)和乙醇(1∶10),几乎不溶于氯仿和乙醚。不能与碱性药物混合。为季铵类抗胆碱药,具有抑制胃液分泌及调节胃肠蠕动作用。格隆溴铵比阿托品有更强的抗唾液分泌作用,但没有中枢性抗胆碱活性。每 1 mg 新斯的明需静脉给予 0.2 mg 格隆溴铵注射液,或者按 40 μg/kg(0.04 mg/kg)给予新斯的明时静脉给予格隆溴铵 8 μg/kg(0.008 mg/kg)。作用时间短,静脉注药 5 min 后迅速从血中消失,大部分从胆汁和肾排泄。新斯的明和溴吡斯的明的起效时间较慢,最好与起效时间也慢的格隆溴铵同时使用。研究发现格隆溴铵具有较阿托品更优的临床作用,每 1 mg 新斯的明联合 0.2 mg 格隆溴铵(5∶1剂量配比)同时给药的效果最佳且不良反应最少,更优的心血管稳定性。幽门梗阻、青光眼或前列腺肥大患者禁用格隆溴铵(详见第 37 章)。

与阿托品相似,幽门梗阻、青光眼或前列腺肥大患者禁用。

11.4 舒更葡糖钠

11.4.1 药理作用

舒更葡糖钠是新型甾类肌肉松弛药特异性拮抗剂,是修饰后的 γ-环糊精(γ-Cyclodextrins,

Org25969)。以一个分子对一个分子的形式选择性、高亲和性地包裹罗库溴铵或维库溴铵后，以结合物形式经肾脏排出（图11-1），肌肉松弛药浓度迅速下降，神经肌肉接头功能恢复常态。

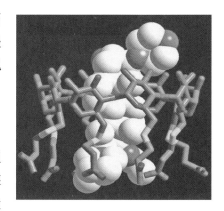

图11-1　舒更葡糖钠分子包裹罗库溴铵分子示意图

11.4.2　适应证

拮抗罗库溴铵和维库溴铵的肌肉阻滞作用。与抗胆碱酯酶药物相比的优点为：起效快、有效拮抗中度和深度阻滞、气管拔管时，肌松残余发生率更低、不良反应发生率少。采用舒更葡糖钠拮抗术后30天的肺部并发症发生率要比新斯的明拮抗更低。临床应用舒更葡糖钠能够明显降低术后肌松残余作用的发生率，显著提高了罗库溴铵和维库溴铵临床应用的安全性。肝功能不全患者使用舒更葡糖钠后肌肉松弛药作用消除时间会延长，因此严重肝功能障碍的患者使用舒更葡糖钠后仍需在肌松监测下评估拔除气管导管时机。肾功能衰竭患者舒更葡糖钠和罗库溴铵的消除速度明显减慢，但上述肾功能衰竭患者48 h内未发生再箭毒化现象。重症肌无力患者在麻醉苏醒期应用舒更葡糖钠进行肌松拮抗可缩短平均拔管时间，不增加患者48 h内再次气管插管的风险，提示舒更葡糖钠用于重症肌无力患者麻醉苏醒期安全有效。有研究结果显示随着年龄增大，同等剂量下舒更葡糖钠逆转罗库溴铵肌肉松弛作用的时间较青年人延长。

11.4.3　禁忌证

对活性成分或其中任何辅料过敏者禁用。严重肾功能损害患者［包括需要透析的患者（肌酐清除率<30 mL/min）］，不推荐使用。严重肝功能损害患者或肝功能损害伴凝血障碍的患者应慎用。

11.4.4　剂量和用法

（1）成人　① 拮抗中度肌松用2 mg/kg，罗库溴铵或维库溴铵诱导的神经肌肉阻滞恢复至少至 T_2。按照2 mg/kg的剂量拮抗，T_4/T_1 恢复到0.9的中位时间约为2 min。② 拮抗深肌松用4 mg/kg，罗库溴铵或维库溴铵诱导的神经肌肉阻滞恢复到至少1～2个强直刺激后计数（PTC）时，推荐按照4 mg/kg的剂量进行拮抗，T_4/T_1 恢复到0.9的中位时间约为3 min。对给予2 mg/kg或4 mg/kg的初始剂量后，出现术后神经肌肉阻滞重现（发生率为0.20%）的例外情况时，推荐再次给予4 mg/kg（表11-2）。在第二次给药后，应密切监测患者以确保神经肌肉功能稳定恢复。

表 11 - 2　再次给予舒更葡糖钠的剂量和等待时间

最少等待时间	肌肉松弛药和再次给药剂量
5 min	1.2 mg/kg 罗库溴铵
4 h	0.6 mg/kg 罗库溴铵或 0.1 mg/kg 维库溴铵

（2）儿童和青少年（2～17 岁）　在罗库溴铵诱导的神经肌肉阻滞至 T_2 重现时常规拮抗的推荐剂量为 2 mg/kg。根据上海儿童医学中心麻醉科的初步临床经验，新生儿舒更葡糖钠的用量为 4 mg/kg，婴幼儿（30 d 至 2 岁）中的使用经验有限。新生儿和婴幼儿用药时可将 100 mg/mL 的稀释至 10 mg/mL 使用，以增加儿科患者用药的准确性。尚未进行足月新生儿（小于 30 d）的临床研究。因此在获得更多的数据之前不推荐使用。

（3）老年患者　罗库溴铵的神经肌肉阻滞恢复至 T_2 时，静脉注射舒更葡糖钠后，T_4/T_1 恢复到 0.9 的中位时间在成人（18～64 岁）中为 2.2 min，在老年人（65～74 岁）为 2.6 min，在 75 岁或以上的老年患者中为 3.6 min。虽然老年患者恢复较慢，仍推荐使用成人的推荐剂量。

（4）轻度至中度肝功能损害患者　由于舒更葡糖钠主要通过肾脏排泄，因此无需调整剂量。心肺疾病患者无需做出剂量调整。

11.4.5　不良反应

（1）常见　味觉障碍（苦味或金属味）、恶心呕吐、口干、眩晕和低血压。

（2）其他　① 过敏反应：皮疹、低血压、心动过速。发生的超敏反应从单独的皮肤反应至严重全身反应（即过敏反应发生率为 0.3%、过敏性休克）。② 心动过速和心动过缓。QT 间期延长。③ 中度或者重度的支气管痉挛，可能负压性肺水肿有关。④ PT 和 APTT 增高：16 mg/kg 剂量可能引起健康志愿者的凝血参数：活化部分凝血活酶时间（aPTT）延长和国际标准化比值（INR）升高 25%，持续时间长达 1 h。对于接受下肢骨科大手术，同时为了血栓预防而并用肝素或低分子量肝素的患者，在本品 4 mg/kg 给药后 1 h 内，分别观察到 aPTT 和 INR 延长和提高 5.5% 和 3.0%。

11.4.6　注意事项

（1）控制钠的患者每毫升溶液中含有钠 9.7 mg。剂量为 23 mg 的钠在本质上被认为是"无钠"。如果需要给予超过 2.4 mL 溶液，控制钠饮食的患者应考虑慎用。

（2）不能与维拉帕米、恩丹西酮和雷尼替丁混用。

（3）托瑞米芬与舒更葡糖钠有相对较高的亲和力，可能将维库溴铵或罗库溴铵从与舒更葡糖钠的结合物中置换出来。手术当天接受托瑞米芬治疗的患者，TOFr 比值恢复到 0.9

的时间可能因此而延迟。

（4）体外研究表明舒更葡糖钠降低孕激素暴露水平,给药的当天服用了口服避孕药,患者必须在接下来 7 d 采用额外的非激素避孕方法或其他备用避孕方法。

12

局 部 麻 醉 药

局部麻醉药是作用于神经干或神经末梢,可逆地阻断神经冲动的发生或传导,可在意识清醒的条件下引起局部感觉丧失的药物。

12.1 分类

12.1.1 按化学结构分类

局部麻醉药为弱碱基,其化学结构由芳香环基-中间链-氨基组成,芳香环基是亲脂基结构,氨基是亲水基结构,中间链为羰基,根据其结构又可分为酯键或酰胺键,据此可将局部麻醉药分为酯类和酰胺类。

（1）酯类局部麻醉药包括普鲁卡因、氯普鲁卡因、丁卡因,在血浆内水解或被胆碱酯酶分解,主要代谢产物对氨基苯甲酸,容易引起变态反应。

（2）酰胺类局部麻醉药包括利多卡因、甲哌卡因、丁哌卡因、依替卡因、罗哌卡因,主要在肝内被酰胺酶分解,很少发生变态反应,但严重肝病患者对酰胺类局部麻醉药容易发生不良反应。甲哌卡因、丁哌卡因和罗哌卡因的分子中含有一个不对称的碳原子,因此具有左旋和右旋两种映像异构体。异构体的立体结构不同,其与受体或酶的结合也不同,药理活性有一定差异。

12.1.2 按作用时间分类

（1）短效局部麻醉药　普鲁卡因、氯普鲁卡因。

（2）中效局部麻醉药　利多卡因、甲哌卡因、丙胺卡因。

（3）长效局部麻醉药　丁卡因、丁哌卡因、左旋丁哌卡因、罗哌卡因、依替卡因。

12.1.3 按对机体细胞作用部位不同分类

（1）A 类　作用于钠通道外表受体的药物,还包括有些生物体毒素,如河豚毒和蛇毒。

（2）B类　作用于钠通道轴浆侧（内侧）受体的药物，如QX - 314、QX - 572、QX - 222等利多卡因的季铵类衍生物。

（3）C类　非特异性作用于神经膜，引起膜容量增加和膜膨胀，或改变膜结构的药物，如苯佐卡因、正丁醇和其他中性局部麻醉药物。

（4）D类　所有通过物理化学机制既作用于神经膜，又作用于钠通道轴浆侧的药物。如普鲁卡因、利多卡因、甲哌卡因、丙胺卡因、丁哌卡因和依替卡因等。

12.2　作用机制

（1）受体部位学说　受体部位学说认为，局部麻醉药在非解离状态下以被动扩散的形式透过细胞膜，然后在解离状态下与神经细胞膜 Na^+ 通道上的特异性受体结合，阻断 Na^+ 内流，从而阻滞神经传导。

（2）膜膨胀学说　相对疏水性局部麻醉药分子与脂膜相互作用，引起膜脂质结构形态的改变，膜膨胀使钠通道变窄，阻止钠离子内流，抑制细胞膜发生去极化，从而阻断兴奋的传导。这一学说只限于解释中性局部麻醉药苯佐卡因的作用机制。

（3）表面电荷学说　局部麻醉药在体内以离子化和非离子化的自由碱基形式存在，自由碱基具亲脂性，可进入神经轴突，通过阻滞神经轴突的动作电位的传导起到神经阻滞的作用。但这种学说只限于解释带电荷形式的局部麻醉药的作用机制，却无法阐明中性局部麻醉药苯佐卡因的作用。

要获得满意的神经阻滞，应具备三个条件：① 局部麻醉药须达到足够的浓度。② 必须有足够的时间使局部麻醉药到达神经膜上的受体部位。③ 有足够的神经长轴与局部麻醉药直接接触或有连续三个以上的神经节受到阻滞。

12.3　影响局部麻醉药作用的因素

局部麻醉药临床作用最重要的是其药效强度、起效快慢和时效长短。

（1）脂溶性　局部麻醉药的脂溶性影响药物起效速度。脂溶性高的局部麻醉药易通过神经膜，如丁哌卡因、依替卡因和丁卡因用于神经阻滞时较低浓度就有较好的效果，而脂溶性低的局部麻醉药如普鲁卡因和氯普鲁卡因，必须应用较高浓度才能有满意的效果。

（2）蛋白结合率　局部麻醉药与蛋白质结合的多少明显影响局部麻醉药的时效。局部麻醉药与蛋白质结合越多，局部麻醉药与受体蛋白质结合时间越长，时效延长。普鲁卡因的蛋白质结合率仅 6％，时效较短。

（3）离解常数　局部麻醉药在水溶液中离解为50％带电荷季胺离子和50％不带电荷的

氨基形式时的 pH 称为离解常数(pKa),而只有不带电荷氨基形式的局部麻醉药可溶于脂而不溶于水,能透过神经膜。pKa 越接近生理 pH(7.4),氨基形式的局部麻醉药越多,穿透力越强,起效越快。丁卡因和普鲁卡因 pKa 较利多卡因高故起效较后者慢。

(4)组织弥散性　组织弥散性越高,起效越快。氯普鲁卡因虽然 pKa 高,但起效快,除了临床用药浓度高、药量大外,另一原因可能是该药的组织弥散性高。

(5)血管平滑肌作用　影响局部麻醉药的药液强度和时效,局部麻醉药对血管平滑肌的作用是双相的,极低浓度局部麻醉药引起血管收缩,而在临床麻醉浓度一般致血管扩张,因此使局部麻醉药吸收入血的速度加快,局部麻醉药浓度下降,与神经组织接触的时间缩短,从而降低了局部麻醉药的药效、缩短时效。

(6)药量　决定其起效、时效与麻醉效果。局部麻醉药的总量取决于浓度和容量。常用增加局部麻醉药的容量来增加麻醉范围,升高局部麻醉药浓度来缩短起效时间、增强药效和延长时效。

(7)神经纤维的差异性阻滞　周围神经可以根据粗细和功能分类。一般说来,细神经纤维较粗神经纤维更容易被阻滞,有髓鞘的神经纤维较无髓鞘神经纤维更容易被阻滞,因为局部麻醉药只需作用于有髓鞘神经纤维的郎飞氏结即可。不同结构的神经纤维承担的功能不同,这可能是局部麻醉药产生差异性阻滞的原因。临床上周围神经阻滞的顺序为:① 交感神经阻滞,引起外周血管的扩张和皮肤温度上升。② 痛觉和温觉丧失。③ 本体感觉丧失。④ 触压觉丧失。⑤ 运动麻痹。

(8)局部麻醉药复合应用　临床常将两种局部麻醉药复合应用,目的是缩短起效时间和延长时效,如常用起效快的利多卡因与时效长的丁卡因复合液做硬膜外阻滞。但临床利多卡因与丁卡因合液用于硬膜外阻滞,时效仅较单用利多卡因稍有延长,可能的原因是两种局部麻醉药复合应用使两药的浓度降低,影响各药的局部麻醉作用。

(9)血管收缩剂　在局部麻醉药中加入血管收缩剂可以延缓局部麻醉药吸收入血,增加局部麻醉药与神经接触时间,延长时效,并降低局部麻醉药的血药浓度,减少不良反应。常用的血管收缩剂有 1∶200 000 肾上腺素、去甲肾上腺素和去氧肾上腺素。普鲁卡因、利多卡因和甲哌卡因与肾上腺素合用可延长局部浸润、周围神经阻滞以及硬膜外阻滞的时效,并降低血药浓度 25％。肾上腺素与丁哌卡因、依替卡因合用延长时效的作用有限,降低两药血药浓度的作用也不明显。

(10)给药部位　给药部位的解剖结构包括局部血供影响局部麻醉药起效、时效和药效,同一种局部麻醉药蛛网膜下腔阻滞较硬膜外阻滞的起效快。

(11)温度　温度升高使 pKa 降低,因此增加局部麻醉药的温度可缩短起效时间。

(12)病理生理因素　① 妊娠:孕妇的局部麻醉药需要量较非妊娠妇女小,且周围神经阻滞、硬膜外阻滞和蛛网膜下腔阻滞起效也较快,动物实验证明这可能与妊娠期黄体酮的作用有关。② 心输出量减少：可降低局部麻醉药在血浆和组织中的清除率，血药浓度升高，毒性增加。③ 严重肝脏疾病：可延长酰胺类局部麻醉药的作用时间。④ 肾脏疾病：对局部麻醉药的影响较小。⑤ 胆碱酯酶活性：胆碱酯酶活性降低的患者（新生儿和孕妇）和胆碱酯酶缺乏的患者发生酯类局部麻醉药中毒的可能性增大。⑥ 胎儿酸中毒：可使母体内局部麻醉药容易通过胎盘转移入胎儿体内，使胎儿发生局部麻醉药中毒的危险性增加。⑦ 脓毒血症、恶病质等情况：α1 酸性糖蛋白浓度增加，使血浆游离状态局部麻醉药浓度降低。

12.4 药代动力学参数（表 12-1）

表 12-1 常用局部麻醉药的药代动力学参数及理化性质

名 称	分子量	pKa	脂溶性	血浆蛋白结合率(%)	分布容积(L)	清除率(L/min)	清除半衰期(min)
普鲁卡因	273	8.92	0.6	6			
丁卡因	300	8.49	80	76			
利多卡因	271	7.85	2.9	70	91	0.95	96
甲哌卡因	285	7.65	1	77	84	0.78	114
丙胺卡因	257	7.9	0.9	55			
依替卡因	312	7.74	141	94	133	1.22	156
丁哌卡因	324	8.05	28	95	73	0.47	210
左旋丁哌卡因	288.4			97			
罗哌卡因	328.8	8.07		94	41	0.44	108
氯普鲁卡因	307.2	9.0					

12.5 局部麻醉药的不良反应

12.5.1 局部麻醉药的毒性反应

（1）蛛网膜下腔会引起神经毒性反应。

（2）全身毒性反应 主要是药物误注入血管内或用药过量引起血药浓度升高所致。注药前回抽并在局部麻醉药中加入肾上腺素可以预防。

（3）中枢神经系统的毒性 局部麻醉药能通过血脑屏障，中毒剂量的局部麻醉药引起中枢神经系统兴奋或抑制，表现为舌唇发麻、头晕、紧张不安、烦躁、耳鸣、目眩，也可能出现嗜睡、语言不清、寒战及定向力或意识障碍，进一步发展为肌肉抽搐、意识丧失、惊厥、昏迷和呼吸抑制。治疗原则是出现早期征象应立即停药给氧。若惊厥持续时间较长,应给予咪达唑仑 1~2 mg 或硫喷妥钠 50~200 mg 或丙泊酚 30~50 mg 抗惊厥治疗。一旦影响通气可给予琥珀胆碱并进行气管插管。

(4)心血管毒性反应 表现为心肌收缩力减弱、传导减慢、外周血管阻力降低,甚至循环衰竭。治疗原则是立即给氧,补充血容量,保持循环稳定,必要时给予血管收缩药或正性肌力药。治疗丁哌卡因引起的室性心律失常,溴苄铵的效果优于利多卡因。

(5)变态反应 酯类局部麻醉药的代谢产物对氨基苯甲酸能导致变态反应。

(6)超敏反应 局部超敏反应多见,表现为局部红斑、荨麻疹、水肿。全身超敏反应罕见,表现为广泛的红斑、荨麻疹、水肿、支气管痉挛、低血压甚至循环衰竭。治疗的原则是对症处理和全身支持疗法。

(7)高铁血红蛋白血症 丙胺卡因的代谢产物甲苯胺可使血红蛋白转化为高铁血红蛋白,引起高铁血红蛋白血症,其用量应控制在 600 mg 以下。

12.5.2 局部麻醉药不良反应的预防

(1)掌握局部麻醉药的安全剂量和最低有效浓度,控制总剂量。

(2)在局部麻醉药溶液中加用血管收缩剂,如肾上腺素,以减少局部麻醉药的吸收和延长麻醉时效。

(3)防止局部麻醉药误注入血管内,注药前必须回抽有无血液。可在注入全剂量前先注试验剂量以观察患者反应。

(4)警惕毒性反应的先驱症状,如惊恐、突然入睡、多语或肌肉抽动。

(5)应用巴比妥类药物(1~2 mg/kg)作为麻醉前用药,达到镇静作用、提高惊厥阈值。术前口服咪达唑仑 5~7.5 mg 可能对惊厥有较好的保护作用。

12.5.3 局部麻醉药的不良反应的治疗

(1)立即停药,给氧,查出原因,严密观察,轻症者短时间内症状可自行消失。

(2)中度毒性反应可静脉注射咪达唑仑 2~3 mg。

(3)重度者应立即面罩给氧,人工呼吸,静脉注射咪达唑仑或丙泊酚,必要时可给予肌肉松弛药并行气管插管和呼吸支持。

(4)当循环系统发生抑制时,首先进行支持疗法,快速补液,并适时使用血管升压药。

(5)如发生心跳停止,应给予标准的心肺复苏措施。

(6)在复苏困难的丁哌卡因和左旋丁哌卡因严重心血管中毒反应时,可经静脉使用脂肪乳剂,文献报道可用 20% 的脂肪乳剂 1 mL/kg 缓慢静脉注射(3~5 min)。也可用 0.5 mL/(kg·min)持续静脉输注,心跳恢复后减量至 0.25 mL/(kg·min)。

12.6　常用局部麻醉药

12.6.1　普鲁卡因

（1）药理作用　普鲁卡因化学结构为对氨基苯二乙胺乙醇，短时效局部麻醉药，时效 45～60 min，pKa 高，在生理 pH 范围呈高离解状态，扩散和穿透力都较差。具有扩张血管作用，能从注射部位迅速吸收。普鲁卡因经血浆胆碱酯酶水解，半衰期仅 8 min。

（2）适应证和禁忌证　用于浸润麻醉、神经阻滞麻醉和蛛网膜下腔阻滞。一般不用于表面麻醉。持续输注小剂量普鲁卡因可与静脉全身麻醉药、吸入全身麻醉药或麻醉性镇痛药合用施行普鲁卡因静吸复合或静脉复合全身麻醉。

（3）剂量和用法　针剂可用于局部麻醉，粉剂可用于脊麻。浸润麻醉浓度为 0.25％～1.0％，极量 1 g；神经阻滞浓度为 1.5％～2.0％，极量 1 g；蛛网膜下腔阻滞浓度为 3.0％～5.0％，极量 0.15 g。

12.6.2　丁卡因

（1）药理作用　丁卡因化学结构是以丁氨根取代普鲁卡因芳香环上的对氨基，并缩短其烷氨尾链。长时效局部麻醉药，起效时间 10～15 min，时效超过 3 h，药效与毒性均为普鲁卡因的 10 倍，常与起效快的局部麻醉药合用。

（2）适应证　用于表面麻醉、硬膜外阻滞和蛛网膜下腔阻滞。

（3）剂量和用法　表面麻醉时，眼科浓度为 1％；鼻腔、咽喉和气管浓度为 2％，极量 40～60 mg；尿道浓度为 0.1％～0.5％，极量 40～60 mg；硬膜外阻滞较少单独应用，常用是 0.1％～0.2％丁卡因与 1.0％～1.5％利多卡因合用。

12.6.3　氯普鲁卡因

（1）药理作用　氯普鲁卡因与普鲁卡因相似，短时效局部麻醉药，起效迅速，为 6～12 min，时效 30～60 min。在血内水解的速度比普鲁卡因快 4 倍，毒性低，胎儿、新生儿血内浓度低。

（2）适应证和禁忌证　多用于硬膜外阻滞，尤其是产科麻醉。不适用于表面麻醉和神经阻滞。含有防腐剂的氯普鲁卡因制剂不能用于蛛网膜下腔阻滞。

（3）剂量和用法　局部浸润为 1％，极量 0.8～1.0 g。

12.6.4　利多卡因

（1）药理作用　利多卡因是酰氨类中时效局部麻醉药，起效快，时效 60～90 min，弥散广,穿透力强,对血管无明显扩张作用。临床应用浓度 0.5%~2%。

(2) 适应证 ① 局部麻醉:可用于表面麻醉、局部浸润麻醉、神经阻滞、硬膜外阻滞和蛛网膜下腔阻滞,毒性与药液浓度有关。静脉给药可以治疗室性心律失常,血浆浓度>5~6 μg/mL,出现毒性症状;血浆浓度>7~9 μg/mL,出现惊厥症状。② 治疗室性心律失常。③ 扩张支气管:可治疗哮喘。④ 治疗癫痫和新生儿顽固性惊厥。⑤ 防治气管插管的应激反应。

(3) 剂量和用法 针剂为 2%5 mL、2%20 mL;气雾剂为每瓶利舒卡总量 25 g,内含利多卡因 1.75 g,每按压一次阀门,约释放利多卡因 4.5 mg。乳剂(Emla)1 g 含 25 mg 利多卡因和 25 mg 丙胺卡因的混合液,用于表面皮肤的镇痛和口鼻黏膜麻醉,尤其是小儿血管内置管时的麻醉,起效时间 45~60 min。浸润麻醉浓度为 0.25%~0.5%,极量 0.5 g;神经阻滞浓度为 1.0%~2.0%,极量 0.4 g;硬膜外阻滞浓度为 1.5%~2.0%,极量 0.4 g~0.5 g;表面麻醉浓度为 2.0%~4.0%,极量 0.2 g。

12.6.5　丁哌卡因和左旋丁哌卡因(布比卡因和左旋布比卡因)

(1) 药理作用 丁哌卡因结构与甲哌卡因相似,毒性仅为甲哌卡因的 1/8,但心脏毒性较明显,误注入血管可引起心血管虚脱及严重的心律失常,而且复苏困难。可能与目前所用的丁哌卡因是由左旋和右旋镜像体 50:50 组成的消旋混合物有关。与等量丁哌卡因相比,左旋丁哌卡因的感觉和运动阻滞的起效时间、持续时间和肌肉松弛程度相似。左旋丁哌卡因引起心搏停止和心律失常的剂量小于罗哌卡因,但显著高于丁哌卡因。丁哌卡因是长时效局部麻醉药,麻醉效能是利多卡因的 4 倍,弥散力与利多卡因相似,对组织穿透力弱,不易通过胎盘。时效因阻滞部位不同而异,产科硬膜外阻滞时效约 3 h,而外周神经阻滞时效达 16 h。临床常用浓度为 0.25%~0.75%,成人安全剂量 150 mg,极量为 225 mg。胎儿/母体的血浓度比率为 0.30~0.44,对新生儿无明显的抑制,但有文献报道产妇应用丁哌卡因产生的心脏毒性难以复苏,因此建议产妇应慎选丁哌卡因的浓度和剂量。丁哌卡因的特点是可通过改变药液浓度而产生感觉-运动阻滞的分离,0.125%~0.25%丁哌卡因阻滞交感神经而较少阻滞感觉神经,0.25%~0.5%产生最大感觉神经阻滞而运动神经阻滞最小,而 0.75%药液则产生完善的运动神经阻滞。因此丁哌卡因可单独或和麻醉性镇痛药复合用于术后或分娩镇痛。

(2) 适应证 用于浸润麻醉、神经阻滞、硬膜外阻滞和蛛网膜下腔阻滞。可用于产科麻醉和分娩镇痛。

(3) 剂量和用法 浸润麻醉浓度为 0.125%~0.25%;神经阻滞浓度为 0.25%~0.5%;蛛网膜下腔阻滞浓度为 0.5%~0.75%;硬膜外阻滞、骶管、上胸段浓度为 0.25%~0.5%;下胸段、腰段浓度为 0.5%~0.75%;术后镇痛和分娩镇痛浓度为 0.125%。一次最大剂量为 10~15 mg,成人极量为每次 2 mg/kg。

（4）长效丁哌卡因制剂 EXPAREL 是一种单剂量的局部镇痛药，EXPAREL 术后镇痛单剂量注射在手术部位维持时间 72 h，减少阿片类药物用量，无需导管或泵注。通过利用储库泡沫技术，储库泡沫是＜3％的脂质，能生物降解，具备生物相容性，储库泡沫利用膜成分，这些膜成分是来源于自然和耐受良好的物质，能通过正常途径代谢。EXPAREL 能超时释放治疗剂量的丁哌卡因，压缩药物而不改变药物分子量，然后在所期望的时间内释放。

12.6.6　罗哌卡因

（1）**药理作用**　罗哌卡因是长效局部麻醉药，化学结构介于甲哌卡因和丁哌卡因之间，罗哌卡因是纯的左旋对映异构体，物理和化学性质与丁哌卡因相似，但脂溶性低于丁哌卡因，蛋白结合率和 pKa 接近。经动物实验和临床广泛应用，证实罗哌卡因不仅具有丁哌卡因的临床特性，而且还具有以下优点：① 高浓度提供有效、安全的手术麻醉；低浓度时感觉-运动阻滞分离现象明显，可用于镇痛。② 心脏毒性低于丁哌卡因，引起心律失常的阈值高，过量后复苏的成功率高。③ 具较低的中枢神经系统毒性，致惊厥的阈值高。④ 具有血管收缩作用，无需加肾上腺素。⑤ 对子宫胎盘血流无影响，可用于产科麻醉和镇痛。

（2）**适应证**　用于硬膜外阻滞、外周神经阻滞、术后镇痛和分娩镇痛。

（3）**剂量和用法**　硬膜外阻滞浓度为 0.75％～1％；外周神经阻滞浓度为 0.5％～0.75％；术后镇痛和分娩镇痛浓度为 0.2％，和麻醉药合用时为 0.1％。

分娩镇痛中，局部麻醉药常单独或作为主要的硬膜外腔给予的药物。各个医院目前对于分娩镇痛均有各自的配方，但都遵循着有效镇痛，尽可能少的影响孕妇产程的原则。下表（表 12-2）是分娩镇痛专家共识发表的建议（临床麻醉学杂志，2016,32(8)：816-818）。上海交通大学附属仁济医院麻醉科分娩镇痛常规放置硬膜外导管（L_{3-4}，向头端置管 3～5 cm），接电子镇痛泵（0.75％罗派卡因 20 mL＋舒芬太尼 50 ug，总量 100 mL，背景剂量 5 mL/h，单次追加剂量 5 mL，锁定时间 15 min）。控制麻醉平面达到 T_{10}，不超过 T_6。

表 12-2　分娩镇痛专家共识建议的药物配方

硬膜外常用药物和剂量				脊麻常用药物和剂量		
药　物	首剂 （mL/次）	维持 （mL/h）	自控 （mL/次）	单次阿片 类药物	单次局部 麻醉药	联合用药
0.062 5～0.15％罗哌卡因＋芬太尼 1～2 μg/mL 或舒芬太尼 0.4～0.6 μg/mL	6～15	6～15	8～10	舒芬太尼 2.5～7 μg	罗哌卡因 2.5～3.0 mg	罗哌卡因 2.5 mg＋舒芬太尼 2.5 μg 或芬太尼 12.5 μg

硬膜外常用药物和剂量				脊麻常用药物和剂量		
药 物	首剂 (mL/次)	维持 (mL/h)	自控 (mL/次)	单次阿片 类药物	单次局部 麻醉药	联合用药
0.004～0.125 丁哌卡因＋ 芬太尼 1～2 μg/mL 或舒 芬太尼 0.4～0.6 μg/mL	6～15	6～15	8～10	芬太尼 15～ 25 μg	丁哌卡因 2.0～ 2.5 mg	丁哌卡因 2.0 mg＋ 舒芬太尼 2.5 μg 或芬太尼 12.5 μg

12.6.7 常用局部麻醉药的浓度、剂量和用法(表 12 - 3)

表 12 - 3 常用局部麻醉药的浓度、剂量和用法

局部麻醉药	用 法	浓度(%)	起效	作用时效 (h)	一次最大剂量 (mg)
利多卡因	局部浸润	0.5～1.0	快	1.0～2.0	300
	静脉局部麻醉	0.25～0.5			500＋肾上腺素
	神经阻滞	1.0～1.5	快	1.0～3.0	500＋肾上腺素
	硬膜外阻滞	1.5～2.0	快	1.0～2.0	500＋肾上腺素
	蛛网膜下腔阻滞	5(现已不用)	快	0.5～1.5	100＋肾上腺素
	表面麻醉	4	中等	0.5～1.0	500＋肾上腺素
丁哌卡因	局部浸润	0.25	快	2.0～4.0	175 225＋肾上腺素
	神经阻滞	0.25～0.5	慢	4.0～12.0	225＋肾上腺素
	分娩产科硬膜外阻滞	0.25～0.5	中等	2.0～4.0	225＋肾上腺素
	手术硬膜外阻滞	0.5～0.75	中等	2.0～5.0	225＋肾上腺素
	蛛网膜下腔阻滞	0.5～0.75	快	2.0～4.0	20
左旋丁哌卡因	局部浸润	0.25	快	2.0～4.0	150
	神经阻滞	0.25～0.5	慢	4.0～12	150
	分娩产科硬膜外阻滞	0.5	中等	2.0～4.0	150
	手术硬膜外阻滞	0.5～0.75	中等	2.0～5.0	150
	蛛网膜下腔阻滞	0.5～0.75	快	2.0～4.0	
罗哌卡因	局部浸润	0.2	快	2.0～4.0	
	神经阻滞	0.25～0.5	慢	4.0～12.0	200
	硬膜外术后镇痛	0.2			
	产科硬膜外镇痛	0.2			
	手术硬膜外阻滞	0.75～1.0	中等	2.0～4.0	

续　表

局部麻醉药	用　法	浓度(%)	起效	作用时效 (h)	一次最大剂量 (mg)
普鲁卡因	表面麻醉	2.0	慢	30~60	50
	局部浸润	1.0	慢	30~60	1 000
	神经阻滞	1.0~2.0	慢	30~60	1 000
	硬膜外阻滞	2.0~3.0	慢	30~60	1 000
	蛛网膜下腔阻滞	5.0	中等	30~60	150
丁卡因	蛛网膜下腔阻滞	2.0	快	2.0~4.0	20
	表面麻醉	0.5~1.0	慢	30~60	20
氯普鲁卡因	局部浸润	0.5~1.0	慢	45~60	1 000
	神经阻滞	1.0~2.0	快	30~45	
	硬膜外阻滞	2.0~3.0	快	30~45	
	蛛网膜下腔阻滞	2.0			

增强心肌收缩药

增强心肌收缩药又称正性肌力药（inotropic），还包括强心药，可加快心肌纤维缩短的速度，从而增加心肌收缩力，用于支持循环功能。理想的增强心肌收缩药应具备的条件为：① 增强心肌收缩力，升高输出量（CO）和平均动脉压（MAP），改善组织供氧、减轻酸中毒和增多尿量。② 不增加心肌氧耗，不引起心率增快和心律失常，并能维持舒张压和增加冠脉血流。③ 不产生耐药性。④ 可控性强，起效和排泄迅速。⑤ 可与其他药物配伍，不良反应少，无毒性。

13.1 肾上腺素类药

13.1.1 肾上腺素

（1）药理作用　肾上腺素兼有 α 和 β 受体激动作用。α 受体激动引起皮肤、黏膜、内脏血管收缩，血压升高。β 受体激动使冠状血管扩张，心肌兴奋和心率增快，支气管和胃肠道平滑肌松弛。肾上腺素可激活 α 受体和 β 受体，当激动心肌传导系统和窦房结的 α 受体时，可使心肌收缩力增强，心输出量增加，传导加速和心率增快。肾上腺素，可激活皮肤黏膜和内脏血管的 β_2 受体，尤其是肾动脉明显收缩，骨骼肌和冠状动脉扩张，激动支气管 β_2 受体，使支气管扩张。作用于肝和脂肪的 β_2 受体，促进肝糖原和脂肪分解，升高血糖。

（2）适应证　① 心脏术后低心输出量和心功能减退；② 低血压休克；③ 过敏反应引起的血压下降或支气管痉挛等；④ 心肺复苏时的首选药物；⑤ 加入局部麻醉药内可延缓其吸收。

（3）禁忌证　器质性心脏病、高血压、冠状动脉病变、糖尿病、甲状腺功能亢进。

（4）剂量与用法　静脉注射 $1 \sim 2 \ \mu g/min$，主要兴奋周围血管的 β_2 受体；$4 \ \mu g/min$ 兴奋 β_1 受体，出现强效的正性肌力作用；$> 0.03 \ \mu g/(kg \cdot min)$，$\alpha_1$ 受体的兴奋增强，其结果为正性肌力作用和血管收缩作用，肾血管血流量进行性下降；$> 0.1 \ \mu g/(kg \cdot min)$，血管收缩作用显著,静脉容量减少。单次静脉注射 $2\sim8~\mu g$,产生暂时性心肌兴奋,升高血压,持续时间 $1\sim5~min$。心肺复苏时推荐用常规量 $0.5\sim1~mg$ 静脉注射,必要时可间隔 $3\sim5~min$ 重复应用;采用气管内注射,剂量应增大 $2\sim3$ 倍。过敏反应血压下降时,可给予静脉注射 $4\sim8~\mu g$(根据需要增加用量),心源性休克伴严重低血压,静脉注射 $0.1\sim0.5~mg$,随后输注 $2\sim4~\mu g/min$。支气管痉挛时以 $0.3~mg$ 肌内或皮下注射,每 $20~min$ 1 次,可以连用 3 次。

(5)不良反应 治疗量有时可见焦虑不安、面色苍白、失眠、恐惧、眩晕、头痛、呕吐、出汗、四肢发冷、震颤、无力、心悸、血压升高,尿潴留、支气管及肺水肿,短时的血乳酸或血糖升高等。大剂量兴奋中枢,引起激动、呕吐及肌强直,甚至惊厥等。当用量过大或皮下注射误入静脉时,可引起血压骤升、心律失常,严重者可发展为脑溢血、心室颤动。

(6)注意事项 ① 用药前后及用药时应当检查或监测血压、心率和心律变化,多次应用时还须测血糖变化。② $1:1\,000(1~mL/mL)$ 浓度的肾上腺素注射剂,作心内或静脉注射前必须稀释。由于可引起血管剧烈收缩而导致组织坏死,故不推荐动脉内注射。③ 用于过敏性休克时,由于其血管的通透性增加,有效血容量不足,必须同时补充血容量。④ 与华法林、玻璃酸酶及新生霉类等存在物理性配伍禁忌。⑤ 过量的征象为:焦虑不安、皮肤潮红、胸痛、寒战、抽搐、血压变化、心律失常、恶心、呕吐、皮肤苍白寒冷等。

13.1.2 多巴胺

(1)药理作用 多巴胺激动肾上腺受体和多巴胺受体(DA1 和 DA2 两种受体)。其效应呈剂量依赖性。较大剂量时,激动 α 受体、β 受体,导致心率增快,周围血管阻力增加,肾血管收缩,肾血流量及尿量反而减少。此时,多巴胺加速心率的作用强于多巴酚丁胺,并且有可能加重缺血性心脏病患者心脏收缩和舒张功能的损害。DA1 受体位于突触后,分布于内脏、脾、肾、冠状血管的平滑肌。通过兴奋腺苷环化酶和增加 cAMP 浓度,扩张血管,增加肾和肠系膜的血流量。

(2)适应证 心源性休克、脓毒性休克、心力衰竭及其他需要循环支持的患者。

(3)剂量与用法 小剂量多巴胺 $0.5\sim3~\mu g/(kg\cdot min)$,对 DA1 的作用最大,使肾和冠状血管扩张,DA2 受体也兴奋,促进血管扩张。中等剂量 $2\sim5~\mu g/(kg\cdot min)$ 时,β_1 受体兴奋,正性肌力作用增强,血压升高,肾血流增加更多。从每分钟 $5~\mu g/kg$ 开始,对 α_1 受体的作用增强,使 SVR、肺循环阻力(PVR)和肺小动脉楔压(PCWP)升高。剂量大于 $10~\mu g/(kg\cdot min)$,兴奋周围血管的 α_1 受体,表现为心动过速和血管收缩。

(4)不良反应 常见的有胸痛、呼吸困难、心悸、心律失常(尤其用大剂量)、全身软弱无力感;心跳缓慢、头痛、恶心呕吐者少见。长期大剂量或小剂量用于外周血管病患者,出现的反应有手足疼痛或手足发凉;外周血管长时期收缩,可能导致局部坏死或坏疽;过量时可出现血压升高,此时应停药,必要时给予 α 受体阻滞剂。

（5）注意事项 ① 不能皮下或肌内注射。② 不能与三环类抗抑郁药同用，可能增加多巴胺的心血管作用，引起心律失常、心动过速、高血压。抗高血压药物治疗患者慎用；注意可能诱发的心律失常。③ 严重败血症时产生的内毒素抑制多巴胺β羟基化酶，使多巴胺转化为去甲肾上腺素受到阻碍，可能降低其疗效，追加少量去甲肾上腺素或肾上腺素即可恢复多巴胺效应。④ 剂量过大能出现心动过速、心律失常及肢体远端坏死。⑤ 多巴胺可增加肺动脉压，右心力衰竭时应慎用。⑥ 与单胺氧化酶抑制剂同用，可延长及加强多巴胺的效应；多巴胺是通过单胺氧化酶代谢，在给多巴胺前2～3周曾接受单胺氧化酶抑制剂的患者，初量至少减到常用剂量的1/10。⑦ 与苯妥英钠同时静脉注射可产生低血压与心动过缓。在用多巴胺时，如必须用苯妥英钠抗惊厥治疗时，则须考虑两药交替使用。⑧ 术后需要静脉注射多巴胺维持血压的患者，如有低氧无通气量减少，应注意加强呼吸管理。⑨ 目前不建议以小剂量多巴胺<4 μg/(kg·min)治疗急性肾功能衰竭少尿期。甚至有报道认为多巴胺对肾小管功能有损害作用，对多巴胺在危重患者的抗休克作用也提出质疑。

13.1.3 多巴酚丁胺

（1）药理作用 多巴酚丁胺是可以同时兴奋α、β₁、β₂受体的消旋混合物，(一)对映体是β₁受体激动剂，而(+)对映体仅有非常弱的部分激动作用。直接作用于心脏。多巴酚丁胺作用于β₁受体，通过G蛋白激活鸟苷酸调节级联反应，从而增加腺苷酸环化酶活性，加速ATP向第二信使cAMP的转化。细胞内cAMP导致肌浆网的钙离子释放，增加心肌收缩力。对血管的作用，体循环血管阻力和静脉充盈压轻度降低。多巴酚丁胺使心肌收缩力有所增强，冠状动脉血流及心肌耗氧量常增加。由于心输出量增加，肾血流量及尿量常增加。

（2）适应证 充血性心力衰竭，术后的低心排综合征，心肌梗死。

（3）禁忌证 梗阻性肥厚型心肌病不宜使用。下列情况应慎用：① 房颤，多巴酚丁胺能加快房室传导，心室率加速；② 高血压、低血容量、室性心律失常可能使病情加重；③ 严重的机械梗阻，如重度主动脉瓣狭窄，多巴酚丁胺可能无效；④ 心肌梗死后，使用大剂量该药可能使心肌耗氧量增加而加重缺血；⑤ 不推荐常规使用多巴酚丁胺，一般用在心肌抑制的患者。

（4）剂量与用法 2～15 μg/(kg·min)静脉滴注。

（5）不良反应 可有心悸、恶心、头痛、胸痛、气短等。如出现收缩压增加，心率增快者，与剂量有关，应减量或暂停用药。

（6）注意事项 近期接受β受体阻滞剂的患者本药可能无效。确实存在心肌收缩功能减退才可应用。可使窦性心率加快或血压升高，尤其是收缩压升高和引发室性异位搏动，可诱致各种心律失常及心绞痛。与剂量有关，应减量或暂停用药。

13.1.4 异丙肾上腺素

（1）药理作用 异丙肾上腺素激动 β_1 和 β_2 受体，发挥正性肌力和正性频率作用，缩短心脏收缩期和舒张期。异丙肾上腺素的加快心率和加速传导较肾上腺素为强，对窦房结也有兴奋作用。引起骨骼肌血管扩张，肾脏血管及肠系膜血管也有较弱扩张，也能扩张冠状动脉。静脉滴注时，由于心脏兴奋和外周血管扩张，使收缩压升高、舒张压下降，可使冠脉血流量增加。当静脉注射给药时，可见舒张压明显下降，冠脉血流量并不增加。使支气管平滑肌松弛。与肾上腺素比较，无支气管黏膜血管收缩，因此无消除黏膜水肿作用。此外，异丙肾上腺素还具有抑制组胺等过敏性物质释放，可引起组织耗氧量增加，也可升高血中游离脂肪酸水平，还有一定的升高血糖作用。

（2）适应证 ① β 受体阻滞药过量。② 急性心动过缓，传导阻滞。③ 先天性心脏病术后的心力衰竭。④ 原发性肺高压和肺循环阻力升高。⑤ 心脏移植术后，常规应用，以增强自律性和正性肌力作用，并可以扩张肺动脉。⑥ 右心力衰竭竭合并肺高压时，能增强右心功能和扩张肺血管。

（3）禁忌证 心绞痛，心肌梗死，甲状腺功能亢进症，嗜铬细胞瘤。

（4）剂量与用法 严重心动过缓时，如阿托品无效，可单次静脉注射异丙肾上腺素，剂量为 $2\sim10\ \mu g$，持续静脉滴注可用 5% 葡萄糖液稀释，剂量为 $2\sim10\ \mu g/min$。心脏骤停时，$0.2\sim1.0\ mg$ 静脉注射。

（5）常见的不良反应有 口咽发干、心悸不安；少见的不良反应有：头晕、目眩、面潮红、恶心、心率增速、震颤、多汗、乏力等。

（6）注意事项 ① 异丙肾上腺素过量增加心肌耗氧，易致心律失常，甚至室颤。② 用药前后及用药时应当检查或监测血钾浓度。③ 有明显缺氧的哮喘患者，若用量过大，易致心肌耗氧量增加，引起心律失常，甚至可致室性心动过速及心室颤动。④ 气雾吸入时，应限制吸入的次数和吸入量。

13.2 磷酸二酯酶抑制药

磷酸二酯酶抑制药（phosphodiesterase inhibitor，PDE）为非儿茶酚胺、非肾上腺素型的强心药。其作用不依赖 β 受体兴奋，不会因 β 受体下调而减效。用药后血压升高是由于心输出量的增加。具有正性肌力作用和正性舒张作用，并同时使血管扩张，故称为"变力性扩血管药"。

13.2.1 药理作用

（1）正性肌力作用 心肌收缩力来源于收缩蛋白（肌动蛋白和肌球蛋白）的相互作用，

并且有一组蛋白(原肌凝蛋白)进行调节。cAMP 量增多,Ca^{2+} 进入细胞和从贮存库的释放增加,结果心肌收缩力增加。心肌细胞内的 cAMP 由腺苷环化酶催化生成,再被磷酸二酯酶水解为 AMP,磷酸二酯酶抑制药可阻碍。cAMP 的水解,使 cAMP 的浓度增加,促进 Ca^{2+} 的内流和释放,从而产生正性肌力作用。

(2)正性舒张作用　cAMP 还可通过激活肌浆网中的钙和 ATP 酶,加速 Ca^{2+} 进入贮存库,同时也使原钙蛋白 C 和 Ca^{2+} 的亲和力下降。结果是心肌舒张的速度加快,过程缩短,具有重要的生理意义。因为当交感神经兴奋使心率增快时,上述作用可以提供充分的心室充盈和冠状循环血流。充血性心力衰竭的心脏常同时有舒张功能减退。心力衰竭患者心室肌细胞内 Ca^{2+} 浓度下降的速度显著减慢。PDE 对心力衰竭患者具有心肌舒张速率加快作用。

(3)血管扩张作用　在血管平滑肌细胞内,增加环核甙酸或者减少 Ca^{2+} 的流入都将导致血管扩张。cAMP 促进 Ca^{2+} 进入贮存库,使血管收缩时可利用的 Ca^{2+} 减少,因而使血管扩张。磷酸二酯酶抑制药使 cAMP 增加,还可以增加二氧化氮从血管内皮的释放,故可直接扩张血管。

13.2.2　常用药物

13.2.2.1　氨力农

(1)适应证　氨力农用于慢性心力衰竭、急性心肌梗死后心源性休克、心脏术后低心排综合征和肺高压,尤其是常规治疗不能奏效时,更应加用氨力农。应用指征为:① 心室功能减退或肺动脉高压,于体外循环时常规使用,并持续静脉滴注。② 在体外循环时,心功能减退(已经应用儿茶酚胺类药物),在准备停机前,可用氨力农。③ 患者于停体外循环后,发生低心排综合征。④ 患者围术期突发左右心力衰竭。⑤ 在 ICU 内,心室充盈压已满意且已经用儿茶酚类药支持,但仍有低心排综合征。

(2)剂量与用法　静脉注射 0.75 mg/kg,于 2~3 min 内缓慢滴注。随之再每分钟静脉滴注维持 5~10 μg/kg,需要时可于首次量 30 min 后再用 0.75 mg/kg。静脉注射总量每日不超过 5~10 mg/kg。氨力农不能和葡萄糖溶液合用或用葡萄糖液稀释,否则可使其作用在 24 h 内丧失 11%~13%,并且氨力农溶液中,不能静脉注射其他药物(如呋塞米等)。

(3)不良反应　静脉快速注射或用量过大,可使血管扩张,血压下降,应缓慢注射。必要时可加用多巴胺、肾上腺素和去甲肾上腺素。用大剂量时,可引起心律失常,以室上速多见。长期应用可能发生血小板减少(发生率约 2.4%),心脏术后用 24 h 未见有血小板减少。

(4)注意事项　① 氨力农在溶媒中成盐速度较慢,需 40~60℃温热、振摇、待溶解完全后稀释使用,静脉注射用生理盐水稀释成 1~3 mg/mL。② 用药期间应监测心率、心律、血压、必要时调整剂量。③ 不宜用于严重瓣膜狭窄病变及肥厚梗阻性心肌病患者。急性心肌梗死或其他急性缺血性心脏病患者慎用。④ 合用强利尿剂时,可使左室充盈压过度下降,需注意水、电解质平衡。⑤ 肝肾功能损害者慎用。

13.2.2.2 米力农

（1）适应证　米力农用于治疗充血性心力衰竭，双心室衰竭和右室衰竭。心脏术后低心排综合征和心功能减退，以及等待心脏移植的重症患者。

（2）禁忌证　严重肝肾功能不全，急性心肌梗死早期，孕妇。

（3）剂量与用法　有效血浓度为 100 ng/mL。静脉注射 25～75 μg/kg 后，5 min 血浓度达峰值（＞150 ng/mL），但 30 min 内迅速下降至 100 ng/mL 以下。因此，单次静脉注射米力农 25～50 μg/kg 后，随之静脉滴注 0.375～0.75 μg/(kg·min)，可以维持血内有效浓度；血流动力学变化最理想；并且心律失常的危险性也小。

（4）不良反应　用于儿童，其最严重并发症为血小板减少症（＜10×10^{10}/L），并且随着用药时间的延长而增加，其次为心动过速。

（5）注意事项　① 用药期间应监测心率、心律、血压、必要时调整剂量。② 不宜用于严重瓣膜狭窄病变及梗阻性肥厚型心肌病患者。急性缺血性心脏病患者慎用。③ 合用强利尿剂时，可使左室充盈压过度下降，且易引起水、电解质失衡。④ 对房扑、房颤患者，因可增加房室传导作用导致心室率增快，宜先用洋地黄制剂控制心室率。⑤ 肝肾功能损害者慎用。

13.3　洋地黄类药

13.3.1　药理作用

正常心肌细胞内三磷腺苷酶产生能量，在动作电位的第 4 相时，将 Na^+ 从细胞内排出。洋地黄苷可以和 Na^+/K^+-ATP 酶上的 α 亚单位结合，从而完全抑制了上述作用，结果为细胞内 Na^+ 增多。Na^+ 再通过细胞膜上的 Ca^{2+}/Na^+ 交换途径与细胞外 Ca^{2+} 交换，使 Ca^{2+} 进入细胞内，最终使细胞内 Ca^{2+} 增多。此外，Na^+ 增多也促进了收缩蛋白对 Na^+ 的利用，使心肌的收缩性增强。地高辛口服吸收迅速而完全，生物利用度高达 90% 以上，服药后经 4 h 显效，6～12 h 达峰效应，血清治疗浓度 15～25 ng/mL，血浆蛋白结合率达 97%。主要经肝微粒体酶代谢消失，消除半衰期一般为 4～7 d。由胆汁排出，再循环后，由尿排出。

13.3.2　常用药物

13.3.2.1　地高辛

（1）适应证　① 中到重度的左心收缩功能衰竭。② 急性心肌梗死伴房颤。③ 充血性心力衰竭伴房颤。④ 室上性心动过速（预激综合征患者禁用）和快速房颤。

（2）禁忌证　① 急性心肌梗死伴窦性心律和轻度心力衰竭。② 仅有右心室衰竭者。③ 房室传导阻滞。④ 梗死性肥厚型心肌病。

（3）剂量与用法　充血性心力衰竭患者需要快速洋地黄化时，可首次静脉注射 0.5～0.75 mg，随后在 1～3 h 内，分次追加 0.125～0.25 mg，根据需要和患者情况，总量可达 2 mg。其作用于 1～3 h 达高峰，12 h 内可完全洋地黄化。肾功能减退时应减少剂量。

（4）禁忌证　① 对任何强心苷制剂中毒者；② 室性心动过速、心室颤动患者；③ 梗阻型或肥厚型心肌病（若伴收缩功能不全或心房颤动仍可考虑）患者；④ 预激综合征伴心房颤动或扑动者。

（5）不良反应　① 常见：出现新的心律失常、胃纳不佳或恶心、呕吐（刺激延髓中枢）、下腹痛、异常的无力软弱（电解质失调）。② 少见：视力模糊或"黄视"（中毒症状）、腹泻（电解质平衡失调）、中枢神经系统反应如精神抑郁或错乱。③ 罕见：嗜睡、头痛、皮疹、荨麻疹（过敏反应）。④ 洋地黄中毒最常见者为室性早搏；约占心脏反应的 33%。其次为房室传导阻滞，阵发性或非阵发性交界性心动过速，阵发性房性心动过速伴房室传导阻滞，室性心动过速、窦性停搏、心室颤动等。

（6）注意事项　① 洋地黄苷类排泄缓慢，易于蓄积中毒，原则上两周内未用过慢效洋地黄苷者，才能按常规给予，否则应按具体情况调整用量。② 治疗量和中毒量之间相差很小，故需根据病情、制剂、疗效及其他因素来摸索不同患者的最佳剂量。③ 强心苷中毒，一般有恶心、呕吐、厌食、头痛、眩晕等，如中毒一旦确诊，必须立即停药，并应用下列药物：① 轻者，口服氯化钾，每次 1 g，每日 3 次；若病情紧急，如出现精神失常及严重心律失常，则用 1.5～3 g 氯化钾，溶于 5% 葡萄糖 500 mL 中，缓慢静脉滴注；同时也需补充镁盐。② 强心苷引起的房室传导阻滞、窦性心动过缓、窦性停搏等，可静脉注射阿托品 1～5 mg，2～3 h 重复 1 次。③ 洋地黄苷引起的室性心律失常，用苯妥英钠效果较好。对紧急病例，一般先静脉滴注 250 mg，然后再根据病情继续静脉滴注 100 mg 或肌内注射 100 mg，此后可改口服，每日 400 mg 分次服用。对非紧急病例，仅口服给药即可。利多卡因亦可用于洋地黄苷引起的室性心律失常和心室颤动。④ 用药期间忌用钙注射剂。

美国心脏病学院杂志（ACC）刊登文章，研究者纳入 122 000 例患者，多数为男性，平均年龄 72 岁，接受地高辛治疗 3 年较相同年龄组死亡风险增加超过 20%，该研究的结论认为地高辛增加房颤患者死亡风险。

13.3.2.2　去乙酰毛花苷（西地兰）

（1）适应证　急慢性心功能不全，严重左心衰竭伴急性肺水肿，阵发性室上速、快速房颤（减慢心室率）。

（2）禁忌证　心肌梗死。

（3）剂量与用法　静脉注射每次 0.2～0.4 mg，每日 1～2 次，麻醉期间快速房颤可用

$0.2\sim0.4$ mg 稀释至 20 mL 静脉注射。以后每 $2\sim4$ h 再给 $0.2\sim0.4$ mg,总量 $1\sim1.6$ mg。儿童每日 $20\sim40$ $\mu g/kg$,分 $1\sim2$ 次给药。

（4）不良反应　① 胃肠道反应：一般较轻,常见食欲缺乏、恶心、呕吐、腹泻、腹痛。② 心律失常：服用洋地黄过程中,如心率突然显著减慢或加速或心律失常,是洋地黄中毒诊断依据。特征性心律失常有：多源性室性期前收缩呈二联律,特别是发生在心房颤动基础上；心房颤动伴完全性房室传导阻滞与房室结性心律,甚至出现室上性心动过速伴房室传导阻滞。③ 神经系统表现：可有头痛、失眠、忧郁、眩晕,甚至神志错乱。④ 可出现黄视或绿视,以及复视。

（5）注意事项　① 维持电解质正常和酸碱平衡。② 不能与钙剂同时应用。③ 严格监测心率和心律。

13.4　钙

13.4.1　药理作用

钙对维持心脏工作非常重要,Ca^{2+} 水平对心肌收缩有重大影响。严重低血钙时可抑制心肌收缩,使每搏量减少,并使血管扩张。用钙剂可增加每搏量和心肌收缩速率；同时降低左室收缩末期压力（LVEDP）和心率,体循环阻力（SVR）不变或下降。但血 Ca^{2+} 正常者,心功能改善很少,且 SVR 升高显著。钙剂可增加钙通道的离子阶差,使细胞内 Ca^{2+} 浓度升高,但极少作为正性肌力药。最近提出,无症状的低钙血症不需治疗,只有当 ECG 出现异常时才用钙剂。低钙血症治疗的目的是消除症状,而不是要恢复血 Ca^{2+} 至正常水平。肝移植时,低血 Ca^{2+} 可引起心肌抑制,用氯化钙可以纠正。儿童肝切除时,亦用氯化钙维持血钙于正常水平,以避免因此所引起的心肌抑制。烧伤患者可有持续的低血钙（可能为其心肌抑制的原因）,所以主张用钙。

13.4.2　适应证

（1）绝对适应证　① 有症状的低钙血症（抽搐、肌肉痉挛、喉痉挛、惊厥）。② 高钾血症。③ 钙通道阻滞药过量。

（2）相对适应证　① β受体阻滞药过量。② 依赖升压药维持的患者,有显著低钙血症时。③ 低血钙症引起的对地高辛的不敏感。④ $MgSO_4$ 过量或有症状的高镁血症。⑤ 氢氟酸中毒。但钙剂用于大量输血、体外循环、顽固性心肌电机械分离或收缩停止尚有争议。

13.4.3　不良反应

静脉注射钙剂可以引起心动过缓,房室分离和结性心律失常,注入速度过快可使心室舒张功能下降。其安全性取决于钙剂用量、注射速度、钙离子的生物利用度以及最初的分布容积等。血浆内钙离子浓度的绝对值和变化速度决定了是否发生心脏的节律和传导异常。

13.4.4　剂量和用法

静脉注射钙剂有氯化钙和葡萄糖酸钙。其中 Ca^{2+} 含量 10% 的氯化钙为 $680\ mmol/L$，10% 葡萄糖酸钙为 $225\ mmol/L$，后者对酸碱平衡的影响较氯化钙小。氯化钙的用量一般为 $7\sim10\ mg/kg$，葡萄糖酸钙为 $15\ mg/kg$ 缓慢静脉注射。

13.4.5　注意事项

（1）静脉注射速度应缓慢。

（2）洋地黄化的患者，再注钙剂引起心律失常的危险性显著增加，并且可加重洋地黄苷的毒性，尤其是低血钾患者应慎用。

（3）静脉注射钙剂，可刺激血管壁，渗入皮下则引起组织坏死。新生儿经脐动脉插管注入 10% 葡萄糖酸钙后，有发生臀部皮肤损害的报道。

（4）钙剂不可在输血器的管道内与血制品同时注射。

13.5　钙增敏剂

左西孟旦通过改变钙结合信息传递而起作用，可使 Ca^{2+} 与肌钙蛋白的亲和力增高，从而提高心肌收缩蛋白对钙的敏感性，增强心肌收缩力，故称钙增敏剂，是现有钙增敏剂中作用最强的一种，兼有 PDE-Ⅲ 作用。

13.5.1　药理作用

（1）血流动力学的作用　左西孟旦增加肌丝对 Ca^{2+} 敏感性，与肌钙蛋白 C 结合，增加肌钙蛋白与钙离子复合物的构象稳定性；促进横桥与细肌丝的结合，能增加心肌收缩力而不增加心肌耗氧量。此药还能激活 ATP 依赖性钾离子通道而产生血管扩张作用，降低心脏的前、后负荷。显著改善心功能，使肺动脉压、肺毛细血管楔压、总外周血管阻力下降，每搏量、心输出量增加。扩张心外膜冠状动脉的同时也扩张肌内阻力血管，增加冠脉血流量，降低冠脉循环阻力。高浓度时，左西孟旦可发挥轻度抑制磷酸二酯酶的作用。其活性代谢产物的半衰期很长，可持续 $7\sim9$ 天。

（2）抗心肌缺血作用　扩张冠状动脉血管，增加冠状动脉血流，同时氧耗量减少。但给予 $0.6\ \mu g/(kg\cdot min)$ 时，可增加室性心律失常的发生。

（3）改善肾功能作用　心力衰竭患者往往合并肾功能不全，左西孟旦可使低血压或低灌注的心肾综合征(CRS)患者获益。左西孟旦对心脏手术和重症患者有肾脏保护作用。

13.5.2 适应证和临床应用

（1）急性失代偿心力衰竭的治疗　建议对没有低血压和血容量不足的心力衰竭患者可以选用左西孟旦治疗。心力衰竭患者中重复多次静脉应用左西孟旦可改善血流动力学,降低再次入院率和心力衰竭标志物水平,META 分析显示,可提高生存率。当患者出现急性失代偿性严重慢性心力衰竭而传统治疗无效时,短期使用左西孟旦是有益的。正性肌力作用可防止或减轻可能的舒张功能损害,用于治疗舒张性心力衰竭。

（2）心肌缺血后对心脏收缩功能的支持　左心衰竭合并心肌梗死的患者,应用 $0.1\sim$ $0.2~\mu g/(kg \cdot min)$ 的剂量比应用更大剂量要好。但对于严重冠状动脉狭窄和局部心肌缺血的患者,仍然需要谨慎,有可能导致冠状动脉窃血现象的发生。

（3）心肌抑顿的治疗　心肌抑顿的发生主要是由于心肌细胞内的钙超载,肌丝的损耗和肌丝对钙的敏感性降低所致。研究表明 ATP 敏感的 K^+ 通道在缺血再灌注和心肌抑顿的心肌细胞功能受损中起重要作用。应用左西孟旦治疗心肌抑顿引起的心肌收缩力下降和心输出量的减少,改善抑顿心肌的收缩功能,同时不会损害舒张功能。

（4）体外循环心脏手术　左西孟旦 $18\sim36~\mu g/kg$ 静脉注射后,以 $0.2\sim0.3~\mu g/(kg \cdot min)$ 持续输注 6 h,发现患者心功能得到很好的改善,对氧合作用和围术期的心律失常没有影响。但是研究中发现给药后心率持续增快,1 h 后该作用消失。还有一项左西孟旦的随机对照研究,高剂量($24~\mu g/kg$)和低剂量($12~\mu g/kg$)的药物均能显著增加心输出量和左心室的射血分数,但是小剂量给药时血流动力学反应更好。

（5）右心功能不全　由于左西孟旦降低肺毛细血管嵌入压,所以可以用于可逆性肺血管压力升高和有右心功能不全的患者的治疗,对心功能 Ⅲ～Ⅳ 的心力衰竭患者左西孟旦 $18~\mu g/kg$ 静脉注射,然后 $0.3~\mu g/(kg \cdot min)$ 输注,通过心导管和超声心动图发现右心功能显著改善。

13.5.3 不良反应

包括低血压、头痛、房颤、低钾血症和心动过速。对于低血压患者应谨慎使用左西孟旦。在左西孟旦输注过程中,可通过扩容,减少不必要的利尿剂,避免低血压,并应监测血钾浓度,使血 $K^+ \geqslant 4.0~mmol/L$。

13.5.4 注意事项

口服可被肠道菌群还原,还原产物参与肠肝循环并且具有与左西孟旦相似的生物活性,使头痛、眩晕等副作用的发生率增高。

13.6 小结

几种代表性药物的药理学特点见表 13-1,使用剂量见表 13-2。

表 13-1 增强心肌收缩药的药理学特点

药物	作用机制	血流动力学作用					使用指证	不良反应
		正性肌力	血管收缩	血管扩张	血压	利尿		
β受体激动剂								
多巴酚定胺	$\beta_1 > \beta_2 > \alpha_1$	↑↑	增加剂量 ↑	↑	↑	↔	低血压,急性心肾综合征,缺血性心源性休克,CABG,心源性休克相关败血症	心动过速,高血压,头痛,(少见)嗜酸性心肌炎,外周血嗜酸性粒细胞增多症
去甲肾上腺素	$\beta_1 > \alpha > \beta_2$	↑	↑↑	↔	↑	↑	低血压,心源性休克相关败血症	心动过速,高血压,头痛
肾上腺素	$\beta_1 = \beta_2 > \alpha$	↑↑	增加剂量 ↑↑	↑	↔/↑	↔	高级生命支持	心动过速,头痛,焦虑,四肢冰冷,肺水肿,脑缺血
多巴胺	大剂量时 Dopa > α,β	↑↑	增加剂量 ↑↑	降低剂量 ↑↑	增加剂量 ↑	降低剂量 ↑↑	低血压,急性心肾综合征	心动过速,高血压,心肌缺血
PDE Ⅲ 抑制剂								
米力农	抑制 PDE Ⅲ	↑	↔	↑↑	↓	↔	β受体阻滞,高血压,CABG	心动过速,低血压,头痛
Ca^{2+} 增敏剂								
左西孟旦	Ca^{2+} 增敏,抑制 PDE Ⅲ,高剂量时 K_{atp} 通道阻滞开放	↑	↔	↑↑	↓	↑	β受体阻滞,高血压,急性心肾综合征,缺血性心源性休克,CABG,心源性休克相关败血症	低血压,心动过速,头痛

表 13-2 增强心肌收缩药的剂量和用法

药物	剂量	推荐/证据等级
β受体激动剂		
多巴酚定胺	$2\sim20\ \mu g/(kg \cdot min)$,不使用单次给药	Ⅱb/C

续　表

药　物	剂　量	推荐/证据等级
去甲肾上腺素	0.2～10 μg(kg·min),不使用单次给药	Ⅱb/C
肾上腺素	0.05～0.5 μg(kg·min),单次给药：CPR 时每 3～5 min 静脉注射 1 mg	Ⅱb/C
多巴胺	影响肾血流<3 μg(kg·min),正性肌力 3～5 μg(kg·min),收缩血管 5 μg(kg·min),不使用单次给药	Ⅱb/C
PDE Ⅲ抑制剂		
米力农	0.375～0.75 μg/kg,推荐 10～20 min 给予 25～75 μg/kg	Ⅱb/C
Ca^{2+} 增敏剂		
左西孟旦	0.05～0.2 μg/kg,推荐但不常规使用：>10 min 给予 12 μg/kg	Ⅱb/C

血 管 收 缩 药

围术期低血压的发生率非常高。椎管内麻醉、吸入和静脉麻醉,以及药物、毒素或其他原因使血管扩张、急性或大量失血,造成循环血量的相对或绝对不足,均能引起血压的下降,严重时可危及生命。为了维持循环功能的稳定,保护重要脏器功能,及时合理地使用血管收缩药物至关重要的。临床上常用的血管收缩药主要是肾上腺素能受体激动剂,包括儿茶酚胺类和非儿茶酚胺类。

14.1 围术期低血压的标准及其危害性

14.1.1 围术期低血压的标准

血压变化应以 MAP 为准,表示重要脏器的灌注压。低血压的标准:① 动脉血压下降超过基础血压的 30%;② 收缩压绝对值低于 90 mmHg;③ 平均动脉压低于 60 mmHg。MAP 计算方法为:MAP=舒张压+(脉压/3)或收缩压/3+2×舒张压/3。

14.1.2 低血压的危害性

(1) 低血压可致肾功能不全 平均动脉压 50~60 mmHg 为肾血流自我调节的低限。术中 MAP 低于 60 mmHg 持续 11~20 min 或 55 mmHg 持续 10 min 以上,可增加术后急性肾损伤(AKI)的风险。急性肾损伤的发生率为 6.3%(324 例),1/3 发生在切皮前。低血压 1~5 min,AKI 风险增加 18%,>20 min,AKI 风险增加 51%。回顾性队列研究,42 825 例全身麻醉择期非心脏手术患者,研究发现 MAP<65 mmHg 与术后 AKI 的关系,共计 30 423 例(71%)发生了低血压:切皮前 22 569 例(53%),切皮后 24 106 例(56%)。

(2) 低血压是脑卒中的诱发因素 平均动脉压小于 64 mmHg 且持续大于 10 min,脑血流灌注也减少,脑卒中发生率增多。老年患者发病率较高,与 51~65 岁患者相比,大于 65 岁发生比例约占 2/3,低血压时血液缓慢,漩涡状的血液可损伤血管内膜。术前已有脑梗死的老年患者,术后并发脑梗死的概率升高,同时可并存高血压、冠心病、糖尿病。

（3）低血压可致心肌损伤 平均动脉压下降低于基础值 20 mmHg 或<55 mmHg 时,心肌缺血和心肌梗死发生率明显增加。

（4）其他 低血压术后认知功能障碍的发生率增加,低氧血症和肺部感染增加。严重低血压可引起心搏骤停,增加术后死亡率。

14.2 肾上腺素能受体分布和血管收缩药分类

14.2.1 肾上腺素能受体分布及其效应(表 14 - 1)

表 14 - 1 肾上腺素能受体分布及效应

效 应 器 官	受 体 类 型	作 用
心脏		
传导系统	β_1	心率和传导加快++
心房肌	β_1	收缩性和传导增快++
心室肌	β_1 和 α_1	收缩性、传导性、自律性及异位节律增加++
小动脉		
皮肤、黏膜	α	收缩+++
骨骼肌	α,β_2	收缩+,舒张++
腹腔内脏	α,β_2	收缩+++,舒张+
冠状动脉	α,β_2	收缩+,舒张++
脑	α,β	收缩±,舒张
肺	α,β	收缩+,舒张
肾	α,β_1,β_2	收缩+++,舒张+
静脉	α,β_2	收缩++,舒张++
肾脏	β_1	肾素分泌++
心血管中枢	α_1	促进去甲肾上腺素释放

14.2.2 肾上腺素能受体激动药(血管收缩药)分类(表 14 - 2)

表 14 - 2 肾上腺素能受体激动药(血管收缩药)分类

分 类	药 物
α-肾上腺素能受体激动(α激动药)	
① 非选择性 α激动药	去甲肾上腺素、间羟胺

分　类	药　物
② α₁激动药	甲氧明、去氧肾上腺素
α,β激动药	肾上腺素、多巴胺、麻黄碱、美芬丁胺

14.2.3　常用血管收缩药的药效学属性比较

血管收缩剂主要包括纯 α_1 激动剂,如甲氧明、去肾上腺素和混合性 α_1 和 β 肾上腺素能激动剂(表 14－3)。

表 14－3　常用血管收缩剂的药效学属性比较

通用名	受 体 活 性			起效	作用时间	成 人 剂 量
	血　管		心脏			
	α	β_2	β_1			
甲氧明	++++	0	0	++	+++	静脉注射 0.2～0.5 mg
去氧肾上腺素	++++	0	+	++	++	输注 0.1～0.5 $\mu g/(kg \cdot min)$
去甲肾上腺素	+++	0	++	++++	+	输注 0.05～0.15 $\mu g/(kg \cdot min)$
麻黄碱	+++	+	++	++	++++	静脉注射 2.5～5.0 mg

注:+的数目代表受体活性或时间增加;0代表没有作用。

14.3　常用血管收缩药

14.3.1　去甲肾上腺素

去甲肾上腺素又名正肾上腺素。

(1) 药理作用　去甲肾上腺素具有强大的 α 受体效应。α 受体激动所致的血管收缩以皮肤、黏膜血管、肾小球最明显,其次为脑、肝、肠系膜、骨骼肌等,这有利于血液分布于脑和心脏等重要器官。① 兴奋 α 受体,血管收缩,SVR 增加,但冠脉血流增加;② 心肌收缩力增强,一氧化碳增加不明显或下降,血压升高可引起反射性心动过缓;③ 静脉注射 10 $\mu g/min$,SBP 升高,脉压差增大;较大剂量,SBP 和 DBP 增加,脉压差减少。对心脏 β_1 受体的效应较弱,对 β_2 受体更弱,在冠状血管,激动 β_2 受体也激动 α 受体,但因冠状血管缺乏 α 受体,所以对冠状血管产生舒张作用。去甲肾上腺素也可激动心脏 β_1 受体而增强心肌收缩力使心排血量增加。

（2）适应证　① 麻醉和围术期低血压。② 嗜铬细胞瘤切除后严重低血压。③ 严重低血压休克。④ 急性心肌梗死和体外循环等引起的低血压。

（3）禁忌证　禁用或慎用于：① 高血压、动脉粥样硬化。② 缺血性心脏病者。③ 少尿或无尿者。④ 孕妇：易通过胎盘，使子宫血管收缩，血流减少，导致胎儿缺氧，并可兴奋妊娠子宫而引起流产。⑤ 可卡因中毒。慎用于：① 缺氧：缺氧时用去甲肾上腺素易致心律失常，如室性心动过速或心室颤动；② 闭塞性血管病（如动脉硬化、糖尿病、闭塞性脉管炎等），可进一步加重血管闭塞；③ 血栓形成，无论内脏或周围组织，均可促使血供减少，缺血加重，扩展梗死范围。

（4）剂量和用法　治疗顽固性低血压开始静脉注射 $4\sim16\ \mu g/min$ 并以 $2\sim4\ \mu g/min$ 维持；感染性休克低血压用 $0.03\sim0.15\ \mu g/(kg \cdot min)$，治疗严重心源性休克低血压时小剂量去甲肾上腺素 $0.03\ \mu g/(kg \cdot min)$ 与小剂量多巴胺合用。临床经验剂量应控制于 $0.01\sim0.1\ \mu g/(kg \cdot min)$，最高剂量不超过 $30\ \mu g/min$，剂量过大可引起肾脏和周围皮肤血管强烈收缩，外周阻力增高，组织血流灌注减少，临床表现为皮肤青紫、四肢厥冷和少尿。文献报告去甲肾上腺素的 ED_{50} $10\ \mu g$，相当去氧肾上腺素 $137\ \mu g$。应用去甲肾上腺素治疗剖宫产脊麻后引起的低血压的剂量为 $2\sim6\ \mu g$ 或 $0.025\ \mu g/(kg \cdot min)$ 持续输注，不会引起心动过缓，心输出量也不降低。但去甲肾上腺素治疗剖宫产脊麻后引起的低血压临床经验积累不多，尚需要进一步多中心的临床研究。

（5）不良反应及注意事项　① 用药过程中必须监测动脉压、中心静脉压、尿量、心电图。② 皮下注射后吸收差，且易发生局部组织坏死，漏出血管可致组织坏死、剂量过大可致少尿和急性肾衰竭、长时间应用突然停药可出现血压骤降。③ 不宜与偏碱性药物（如磺胺嘧啶钠、氨茶碱等）配伍注射，以免失效。在碱性溶液中如与含铁离子杂质的药物（如谷氨酸钠、乳酸钠等）相遇，则变成紫色，升压作用降低。

14.3.2　去氧肾上腺素

去氧肾上腺素又名新福林、苯肾上腺素。

（1）药理作用　① 去氧肾上腺素和去甲肾上腺素相似，但作用较弱，持续时间较长，收缩血管的作用比肾上腺激素或麻黄碱为强。② 主要直接兴奋 α_1 受体，可使肾、内脏、皮肤及肢体血管收缩而血流减少，而冠脉血流增多，收缩压和肺动脉压升高，可激发迷走神经反射，导致心动过缓。③ 升压作用 $10\sim15\ min$ 起效，持续 $10\sim20\ min$；肌内注射一般 $10\sim15\ min$ 起效，持续 $50\sim60\ min$；静脉注射立即起效，持续 $15\sim20\ min$。④ 文献报道去氧肾上腺素以分次或单次小剂量缓慢静脉注射为好，单次给予去氧肾上腺素，剂量为 $50\sim100\ \mu g/$次，或静脉连续输注,25～30 μg/(kg·min),剂量太大或静脉注射太快可引起心动过缓和血压升高,甚至由于外周阻力增加,使心输出量降低。而麻黄素发生高血压及心动过缓较去氧肾上腺素少。文献报告脊麻剖宫产术中预防低血压,输注去氧肾上腺素 50 μg/min 产妇的心动过缓较 100 μg/min 显著减少。多数学者认为剖宫产期间低血压的治疗,去氧肾上腺素优于麻黄素,而在预防低血压方面两者没有差异。

（2）适应证　① 成人椎管内麻醉导致交感神经阻滞,或吸入及静脉麻醉后血管扩张所引起的血压下降;② 冠心病或主动脉瓣狭窄患者的围术期低血压;③ 严重室上速时,去氧肾上腺素升高血压,反射性减慢心率;④ 法洛四联症患者术中发生心内右向左分流增加,出现发绀时,静脉注射去氧肾上腺素可升高体循环血压,能逆转右向左分流。

（3）剂量和用法　① 升高血压。轻或中度低血压,肌内注射 2～5 mg,再次给药间隔不短于 10～15 min,静脉注射一次 0.05～0.3 mg,按需每隔 10～15 min 给药 1 次;静脉滴注为 20～50 μg/min。② 阵发性室上性心动过速,初量静脉注射 0.5 mg,20～30 s 注入,以后用量递增,每次加药量不超过 0.1～0.2 mg,一次量以 1 mg 为限。③ 严重低血压和休克包括与药物有关的低血压,可静脉给药,5%葡萄糖注射液或氯化钠注射液每 500 mL 中加去氧肾上腺素 10 mg(1:50 000 浓度),用药剂量 20～50 μg/min,必要时浓度可加倍,根据血压而调节去氧肾上腺素用量。④ 预防蛛网膜下腔阻滞期间低血压,可在阻滞前 3～4 min 肌内注射本品 2～3 mg。

（4）不良反应　① 胸部不适或疼痛、眩晕、易激怒、震颤、呼吸困难、虚弱等,一般少见,但持续存在时需注意。② 持续头痛以及异常心率缓慢,呕吐,头胀或手足麻刺痛感,提示血压过高而逾量,应立即重视,调整用药量;反射性心动过缓可用阿托品纠正,其他逾量表现可用 α 受体阻滞剂如酚妥拉明治疗。③ 静脉注射给药治疗阵发性心动过速时,常出现心率加快或心律失常,提示过量。

（5）注意事项　① 交叉过敏反应:对其他拟交感胺如苯丙胺、麻黄碱、肾上腺素、异丙肾上腺素、去甲肾上腺素、奥西那林、异丙肾上腺素过敏者,可能对本药也异常敏感。② 下列情况慎用:严重动脉粥样硬化、心动过缓、高血压、甲状腺功能亢进、糖尿病、心肌病、心脏传导阻滞、室性心动过速、周围或肠系膜动脉血栓形成等患者。③ 治疗期间除应经常测量血压外,须根据不同情况做其他必要的检查和监测。④ 防止药液漏出血管,出现缺血性坏死。⑤ 妊娠晚期或分娩期间使用,血压过高,可使子宫的收缩增强,血流量减少,引起胎儿缺氧和心动过缓。故孕妇应谨慎使用。⑥ 吸入氟烷麻醉时可促发心律失常。⑦ 老年人慎用,应适当减量,以免引起严重的心动过缓或(和)心输出量降低。

14.3.3　麻黄碱

麻黄碱又名麻黄素。盐酸麻黄碱片:15 mg;25 mg;30 mg。盐酸麻黄碱注射液　1 mL＝

30 mg。盐酸麻黄碱滴鼻液 0.5%；1%。

（1）药理作用 麻黄碱与肾上腺素相似，但效能较后者小 250 倍，而作用持续时间长达 10 倍。直接作用是通过兴奋 β_1、β_2 和 α_1 受体，兴奋 β_1、β_2 和 α_1 受体，使心率增快，血压升高（SBP 升高＞DBP），CO 增加。间接作用是通过促使神经末梢释放去甲肾上腺素。① 对容量血管的作用大于动脉阻力血管；内脏血流减少，冠脉和骨骼肌的血流增加，SVR 变化不大。② 心肌收缩增强，前负荷增加，SBP 升高＞DBP 升高，HR 增快，CO 增加。③ 松弛支气管平滑肌，其 α 效应可使支气管黏膜血管收缩，减轻充血水肿，有利于改善小气道阻塞。但长期应用反致黏膜血管过度收缩，毛细血管压增加，充血水肿反加重。此外，α 效应加重支气管平滑肌痉挛。④ 兴奋大脑皮质和皮质下中枢，产生精神兴奋、失眠、不安和震颤等。麻黄碱作为精神药品需严加管理。⑤ 肌内注射或皮下注射很快被吸收，可通过血脑屏障进入脑脊液。肌内注射 10～20 min 起效，持续时间长（为肾上腺素的 10 倍），作用时间 3～6 h。吸收后仅有少量脱胺氧化，大部分以原形自尿排出。⑥ 长期以来是产科麻醉后治疗低血压的首选药物，而有文献报道静脉注射麻黄碱，可能透过胎盘，胎儿代谢增高，脐动脉血液 pH 降低，新生儿可发生酸血症，但也有作者认为小剂量麻黄碱连续输注对新生儿 Apgar 评分及酸碱状态没有影响。

（2）适应证 ① 椎管内麻醉，吸入及静脉麻醉引起的血压下降；② 不减少子宫动脉血流，适用于剖宫产时的血压下降；③ 预防支气管哮喘发作。

（3）禁忌证 同肾上腺素。

（4）剂量和用法 ① 预防支气管哮喘发作和缓解轻度哮喘发作：口服给药，每次 15～30 mg，每日 45～90 mg。② 预防和治疗椎管内麻醉引起的低血压，静脉注射每次 5～15 mg。③ 治疗鼻黏膜充血肿胀引起的鼻塞。0.5%浓度滴鼻，每次 1 滴。④ 缓解荨麻疹和血管神经性水肿等过敏反应。皮下注射，每次 15～30 mg，每日 45～60 mg。极量：一次 60 mg，每日 150 mg。

（5）不良反应 可引起精神兴奋、不安及失眠。重复使用可产生快速耐受性，这可能与神经末梢贮存和释放的去甲肾上腺素减少，以及麻黄碱升压后仍占据受体有关。

（6）注意事项 ① 交叉过敏反应：对其他拟交感胺类药，如肾上腺素、异丙肾上腺素等过敏者，对本品也过敏。② 如有头痛、焦虑不安、心动过速、眩晕、多汗等症状，应注意停药或调整剂量。③ 短期内反复用药，作用可逐渐减弱（快速耐受现象），停药数小时后可以恢复。每日用药如不超过 3 次，则耐受现象不明显。④ 剖宫产麻醉过程中用麻黄碱维持血压，可加速胎儿心跳，当母体血压超过 130/80 mmHg 时不宜用。⑤ 可分泌入乳汁，哺乳期妇女禁用。

14.3.4 间羟胺

间羟胺又名阿拉明。

（1）药理作用　间羟胺与去甲肾上腺素相似，主要直接兴奋 α 受体，作用弱而久。可间接地促使去甲肾上腺素自储存囊泡释放，对心脏的肾上腺素 β_1 受体也有激动作用，从而促进血管收缩，收缩压和舒张压均升高。① 外周血管收缩效应＞心脏效应，SBP、DBP 升高，HR 反射性减慢，CO 不变或减少，事先应用阿托品可使 CO 显著增加。② 对肾血管和血流影响轻。③ 因间接在肾上腺素神经囊泡中取代递质，可使递质减少，内在效应减弱，故不能突然停药，以免发生低血压。④ 肌内注射 10 min 或皮下注射 5～20 min 后血压升高，持续约 1 h；静脉注射 1～2 min 起效，持续约 20 min。不被单胺氧化酶破坏，作用较久。主要在肝内代谢，代谢物多经胆汁和尿排出。

（2）适应证　① 防治椎管内阻滞麻醉时发生的急性低血压。② 各种休克早期。

（3）禁忌证　心脏病、甲亢、糖尿病、高血压患者慎用。

（4）剂量和用法　① 成人静脉单次用量 2～3 mg，持续输注 40～200 μg/min。② 小儿肌内或皮下注射：按 0.1 mg/kg，用于严重休克；静脉滴注 0.4 mg/kg 或按体表面积 12 mg/m^2，用氯化钠注射液稀释至每 25 mL 中含间羟胺 1 mg 的溶液，滴速以维持合适的血压水平为度。配制后应于 24 h 内用完，静脉滴注液中不得加入其他难溶于酸性溶液配伍禁忌的药物。

（5）不良反应　① 心律失常的发生率与用量及患者的敏感性有关。② 长期使用骤然停药时可能发生低血压。③ 静脉注射时药液外溢，可引起局部血管收缩，导致组织坏死或红肿硬结。

（6）注意事项　① 甲状腺功能亢进、高血压、冠心病、充血性心力衰竭、糖尿病患者和疟疾病史者慎用。② 血容量不足者应先纠正后再用间羟胺。③ 如用药后血压上升不明显，须观察 5～10 min 以上再决定是否增加剂量，以免增量致使血压上升过高。④ 给药时应选用较粗大静脉注射，并避免药液外溢。⑤ 短期内连续应用，出现快速耐受性，作用会逐渐减弱。

14.3.5　甲氧明

甲氧明又名甲氧胺。

（1）药理作用　甲氧明选择性兴奋 α_1 受体，对 β 受体无作用，作用持久。引起广泛的小动脉收缩，SVR、SPB、DBP 和 MAP 均升高，CO 不变或降低，HR 反射性减慢；肾血流减少作用显著，而冠脉血流增多。

（2）适应证　治疗低血压及用于阵发性室上速发作。

（3）禁忌证　严重心肌病、冠心病或应用 MAO 抑制剂患者、剖宫产术中低血压。

（4）剂量和用法　① 成人肌内注射 10～20 mg，单次静脉注射 3～5 mg，每 1/2～2 h：1 次。静脉滴注 40～120 μg/min。② 急症患者或收缩压降至 60 mmHg，甚至更低时，缓慢静脉注射 5～10 mg，注意不超过 10 mg/次，并严密观察血压变动。静脉注射后，继续肌内注射 15 mg，以维持较长药效。③ 对室上性心动过速患者，用 10～20 mg，以 5% 葡萄糖液 100 mL

稀释,作静脉滴注。也可用 10 mg 加入 5%～10% 葡萄糖液 20 mL 中缓缓静脉注射。注射时应观察心率及血压变化,当心率突然减慢时,应停注。④ 处理心肌梗死的休克。开始肌内注射 15 mg,接着静脉滴注,5%～10% 葡萄糖溶液 500 mL(内含甲氧明 50～60 mg),滴速应随血压反应而调整,不宜超过 1 mL/min。静脉注射时 3～5 mg 缓慢推注。⑤ 治疗阵发性室上性心动过速。静脉缓慢注射 10 mg,必要时可重复。

(5) 不良反应　严重高血压、心动过缓、头痛、呕吐等;静脉注射时注意补足血容量。

(6) 注意事项　① 有交叉过敏反应,对其他拟交感类药不能耐受者对本品也可能不耐受。② 可使心排血量减少,老年人应慎用。在严重动脉粥样硬化及冠心病患者慎用。③ 甲状腺功能亢进症时,可加重循环负担,所以甲状腺功能亢进症及严重高血压患者禁用。④ 可引起肾血管痉挛。⑤ 不宜与三环类抗抑郁药并用。⑥ 2 周内曾用过单胺氧化酶抑制剂者禁用。⑦ 与麦角胺、催产素并用,可使血压剧烈增高。

14.3.6　血管加压素

血管加压素又名抗利尿激素、精氨酸加压素(AVP)。

(1) 药理作用　血管加压素又称精氨酸加压素(AVP)。是一种由下丘脑合成的九肽化合物,对于渗透压的调节、心血管系统调控以及内稳态的维持起着非常重要的作用。AVP受体有三个亚型,V_1、V_2 和 V_3。V_1 受体的激活引起血管收缩;肾集合管细胞有 V_2 受体表达,介导水的潴留;尿崩症可以使用 V_2 受体激动剂(去氨基精加压素)治疗。去氨基精加压素也可以增加Ⅷ因子及 vWF 因子的浓度,减少出血。V_3 受体主要分布于中枢神经系统,特别是垂体前叶,V_3 受体的激活调节促肾上腺皮质激素的分泌。

(2) 适应证　① 麻醉期间顽固性低血压:全身麻醉和绝大多数麻醉药都会影响心血管系统的调节,导致交感神经活性下降,血管平滑肌张力降低。另外,高血压患者使用血管紧张素转化酶抑制剂(ACEI),有时还联合使用 β-受体拮抗剂,麻醉和手术期间容易发生低血压。接受硬膜外麻醉的患者,特别是联合全身麻醉和正压通气患者,术中发生低血压的风险很大。如发生顽固性低血压,在其他升压药效果欠佳的情况下,可考虑应用血管加压素。② 感染性休克:败血症休克患者血管加压素浓度降低。严重的血管扩张性休克患者 AVP 可以作为辅助的血管加压药物。低剂量 AVP(0.01～0.07 U/min)联合去甲肾上腺素可用于稳定心血管系统功能。③ 难治性失血性休克:难治性失血性休克后期,血管加压素与儿茶酚胺类药物合用,其效果优于单一药物。在严重休克所至心搏骤停及感染性休克中,两药合用的协同作用也得到证实。④ 血管扩张性休克:严重过敏性休克患者,当使用儿茶酚胺类药物无效时,应用血管加压素仍可维持血压。药物剂量范围是一次给药 20～40 U。⑤ 心肺复苏及低血压患者。

(3) 禁忌证　与去甲肾上腺素相同。妊娠时禁用。哮喘、癫痫、偏头痛、心功能不全、冠心病、高血压及慢性肾功能不全者慎用。

（4）剂量和用法　静脉注射 0.01～0.04 U/min，中等剂量的 AVP（0.04 U/min）不会引起严重的消化道血流灌注不足。大剂量 AVP（超过 0.1 U/min）可能引起肠系膜及肾脏缺血和心脏指数、氧输送和氧摄取的减少。单独使用 AVP 作为血管加压药时，需要给予大剂量（可高至 1.8 U/min）以维持血压。术后低血压的患者持续输注 AVP（0.1 U/min）可以停用儿茶酚胺。对心肺转流术的高危患者预防性使用血管加压素也有成功的报道。

（5）不良反应　① 本药注射液经静脉或动脉给药后可出现室性心律不齐，末梢血管注射后可致皮肤坏疽。注射部位易出现血栓及局部刺激，在同一部位重复肌内注射，可引起局部严重炎症反应，故应注意更换注射部位。② 大剂量可引起明显的不良反应，如恶心、皮疹、痉挛、盗汗、腹泻、嗳气等，对于妇女可引起子宫痉挛。此外还可引起高钠血症、水潴留以及过敏反应，如荨麻疹、发热、支气管痉挛、神经性皮炎及休克。严重时可引起冠脉收缩、胸痛、心肌缺血或梗死等。

（6）注意事项　大剂量时可能出现不良反应，但也较为少见。① 血管加压素注射液使用前应摇匀。② 治疗尿崩症时禁止静脉给药。静脉给药仅在紧急处理消化道出血时才采用。③ 使用血管加压素长效制剂比其他制剂更易出现水潴留。

常用血管收缩药的剂量和用法介绍如下（表 14-4），供临床参考使用。

表 14-4　常用血管收缩药

药　名	剂　量　与　用　法	作　用
麻黄碱	5～10 mg 静脉注射，30 mg 肌内注射	可引起精神兴奋、不安及失眠。重复使用产生快速耐受性
去氧肾上腺素	100～500 μg 静脉注射，1 min 内起作用，维持 5～10 min，20～50 μg/min 静脉滴注	升高血压时，使子宫动脉流量减少，不能用于剖腹产时（胎儿娩出以前）血压下降
间羟胺	0.3～1 mg 静脉注射，40～500 μg/min 静脉滴注	心脏病、甲亢、糖尿病、高血压患者慎用
甲氧明	25 mg 肌内注射，200～500 μg 静脉注射，0.5～1 mg/min 静脉滴注	严重高血压、心动过缓、头痛、呕吐等；静脉注射时注意补足血容量
去甲肾上腺素	治疗顽固性低血压 4～16 μg/min；脓毒症低血压 0.03～0.8 μg/(kg·min)，0.5～1.5 μg/(kg·min) 与小剂量多巴胺合用	漏出血管可致组织坏死、剂量过大可致急性肾功能衰竭、长时间应用突然停药可出现血压骤降

15

血 管 扩 张 药

血管扩张药多数是静脉制剂,用于治疗围术期高血压和手术期间的控制性降压、缓解高血压危象、治疗缺血性心脏病、肺动脉高压、瓣膜反流性心脏病,以及多种原因导致的急、慢性心力衰竭。控制不当的高血压会增加卒中及心肌缺血的风险,合理和精准使用血管扩张药可减少麻醉和围术期心脑血管并发症。

15.1　血管扩张药的分类

（1）一氧化氮及其前体药：包括一氧化氮、硝酸酯及亚硝酸酯类药。

（2）儿茶酚胺受体激动与拮抗药。

（3）钙离子通道拮抗药：① 二氢吡啶类(如尼卡地平)。② 苯丙二氮类(如地尔硫草)。③ 苯丙氨酸类(如维拉帕米)。

（4）钾离子通道开放剂：米诺地尔、一氧化氮、腺苷。

（5）血管紧张素转化酶抑制剂（ACEI）与血管紧张素 II 受体拮抗剂（ARB）。

（6）磷酸二酯酶抑制剂（PDE）。

（7）前列腺素类(如前列腺素 E_1、前列环素等)。

（8）其他包括丝氨酸、氮氧供体、可溶性鸟苷酸环化酶调节剂等新型血管扩张药。

15.2　常用的血管扩张药

15.2.1　硝普钠

硝普钠（SNP）是亚硝基铁氰化钠,为红棕色结晶,易溶于水。使用时应以 5％ 葡萄糖溶液稀释,溶液为淡橘红色,性质不稳定,见光易分解。避光保存时,在配制后 24 h 内使用。硝普钠是强效、快速、作用短暂的血管扩张药。

15.2.1.1　药理作用

（1）硝普钠为一氧化氮的前体药物（prodrug），通过直接降解产生一氧化氮，由 cGMP 途经通过蛋白激酶降低血管平滑肌细胞内的钙离子浓度，松弛血管平滑肌，产生扩血管作用。

（2）对动脉及静脉血管均可产生明显的扩张，在降低体循环血压的同时也扩张容量血管。由于压力感受器刺激导致的反射性交感神经兴奋，常伴有心率加快及心肌缩力增强。

15.2.1.2　适应证及剂量与用法

（1）控制性降压　硝普钠扩张血管的效果迅速可靠。相对而言对脑血流量的干扰较少。用于控制性降压时，起始剂量通常为 $0.3\sim0.5\ \mu g/(kg \cdot min)$，然后逐渐加大剂量将血压调节至所需水平，输注速度不应超过 $2\ \mu g/(kg \cdot min)$。当短时间使用，速度为 $10\ \mu g/(kg \cdot min)$ 时，维持时间应小于 10 min。此外，当降压效果不佳时，应考虑合并使用其他药物（如吸入麻醉药）以减少氰化物中毒的危险。

（2）高血压危象　硝普钠适用于高血压危象的早期处理及缓解，如有后续降压药物，硝普钠应尽早撤除。对于短暂手术或操作刺激引起的高血压，可以单次注射硝普钠 $0.5\sim1.5\ \mu g/kg$。

（3）心功能不全　硝普钠适用于因二尖瓣或主动脉瓣反流引起的心功能不全患者心功能的改善，当左心室前负荷增加时其作用尤为明显，对心率也无显著影响。从小剂量开始 $0.05\sim0.1\ \mu g/(kg \cdot min)$，逐渐调整，对血压影响可减轻。

（4）主动脉手术以及体外循环心脏手术中的降压与扩容　动脉导管未闭手术结扎时，静脉滴注硝普钠辅以吸入麻醉可控性较好，能有效地降低血压。未闭动脉导管较粗的，麻醉后出现持续高血压可连续静脉注射作控制性降压，并根据监测结果调节药物剂量。

15.2.1.3　禁忌证

由于可能导致胎儿氰化物中毒，孕妇应禁用。

15.2.1.4　不良反应及注意事项

（1）氰化物中毒　① 危险因素：硝普钠的输注速度大于 $2\ \mu g/(kg \cdot min)$ 或者在短时间使用速度为 $10\ \mu g/(kg \cdot min)$、严重肝肾功能不全、家族遗传性视神经萎缩（Leber optic atrophy）及烟草性弱视（tobacco amblyopia）患者等均易引起中毒。② 征象：由于组织氧利用障碍，混合静脉血及动脉血氧饱和度升高，伴有代谢性酸中毒，血乳酸水平 >10 mM（相当于血氰离子 $>40\ \mu M$）；患者可出现疲乏、恶心，直至出现抽搐或昏迷；偶可出现甲状腺功能减退。③ 治疗：立即停止给药，行纯氧通气。可给予碳酸氢钠纠正代谢性酸中毒。轻、中度中毒者可给予硫代硫酸钠 150 mg/kg 于 15 min 左右静脉注射完毕，将氰离子转化为硫代硫酸盐。重度中毒者可缓慢静脉注射 5 mg/kg 的亚硝酸钠。此外还可给予羟钴维生素（维生素 B_{12a}）$25\sim100$ mg/h，将氰离子转化为维生素 B_{12}。

（2）硫氰酸盐中毒　硫氰酸盐由肾脏缓慢排出体外，$t_{1/2}$ 约 $3\sim7$ d，其毒性为氰离子毒性

1/100,临床中毒少见。如果硝普钠滴速 2～5 $\mu g/(kg \cdot min)$,持续 7～14 d 可产生中毒。硫氰酸盐可与碘离子结合,影响甲状腺对碘的摄取引起甲状腺机能减退。透析可消除过多的硫氰酸盐。

（3）高铁血红蛋白血症　大剂量使用硝普钠可出现高铁血红蛋白血症,但导致的不良后果很少见。如果氰离子积聚过多,易与含有高铁离子的细胞色素氧化酶结合,使细胞色素氧化酶被抑制,导致呼吸链中断,造成细胞内缺氧。必要时可使用亚甲蓝 1～2 mg/kg 静脉缓慢注射予以逆转。

（4）抑制缺氧性肺血管收缩（HPV）　引起肺内分流增加,对原先肺功能正常患者的影响尤为明显。

（5）心肌"窃血"　进一步减少缺血心肌的氧供,动脉舒张压明显下降也可能加重心肌缺血。

（6）硝普钠降压时　对肾血流的影响可能导致肾素-血管紧张素活性的增高,因此停药后较易出现反跳现象。

（7）硝普钠用较大剂量输注　如剂量＞3 $\mu g/(kg \cdot min)$时,可抑制血小板凝聚功能,可能与细胞内 cGMP 的增加有关。

（8）扩张脑血管的作用　可使颅内压增高,但颅内压升高的程度与给药速度与降压程度有密切关系。快速降压较缓慢降压（＞5 min）更易导致颅内压升高;血压降低基础值30%以上时颅内压可能升高,但血压降低基础值 30% 以内时颅内压升高的可能不大,甚至可能降低。

15.2.2　硝酸甘油

硝酸甘油（NTG）为硝酸酯类有机化合物,常用为易挥发的无色乙醇制剂。

15.2.2.1　药理作用

（1）硝酸甘油与硝普钠都是通过生成一氧化氮,由 cGMP 途经通过蛋白激酶降低血管平滑肌细胞内的钙离子浓度,松弛血管平滑肌。与硝普钠直接降解产生一氧化氮不同的是,硝酸甘油必须在有硫化物存在的条件下,由谷胱甘肽途径生物转化间接产生一氧化氮。

（2）硝酸甘油扩张静脉容量血管的作用强于动脉阻力血管,其舒血管作用能有效降低左、右心室的舒张末压力,减轻心脏前负荷,并且降低心肌氧耗。心肌梗死患者应用硝酸甘油有利于缩小早期心肌缺血的范围。

（3）对于急、慢性心功能不全的患者,硝酸甘油通过扩张血管,减轻心室前负荷、改善心肌氧供、扩张体循环及肺循环血管等作用,能有效提高心排血量,对心率改变不大或轻度增加。对于无心功能不全的患者,硝酸甘油由于降低了心室充盈使心排血量降低,并且血压下降引起的交感神经兴奋可使心率加快,心肌氧耗反而增加。

（4）硝酸甘油主要扩张容量血管,对体循环阻力的影响相对较小,但是却能够有效地作用于肺血管,降低肺循环阻力。

（5）硝酸甘油还能舒张内脏平滑肌,如气道、胃肠道及胆道平滑肌等,偶尔可使奥迪氏括约肌痉挛,对心绞痛的鉴别造成干扰。此外硝酸甘油也能轻度抑制血小板凝聚功能。

（6）舌下含服是治疗心绞痛或冠脉痉挛时最常用的给药途径,60%～70%可经口腔黏膜吸收,其中仅15%的血流流经肝脏,因此首过效应较低,有良好的生物利用度。舌下含服达峰时间(Tmax)约2 min,持续作用约1 h。经静脉给药时药物浓度维持时间很短,因此多采用静脉持续输注。硝酸甘油的$t_{1/2}$约1.5 min,Vd约2 L/kg,药物血浆蛋白结合率很高。硝酸甘油主要经肝脏代谢,产生甘油二酯,甘油单硝酸酯等代谢产物,其中的亚硝酸根离子可使血红蛋白氧化成高铁血红蛋白,严重时可造成高铁血红蛋白血症。

15.2.2.2　适应证、剂量和用法

（1）控制性降压　硝酸甘油可用于各种控制性降压、缓解高血压危象。起始降压或需要紧急降压时可以静脉注射1～2 μg/kg,持续输注时剂量一般为3～6 μg/(kg·min),根据血流动力学反应适当调整至所需的水平。

（2）缓解心绞痛发作　冠心病患者心绞痛发作时可给予硝酸甘油0.3～0.6 mg舌下含服,或将硝酸甘油软膏涂于胸腹部皮肤。心前区使用5～10 mg的硝酸甘油贴剂更为方便有效。

（3）急、慢性心功能不全　在多种原因导致的急、慢性心功能不全以及冠心病心肌梗死患者中,硝酸甘油能有效降低心肌氧耗,减少失代偿心脏的前、后负荷,改善心功能。初始剂量多由0.1～0.2 μg/(kg·min)开始,逐渐增加,调节至血压不下降或轻度下降,外周血管舒张,心排血量增加为适当,剂量太大可使心室充盈不足,心肌灌注减少,心率代偿性加快,氧供需平衡失代偿。

15.2.2.3　不良反应及注意事项

（1）头痛及面部潮红是常见的不良反应,多由外周血管扩张引起。

（2）易产生快速耐受性,多在较大剂量持续使用时发生,间断停药可降低其发生率。

（3）可能增高颅内压,在潜在颅内压增高的患者,在硬脑膜开放之前应谨慎使用。

（4）避免长时间超过7～10 μg/(kg·min)输注,以免出现高铁血红蛋白血症,必要时可使用亚甲蓝1～2 mg/kg静脉缓慢注射予以逆转。

（5）西地那非(万艾可)可增强硝酸盐的降压作用,产生严重低血压。

15.2.3　酚妥拉明

酚妥拉明又名苄胺唑啉、立其丁。

15.2.3.1　药理作用

（1）酚妥拉明是非选择性的肾上腺能α受体阻滞药。既有突触前$α_2$又有突触后$α_1$阻滞

作用,还能竞争性拮抗 5-羟色胺受体,对动、静脉均有扩张作用。静脉注射后对阻力血管的扩张作用大于容量血管,使外周与肺血管阻力降低,肺动脉压与体循环血压下降,伴有心室充盈压的轻度降低。

(2) 由反射性的交感兴奋加之阻断突触前 α_2 受体导致去甲肾上腺素释放,酚妥拉明在降低血压时可使心率加快,心肌收缩力增强,心排血量增加和微循环改善。偶可出现心动过速、多源性室性心动过速等心律失常。

(3) 肌内注射 20 min 后血药浓度达峰值,持续 30~45 min;静脉注射 2 min 血药浓度达峰值,作用持续 15~30 min。静脉注射半衰期($t_{1/2}$)约 19 min。给药量的 13% 以原形自尿排出。

15.2.3.2 适应证、剂量和用法

(1) 适用于嗜铬细胞瘤的诊断以及嗜铬细胞瘤高血压危象的治疗,单次静脉注射 0.1~0.3 mg/kg,维持剂量 1~20 $\mu g/(kg \cdot min)$,根据血压下降程度进行调整。

(2) 治疗左心衰竭伴左室充盈压升高的患者,可增加心肌收缩力,降低前后负荷,增加心排血量。当血压过低时应及时补充血容量或用 α 肾上腺素能兴奋药物拮抗。

(3) 辅助小儿心脏体外循环手术中的温度及血压调控。

(4) 治疗外周血管痉挛性疾病,如雷诺氏病等。

(5) 可以皮下组织局部浸润用于治疗去甲肾上腺素皮下渗漏导致的血管痉挛与皮肤及皮下组织缺血。

15.2.3.3 不良反应与注意事项

(1) 心动过速,可由于血压降低导致的交感兴奋或是由 α_2 阻滞作用引起,易引起心律失常及心肌缺血,可使用 β 受体阻滞药治疗。

(2) 由于 α 受体被广泛阻滞,合用肾上腺素时可出现严重低血压。

(3) 偶可出现副交感亢进症状,如肠道蠕动增强、腹痛、腹泻、低血糖、胃酸分泌过多等,胃肠道溃疡患者应予注意。

15.2.4 尼卡地平

尼卡地平又名佩尔地平,是钙通道阻滞剂,对冠脉和外周血管具有较强的扩张作用,对脑血管也有较好的扩张作用。

15.2.4.1 药理作用

(1) 对心脏的抑制作用仅为硝苯地平的 1/10,应用尼卡地平后,射血分数和心排出量增加,对心脏传导无影响。能降低心肌耗氧量及总外周阻力,也可增加冠脉侧支循环,使冠状血流增加。

(2) 抑制心肌与血管平滑肌的跨膜钙离子内流而不改变血钙浓度,其作用在血管平滑肌胜于在心肌,故血管选择性较强。可阻滞钙离子流入血管平滑肌细胞内,从而扩张血管,

使血压下降。降低周围血管阻力,此作用在高血压患者大于正常血压者,降压时会有反射性心率加快。

（3）健康男性成年人,按 0.01～0.02 mg/kg 盐酸尼卡地平静脉给药后,消除半衰期为 50～63 min。尿内主要代谢物为 M-11 结合物。血浆蛋白结合率约 90% 左右。

15.2.4.2　适应证

用于治疗高血压和心绞痛,也用于脑血管疾病,如蛛网膜下腔出血后的处理、缺血性脑卒中、脑动脉硬化症等。

15.2.4.3　禁忌证

（1）颅内出血的,估计尚未完全止血的患者。

（2）脑中风的急性期颅内压增高患者。

（3）对盐酸尼卡地平有过敏史者。

15.2.4.4　剂量和用法

（1）手术时异常高血压的急救处置;以 2～10 $\mu g/(kg \cdot min)$ 的静脉滴注速度开始给予,将血压降到目标值后,边监测血压边调节静脉滴注速度。如有必要迅速降低血压时,单次静脉注射 10～30 $\mu g/kg$。

（2）高血压患者急症从 0.5 $\mu g/(kg \cdot min)$ 开始,将血压降到目标值后,边监测血压边调节静脉滴注速度。

15.2.4.5　不良反应

（1）循环系统有时出现心动过速、心慌、面赤、全身不适感。

（2）肝脏有时出现肝功能障碍（谷草转氨酶、谷丙转氨酶等上升）。

（3）肾脏有时尿素氮、肌酐会上升。

（4）消化系统有时出现恶心。

（5）其他会出现血氧过低、头痛、体温上升、尿量减少、总胆固醇下降。

15.2.4.6　注意事项

（1）在血压、心率及心电图监测下慎重用药。治疗高血压和心绞痛时,可因外周血管扩张而出现踝部水肿、眩晕、头痛、乏力、面红、心悸等不良反应。

（2）孕妇必须在认真权衡利弊后慎用。哺乳期妇女避免使用,如需应用,应停止哺乳。

（3）老年患者用药,应从低剂量开始如 0.5 $\mu g/(kg \cdot min)$,仔细观察病情,慎重用药。

（4）有肝、肾功能障碍的患者或主动脉瓣狭窄症进展的患者慎用。

（5）与 β 受体阻滞剂及其他降压药合用时应慎重。

15.2.5　地尔硫䓬

地尔硫䓬又名恬尔心,是苯硫䓬类钙通道阻滞剂。

15.2.5.1 药理作用

地尔硫䓬抑制心肌传导系统及血管平滑肌上的 Ca^{2+} 内流。它可以引起轻到中度的心肌收缩力下降，血管扩张，并通过降低窦房结的自律性及房室结的传导速率而降低心率。地尔硫䓬对冠状动脉和侧支循环均有扩张作用，可以使血流重新分配而改善缺血心肌灌流，对变异性和劳累型心绞痛都有显著效果。地尔硫䓬扩张外周血管，降低全身血管阻力，降低血压，相较于维拉帕米，其扩血管作用较弱并且负性肌力作用较少。

15.2.5.2 适应证

适用于治疗快速性心律失常、变异型和劳力型心绞痛，尤其是冠脉痉挛引起的心绞痛、雷诺综合征、高血压。

15.2.5.3 禁忌证

禁用于有窦房结功能不全及 II 度以上房室阻滞或窦房阻滞患者、严重的低血压及充血性心力衰竭患者、有严重心肌疾患、有过敏史的患者及孕妇禁用。

15.2.5.4 剂量和用法

（1）室上性心动过速　地尔硫䓬 10 mg 约 3 min 缓慢静脉注射，并可根据年龄和症状适当增减。

（2）手术时异常高血压的急救处置单次静脉注射，通常成人缓慢静脉注射地尔硫䓬 10 mg/min，并可根据患者年龄和症状适当增减。静脉持续输注 $5\sim15\ \mu g/(kg \cdot min)$。当血压降至目标值以后，边监测血压边调节点滴速度。

15.2.5.5 不良反应及注意事项

（1）地尔硫䓬对外周和心脏的作用居于硝苯地平和维拉帕米之间，不良反应的发生率较低，主要表现为头昏、头痛、面红及胃肠不适。

（2）尽管在心力衰竭患者中慎用，但其并不会加重心力衰竭。

（3）地尔硫䓬经肝脏代谢，其肝脏清除率依赖于血流量，主要代谢产物仍有原药活性的 40%，对于肝功能不全的患者需减量。

（4）与其他钙通道阻滞剂、H_2 受体阻滞剂及环孢素 A 等合用需调整剂量。

15.2.6 维拉帕米

维拉帕米是苯烷基胺类钙通道阻滞剂，又名异搏停。

15.2.6.1 药理作用

维拉帕米可抑制心肌、心脏传导组织及血管平滑肌上的 Ca^{2+} 内流，从而降低心肌收缩力、心率，扩张冠脉及外周血管。维拉帕米对外周血管具明显的扩张作用，使外周阻力降低，平均动脉压下降，继而降低心脏氧耗。它使血管中度扩张且无明显的心率、心排血量或每搏量的变化。维拉帕米扩张冠状动脉，增加冠脉血流量，并通过扩张侧支小动脉或降低缺血区血管阻力来改善缺血心肌的灌注。提高细胞外 Ca^{2+} 浓度可使维拉帕米的扩血管作用减弱或完全消失。此外,维拉帕米能明显抑制非血管平滑肌的收缩活动。

15.2.6.2 适应证

适用于治疗各类心绞痛、高血压、快速性心律失常,尤其是室上性心律失常,包括房颤、房扑、阵发性室上性心动过速,但预激综合征除外。

15.2.6.3 禁忌证

由于维拉帕米具有负性肌力及负性变时作用,对于严重左室功能不全患者、Ⅱ°～Ⅲ°传导阻滞的患者以及正在使用其他抗心律失常药物的患者均需谨慎使用。主要禁忌证为:低血压、心源性休克、晚期心力衰竭、病窦综合征、Ⅱ°～Ⅲ°房室传导阻滞。预激综合征患者使用维拉帕米可能会诱发室性心律失常。

15.2.6.4 剂量和用法

必须在持续心电和血压监测下,一般起始剂量为 2～3 mg,稀释后缓慢静脉推注至少 2 min。如果初反应不令人满意,首剂 15～30 min 后再给 1 次 2～3 mg 或 0.1 mg/kg 体重。静脉持续输注剂量 5 μg/(kg·min)。

15.2.6.5 不良反应及注意事项

(1) 不良反应有便秘、胃部不适、恶心、眩晕、头痛和神经痛等。治疗心绞痛时突然停药,可使病情恶化。

(2) 静脉注射时,可出现短暂的降压作用,如静脉注射速度过快可引起心动过缓、房室传导阻滞、低血压及诱发心力衰竭,多见于与 β 受体阻断药合用或近期内用过此药的患者。

(3) 对已有心室功能障碍的患者,维拉帕米可产生明显的心肌抑制,应慎用。

(4) 维拉帕米口服生物利用度仅 10%～20%。其代谢取决于肝血流,肝脏代谢产物去甲维拉帕米具有生物活性,约是原药效价的 20%。约 70% 以代谢物形式经肾排泄。肝功能不全或肾功能不全的患者需要调整剂量。

(5) 该药可通过胎盘屏障,也可经乳腺分泌。

(6) 维拉帕米是肝 P450 3A4 的强抑制剂。与 H_2 受体阻滞剂合用时,其代谢降低;同时给予肝酶诱导剂如苯巴比妥时代谢增加。与肌肉松弛药伍用时,会延长肌肉松弛作用时间,与镇静镇痛药物伍用时,镇静镇痛类药需减量。

15.2.7 腺苷

15.2.7.1 药理作用

(1) 腺苷是一种内源性核苷,是机体代谢的中间产物,也是体内重要的活性成分之一,通常作为三磷腺苷(adenosine triphosphate,ATP)的代谢产物存在于细胞内,当腺苷在冠状动脉内浓度升高时,能有效降低心肌氧耗,舒张冠脉血管,抑制心肌收缩与节律传导,对于心脏氧供需平衡有重要的自我调节意义。正常水平为 $0.03\sim0.3~\mu gmol/L$。

（2）腺苷能激活血管平滑肌上的特异性嘌呤受体，引起钾通道的开放，导致细胞膜超极化与血管舒张。此外腺苷也能通过刺激内皮细胞释放 NO 产生扩血管作用。

（3）腺苷可以激活腺苷受体（A 受体），该受体有 A_1、A_{2a}、A_{2b}、A_3 几个亚型，在心房、窦房结及房室结中，腺苷通过与 G 蛋白偶联的 A 受体而激活 ATP，增加 cGMP 水平，并通过拮抗 cGCP 对钙通道的活化而减弱钙电流，延长房室结的不应期和减慢传导，抑制交感兴奋或异丙肾上腺素所致的早后、晚后除极而发挥其抗心律失常作用，腺苷还具有扩张血管、抑制缺血区细胞钙内流、增加能量产生等作用。

（4）腺苷在脑内起着抑制性调质作用，可抑制某些神经递质如谷氨酸的释放，并具有神经保护功能。

（5）腺苷生成后迅速失活，降解为肌苷，被红细胞摄取，因此作用短暂，消除半衰期仅 $0.6\sim1.5~s$。故该药的静脉注射速度要迅速，否则在其到达心脏之前可能已被消除。

15.2.7.2　适应证、剂量和用法

（1）**控制性降压**　在降低血压方面腺苷比维拉帕米轻。腺苷主要扩张动脉血管，用于控制性降压时起效极快，体循环阻力显著下降，同时伴有负性肌力作用。用于控制性降压时的给药速度约 $1.0\sim1.5~mg/(kg \cdot min)$，对心脏传导系统尚无显著影响。即使连续输注 2 h 也无快速耐药性发生，停药后作用迅速消失，且无反跳现象，提示腺苷的使用对儿茶酚胺及肾素血管紧张素系统无刺激作用。

（2）**室上性心动过速**　腺苷为急性终止室上性心动过速，如房室交界性心动过速、房室结或房室折返的首选药物。可用于治疗对维拉帕米无效的室上性心动过速。腺苷能终止需肾上腺素驱动并维持的室性心动过速。成人常用剂量为 6 mg 静脉推注，如果无效可以 12 mg 再次重复。由于腺苷消除半衰期很短，即使 1 min 后重复注射也不会过量。儿童剂量为 0.2 mg/kg。腺苷对房颤、房扑以及室性心动过速无效。通常在 30 s 内静脉注射 12 mg 能终止 92% 的室上性心动过速，能终止一过性心动过速的最小有效剂量为 2.5 mg。成功率与维拉帕米相似，因腺苷的有效性和极其短的作用期，在许多病例中倾向于用腺苷而非维拉帕米，尤其是曾静脉使用过 β 受体阻滞剂，心力衰竭代偿不佳或严重低血压患者及新生儿患者。具体应用时开始注射剂量为 3 mg，迅速注射（最好经中心静脉），如在 $1\sim2~min$ 内无效，可给予 6 mg，必要时在 $1\sim2~min$ 之后再给予 12 mg。

15.2.7.3　不良反应及注意事项

（1）腺苷具有组胺释放作用，可导致呼吸不畅，面部潮红及胸痛，可能诱发支气管痉挛，因此具有气道高敏感性的患者应慎用。

（2）心脏移植患者由于对腺苷敏感性增高，用量应予减少。

（3）腺苷使用时必须进行心电监护并拥有除颤设备。如果没有人工起搏设备，腺苷不

应用于Ⅱ度、Ⅲ度房室传导阻滞或病窦综合征患者。

（4）腺苷用于控制性降压时可使尿酸水平上升10%～20%，对于伴有嘌呤代谢疾病（如痛风）的患者应谨慎使用。

（5）双嘧达莫与腺苷具有协同作用，两者合并使用时腺苷的剂量应予减少。

15.2.8 钠尿肽

钠尿肽也称利钠肽。

15.2.8.1 药理作用

钠尿肽激素家族包括心房型（atrial natriuretic peptide，ANP）、脑型或B型（brain natriuretic peptide，BNP）、C型（C-type natriuretic peptide，CNP）、D型（D-type natriuretic peptide，DNP）钠尿肽以及尿扩张素（urodilatin）。ANP和BNP分别在心房和心室中合成和分泌，以响应室壁应力，而CNP在血管内皮细胞中产生。DNP最初是从绿曼巴蛇的毒液中分离出来的，在人类DNA中尚未发现。有三种主要的钠尿肽受体（natriuretic peptide receptors，NPR）：NPR-A，NPR-B和NPR-C。NPR-A主要位于大血管、肾脏和肾上腺的内皮表面，而NPR-B位于血管平滑肌细胞和大脑中。相反，NPR-C作为清除受体可以从循环中除去利钠肽。急性心力衰竭时血浆BNP浓度升高，早期可以抵消血管收缩神经激素的不利影响。然而，NPR的下调和（或）脱敏导致效益下降，这使得它们成为药物治疗的靶点。

奈西立肽是合成型人类脑钠肽，正常成人心脏组织和血液中存在少量BNP，是肾素-血管紧张素-醛固酮系统的天然拮抗激素，可以拮抗交感神经系统的活性，同时具有抑制缩血管活性肽产生、促进血管舒张、利钠、利尿等作用。奈西立肽通过与其受体结合，使第二信使cGMP水平升高，从而介导一系列生理学效应，包括抑制肾素-血管紧张素-醛固酮的分泌、从而增加尿液生成和钠离子排泄，使肾脏对钠、尿的排泄增加；对全身小动脉和小静脉具有明确的扩张作用；可显著降低肺毛细血管锲嵌压、右房压、心肌张力降低，增加心脏指数，快速改善患者呼吸困难、乏力等症状。奈西立肽主要与NPR-C受体结合后通过吞饮作用，在细胞内被溶酶体分解代谢，小部分从肾脏排出。

15.2.8.2 适应证

奈西立肽适用于急、慢性心力衰竭患者。

15.2.8.3 禁忌证

（1）对奈西立肽及其中任何成分过敏的患者。

（2）收缩压≤90 mmHg的患者禁用。

（3）心源性休克的患者禁用。

（4）奈西立肽不适宜心脏瓣膜狭窄、限制或阻塞性心肌病、缩窄性心包炎、心包填塞等患者。

（5）已知或怀疑心脏充盈压低的患者避免使用。

15.2.8.4　剂量和用法

初始剂量为 2 mg/kg 静脉注射，然后以 0.01 mg/(kg·min)静脉滴注。初始剂量不能超过推荐剂量。将奈西立肽 1.5 mg 用 5％葡萄糖注射液或 0.9％氯化钠注射液或 5％葡萄糖氯化钠注射液 5 mL 溶解后，加入 250 mL 上述液体中静脉滴注。

15.2.8.5　不良反应及注意事项

（1）奈西立肽最常见的不良反应为剂量依赖性低血压。用药期间须密切监测血压。在手术中，由于大多数麻醉药都有扩血管、降血压的作用，因此在使用奈西立肽时应常规剂量减半，并根据血流动力学的改变随时调整剂量。

（2）由于奈西立肽的辅助增强作用，利尿剂、ACEI 类和 β 受体阻滞剂类等药物需减量使用。

（3）对低血压、瓣膜狭窄、肥厚梗阻型心肌病、限制型心肌病、缩窄性心包炎、心包填塞等不宜使用。妊娠和哺乳期妇女慎用。

（4）其他不良反应有头痛和剂量依赖性的胃肠道反应，在易感人群中可能引起肾功能损伤。

（5）奈西立肽作为一种新型的控制心力衰竭的药物，对围手术期心功能不全的患者具有很好的疗效，但其能否改善患者的远期预后仍需进一步大规模的研究。

15.3　临床常用扩血管药小结

除控制性降压外，围术期平均动脉压（MAP）增加 20 mmHg 即应处理，严重高血压常常需要静脉注射或持续输注扩张血管药，常用静脉降压药如下（表 15-1）。

表 15-1　临床常用扩血管药的用法

药物	主要作用	剂量	不良反应
酚妥拉明	主要扩张动脉	持续输注 0.5～20 μg/(kg·min)或以 0.1 mg/min 开始，每 5～10 min 可增加 0.1 mg/min，最大剂量为 2 mg	心动过速、低血压
硝酸甘油	主要扩张静脉	持续输注 0.5～5.0 μg/(kg·min)开始，每 5～10 min 逐渐增加 5～10 μg/min，最大剂量为 20 μg/min	头痛 心动过速
硝普钠	扩张动脉和静脉	开始 15 μg/min，每 5～10 min 可逐渐增加 5～20 μg/min，最大剂量为 300 μg/min	耐药性及停药后反跳

药　物	主　要　作　用	剂　　量	不良反应
三磷腺苷	① 起效快；② 舒张阻力血管，降压效果强而平稳；③ 心率稳慢，心排血量增加，器官灌注良好；④ 停药后血压恢复快，无反跳；⑤ 没有氰化物中毒	单次静脉注射 0.36～2.9 mg/(kg·min) 使收缩压和舒张压平均下降 27 mmHg 和 25 mmHg，常用 0.5%～1.0% 溶液连续输注，当药量达 310±149 μg/(kg·min) 时，平均动脉压可下降 30%～57%	浓度过高、剂量过大常出现不同程度的心动过缓、心律失常或房室传导阻滞
尼卡地平	钙通道阻滞剂，作用缓和，降压同时可扩张冠状动脉	静脉注射 10～30 μg/kg，持续输注 5～6 μg/(kg·min) 或 4～12 mg/min	剂量大时使心率增快

16

降 血 压 药

降压药(antihypertensive drugs)又称抗高血压药,是一类控制血压,用于治疗高血压的药物。在麻醉前、麻醉手术中以及 PACU 和 ICU 中应用非常广泛。但与高血压病人日常控制血压使用口服的中长效制剂不同,围术期使用的降压药往往采用静脉制剂的中短效药物。

16.1　降血压药的分类及用药原则

16.1.1　降血压药的分类

(1) 利尿药　① 噻嗪类:氢氯噻嗪等。② 保钾利尿剂:氨苯蝶啶,阿米洛利、螺内酯等。③ 祥利尿剂:呋塞米等。

(2) 交感神经抑制药　① 中枢性降压药:可乐定、利美尼定等。② 神经节阻断药:樟磺咪芬等。③ 去甲肾上腺素能神经末梢阻断药:利血平、胍乙啶等。④ 肾上腺素受体阻断药:普萘洛尔等。

(3) 肾素-血管紧张素系统抑制药　① 血管紧张素转换酶抑制药(ACEI):培哚普利(长效)、卡托普利(短效)等。② 血管紧张素 II 受体阻断药(ARB):氯沙坦、坎地沙坦等。③ 肾素抑制药:阿利吉仑。

(4) 钙拮抗药　① 二氢吡啶类:硝苯地平(短效),氨氯地平、尼群地平(长效)等。② 非二氢吡啶类:地尔硫䓬,维拉帕米等。

(5) 血管扩张药　肼屈嗪和硝普钠等。

(6) α,β 阻滞剂　美托洛尔、比索洛尔、拉贝洛尔、卡维地洛等。

16.1.2　降血压药的用药原则

(1) 从小剂量开始给药,一般采用常规剂量。老年患者以及高龄老年患者,初始治疗时,通常采用较小的有效剂量,根据需要逐渐增加剂量。

（2）高血压患者日常血压控制时，长效降压药优先选用，以有效控制 24 h 血压。

（3）对于血压高于 160/100 mmHg 的患者，或者单药治疗未达到目标的高血压患者，应该采用联合用药治疗。

（4）根据患者和病症的不同，药物疗效、耐受性，以及患者个人意愿和长期耐受能力等，选择合适的药物，个体化治疗高血压。

16.1.3 有并发症患者降压药的选择(表 16－1)

表 16－1 有并发症患者降压药的选择

	利尿药	β-阻滞剂	ACEI	ARB	钙拮抗剂
心力衰竭	√	√	√	√	
心肌梗死后		√	√		
高危冠心病	√	√	√		√
糖尿病	√	√	√	√	√
慢性肾病			√	√	
预防再发中风	√		√		

16.2 麻醉和围术期应用

围术期高血压治疗的目的在于降低心肌氧耗和减轻心脏负担，预防心肌缺血、心力衰竭和脑血管意外等并发症。

16.2.1 麻醉前准备

重度高血压和基础血压高于 180/110 mmHg 的患者在围术期易发生心律失常、心力衰竭、心肌梗死或脑血管意外。血压未得到良好控制前不应进行择期手术，根据患者各项生命体征和用药情况可以考虑推迟手术。术前接受降压药治疗的患者主张应用到手术当日。术前服用 ACEI 和 ARB 类降血压药，在术中易发生低血压，有心力衰竭病史患者不宜在术前停用。

16.2.2 麻醉和术中应用

气管内插管、手术刺激、麻醉太浅、低氧和高碳酸血症等均可引起高血压，在去除引起高血压病因同时，根据心率快慢选用静脉注射降压药治疗，如硝酸甘油、艾司洛尔、尼卡地平和乌拉地尔等。

16.2.3　术后麻醉恢复期应用

手术结束,麻醉变浅,患者意识恢复的过程中,常出现高血压,最常见的原因为疼痛、高二氧化碳血症及苏醒时躁动。解除病因后,应给予有效镇痛药,再考虑静脉抗高血压药。

16.2.4　高血压急诊的用药(表 16 - 2)

表 16 - 2　高血压急症静脉注射用降压药

降压药	剂　　量	起　效	持　续	不 良 反 应
硝普钠	0.25～10 μg/(kg·min)静脉滴注	立即	1～2 min	恶心、呕吐、肌颤、出汗
硝酸甘油	5～100 μg/min 静脉滴注	2～5 min	5～10 min	头痛、呕吐
酚妥拉明	5～10 mg 静脉滴注	1～2 min	10～30 min	心动过速、头痛、潮红
尼卡地平	0.5～10 mg/(kg·min)静脉滴注	5～10 min	30～40 min	心动过速、头痛、潮红
艾司洛尔	250～500 mg/(kg·min)静脉滴注,此后 50～100 mg/(kg·min)静脉滴注	1～2 min	10～20 min	低血压,恶心
乌拉地尔	首剂 12.5～25 mg,维持5～40 mg/h 静脉滴注	15 min	2～8 h	头晕、恶心,疲倦
地尔硫䓬	10 mg,或 5～15 mg/(kg·min)静脉滴注			低血压,心动过缓
二氮嗪	0.2～0.4 g/次静脉注射	1 min	1～2 h	血糖过高,水钠潴留
利血平	0.5～1.0 mg 肌内注射或静脉注射	1～2 h	4～6 h	

注:以上药物剂量及次数仅供参考,实际使用时详见有关药品说明书。

16.3　麻醉和围术期常用降压药

16.3.1　利尿剂

利尿剂(diuretics)是效果确切的一线抗高血压药,能够降低心血管事件发生率。用于抗高血压的利尿剂主要为噻嗪类利尿剂,保钾利尿剂中的醛固酮受体拮抗剂可以减少中重度心力衰竭症状,降低心源性猝死,改善心肌梗死预后,常用于高血压合并心肌梗死后的治疗。

16.3.1.1　氢氯噻嗪

氢氯噻嗪为噻嗪类利尿剂中的噻嗪型,又称双氢克尿噻。

(1) 药理作用　作用于髓袢升支粗段,抑制远端小管前段和近端小管对 Na^+ 和 Cl^- 的重吸收,使 Na^+ 和 Cl^- 排出增多,管腔内渗透压增高从而发挥利尿作用。噻嗪类利尿剂短期通过减少血容量降低血压,其长期使用的降压机制可能是降低血管平滑肌内 Na^+ 浓度,通过 Na^+-Ca^{2+} 交换使其细胞内 Ca^{2+} 浓度降低,从而减少血管平滑肌细胞对缩血管物质的反应,增强对扩血管物质的敏感性,同时降低动脉血管壁内的水钠含量,减轻细胞内液积聚所致的管腔狭窄,也可诱导血管壁产生扩血管物质。故外周血管阻力降低产生降压作用。口服 2 h 后产生利尿作用,达峰时间为 4 h,3~6 h 后产生降压作用,作用持续时间为 6~12 h。半衰期为 15 h,充血性心力衰竭、肾功能受损者延长。50%~70% 以原形由尿液排出,也可经乳汁分泌,可通过胎盘屏障。

(2)适应证 治疗高血压的一线药物,可与其他降压药联合应用。

(3)禁忌证 与磺胺类药物、呋塞米、布美他尼、碳酸酐酶抑制剂存在交叉反应,对以上药物和氢氯噻嗪过敏者禁用。

下述情况慎用:① 无尿或严重肾功能减退者,应用大剂量时可致药物蓄积,毒性增加。② 糖尿病。③ 高尿酸血症或有痛风病史者。④ 严重肝功能损害者,水、电解质紊乱可诱发肝性脑病。⑤ 高钙血症。⑥ 低钠血症。⑦ 红斑狼疮,可加重病情或诱发活动。⑧ 胰腺炎。⑨ 交感神经切除者(降压作用加强)。⑩ 有黄疸的婴儿。

(4)剂量和用法 高血压治疗:成人每日 6.25~25 mg,分 1~2 次服用,并按降压效果调整剂量。

(5)不良反应 有电解质紊乱(低血钾)、血尿素升高、血氨升高、血糖升高、血脂升高和高尿酸血症等。长期应用可出现乏力、倦怠、眩晕、食欲缺乏、恶心、呕吐、腹泻及血压降低等症状,减量或调节电解质失衡后症状即可消失。

(6)注意事项 ① 肾上腺皮质激素、促肾上腺皮质激素、雌激素、两性霉素 B(静脉用药)、非甾体类消炎镇痛药能降低氢氯噻嗪的利尿作用,增加发生电解质紊乱的机会,尤其是低钾血症。② 与多巴胺合用,利尿作用加强。③ 与降压药合用时,利尿降压作用均增强。④ 洋地黄类药、胺碘酮等与本药合用时,应慎防因低钾血症引起的副作用。⑤ 能通过血-胎盘屏障,孕妇使用应慎重。哺乳期妇女不宜服用。

16.3.1.2 螺内酯

螺内酯为醛固酮受体拮抗剂,同时也是保钾利尿剂,又名安体舒通。

(1)药理作用 螺内酯的化学结构与醛固酮相似,与醛固酮竞争远曲小管及集合管上的醛固酮受体,从而抑制醛固酮促进 Na^+-K^+ 交换的作用,减少 Na^+ 的重吸收和 K^+ 的分泌,使 Na^+ 和 Cl^- 排出增多,起到利尿作用,而 K^+ 则被保留。口服吸收较好,约为 65%,生物利用度大于 90%,血浆蛋白结合率在 90% 以上,进入体内后 80% 由肝脏迅速代谢为有活性的坎利酮(canrenone),口服 1 天左右起效,2~3 d 达高峰,停药后作用仍可维持 2~3 d。依服药方式不同,半衰期有所差异,每日服药 1~2 次时,半衰期平均 19 h(13~24 h),每日服药 4 次时缩短为 12.5 h(9～16 h)。无活性代谢产物从肾脏和胆道排泄,约有 10％以原形从肾脏排泄。

（2）适应证　高血压、原发性醛固酮增多症(药物治疗和术前准备)、低钾血症的预防。

（3）禁忌证　对螺内酯过敏及高钾血症者禁用。

（4）剂量和用法　治疗高血压:尤其适用于低钾血症、高尿酸血症和心肌梗死后患者。成人起始每日 20～80 mg,分次服用,至少 2 周,以后酌情调整剂量。

（5）不良反应　最常见不良反应为高钾血症,其次为胃肠道反应,如恶心、呕吐、胃痉挛和腹泻。少见不良反应有低钠血症、男性乳房发育(长期使用)、头痛等。

（6）注意事项　① 肾上腺皮质激素尤其是强效盐皮质激素、促肾上腺皮质激素、雌激素、非甾体类消炎镇痛药能减弱本药的利尿作用,而拮抗本药的潴钾作用,且合用时肾毒性增加。② 拟交感神经药物降低本药的降压作用。③ 多巴胺加强本药的利尿作用。④ 与降压的药合用,利尿和降压效果均加强。⑤ 与含钾药物、库存血(含钾 30 mmol/L,如库存 10 d 以上含钾高达 65 mmol/L)、血管紧张素转换酶抑制剂、环孢素 A 合用,发生高钾血症的机会增加。⑥ 与葡萄糖胰岛素液、碱剂、钠型降钾交换树脂合用,发生高钾血症的机会减低。螺内酯使地高辛半衰期延长。⑦ 与氯化铵合用易发生代谢性酸中毒。⑧ 使地高辛的稳态血药浓度上升约 30％。⑨ 阿司匹林使其利尿作用减弱。⑩ 使华法林的抗凝作用降低约 25％。

16.3.2　血管紧张素转换酶抑制剂

（1）药理作用　血管紧张素转换酶抑制剂(ACEIs)是一线抗高血压药,对高血压患者具有良好的靶器官保护和心血管终点事件预防作用。高血压发病的重要机制之一就是肾素-血管紧张素-醛固酮系统(Renin-Angiotensin-Aldosterone System,RAAS)的异常激活。血管紧张素原在肾素作用下水解成血管紧张素Ⅰ,后者在血管紧张素转换酶(主要途径)或糜酶(次要途径)的作用下水解成血管紧张素Ⅱ。血管紧张素Ⅱ可直接收缩血管,刺激外周交感神经释放去甲肾上腺素,增加中枢交感活性,增加外周血管阻力,引起心脏和血管重构,收缩肾脏血管,减少肾血流,促进醛固酮的合成和分泌,增加水钠潴留。同时 ACEI 可作用于缓激肽使其降解,减少缓激肽产生的舒血管作用。血管紧张素转换酶抑制剂、血管紧张素Ⅱ受体拮抗剂和肾素拮抗剂通过直接抑制 RAAS 治疗高血压。临床应用药物包括:卡托普利、依那普利、雷米普利、培哚普利、贝那普利、福辛普利和咪达普利等。现以卡托普利为代表作一介绍。

（2）适应证　① 高血压。② 慢性心功能不全。③ 尤其是伴有慢性心功能不全、缺血性心脏病和糖尿病肾病的患者。

（3）禁忌证　① 双侧肾动脉狭窄或类似病变者(如孤立肾、移植肾等)。② 有低血压病史者、严重主动脉狭窄或梗阻性心肌病者。③ 孕中晚期长期使用可致胎儿畸形、发育不良甚至死胎。④ 可经乳汁分泌,哺乳期妇女忌用。⑤ 白细胞减少、中性粒细胞缺乏症患者。⑥ 有血管神经性水肿。⑦ ACEI 过敏史者。

（4）剂量和用法　治疗心力衰竭时 ACEI 的使用剂量（表 16 - 3）和治疗高血压时的剂量（表 16 - 4）。

表 16 - 3　治疗心力衰竭时 ACEI 的使用剂量

	起 始 剂 量	目 标 剂 量
卡托普利	6.25 mg,每日 3 次	50 mg,每日 3 次
依那普利	2.5 mg,每日 3 次	10 mg,每日 3 次
福辛普利	10 mg/d	40 mg/d
赖诺普利	2.5 mg/d	20～40 mg/d
培哚普利	2 mg/d	4～8 mg/d
雷米普利	1.25～2.5 mg/d	5 mg 每日 3 次或 10 mg/d
贝那普利	2.5 mg/d	5～10 mg 每日 3 次

表 16 - 4　治疗高血压时 ACEI 的剂量

	半衰期(h)	经肾排泄(%)	剂量与用法	肾功能受损时*
卡托普利	2	95	12.5～100 mg 每日 3 次	6.25～12.5 mg 每日 3 次
贝那普利	11	88	5～40 mg 每日 1 次**	2.5～10 mg 每日 1 次**
西拉普利	10	80	1.25～5 mg 每日 1 次	0.5～2.5 mg 每日 1 次
依那普利	11	88	5～40 mg 每日 1 次**	2.5 mg 每日 1 次**
咪达普利	8		2.5～10 mg 每日 1 次	1.25～5 mg 每日 1 次
赖诺普利	12	70	5～40 mg 每日 1 次	2.5～5 mg 每日 1 次
培哚普利	3～10	75	4～8 mg 每日 1 次	2 mg,隔日 1 次
雷米普利	13～17	60	2.5～10 mg 每日 1 次	1.25～5 mg 每日 1 次**
福辛普利	12	50	10～40 mg 每日 1 次	10～40 mg 每日 1 次

* 肌酐清除率 10～30 mL/min 时。
** 也可将每日剂量等分成 2 次服用。

（5）不良反应　咳嗽、血管神经性水肿,与缓激肽降解受阻有关,停药可缓解。其他还有瘙痒、高血钾、蛋白尿、皮疹、味觉障碍、骨髓抑制和血清转氨酶升高等。

（6）注意事项　① 与利尿剂、其他抗高血压药、氯丙嗪合用,可导致低血压。② 可能增高血钾,慎与保钾利尿药或补钾药同时使用。③ 抗酸药和硫酸亚铁可降低生物利用度和疗效。④ 与锂剂合用可引起锂剂的血浆水平增高,同时也可引起肾脏毒性,出现蛋白尿和血肌酐增高。⑤ 与别嘌呤醇同用可引起超敏反应。与降糖药同时使用增加降糖作用,存在低血糖风险。

16.3.3 血管紧张素Ⅱ受体拮抗剂

16.3.3.1 药理作用

血管紧张素Ⅱ受体拮抗剂(ARB)与 ACEI 同为一线抗高血压药,具有心血管及肾保护作用,同时避免了 ACEI 引起的缓激肽升高所产生的副作用。ARB 作用在 RAAS 的终末途径,阻断血管紧张素转换酶途径和糜酶途径的血管紧张素Ⅱ和其受体(AT_1)的特异性结合,产生降压的作用。同时可减轻左心室肥厚,抑制心肌细胞增生,延迟或逆转心肌重构,改善左室功能,有益于长期降压。对血糖、血脂代谢无不利影响。通过扩张出、入肾小球动脉,减轻肾血管阻力从而增加肾血流量和肾小球滤过率,同时降低肾小球内压力,降低蛋白尿,保护肾脏而延缓慢性肾功能不全的进程,特别对糖尿病肾病的恶化有逆转作用。

16.3.3.2 常用药物

(1)氯沙坦又名洛沙坦 是二苯四咪唑类血管紧张素Ⅱ受体拮抗剂。① 吸收:口服吸收良好,生物利用度约为 33%。在肝脏经细胞色素 P450 酶代谢形成有药理活性的产物 EXP3174,其活性比母体约强 15~30 倍,药浓度分别在 1 h 及 3~4 h 达到峰值。持续作用 24 h。② 分布:血浆蛋白结合率≥99%,分布容积为 34 L。③ 代谢:静脉注射或口服氯沙坦后,约 14% 的剂量会转化为活性代谢产物。④ 消除:氯沙坦及其活性代谢产物的血浆清除率分别为 600 mL/min 和 50 mL/min。肾清除率分别为 74 mL/min 和 26 mL/min。口服氯沙坦钾时,约 4% 的剂量以原形经尿液排泄,6% 的剂量以活性代谢产物的形式经尿液排泄。终末半衰期分别为 2 h 和 6~9 h。每日 1 次给药 100 mg 时,氯沙坦及其活性代谢产物在血浆中均无明显蓄积。氯沙坦及其代谢产物经胆汁和尿液排泄。适用于各级高血压。成人通常起始和维持剂量为每日 1 次 50 mg。治疗 3~6 周可达到最大降压效果。剂量也可增加到每日 1 次 100 mg。对有肝功能损害病史的患者应考虑使用较低剂量。

(2)缬沙坦又名丙戊沙坦 为非前体药,口服吸收快,生物利用度为 23%。药物起效快,作用强,口服后 2 h 起效,4~6 h 后血药浓度达峰值,作用持续 24 h 以上。血浆蛋白结合率为 94%~97% 半衰期为 5~9 h,分布容积 17 L。在体内不被代谢,以原形经胆道(70%)及肾脏(30%)排出。药物过量不能通过血液透析消除。适用于各级高血压。成人口服每日 1 次 80 mg,一般 2 周可产生确切疗效,4 周达到最大疗效,用药 4 周后疗效不满意可增加至每日 160 mg 或者加用利尿剂。老年患者通常不需要调整起始剂量。轻中度肾功能损害患者无需调整起始剂量。非胆管源性、无胆汁淤积的轻中度肝功能损害患者无需调整剂量。肝、肾功能损害患者需要加强监测。

(3)奥美沙坦酯 是新一代血管紧张素Ⅱ受体拮抗剂。对 P450 酶没有影响,不会出现与这些酶抑制、诱导或者代谢相关的药物相互作用。适用于各级高血压。通常推荐起始剂量为 20 mg,每日 1 次。对进行 2 周治疗后仍需进一步降低血压的患者,剂量可增至 40 mg。可以与其他利尿剂合用,也可以与其他抗高血压药物联合使用。老年人和轻中度肝肾功能不全者无需调整剂量。奥美沙坦酯有很好的耐受性,不良事件发生率与安慰剂组相似。最常见的不良反应为头晕,其余参考氯沙坦。对本品过敏者禁用。孕中晚期及哺乳期妇女禁用。

16.3.3.3　禁忌证和不良反应

(1) 禁忌证　对氯沙坦和缬沙坦过敏者禁用。在怀孕中后期,直接作用于肾素-血管紧张素系统的药物可引起胎儿发育异常,甚至死亡,故孕妇禁用。哺乳应停用药物。

(2) 不良反应　氯沙坦无咳嗽、血管神经性水肿等缓激肽升高引起的副作用。少数患者可见体位性低血压、头痛、腹泻、皮疹、血钾或转氨酶升高等不良反应。

16.3.3.4　注意事项

(1) 与保钾利尿药(如螺内酯,氨苯蝶啶,阿米洛利)、补钾剂,或含钾的盐代用品合用时,可导致血钾升高。与其他影响钠排泄的药物一样,锂的排泄可能会减少。

(2) 非甾体抗炎药物(NSAID)包括选择性环氧合酶- 2(COX - 2)抑制剂可能降低抗高血压药的作用。血管紧张素Ⅱ受体拮抗剂或血管紧张素转化酶抑制剂的抗高血压作用可能会被 NSAID 包括 COX - 2 抑制剂削弱。

(3) 服用非甾体抗炎药物,有肾功能损害的患者(如老年或容量不足的患者),同时服用血管紧张素Ⅱ受体拮抗剂或血管紧张素转化酶抑制剂可能导致进一步的肾功能损害,包括可能发生急性肾功能衰竭。

16.3.4　肾素抑制剂

阿利吉仑是目前唯一上市的肾素抑制剂,肾素特异性地作用于血管紧张素原,使其转变为血管紧张素Ⅰ,是肾素-血管紧张素-醛固酮系统激活的起点。

(1) 药理作用　阿利吉仑是第二代非肽类高选择性肾素抑制剂,通过与肾素紧密结合,抑制肾素活性,降低血浆肾素水平,阻止血管紧张素原转化成为血管紧张素Ⅰ,减少血管紧张素Ⅰ、血管紧张素Ⅱ和醛固酮的产生,从源头上抑制 RAAS 系统,并且避免了 ACEI 药物和 ARB 药物引起的 RAAS 逃逸现象,从而发挥降压作用。

阿利吉仑相对分子质量小,理化性质稳定,水溶性高,亲脂性较低,可起到更好的抵抗肠降解的作用,口服后不会被肠道、血液及肝脏中的肽酶降解,口服给药后,1～3 h 达到血药浓度的峰值。绝对生物利用度为 2.6%。食物降低 Cmax 和药物暴露量(AUC),分别达 85% 和 70%,但对药效动力学影响极小,可伴进食或不伴进食用药。每日 1 次给药 5～7 d 后,达到稳态的血药浓度,约为首次给药后血药浓度的 2 倍。口服给药后阿利吉仑的体内分布均一。

静脉内给药后,稳态平均分布容积约为 135 L,提示阿利吉仑广泛分布于血管以外的组织中。阿利吉仑的血浆蛋白结合率为 47%～51%,且不依赖于浓度。口服首关清除低,平均清除半衰期约为 40 h(范围 34～41 h)。口服剂量的 1.4% 经细胞色素 P450 的同工酶 CYP3A4 代谢。主要以原型经胆汁分泌,粪便清除(91%)。口服给药后约有 0.6% 经尿液排泄。静脉内给药后,平均血浆清除率约为 9 L/h。

(2)适应证　适用于高血压的治疗。

(3)禁忌证　对阿利吉仑活性成分或者其他任何赋形剂过敏者、有阿利吉仑引起血管性水肿病史的患者、妊娠中期和晚期(中间 3 个月和妊娠末 3 个月)禁用。阿利吉仑禁止与强效 P 糖蛋白抑制剂(环孢霉素 A、奎尼丁、维拉帕米)联合使用。

(4)剂量和用法　推荐起始剂量为 150 mg,每日 1 次,对于血压仍不能完全控制的患者,剂量可以增加至 300 mg,每日 1 次。300 mg 以上的剂量并不能进一步降低血压,反而会增加腹泻的发生率。

(5)不良反应　最常见的不良反应为腹泻,胃肠道反应呈剂量相关。其他还包括皮疹、尿酸升高、痛风、肾结石、头痛、鼻咽炎、头晕、乏力、上呼吸道感染、背痛和咳嗽。

(6)注意事项　① 阿利吉仑与保钾利尿剂、钾补充剂联用增加高钾血症发生率。② 阿利吉仑可降低呋塞米的血药浓度,呋塞米对阿利吉仑的药代动力学也有轻度影响。③ 联用时利尿剂引起的低钾血症发生率都有降低趋势。④ 与 ACEI 药物和 ARB 药物联用时,对高危患者增加高血钾和肾功能损伤的风险。⑤ 禁与环孢霉素 A 和其他强效 P 糖蛋白抑制剂(奎尼丁、维拉帕米)合用。

16.3.5　α 肾上腺素受体阻滞剂

α 肾上腺素受体阻滞剂(alpha adrenoceptor blockers)非治疗高血压的首选药物,一般适用于高血压伴前列腺增生者或高脂血症者,以及难治性高血压和继发性高血压患者。以下介绍哌唑嗪及乌拉地尔。

16.3.5.1　哌唑嗪

哌唑嗪为高血压治疗的二线药物。

(1)药理作用　哌唑嗪是喹唑啉衍生物,为选择性突触后膜 α_1 受体阻滞剂,可舒张血管平滑肌、扩张周围血管、降低周围血管阻力、降低血压。突触后膜 α_1 受体被阻断后,突触间隙的去甲肾上腺素浓度增高,激活突触前膜 α_2 受体,引起负反馈,进一步抑制去甲肾上腺素的释放,舒张外周血管。降低心脏前负荷与后负荷,使左心室舒张末压下降,改善心功能。同时对肾血流量与肾小球滤过率影响小,可通过阻滞膀胱颈、前列腺包膜和腺体、尿道的 α_1 受体,减轻前列腺增生患者排尿困难。哌唑嗪不阻滞 α_2 受体,降压时很少发生反射性心动过速,对心排出量影响较小,也不增加肾素分泌。长期应用能改善脂质代谢。哌唑嗪口服吸收完全,生物利用度约 60%。口服后 0.5～2 h 起效,1～3 h 达血药浓度峰值,作用可持续 10 h,降压作用与血药浓度不平行。吸收后迅速分布于组织并与血浆蛋白结合,蛋白结合率为 92%～97%,半衰期为 2～3 h,心力衰竭时可长达 6～8 h。主要在肝内代谢,随胆汁与粪便排泄,尿中仅占 6%～10%,5%～11% 以原形排出,其余以代谢产物排出。

(2)适应证 治疗高血压的二线药物,单用适用于轻、中度高血压,尤其适用于前列腺增生和伴有高脂血症者,也适用于嗜铬细胞瘤患者的术前血压控制。

(3)禁忌证 为哌唑嗪过敏。

(4)剂量和用法 高血压治疗:成人口服初始剂量为每次 0.5 mg,每日 3 次,4～6 d 后增加每日 0.5～1 mg,至获得满意疗效,通常超过每日 10 mg 效果不再增加(首次服用和增加剂量宜放在睡前)。

(5)不良反应 可出现体位性低血压、心悸、晕厥,通常在首次给药后 30～90 min 或与其他降压药合用时出现,称"首剂现象"。如果将首次剂量改为 0.5 mg,临睡前服用,可防止或减轻这种不良反应。其他有眩晕、头痛、嗜睡、恶心等。不良反应多发生在服药初期,使用一段时间后多可以耐受。

(6)注意事项 ① 与钙拮抗药同用,降压作用加强,剂量须适当调整。与其他降压药或利尿药同用,也须同样注意。② 与噻嗪类利尿药或 β 阻滞药合用,使降压作用加强而水钠潴留可能减轻,合用时应调节剂量。③ 与非甾体类抗炎镇痛药同用,尤其与吲哚美辛同用,可使降压作用减弱。④ 与拟交感类药物同用,本品的降压作用减弱。

16.3.5.2 乌拉地尔

乌拉地尔包括口服缓释剂和静脉注射剂型,为苯哌嗪取代尿嘧啶的衍生物。

(1)药理作用 选择性 α1 受体阻滞剂,具有中枢和外周双重降压作用,在外周选择性阻断突触后膜的 α1 受体,扩张血管降低血压,同时轻度阻滞 α2 受体,减少儿茶酚胺的缩血管作用。在中枢激活 5-羟色胺受体,降低延髓心血管中枢对交感反馈的调节作用,从而降低血压,还可降低心脏前后负荷和平均肺动脉压,改善心排血量,降低肾血管阻力,对心率无明显影响。口服吸收迅速,生物利用度 72%,3 h 血药浓度达峰,持续作用 6～12 h。静脉注射后,在体内分布呈二室模型,分布相半衰期约为 35 min,分布容积 0.8 L/kg(0.6～1.2 L/kg)。血浆清除半衰期为 2.7 h(1.8～3.9 h),血浆蛋白结合率为 80%。主要在肝脏代谢,50%～70% 的乌拉地尔由肾脏排泄,其余由胆道排出。

(2)适应证 乌拉地尔注射液适用于高血压危象、重度和极重度高血压以及难治性高血压和围术期高血压。缓慢静脉注射乌拉地尔 10～50 mg,监测血压变化,5 min 内可出现效果,效果不满意可重复给药。为维持效果可静脉泵注或静脉滴注维持疗效。静脉用药最大药物浓度为 4 mg/mL,初始剂量可达 2 mg/min,维持剂量 9 mg/h。

(3)禁忌证 主动脉峡部狭窄或动静脉分流患者(血透患者动静脉瘘除外)、对乌拉地尔过敏者、孕妇以及哺乳期妇女禁用。

（4）剂量和用法　缓释剂适用于原发性高血压、肾性高血压和嗜铬细胞瘤引起的高血压。起始剂量口服每日 30 mg，根据病情调整，在 1～2 周内调整至每日 60 mg 或 120 mg，分 2 次口服。

（5）不良反应　可能出现头痛、头晕、恶心、呕吐、疲劳、出汗、烦躁、乏力、心悸、心律不齐、上胸部压迫感或呼吸困难，一般与降压过快有关，通常可自行好转，无需停药。过敏反应少见（如瘙痒、皮肤发红、皮疹），极个别病例出现血小板计数减少。

（6）注意事项　与西咪替丁并用，使血清峰值增加 15%；与 β 受体拮抗剂、钙拮抗剂、排钠利尿剂合用，可增强其降压效应；不宜与血管紧张素转换酶抑制剂合用。与其他抗高血压药物合用、饮酒或患者存在血容量不足的情况，可增强乌拉地尔的降压作用。乌拉地尔注射液不宜与碱性溶液合用。

16.3.5.3　可乐定

（1）药理作用　为中枢降压药，直接激动血管运动中枢交感神经突触后膜 α_2 受体，使抑制性神经元激动，减少中枢交感神经冲动传出，从而抑制外周交感神经活动。可乐定还激动外周交感神经突触前膜 α_2 受体，增强其负反馈作用，减少末梢神经释放去甲肾上腺素，降低外周血管和肾血管阻力，减慢心率，降低血压。

口服后 70%～80% 吸收，0.5～1 h 发挥降压作用，3～5 h 血药浓度达峰值，一般为 1.35 ng/mL，作用持续时间 6～8 h。能通过血脑屏障蓄积于脑组织。蛋白结合率为 20%～40%。消除半衰期为 12.7 h（6～23 h），肾功能不全时延长。表观分布容积为 2.1 L/kg±0.4 L/kg。肌酐清除率 3.1±1.2 mL/(min·kg)。在肝脏代谢，约 50% 吸收的剂量经肝内转化。40%～60% 以原形于 24 h 内经肾排泄，20% 经肝肠循环由胆汁排出。可经乳汁分泌。缓慢静脉注射后可在 10 min 内产生降压作用，最大作用约在注射完后 30～60 min，持续 3～7 h，其余同口服用药。

（2）适应证　适用于中、重度高血压，不作为临床一线用药。

（3）禁忌证　对可乐定过敏者及哺乳期妇女不建议使用。

（4）剂量和用法　口服起始剂量 0.1 mg，每日 2 次；需要时隔 2～4 d 递增，每日 0.1～0.2 mg。常用维持剂量为 0.3～0.9 mg/d，分 2～4 次口服。严重高血压需紧急治疗时：开始口服 0.2 mg，继以每小时 0.1 mg，直到舒张压控制或总量达 0.7 mg，然后用维持剂量。静脉用药适用于高血压急症。常用剂量为 0.15 mg，加入葡萄糖溶液缓慢注射。24 h 内总量不宜超过 0.75 mg。

（5）不良反应　常见有口干（最为常见且与剂量有关）、昏睡、头晕、精神抑郁、便秘、镇静、性功能降低、夜尿多、瘙痒，恶心、呕吐、失眠、荨麻疹、血管神经性水肿和风疹、疲劳、直立性症状、紧张和焦躁、脱发、皮疹、厌食和全身不适、体重增加、头痛、乏力、戒断综合征、短暂肝功能异常。

(6) 药物相互作用 ① 与乙醇、巴比妥类或镇静药等中枢神经抑制药合用,可加强中枢抑制作用。② 与其他降压药合用可加强降压作用。③ 与 β 受体阻滞剂合用后停药,可增加可乐定的撤药综合征危象,故宜先停用 β 受体阻滞剂,再停可乐定。④ 与三环类抗抑郁药合用,减弱可乐定的降压作用,可乐定须加量。⑤ 与非甾体类抗炎药合用,减弱可乐定的降压作用。

16.3.5.4 利血平

利血平是一种吲哚型生物碱,又名利舍平。

(1) 药理作用 是一种肾上腺素神经元阻断药,一方面通过耗竭交感神经末端的去甲肾上腺素,使交感神经传导冲动受阻,扩张血管从而起到降压作用。另一方面使心、脑及其他组织中的儿茶酚胺和 5-羟色胺储存耗竭,从而减慢心率,减少心排,降低血压。口服后迅速自胃肠道吸收,2～4 h 血药浓度达峰值,生物利用度约为 30%～50%。药物起效缓慢,数日至 3 周起降压效果,3～6 周达高峰,停药后作用可持续 1～6 周。主要在肝内代谢,血浆蛋白结合率约 96%。半衰期 α 相与 β 相分别为 4.5 h 和 45～168 h,无尿时消除半衰期为 87～323 h。单剂服药 4 d 后约有 60% 的药物以原形随粪便排出,8% 随尿液排出,尿中原形药不足 1%。可通过血-脑屏障、胎盘,可经乳汁分泌。

(2) 适应证 适用于轻中度高血压。

(3) 禁忌证 对利血平及对萝芙木制剂过敏者(存在交叉过敏)、溃疡性结肠炎、有精神病抑郁病史者、孕妇及哺乳期妇女禁用。

(4) 剂量与用法 成人口服的初始剂量为每次 0.125～0.5 mg,每日 2 次,1～2 周后改为维持量,每日 0.125～0.25 mg。最大剂量每次 1.5～2.0 mg,必要时可 6 h 重复 1 次。小儿每日 0.02 mg/kg,分 2～3 次。

(5) 不良反应 可能发生嗜睡、口干、鼻黏膜充血和心动过缓,消化道症状如腹泻、恶心、呕吐、食欲缺乏,可见性功能减退及多梦,男性患者少数可见乳房发育。2% 的患者发生精神抑郁。

(6) 注意事项 ① 与利尿药或其他降压药合用,可加强降压作用,应注意调整剂量。② 与中枢神经抑制药合用,可使中枢抑制作用加重。全身麻醉药可增强利血平的降压作用。③ 可使 β 受体阻滞药作用增强,导致心动过缓。④ 胍乙啶及其同类药与本药合用,可增加直立性低血压、心动过缓及精神抑郁等不良反应。⑤ 与洋地黄毒苷或奎尼丁合用,可引起心律失常,虽在常用剂量其少发生,但大剂量使用时须小心。⑥ 与肾上腺素、异丙肾上腺素、去甲肾上腺素、间羟胺、去氧肾上腺素等合用,可使拟肾上腺素类药物的作用时间延长。⑦ 与左旋多巴合用,可引起多巴胺耗竭而致帕金森病发作。⑧ 与麻黄碱、苯丙胺等合用,可使儿茶酚胺贮存耗竭,使拟肾上腺素类药物的作用受抑制。⑨ 与三环类抗抑郁药合用,降压作用减弱,抗抑郁药作用也受干扰。与布洛芬合用,可使本药降压效果减弱。

16.3.6　β受体阻滞药

16.3.6.1　药理作用

β受体阻滞剂能降低血压、减慢心率和减少心肌耗氧量,对高血压合并冠心病、心绞痛有良好治疗效果,并有心肌保护作用。心功能不全患者,β受体阻滞药通过以下机制产生降压作用:① 抑制心脏兴奋。降低心排血量,使血压下降。② 阻断肾素释放,降低血管紧张素和醛固酮水平,减少去甲肾上腺素分泌。③ 拮抗突触前膜的β受体,高血压患者肾上腺分泌肾上腺素增多,β受体拮抗肾上腺素的作用。④ 对中枢的 $β_1$ 和 $β_2$ 受体的作用,减弱以肾上腺素为递质的神经元释放递质。

β受体阻滞药吸收率大于90%,生物利用度仅 40%～50%。近年开发的比索洛尔具有高度 $β_1$ 受体选择性外,生物利用度超过 90%,脂溶性高的 β受体阻滞药易进入中枢神经系统,在肝脏内酶的催化下发生化学转化,排泄体外,因而肝脏疾患患者应慎用。普萘洛尔、美托洛尔、拉贝洛尔等均为脂溶性化合物,肠内吸收完全,大部分在肝代谢,血浆半衰期相对较短,生物利用度个体差异大。阿替洛尔、纳多洛尔等为水溶性β受体,肠内吸收不完全,大部分以原型从肾脏排泄,因而肾功能病变患者宜慎用。水溶性β受体阻滞药的血浆半衰期较长,尤其纳多洛尔每日只需口服 1 次,此类药物利用度的个体差异较小。患者交感张力不同,普萘洛尔、阿普洛尔和醋丁洛尔等代谢产物仍具有活性,β受体阻滞药疗效存在个体差异。

16.3.6.2　适应证

轻中度高血压,尤其在静息时心率较快(>80 次/min)的患者,也适用于高肾素活性的高血压、伴心绞痛或心肌梗死后及伴室上性快速心律失常者。β受体阻滞药与其他降压药合理配伍使用,可获得良好的临床疗效。用药后患者在白天清醒安静时心室率维持在 50～60 次/min 是临床上理想的治疗目标。

16.3.6.3　禁忌证

心脏传导阻滞、哮喘、呼吸道阻塞性疾病和周围血管疾病患者禁用,胰岛素依赖性糖尿病患者宜慎用。

16.3.6.4　不良反应

不良反应有:① 疲乏和肢体冷感,可出现激动不安、胃肠功能减退等。② 可影响糖代谢、脂代谢以及诱发高尿酸血症。③ 心脏的负性频率和负性传导作用是心动过缓、传导阻滞所致。④ 有潜在的加重心力衰竭症状的作用,使心输出量进一步下降,是肾血流量下降导致水钠潴留加重所致。⑤ 诱发哮喘,为药物对 $β_2$ 受体阻滞作用所致。⑥ 对神经突触内 β受体的阻断作用,可出现多梦、幻觉、失眠及抑郁等。

16.3.6.5 注意事项

① 明显的窦房阻滞或窦性停搏,应考虑停用或减量。② β受体阻滞药突然停药可出现反跳现象,常见有血压反跳,伴头痛、焦虑、震颤、出汗等,称为停药综合征。③ 伴有慢性呼吸道疾病急性感染、轻度哮喘等又必须用β受体阻滞药,可考虑用心脏选择性 β_1 受体阻滞药,且必须从小剂量开始。

美国 2014 ACC/AHA 非心脏手术患者围术期心血管评估和管理指南:① 患者长期使用β受体阻滞剂患者可继续应用(ⅠB)。② 术前中、高危缺血记录患者,启动应用(Ⅱb,C)。③ >3 个危险因素(如糖尿病、心力衰竭、冠心病)术前开始用是合理的(Ⅱb,B)。④ 重申术前停用β受体是有害的。

16.3.6.6 常用β受体阻滞剂

(1)普萘洛尔 为非选择性β受体阻滞药,对 β_1 和 β_2 受体无选择性,而具有膜稳定作用,主要通过阻滞β受体而发挥其药理作用。口服后胃肠道吸收较完全,生物利用度约30%。用药后 1~1.5 h 达血药浓度峰值,消除半衰期在长效缓释口服胶囊为 10 h,非缓释口服制剂及静脉制剂则为 4 h,血浆蛋白结合率 90%~95%。个体血药浓度存在明显差异。适用于控制室上性快速心律失常,包括房颤、房扑、阵发性室上性心动过速,可配合 α 受体阻滞药用于嗜铬细胞瘤患者控制心动过速。常用于术前控制甲状腺功能亢进症的心率过快,也可用于治疗甲状腺危象。普萘洛尔的耐受量个体差异大,用量必须个体化。使用时当从小剂量开始,逐渐增加剂量并密切观察反应以免发生意外。剂量偏大易发生低血压甚至心跳停止。围术期已较少使用。

(2)拉贝洛尔 是四种立体异构体的等比例混合物。拉贝洛尔竞争性地阻断 β_1、β_2 和 α 受体。具有扩张支气管平滑肌和冠脉作用。口服后吸收良好,平均口服半衰期为 5.5 h,口服 100 mg 后 2 h 达最大降压效应,8 h 后仍有显著降压作用,生物利用度变异较大(24%~84%)。静脉注射 1 min 出现作用,10 min 达峰值,分布相半衰期为 18 min,排泄相半衰期为3.3 h,本药主要在肝脏代谢,40%经胆汁从粪便排出,其余经肾排出。老年人代谢减慢。该药能有效地降低嗜铬细胞瘤患者的高血压,剂量自 80~2 400 mg/d 不等。作为术前、术中给药,控制性降压,降低气管插管的心血管反应,麻醉诱导时放置喉镜和气管插管可引起严重的心血管反应。诱导前静脉注射拉贝洛尔 0.2~0.3 mg/kg,心脏病患者非心脏手术该药对心绞痛有明显治疗作用,尤适用于高血压伴有心绞痛患者,重症妊高征的有效率为 60%~80%,轻中度妊高征有效率为 88%,静脉注射后血压下降是由于心排血量和外周阻力同时下降所致,肾血流量增加,不减少子宫-胎盘血流,对胎儿及新生儿无明显影响。对不适应用硫酸镁的妊高征患者,静脉注射 10~25 mg 拉贝洛尔可有效控制血压。剂量宜个体化。成人口服100 mg/次,每日 2 次,根据疗效隔日调整,维持量每次 100~300 mg,每日 2 次,不宜超过每日 2.4 g。儿童,每日 3~4 mg/kg,每日 2 次;根据疗效隔日调整,可达每日 20 mg/kg。静脉注射,成人 5～20 mg 或 0.1～1 mg/kg 缓慢注射,必要时 15 min 后重复。静脉滴注,0.5～2 mg/min,根据反应调整剂量,总量可达 300 mg。麻醉期间用药可静脉注射 5～10 mg/次,根据治疗效果调整剂量。

(3)艾司洛尔 为超短效 β 受体阻滞药。血浆内半衰期只有 10 min,只能静脉给药。主要作用于心肌的 β_1 肾上腺素受体,大剂量时对气管和血管平滑肌的 β_2 肾上腺素受体也有阻滞作用。静脉注射停止后 10～20 minβ 肾上腺素受体阻滞作用即基本消失。分布半衰期约 2 min,消除半衰期约 9 min。经适当的负荷量,继以 0.05～0.3 mg/(kg·h)的剂量静脉输注,5 min 内即可达到稳态血药浓度(如不用负荷量,则需 30 min 达稳态血药浓度)。用药后 24 h 内,73%～88% 的药物以酸性代谢产物形式由尿排出,仅 2% 以原形由尿排出。

艾司洛尔 β 受体阻滞作用的特点为:① 作用迅速、持续时间短;② 选择性地阻断 β_1 受体,艾司洛尔心脏选择性指数为 42.7,普萘洛尔仅为 0.85;③ 作用强度弱,为美托洛尔的 1/5～1/10,普萘洛尔的 1/40～1/70;④ 无内源性拟交感活性;⑤ 无 α 阻滞作用。

艾司洛尔在麻醉与围术期主要用于室上性心动过速、心绞痛、心肌梗死、高血压治疗和减少气管插管的心血管反应。单次静脉注射剂量为 0.5～1 mg/kg(30 s),静脉持续输注 0.05 mg/(kg·min)开始,以 0.05 mg/(kg·min)的幅度递增。维持量最大可加至 0.3 mg/(kg·min)。

(4)美托洛尔 对 β_1 受体有选择性阻断作用,无部分激动活性,无膜稳定作用。美托洛尔对心脏的作用如减慢心率、抑制心收缩力、降低自律性和延缓房室传导时间等与普萘洛尔、阿替洛尔相似。对血管和支气管平滑肌的收缩作用较普萘洛尔为弱,因此对呼吸道的影响也较小。美托洛尔也能降低血浆肾素活性。口服吸收迅速完全,吸收率大于 90%,但肝脏代谢率达 95%,首过效应为 25%～60%,故生物利用度仅为 40%～75%。口服血浆浓度高峰时间为 1.5 h 左右。血压的降低与血药浓度不平行,而心率的降低则与血药浓度呈直线关系。血浆蛋白结合率约 12%,可透过血脑屏障和胎盘,美托洛尔主要在肝脏中被代谢为羟基美托洛尔,血浆高峰浓度的个体差异可达 20 倍。在肝内代谢,经肾排泄,尿内以代谢物为主,仅少量(5%)为原形物。静脉注射美托洛尔分布半衰期大约是 12 min。在 20 min 达到最大药效。用 5 mg 和 15 mg 剂量注射产生心率减慢最大幅度分别是 10% 和 15%。对心率的影响,两个剂量同样速度与时间直线地下降,5 mg 和 10 mg 剂量对心率的影响分别在 5 h 和 8 h 消失。

适用于治疗高血压、心绞痛、心肌梗死、肥厚型心肌病、主动脉夹层、心律失常、甲状腺功能亢进症、心脏神经功能症等。近年来用于心力衰竭的治疗。禁忌证为低血压、显著心动过缓(心率<45 次/min)、心源性休克、重度或急性心力衰竭、末梢循环灌注不良、Ⅱ度或Ⅲ度房室传导阻滞、病态窦房结综合征、严重的周围血管疾病。治疗高血压每次口服 25～50 mg,每日 2 次;静脉注射美托洛尔 2.5～5 mg/次(2 min 内),每 5 min 1 次,共 3 次 10～15 mg。之后 15 min 开始口服 25～50 mg,每 6～12 h 1 次,共 24～48 h,然后每次口服 50～100 mg,每

日 2 次。心力衰竭时,应在使用洋地黄和(或)利尿剂等抗心力衰竭的治疗基础上使用本药。起初 6.25 mg/次,一日 2～3 次,以后视临床情况每数日至一周增加 6.25～12.5 mg/次,一日 2～3 次,最大剂量可用至 50～100 mg/次,一日 2 次。注意事项:① 用药前后及用药时应当检查或监测血常规、血压、心功能、肝功能、肾功能,糖尿病患者应定期查血糖。② 个体差异较大,用量宜个体化。③ 手术前应否停药意见尚不一致,β 受体阻滞后心脏对反射性交感兴奋的反应降低,使全身麻醉和手术中心动过缓和低血压发生率增加。停药可引起心绞痛和(或)高血压反跳,其危险性可能比手术本身产生的心脏抑制更大。

(5)比索洛尔　是一种高选择性的 β_1-肾上腺受体拮抗剂,无内在拟交感活性和膜稳定活性。比索洛尔对支气管和血管平滑肌的 β_1-受体有高亲和力,对支气管和血管平滑肌和调节代谢的 β_2 受体仅有很低的亲和力。因此,比索洛尔通常不会影响呼吸道阻力,没有 β_2 受体调节的代谢效应。比索洛尔在超出治疗剂量时仍具有 β_1 受体选择性作用。临床研究表明,每天 10 mg 剂量的比索洛尔与每天 100 mg 阿替洛尔、100 mg 美托洛尔或 160 mg 普萘洛尔的效果相当。比索洛尔无明显的负性肌力效应。口服比索洛尔起始剂量为 2.5～5 mg,3～4 h 后达到最大效应。由于半衰期为 10～12 h,比索洛尔的效应可以持续 24 h,根据心率和血压调整剂量。通常在 2 周后达到最大抗高血压效应。休克、房室传导阻滞(二度和三度房室传导阻滞)、病窦综合征、窦房阻滞、心动过缓(50 次/min 以下),血压偏低,支气管哮喘及外周循环障碍晚期等禁用。注意事项:① 定期监测心功能(心率、血压、心电图、胸片)、肝肾功能,糖尿病患者应定期查血糖。② 用量必须个体化,剂量应逐渐增加直至达到最佳的降压效果。但达到最佳降压效果需 1～2 周时间不等,故应观察一段时间才能判断疗效。③ 停药时剂量应递减。突然撤药可引起心绞痛加重甚至心肌梗死,也可引起高血压反跳。在停药时,剂量应逐渐减少,同时应尽可能限制体力活动。④ 药物过量发生心动过缓或传导阻滞时可用阿托品、异丙肾上腺素,也可采取心脏起搏治疗;发生心力衰竭或低血压时给予强心药、升压药以及补液治疗,发生支气管痉挛时给 β_2 受体激动药。

16.3.7　钙通道阻滞剂

钙通道阻滞剂主要通过舒张血管和减少外周血管阻力起作用,是治疗高血压和心绞痛的常用药物。

(1)药理作用　钙通道阻滞药的围术期降压作用,主要是通过舒张小动脉,作用起效快且肯定,外周血管阻力下降,不减少心输出量,不产生体位性低血压,无快速耐药性,无支气管哮喘的禁忌证,可用于 COPD 患者。可用于防治围术期的高血压和高血压危象。钙通道阻滞剂的降压作用十分可靠且稳定。不影响糖和脂代谢,并有保护靶器官作用。常规剂量可使 50% 以上患者达到降压目标,76% 患者的舒张压降至 <90 mmHg,65 岁以上老年人的有效率约 85%,伴糖尿病或超重者亦呈同样良好的降压反应。

（2）适应证　不同程度高血压,尤其是老年高血压、伴冠心病心绞痛、周围血管疾病、糖尿病或糖耐量异常、妊娠期高血压以及合并肾脏损害者。长效钙通道阻滞剂优于其他降压药,包括预防冠状动脉疾病,降低新发糖尿病的发生率,以及减少脑血管意外的发生。

（3）禁忌证　对药物过敏的患者禁用。

（4）剂量和用法　① 苯烷基胺类：维拉帕米缓释片 120 mg,每日 1～2 次。② 二氢吡啶类：硝苯地平控释片 30 mg,每日 1 次;非洛地平缓释片 5～10 mg,每日 1 次;拉西地平 4～6 mg,每日 1 次;氨氯地平 5～10 mg,每日 1 次;尼群地平普通片剂 10 mg,每日 2～3 次。③ 地尔硫䓬类,如地尔硫䓬缓释片 90 mg,每日 1～2 次。

（5）不良反应和注意事项　① 心动过速：为药物扩血管反射性激活交感神经系统所致。② 头痛、颜面潮红：为药物的扩血管作用所致。③ 胫前、踝部水肿：由于毛细血管前血管扩张而非水钠潴留所致,与利尿剂合用时可以减轻或消除水肿症状。④ 心动过缓或传导阻滞：多见于非二氢吡啶类钙拮抗剂。⑤ 便秘：为药物影响肠道平滑肌钙离子的转运所致,是钙拮抗剂比较常见的副作用,可以同时使用中药缓泻药物以减轻症状,必要时换用其他药物。

16.4　降压药的联合应用

单用一种药物治疗高血压,对轻度原发性高血压的有效率也仅有 50%～70%,虽然加大剂量可提高疗效,但同时也增加了不良反应的发生率。临床上为了增加疗效,减少不良反应,通常采用联合药物疗法来治疗高血压,可依据患者的血压及合并症不同的情况合理地选择联合用药方案。合理的配方还应考虑到各药作用时间的一致性。

合并用药可以用两种或多种降压药,每种药物的剂量不大,药物的治疗作用应有协同或至少相加的作用,其不良作用可以相互抵消或至少不重叠或相加。现今认为比较合理的配伍有：① 利尿剂＋β受体阻滞剂;② 利尿剂＋ACE 抑制剂(或血管紧张素Ⅱ受体拮抗剂);③ 钙拮抗剂(二氢吡啶类)＋β受体阻滞剂;④ 钙拮抗剂＋ACE 抑制剂;⑤ α受体阻滞剂＋β受体阻滞剂。

表 16－5　高血压联合用药

联 用 方 法	固定剂量联合(mg)	商 品 名
ACEI 和 CCB	氨氯地平/盐酸贝那普利(2.5/10,5/10,5/20,10/20)	Lotrel
	马来酸依那普利/非洛地平(5/5)	Lexxel
	群多普利拉/维拉帕米(2/180,1/240,2/240,4/240)	Tarka

联 用 方 法	固定剂量联合(mg)	商 品 名
ACEI 和利尿剂	贝那普利/氢氯噻嗪(5/6.25,10/12.5,20/12.5,20/25)	Lotensin HCT
	卡托普利/氢氯噻嗪(25/15,25/25,50/15,50/25)	Capozide
	马来酸依那普利/氢氯噻嗪(5/12.5,10/25)	Vaseretic
	赖诺普利/氢氯噻嗪(10/12.5,20/12.5,20/25)	Prinzide
	盐酸莫西普利/氢氯噻嗪(7.5/12.5,15/25)	Uniretic
	盐酸喹那普利/氢氯噻嗪(10/12.5,20/12.5,20/25)	Accuretic
ARB 和利尿剂	坎地沙坦酯/氢氯噻嗪(16/12.5,32/12.5)	Atacand HCT
	甲磺酸依普沙坦/氢氯噻嗪(600/12.5,600/25)	Teveten HCT
	伊贝沙坦/氢氯噻嗪(75/12.5,150/12.5,300/12.5)	Avalide
	氯沙坦钾/氢氯噻嗪(50/12.5,100/12.5)	Hyzaar
	替米沙坦/氢氯噻嗪(40/12.5,80/12.5)	Micardis HCT
	缬沙坦/氢氯噻嗪(80/12.5,160/12.5)	Diovan HCT
β受体阻滞剂和利尿剂	阿替洛尔/氯噻酮(50/25,100/25)	Tenoretic
	富马酸比索洛尔/氢氯噻嗪(2.5/6.25,5/6.25,10/6.25)	Ziac
	长效普萘洛尔/氢氯噻嗪 40/25,80/25	Inderide
	酒石酸美托洛尔/氢氯噻嗪(50/25,100/25)	Lopressor HCT
	纳多洛尔/苄氟噻嗪(40/5,80/5)	Corzide
	马来酸噻吗洛尔/氢氯噻嗪(10/25)	Timolide
中枢作用药物和利尿剂	甲基多巴/氢氯噻嗪(250/15,250/25,500/30,500/50)	Aldoril
	利舍平/氯噻嗪(0.125/250,0.25/500)	Diupres
	利舍平/氢氯噻嗪(0.125/25,0.125/50)	Hydropres
利尿剂和利尿剂	盐酸阿米洛利/氢氯噻嗪(5/50)	Moduretic
	螺内酯/氢氯噻嗪(25/25,50/50)	Aldactone
	氨苯碟啶/氢氯噻嗪(37.5/25,50/25,75/50)	Dyazide,Maxzide

ACE,血管紧张素转换酶;ARB,血管紧张素Ⅱ受体拮抗剂;CCB,钙离子拮抗剂;HCL,盐酸;HCT,氢氯噻嗪。
* 一些复方药物以多种固定剂量的方式进行配伍,每种药物的剂量以 mg 为单位。

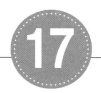

抗心律失常药

麻醉和围术期可能发生各种类型的心律失常,尤其是老年和心脏病患者,以及心血管和颅脑手术患者的发生率较高,其中严重心律失常需要使用药物干预或电学治疗。目前使用的抗心律失常药物,主要是通过直接或间接的方式影响细胞内外离子的转运,从而起到纠正心脏电生理紊乱的目的。但如果适应证或用药剂量和方法不恰当,可发生低血压或新的心律失常。因此,在选用抗心律失常药时,要对患者的病情、心律失常的类型等进行全面评估,权衡利弊,个体化合理给药。

17.1 抗心律失常药分类

抗心律失常药主要作用于心脏的离子通道或肾上腺素受体,其作用包括抑制异位起搏点、延长绝对不应期或缩短相对不应期、降低期前激动、阻断兴奋折返等。根据作用的离子通道和肾上腺受体分为四类(Vaugham Williams 分类),详见表 17 - 1。

表 17 - 1 抗心律失常药的分类

分类	作用靶位	EGG 变化	药　物
I A	Na^+ 和 K^+ 通道	QRS 和 QT 延长	普鲁卡因胺、奎尼丁、胺碘酮
I B	Na^+ 通道	QRS 不变或缩短	利多卡因、苯妥英、美西律
I C	Na^+ 通道(强)	QRS 轻度延长	普罗帕酮
II	β-受体	PR 延长	艾司洛尔、胺碘酮
III	K^+ 通道	QRS 和 QT 延长	胺碘酮、溴苄胺
IV	Ca^{2+} 通道	PR 延长	维拉帕米、地尔硫草、胺碘酮、腺苷、三磷腺苷

17.2　围术期常用抗心律失常药

17.2.1　利多卡因

利多卡因对心脏的直接作用是抑制 Na^+ 内流,促进 K^+ 外流,对 $I_{K(ATP)}$ 通道也有明显抑制作用。

17.2.1.1　药理作用

(1)降低自律性　治疗浓度($2\sim5$ μg/mL)能降低浦肯野纤维的自律性,对窦房结没有影响。由于 4 相除极速率下降而提高阈电位,降低心肌自律性,又能减少复极的不均一性,故能提高致颤阈。

(2)传导速度　血液趋于酸性时,将增强减慢传导的作用。心肌缺血部位细胞外 K^+ 浓度升高且血液偏于酸性,所以利多卡因对此有明显的减慢传导作用。这可能是其防止急性心肌梗死后心室纤颤的原因之一。对血 K^+ 降低或部分(牵张)除极者,则因促 K^+ 外流使浦野纤维超极化而加速传导速度。高浓度(10 μg/mL)的利多卡因则明显抑制 0 相上升速率而减慢传导。

(3)缩短不应期　利多卡因缩短浦肯野纤维及心室肌的 APD、ERP,且缩短 APD 更为显著,故为相对延长 ERP。这些作用是阻止 2 相少量 Na^+ 内流的结果。

(4)静脉注射给药代谢过程　作用迅速,仅维持 20 min 左右。血浆蛋白结合率约 70%,在体内分布广泛迅速,心肌中浓度为血药浓度的 3 倍。表观分布容积为 1 L/kg。有效血药浓度 $1\sim5$ μg/mL。利多卡因几乎全部在肝中经脱乙基而代谢。仅 10% 以原型经肾排泄,$t_{1/2\beta}$ 约 2 h,作用时间较短。

17.2.1.2　适应证

利多卡因仅用于室性心律失常,特别适用于治疗急性心肌梗死及强心苷所致的室性早搏,室性心动过速及室颤。对室上性心律失常无效。由于利多卡因抑制房室旁路的传导及延长旁路的有效不应期,因而对预激综合征患者的室上性心动过速可能有效。治疗剂量利多卡因可促进复极化而不延长 QT 间期,因而可用于低血压或脑血管意外所致伴有巨大 U 波的延迟复极性心律失常的治疗。

17.2.1.3　剂量与用法

静脉注射起始剂量为 $1\sim2$ mg/kg,$20\sim40$ min 后可重复 1 次,剂量为首次的一半。总负荷量≤400 mg,继以 $1\sim4$ mg/min 的速度持续静脉注射。对心功能不全的患者,利多卡因总负荷量降低,其后的静脉注射速度也应减慢;应测定血药浓度,调整剂量以确保血药浓度在治疗窗范围内($1.5\sim5$ μg/mL),并可最大限度地减少毒性。

17.2.1.4 不良反应及注意事项

常见不良反应为与剂量相关的中枢神经系统毒性：嗜睡、眩晕,大剂量引起语言障碍、惊厥、甚至呼吸抑制,偶见窦性心动过缓、房室阻滞等心脏毒性。当血药浓度$\geqslant 6\ \mu g/mL$时出现中毒症状,$\geqslant 9\ \mu g/mL$可发生抽搐。此外,可取消心室自发性起搏点的活性,故慎用或禁用于病态窦房结综合征、Ⅱ度Ⅱ型和Ⅲ度房室传导阻滞者。

17.2.2 普罗帕酮

普罗帕酮为广谱高效膜抑制性抗心律失常药。

17.2.2.1 药理作用

具有膜稳定作用及竞争性β受体阻滞作用。起效快、作用持久。能降低心肌兴奋性,延长动作电位时程及有效不应期,延长传导。普罗帕酮经口服后吸收良好,在$2\sim 3\ h$后达到血浆峰浓度(Tmax)。药物代谢率有个体差异,在代谢能力强(占人口的90%)和弱者中不同(由异喹胍的代谢能力决定)。主要的代谢产物5-羟普罗帕酮具有与原形药物相当的抗心律失常活性。血浆蛋白结合程度在$85\%\sim 95\%$。分布容积在$1.1\sim 3.6\ L/kg$。代谢能力强者清除半衰期为$2.8\sim 11\ h$,代谢能力弱者清除半衰期大约为$17\ h$。只有1%原形药物由肾排出体外。治疗时的血浆药物浓度在$100\sim 1\ 500\ ng/mL$。

17.2.2.2 适应证

用于预防和治疗室性和室上性异位搏动,室性或室上性心动过速,预激综合征,电复律后室颤发作等。

17.2.2.3 禁忌证

严重心力衰竭、心源性休克、严重的心动过缓、窦房性、房室性、室内传导阻滞,病态窦房结综合征(心动过缓＋心动过速综合征),明显的电解质失调,严重的阻塞性肺部疾患,明显低血压者禁用。心肌严重损害者慎用;肝肾功能不全、严重窦性心动过缓、低血压患者慎用。

17.2.2.4 剂量和用法

口服初始剂量$150\ mg$,$8\ h\ 1$次,如需要$3\sim 4\ d$后加量到$200\ mg$,$8\ h\ 1$次。最大$200\ mg$,$6\ h$ 1次。如原有QRS波增宽者,剂量不应超过$150\ mg$, 1次$/8\ h$。静脉注射可用$1\sim 2\ mg/kg$,$10\ mg/min$持续静脉注射,单次最大剂量不超过$140\ mg$。

17.2.2.5 不良反应和注意事项

普罗帕酮最常见的不良反应：① 头晕、恶心、味觉异常和视物模糊。② 结构性心脏病患者,心血管毒性风险更高,可促发室性心动过速。③ 过量和中毒,普罗帕酮可能引起血流动力学不稳定的室性快速性心律失常和(或)缓慢性心律失常。由于对心肌过度的负性肌力作用,也可能诱发充血性心力衰竭和低血压。④ 对有病窦综合征、心力衰竭及低血压患者应慎用或不用。与其他抗心律失常药物合用时可能会加重其不良反应。⑤ 有局部麻醉作用,宜在饭后与饮料或食物同时吞服,不得嚼碎。⑥ 老年患者用药后可能出现血压下降。也有出现房室阻滞症状。如出现窦房性或房室性高度传导阻滞时,可静脉注射乳酸钠、阿托品、异丙肾上腺素或肾上腺素等解救。⑦ 和地高辛合用时可以增加地高辛的血药浓度。

17.2.3　艾司洛尔

17.2.3.1　药理作用

艾司洛尔为超短效β受体阻滞药,主要作用于心肌的β_1肾上腺素受体,大剂量时对气管和血管平滑肌的β_2肾上腺素受体也有阻滞作用。艾司洛尔对β受体阻滞作用的特点为:① 作用迅速、持续时间短。分布半衰期约 2 min,消除半衰期约 9 min。经适当的负荷量(0.5 mg/kg),继以 0.05～0.3 mg/(kg·min)的剂量静脉输注,5 min 内即可达到稳态血药浓度。一般停药 20 min,β受体阻滞作用就已明显减弱。② 选择性地阻断β_1受体,艾司洛尔心脏选择性指数为 42.7,而普萘洛尔仅为 0.85。③ 作用强度弱。④ 无内源性拟交感活性。⑤ 无α阻滞作用。

17.2.3.2　适应证

艾司洛尔在围术期应用较其他β受体阻滞药有更多的优点,主要用于室上性心动过速、心绞痛、心肌梗死和高血压等的治疗。适用范围:① 减少气管插管的心血管反应,插管后心率和血压均无显著变化。和芬太尼相比,而艾司洛尔不仅可减慢心率增快反应,而且可保持心肌灌注压。静脉注射艾司洛尔可降低吸入麻醉药的 MAC。② 治疗室上性心动过速,艾司洛尔和地高辛合用会提高治疗房颤的有效率。③ 控制房颤、房扑:成人先静脉注射负荷量 0.5 mg/kg,约 1 min,随后静脉维持量,自 0.05 mg/(kg·min)开始,4 min 后若疗效理想则继续维持,疗效不佳可重复给予负荷量并将维持量以 0.05 mg/(kg·min)的幅度递增,维持量最大可加至 0.3 mg/(kg·min)。

17.2.3.3　禁忌证

支气管哮喘或有支气管哮喘病史;严重慢性阻塞性肺病;窦性心动过缓;Ⅱ、Ⅲ度房室传导阻滞;难治性心功能不全;心源性休克;过敏。

17.2.3.4　不良反应

(1) 低血压最常见于术后、心房颤动及老年患者。

(2) 出现头昏、嗜睡、头痛、精神错乱和激动。

(3) 可出现恶心,少数可出现呕吐。

(4) 可引起支气管痉挛、肺水肿、喘息、呼吸困难、干啰音和鼻充血,可引起哮喘患者或慢性气管炎患者哮喘发作。

17.2.3.5　注意事项

(1) 与交感神经节阻断剂合用,有协同作用,应防止发生低血压、心动过缓、晕厥。

（2）与地高辛合用时,地高辛血药浓度可升高 10%～20%。

（3）与吗啡合用时,稳态血药浓度会升高 46%。

（4）与琥珀胆碱合用可延长琥珀胆碱的神经肌肉阻滞作用 5～8 min。

（5）与维拉帕米合用于心功能不良患者可导致心动过缓和心脏停搏。

17.2.4　胺碘酮

17.2.4.1　药理作用

胺碘酮有Ⅰ、Ⅱ、Ⅳ类抗心律失常药的作用,其代谢产物乙基胺碘酮具有抗心律失常药的作用,作用出现稍晚。胺碘酮既有 β 受体阻滞作用,又有钙拮抗效应。① 自律性:能降低窦房结起搏细胞的自律性。② 传导速度:一般对心肌的传导速度并无影响,给药数周后,略有减慢,对浦肯野纤维和房室结的传导速度则有抑制作用。③ 不应期:用药数周后,心房肌、心室肌及浦肯野纤维的 APD、ERP 都明显延长,并且能延长 W-P-W 综合征患者的附加通路的不应期,这一作用比其他抗心律失常药更为明显。上述三方面电生理效应与其阻滞钠、钾、钙等通道的作用有关。④ 血管平滑肌:胺碘酮静脉给药能降低外周阻力,增加冠脉血流量,降低血压,减少心肌氧耗量,这是松弛血管平滑肌的作用所致。可能与其 α-受体阻断和 Ca^{2+} 拮抗作用有关。有时对治疗有利,个别情况需停药。

17.2.4.2　适应证

是广谱抗心律失常药。适用于各种室上性和室性心律失常,如房颤、房扑、心动过速以及伴预激综合征的快速心律失常,长期给药治疗反复发作的室性心动过速有良好效果,对房性或室性早搏疗效较差。临床应用时,小剂量胺碘酮(100～200 mg/d)对阵发性房颤有效,并能有效地维持窦律,且不良反应少,患者易耐受。对室性心律失常,如室性早搏、室性心动过速疗效可达 80%左右,对预激综合征合并房颤或室性心动过速者,其疗效可达 90%以上。

17.2.4.3　禁忌证

房室传导阻滞及心动过缓患者忌用。

17.2.4.4　剂量与用法

胺碘酮单次静脉注射为 0.5～1 mg/kg,持续输注起始量为 10 min 内 17 mg/min,随后 6 h 为 1 mg/min,剩下的 18 h 以 0.5 mg/min 静脉滴注。在最初 10 min 内注入 170 mg 可用以治疗窦性快速性心律失常或室性心律失常。静脉输注在 2～3 周内是安全的。射血分数降低的患者静脉输注胺碘酮时需密切注意有无低血压。

17.2.4.5　不良反应及注意事项

（1）心脏毒性　窦房结或房室结原有病变患者,胺碘酮可引起症状性心动过缓或心搏骤停;也可诱发和加重心力衰竭。由于静脉用药疗程短(一般仅用药几天),故较之口服用药(易蓄积)不良反应少,但常导致低血压和心动过缓。

（2）心脏外毒性　① 长期应用可造成有潜在生命危险的肺纤维化。其毒性反应多寡和程度大小与药物蓄积程度有关,必要时限制其应用(特别是用量大时,如每日剂量接近或超过 400 mg 时)。② 胺碘酮可浓集于组织中,但全身分布广泛,用药数周,即可在角膜形成黄棕色沉积(微小结晶)。这种沉积物一般不影响视力,但有时,特别是夜间也会出现视物模糊。一旦出现视力减退,应停药或减量;25%皮肤沉积患者引起光敏性皮炎,故用药者应避免日光下暴晒;近 5%患者皮肤发生褪色反应,局部呈灰蓝色。③ 感觉异常、震颤、共济失调和头痛等神经系统不良反应也常见。④ 约 5%患者出现甲状腺功能低下或甲状腺功能亢进,用药前和用药过程中应注意检查甲状腺功能,并测定 T_3、T_4 及 rT_3 的血药浓度。⑤ 胃肠道不良反应有 20%患者有便秘,部分患者可出现肝细胞坏死,也可能并发肺炎或肺纤维化。其中肺纤维化发生率为 5%～17%,甚至个别有生命危险。⑥ 胺碘酮与其他药物合用也可互相影响,胺碘酮可降低华法林、茶碱、奎尼丁、普鲁卡因胺、氟卡尼等药的清除率。

17.2.5　维拉帕米

17.2.5.1　药理作用

维拉帕米是罂粟碱的衍生物,又名异搏定、戊脉安。为钙通道阻滞剂,由于抑制钙内流可降低心脏舒张期自动去极化速率,而使窦房结的发放冲动减慢,也可减慢传导。由于减慢前向传导,因而可以消除房室结折返。对外周血管有扩张作用,使血压下降,但较弱,一般可引起心率减慢,但也可因血压下降而反射性心率加快。对冠状动脉有舒张作用,可增加冠脉流量,改善心肌供氧,此外,它尚有抑制血小板聚集作用。维拉帕米由于受到肝脏的首过消除作用,生物利用度较低,约 25%～30%,但是 30 min 后仍能有效降低心室率。血浆蛋白结合率约 90%,半衰期约 4～6 h。维拉帕米主要通过肾脏排泄(约 70%)。

17.2.5.2　适应证

维拉帕米可用于：① 终止折返引起的室上性心动过速。② 降低房颤或房扑引起的心室率增加,有时可将新发房颤转为窦性心律。一般不用于室性心律失常。

17.2.5.3　禁忌证

禁忌证包括：① 心源性休克;② 充血性心力衰竭,除非继发于室上性心动过速而对该品有效者;③ Ⅱ～Ⅲ度房室传导阻滞;④ 重度低血压,收缩压<90 mmHg(12 kPa);⑤ 病态窦房结综合征,除非已有人工心脏起搏;⑥ 预激或 L-G-L 综合征伴房颤或房扑,除非有人工心脏起搏。

17.2.5.4　剂量和用法

维拉帕米静脉注射用于终止阵发性室上性心动过速(室上速)和某些特殊类型的室速。剂量 2～3 mg 稀释后 5～10 min 缓慢静脉注射,如无反应,15 min 后可重复 2～4 mg/5 min。用药过程应加强血流动力学监测,以便及时处理心动过缓和低血压。

17.2.5.5　不良反应

维拉帕米主要并发症包括血管扩张引起的低血压,头晕和恶心等。有报道心脏传导异常以及使用β受体阻滞剂的患者使用维拉帕米后发生心动过缓和停搏。也可发生周围性水肿,便秘和潮红等。

17.2.5.6　注意事项

(1) 下列情况应慎用:极度心动过缓、心力衰竭、肝功能损害、轻度至中度低血压和肾功能损害。

(2) 静脉推注速度不宜过快,否则可致心搏骤停的危险。应在心率和血压密切监测下用药。

17.2.6　地尔硫䓬

17.2.6.1　药理作用

地尔硫䓬为非二氢吡啶类钙离子拮抗剂的代表药物,对心血管的作用介于苯烷胺类及二氢吡啶类之间,具有轻度的周围血管扩张作用并能增加冠脉及肾血流,已广泛用于缺血性心脏病及高血压的治疗,也用于抗心律失常。地尔硫䓬在大多数患者作为控制室率的一线药物使用。其治疗心律失常的机制为通过抑制钙离子内流使 4 相自动除极斜率下降,有抑制窦房结及房室结自律性,抑制房室结传导性,但对房室旁路无明显抑制作用;抑制心房电刺激引起的室上性快速心律失常。口服吸收迅速且完全,长期给药后吸收率可大于 90%,但由于肝脏的首过效应,生物利用度仅 45% 左右。口服后 10~15 min 开始起效,Cmax 为 1~2 h,蛋白结合率为 80%,主要分布在心、肝、肾等各种器官和组织。静脉注射后,药物迅速出现在胆汁和胃肠道中,说明其存在着肝肠循环过程。半衰期为 4~6 h,96%~99% 在肝脏代谢,其代谢产物也有活性,代谢产物 60% 经粪便排泄,40% 经尿排出。

17.2.6.2　适应证

地尔硫䓬可用于终止折返引起的室上性心动过速,也可用于降低房颤或房扑引起的心室率增加,有时可将新发房颤转为窦性心律。一般不用于室性心律失常。

17.2.6.3　禁忌证

充血性心力衰竭、左心功能不全在使用β受体阻滞药的患者、低血压、肝功能或肾功能损害者。

17.2.6.4　剂量用法

地尔硫䓬静脉注射负荷量为 15~25 mg(0.25 mg/kg),随后 5~15 mg/h 静脉输注。如首剂负荷量心室率控制不满意,15 min 内再给负荷量。

17.2.6.5　不良反应和注意事项

不良反应有血管扩张引起的低血压,头晕和恶心等。阵发性室上性心动过速转律、Ⅰ度房室传导阻滞慎用静脉制剂。

使用时要注意：胃肠运动增高或胃肠梗阻时慎用缓释剂。抑制肝药酶的药物可增加地尔硫草的血药浓度。肝功能受损的患者应调整药物使用剂量。

17.3　抗心律失常药的药理学总结见表 17 - 2 和表 17 - 3

表 17 - 2　各类抗心律失常药的药理学特点

药　物	药理作用	药动学	适应证	禁忌证	剂量和用法
利多卡因（ⅠB类）	① 降低浦肯野纤维自律性；② 缩短动作电位时程；③ 4 相除极速率下降，减慢传导；④ 降低后除极电位幅度	静脉注射 5 min 血药达高峰，维持 17～30 min，有效血药浓度 3～5 μg/mL。半衰期 90～120 min，72% 肝代谢，<10% 经肾排出	① 主要用于室性心律失常；② 尤其适用于急性心肌缺血或心肌梗死引起的心律失常		静脉注射 1～2 mg/kg，以后 2～4 mg/min 维持，总量＜1 700 mg/24 h
美西律（ⅠB类）	抑制除极速率而不改变静息电位或动作电位时程，其他作用与利多卡因类似	静脉注射 1～2 min 见效，有效血药浓度 0.5～2.0 μg/mL，半衰期 10～11 h，主要肝代谢，10% 经肾排出	① 有症状的室性心律失常；② 难治性心律失常；③ 强心苷中毒的心律失常	① 房室传导阻滞；② 未经洋地黄化的房颤或房扑	静脉注射 250 mg，然后 500 mg，1 次/6 h
苯妥英钠（ⅠB类）	① 降低窦房结和浦肯野纤维自律性；② 缩短不应期；③ 抑制和降低心肌应激性	口服 8～12 h 血药达高峰，半衰期 22～24 h。有效血药浓度 10～12 μg/mL，主要肝代谢	特别适用于强心苷中毒所致的各种心律失常	低血压、心动过缓、房室阻滞、严重心肝肾衰竭、孕妇	缓慢静脉注射 50～100 mg，每隔 17 min 可重复 1 次，最大量 10～17 mg/kg
普罗帕酮（ⅠC类）	① 降低 0 相最大上升速率，减慢传导；② 轻度延长动作电位时程和有效不应期；③ 中度 β 受体受体和钙离子拮抗作用	静脉注射 2～3 min 起效，有效血药浓度 0.2～3.0 μg/mL，半衰期 8 h，主要肝代谢	① 室上性或室性心动过速或异位搏动；② 预激综合征；③ 复律后室颤	① 心力衰竭、严重低血压和心动过缓、心内传导阻滞及病窦；② 严重 POCD	静脉注射 1～2 mg/kg 或 70 mg 稀释于葡萄糖液 20 mL 中，5～10 min 注完
艾司洛尔（Ⅱ类）	降低窦房结自律性和房室结传导性	静脉注射利用率高，消除半衰期 9～10 min，主要由红细胞水解消除，并经肾排出	① 快速室上性心律失常；② 急性心肌梗死和不稳定性心绞痛；③ 高血压	严重心动过缓和房室传导阻滞、心力衰竭、POCD	静脉注射 0.5～1 mg/kg，然后 50～200 μg/（kg·min）维持

药 物	药理作用	药动学	适应证	禁忌证	剂量和用法
胺碘酮（Ⅲ类）	① 降低窦房结自律性,抑制浦肯野纤维和房室结传导;② 延长动作电位和有效不应期;③ 非竞争性 α 和 β 受体阻滞作用	静脉注射 5～10 min 见效,有效血药浓度 1.0～2.5 μg/mL,半衰期 10～11 h,主要肝代谢	最有效的抗心律失常药之一,可治疗难治性的房性或室性心律失常	① 窦房、房室或室内传导阻滞;② 碘过敏、孕妇或哺乳期妇女	静脉注射 2～3 mg/kg,20 min 内注完,然后静脉持续注射 24 h,可用至 900～1 200 mg
溴苄胺（Ⅲ类）	① 延长动作电位和有效不应期,阻止折返;② 降低损伤区和正常组织间膜电位差别,提高传导速度和室颤阈值	静脉注射 17 min 起效,4 h 作用最强,有效血药浓度 0.5～1.5 μg/mL,半衰期 5～10 h,主要以原型经肾排出	室速、室颤,尤其是经历除颤和心外按压的患者		静脉注射 5～10 mg/kg,总量 20～30 mg/kg;维持 5 mg/kg,1 次/6 h 或 1～2 mg/kg 静脉滴注
维拉帕米（Ⅳ类）	① 降低窦房结自律性;② 抑制房室结传导;③ 抑制延迟后除极	静脉注射 1～3 min 生效,有效血药浓度 80～100 μg/mL,半衰期 3～5 h,主要肝代谢	① 室上性心律失常;② 心绞痛和高血压	① 房室阻滞、房颤并预激、心源性休克或哮喘;② 已用 β 阻滞剂	静脉注射 5 μg/(kg·min)或 2 mg 稀释至 20 mL 缓注
腺苷（Ⅳ类）	开放钾通道,除极细胞膜,取消钙离子通道开放所需膜极性,抑制窦房结的自律性和房室传导		① 室上性心律失常及房室折返性心动过速;② 儿童阵发性室上性心动过速	① Ⅱ°～Ⅲ°房室传导阻滞及病窦综合征;② 药物过敏	腺苷 6 mg,2 s 内注完,如需可再次给药 6～12 mg;三磷酸腺苷（ATP）10～20 mg 缓注
去乙酰毛花苷	降低窦房结自律性和房室结传导,降低心房肌应激性	静脉注射 10～30 min 起效,1～3 h 达高峰,3～6 d 药效消失	① 室上性快速心律失常;② 快速房颤或房扑;③ 中、重度收缩性心力衰竭	① 洋地黄中毒;② 肥厚梗阻性心肌病伴心力衰竭;③ 房室阻滞	0.2～0.4 mg 稀释到 20 mL 缓注,必要时重复,总量 1.0～1.2 mg
硫酸镁	① 纠正低镁,降低自律性和传导,阻止折返;② 降低兴奋性		① 室上性心动过速;② 洋地黄中毒、低钾性心律失常;③ 室速或尖端扭转室速		1.0～2.5 g 稀释至 20～40 mL 缓慢静脉推注或 2.5 g 加入 500 mL 葡萄糖液静脉滴注

表 17‐3　常用抗缓慢心律失常的药物

药　物	适　应　证	剂量和用法	主要不良反应
异丙肾上腺素	高度或完全房室传导阻滞、病态窦房结综合征、尖端扭转型室速	静脉注射 2～8 μg,加入或 5％葡萄糖液静脉注射 2～8 μg/min	头痛、眩晕、震颤、皮肤潮红、恶心、心绞痛加重、快速心律失常
麻黄碱	高度或完全房室传导阻滞	静脉注射每次 5～30 mg	神经过敏、眩晕、失眠、快速心律失常、高血压
肾上腺素	高度或完全房室传导阻滞、心搏骤停	静脉注射 2～8 μg/min,加入或 5％葡萄糖液静脉注射 2～8 μg/min	神经过敏、面色苍白、震颤、高血压、快速心律失常
阿托品	病窦综合征、房室传导阻滞	0.5～1 mg 肌肉或静脉注射	口干、眩晕、尿潴留、青光眼加重、快速心律失常
克分子乳酸钠	酸中毒或高血钾引起的房室传导阻滞、心搏骤停	快速静脉滴注 25～50 mL,继而 5～7 mL/kg,在数小时内滴完	心力衰竭、碱中毒、低血钾、快速心律失常

17.4　特殊心律失常的药物治疗(表 17‐4)

表 17‐4　特殊心律失常的药物治疗

特殊心律失常类型	药　物	剂量和用法	注意事项
QT 间期延长综合征伴严重室性心律失常	首选 β 受体阻滞剂：艾司洛尔	0.5 mg/kg 静脉注射,50～200 μg/(kg·min)静脉滴注	与其他室性心律失常治疗不同
尖端扭转性室速	异丙肾上腺素	0.5 mg 加入葡萄糖液静脉注射,2～8 μg/min	奎尼丁禁用
	阿托品	0.5～1 mg 静脉注射,间隔 2～3 min 可重复	
	胺碘酮	2～3 mg/kg 缓注,后 900 mg 静脉滴注	
	硫酸镁	1.0～2.5 g 稀释至 20～40 mL 缓慢静推,或 2.5 g 加入 500 mL 葡萄糖液静脉注射	
预激综合征伴快速室上性心律失常	同步直流电复律胺碘酮普罗帕酮利多卡因	150 mg 静脉注射,1 mg/min 静脉滴注 1～2 mg/kg 静脉注射 1～2 mg/kg 静脉注射,以后 2～4 mg/min 静脉滴注	伴房颤或房扑且循环障碍时,宜尽快电复律；洋地黄、维拉帕米和普萘洛尔禁用

18

晶体液和胶体液

液体治疗不断变革的过程中，虽然现在有了各种晶体液和胶体液，但却很难找到单一的、理想的、"万能的"治疗液体。在针对不同病因与不同病理生理状态的患者，临床医生还是需要个体化地选择相应的治疗液体。

0.9%氯化钠溶液，是临床上最早和最常用的一种等渗晶体液；复方氯化钠林格液作为第一代；乳酸钠林格液作为第二代；醋酸林格液作为了第三代；复方醋酸钠林格液为第四代；碳酸氢钠林格液作为最新的第五代平衡盐晶体液先后问世。它们各有特点，在临床的使用中需要扬长避短，合理选用。

脱水患者的液体治疗，在补充水分的同时应纠正细胞外液的电解质及酸碱失衡；而休克患者的液体治疗则应尽可能使液体的成分接近于血浆和细胞外液。除大量失血引起的低血容量休克必须及时补充含有凝血因子的新鲜冰冻血浆及红细胞等血液制品外，大部分休克治疗中首选晶体液，酌情补充胶体液。

18.1　葡萄糖注射液

18.1.1　药理作用

葡萄糖注射液是人体的重要营养成分和能量来源。5%葡萄糖液是等渗溶液，体内能迅速被氧化成二氧化碳和水，主要用于补充水和糖分，供给热量、增强肝脏解毒功能。25%以上的高渗葡萄糖静脉注射后可提高血浆渗透压，引起组织脱水和短暂利尿。5%葡萄糖注射液常用于静脉注射药物的稀释或载体。

18.1.2　适应证

（1）补充能量和体液，用于各种原因引起的进食不足或大量体液丢失（如呕吐、腹泻等），全静脉内营养，饥饿性酮症。可静脉滴注 5%～10%葡萄糖溶液 200～1 000 mL，同时静脉滴注适量生理盐水,以补充体液的损失及钠的不足。

(2) 不能摄取饮食的重病患者,以补充营养。

(3) 用于血糖过低或胰岛素过量,以保护肝脏。对糖尿病酮症酸中毒须与胰岛素同用。配制 GIK 液(极化液)输注。

(4) 25%～50%溶液静脉注射,因其高渗作用,使组织(特别是脑组织)内液体进入循环系统内由肾排出,用于降低眼压或颅内压。切勿漏出血管外,以免刺激组织。

18.1.3 禁忌证

糖尿病患者应根据血糖水平,合理搭配胰岛素使用,不得单独使用。

18.1.4 剂量和用法

(1) 补充水和热量　5%～10%溶液静脉滴注,用量据病情而定。

(2) 脱水　25%～50%溶液静脉注射可用于脑水肿、肺水肿及降低眼内压,常与甘露醇等脱水药合用,一次可静脉注射 50%溶液 40～60 mL。

(3) 低血糖症　轻者可口服,重者可静脉注射或静脉滴注,用量及速率据病情而定。

(4) 高钾血症　与胰岛素合用,可促进钾离子转移入细胞内。每 2～4 g 葡萄糖加 1 u 胰岛素。

18.1.5 不良反应和注意事项

(1) 低血压和休克患者使用较高浓度溶液可导致高渗性利尿。

(2) 高渗液脱水后有反跳现象,易引起血栓性静脉炎,静脉注射液外漏刺激组织会引起疼痛。

18.2　氯化钠注射液

18.2.1　药理作用

(1) 氯化钠注射液可补充血容量和钠、氯离子,维持水、电解质和渗透压平衡。

(2) 0.9%浓度与血浆渗透压接近,也被称为生理盐水。林格液即复方氯化钠液,除 Na^+、Cl^- 外,还含 K^+、Ca^{2+} 等成分,更接近血浆。

(3) 7.5%和 10%氯化钠为高渗溶液(hypertonic saline, HTS),严重的低血容量性休克和创伤中的应用证实,中度高渗液($Na^+ = 250$ mmol/L)与乳酸林格氏液相比,肌肉组织间隙压较低,肠功能恢复较早。可通过细胞内液的转移增加血浆容量,通过肺的神经反射引起皮肤肌肉血管收缩,从而增加心输出量,提高血压。

18.2.2 适应证和禁忌证

用于严重失水、失钠,如烧伤、休克、严重吐泻,肾上腺皮质功能不全和手术后补液;0.9%溶液较适用于低渗性脱水的补液和低血压、休克患者扩容;7%和10%高渗液常用于低钠低氯患者。高张盐溶液在血管内的半衰期不比相同钠负荷的等张盐溶液长。在与胶体合用,高张盐溶液才可以长时间维持扩容。

18.2.3 剂量和用法

(1)等渗性脱水 可用0.9%氯化钠或复方氯化钠注射液,用量及速度据病情而定,无明显电解质丢失者,盐水不超过全日输液总量的1/3~1/2。对有心脏病、颅内高压、肾功能衰竭、老年及小儿患者,盐水的补充宁少勿多,一般不超过全日输液量的1/5。

(2)高血钾症 3%~5%氯化钠注射液100 mL静脉滴注,可使血钾快速下降。注射高张盐溶液时,因其渗透量高可能引起局部溶血、疼痛,可以通过局部注射0.5~1 mL局部麻醉药物进行缓解。

(3)高渗性非酮症糖尿病昏迷 开始治疗时用0.45%氯化钠注射液。

(4)外用冲洗伤口 0.9%氯化钠溶液。

18.2.4 不良反应和注意事项

(1)应用高张盐水可能会出现癫痫样发作、过敏和出血倾向。

(2)复方氯化钠含钠量很少,明显缺钾患者尚需另外补钾。

(3)应用过量可致高血钠和低血钾,氯过高可引起碳酸氢根丢失。

(4)慎用于充血性心力衰竭,周围或肺部水肿,肾功能损害,子痫前期,年幼和年老者需要注意液体过量或不足的情况。

18.3 5%葡萄糖氯化钠液

(1)药理作用 葡萄糖氯化钠液兼有5%葡萄糖液和0.9%氯化钠液的作用,渗透压接近血浆渗透压的2倍。

(2)适应证和禁忌证、不良反应和注意事项参考葡萄糖注射液和氯化钠注射液。

18.4 复方氯化钠液

18.4.1 药理作用

复方氯化钠注射液主要用于体液补充及调节水和电解质平衡。内含注射用水、0.85%氯化钠、0.03%氯化钾、0.033%氯化钙。Na^+ 和 Cl^- 是机体重要的电解质,主要存在于细胞外液,对维持人体正常的血液和细胞外液的容量和渗透压起着非常重要的作用。正常血 Na^+ 浓度为 135~145 mmol/L,占血浆阳离子的 92%,总渗透压的 90%,故血浆 Na^+ 量对渗透压起着决定性作用。正常血清 Cl^- 浓度为 98~106 mmol/L。人体主要通过下丘脑、垂体后叶和肾脏进行调节,维持体液容量和渗透压的稳定。复方氯化钠除上述作用外,还可补充少量钾离子和钙离子。

18.4.2 适应证

① 各种原因所致的失水,包括低渗性、等渗性和高渗性失水;② 高渗性非酮症昏迷,应用等渗或低渗氯化钠纠正失水和高渗状态;③ 低氯性代谢性碱中毒。患者因不能进食或进食减少而需补充每日生理需要量时,一般可给予氯化钠注射液或复方氯化钠注射液等。

18.4.3 禁忌证

① 肺水肿和心力衰竭。② 脑水肿和颅内压增高。③ 肝硬化腹水。④ 急性肾功能衰竭少尿期;慢性肾功能衰竭对利尿剂反应不佳者。⑤ 高钠血症。

18.4.5 剂量和用法

(1)高渗性失水 高渗性失水时患者脑细胞和脑脊液渗透浓度升高,若治疗使血浆和细胞外液钠浓度和渗透浓度过快下降,可致脑水肿。故一般认为,在治疗开始的 48 h 内,血浆钠浓度每小时下降不超过 0.5 mmol/L。若患者存在休克,应先予氯化钠注射液,并酌情补充胶体,待休克纠正,血 Na^+ >155 mmol/L,血浆渗透浓度>350 mOsm/L,可予 0.6% 低渗氯化钠注射液。待血浆渗透浓度<330 mOsm/L,改用 0.9% 氯化钠注射液。补液总量根据下列公式计算,作为参考:

$$所需补液量(L) = \frac{[血\ Na^+浓度(mmol/L) - 142]}{血\ Na^+浓度(mmol/L)} \times 0.6 \times 体重(kg)$$

一般第一日补给半量,余量在以后 2~3 日内补给,并根据心肺肾功能酌情调节。

（2）等渗性失水　原则给予等渗溶液,如 0.9% 氯化钠注射液或复方氯化钠注射液,但上述溶液 Cl^- 浓度明显高于血浆,单独大量使用可致高氯血症,故可将 0.9% 氯化钠注射液和 1.25% 碳酸氢钠或 1.86% 乳酸钠以 7:3 的比例配制后补给。后者 Cl^- 浓度为 107 mmol/L,并可纠正代谢性酸中毒。

18.4.6　不良反应和注意事项

（1）不良应用有　① 给药速度过快、过多可导致血压升高、头痛、头昏。② 体重增加,出现水肿。③ 心率加速、胸闷、呼吸困难,肺部哮鸣音。

（2）下列情况应慎用　① 妊娠伴有浮肿。② 高血压、水肿或有水肿倾向者。③ 浮肿伴有低钠血症。④ 低钾血症、轻度心、肾功能不全心功能减退的老年人。⑤ 依据失水的性质（高渗、等渗或低渗）给药,配合其他溶液以保持体内各种电解质之间的平衡。⑥ 监测血清钾、钠、氯的浓度、酸碱平衡、心肺肾功能、血压等指标。⑦ 禁忌与利血平、多黏菌素 B 硫酸盐、多粘菌素 E 硫酸盐、先锋霉素 I 配伍。

18.5　乳酸钠林格液

18.5.1　药理作用

每 1 000 mL 乳酸钠林格液中含乳酸钠 3.10 g、氯化钠 6.00 g、氯化钾 0.30 g、氯化钙（$CaCl_2 \cdot 2H_2O$）0.20 g。在正常情况下人体血液中也有少量乳酸,主要自葡萄糖或糖原酵解生成,乳酸生成后或再被转化为糖原或丙酮酸,或进入三羧酸循环被分解为水及二氧化碳,因此乳酸钠的终末代谢产物为碳酸氢钠,可纠正代谢性酸中毒。高钾血症伴酸中毒时,乳酸钠可纠正酸中毒并使钾离子自血及细胞外液进入细胞内。降解乳酸的主要脏器为肝及肾脏,如体内乳酸代谢失常或发生障碍,疗效不佳。主要作用是:调节体液、电解质及酸碱平衡,还能补充有效细胞外液量,降低血液的黏稠度和改善微循环,保护肾功能和纠正酸中毒的功能。

18.5.2　适应证

术中补液和休克的防治。代谢性酸中毒或有代谢性酸中毒的脱水患者。调节体液、电解质及酸碱平衡。用于代谢性酸中毒或有代谢性酸中毒的脱水患者。

18.5.3　禁忌证

下列情况应禁用　① 心力衰竭及急性肺水肿。② 脑水肿。③ 乳酸性酸中毒。④ 重症肝功能不全。⑤ 严重肾功能衰竭有少尿或无尿。

18.5.4　剂量及法用

静脉滴注成人一次 500～1 000 mL,按年龄、体重及症状不同可适当增减。补液速度:成人每小时 300～500 mL。

18.5.5　不良反应

(1) 大量输注时,血浆清蛋白浓度降低,可导致间质性肺水肿。

(2) 肝功能不全、严重休克伴缺氧和小儿患者均应避免用乳酸钠。

(3) 有低钙血症者(如尿毒症),在纠正酸中毒后易出现手足发麻、疼痛、抽搐、呼吸困难等症状,常因血清钙离子浓度降低所致。

(4) 心率加快、血压升高、胸闷、气急等,肺水肿、心力衰竭;体重增加及水肿。

(5) 逾量时出现碱中毒。

(6) 血钾浓度下降,有时出现低钾血症表现。

18.5.6　注意事项

(1) 糖尿病患者服用双胍类药物(尤其是苯乙双胍),阻碍着肝脏对乳酸的利用,易引起乳酸中毒。糖尿病酮症酸中毒时乙酰醋酸、β-羟丁酸及乳酸均升高,且常可伴有循环不良或脏器血供不足,乳酸降解速度减慢。

(2) 肝功能不全及心功能不全、缺氧和休克,组织血供不足及缺氧时乳酸氧化成丙酮酸进入三羧酸循环代谢速度减慢,以致延缓酸中毒的纠正速度。

(3) 酗酒、水杨酸中毒、Ⅰ型糖原沉积病时有发生乳酸性酸中毒倾向,不宜再用乳酸钠纠正酸碱平衡。

(4) 水肿患者伴有钠潴留倾向和高血压患者可增高血压。肾功能不全患者容易出现水、钠潴留,增加心血管负荷。

(5) 儿童注意按年龄、体重及病情计算用量。孕妇有妊娠中毒症者可能加剧水肿、增高血压。老年患者常有隐匿性心肾功能不全,应慎用。

(6) 与其他药物合用时,注意药物(如大环内酯类抗生素、生物碱、磺胺类)因 pH 及离子强度变化而产生配伍禁忌。由于本品含有钙离子,与含有枸橼酸钠的血液混合时会产生沉淀。

18.6　碳酸氢钠

碳酸氢钠为弱碱性液体。

18.6.1 药理作用

（1）能直接增加机体的碱储备，使血浆内碳酸根浓度升高，中和氢离子，防治代谢性酸血症。

（2）通过纠正酸血症提高血管活性药的作用，增加心肌应激性，提高心肌的室颤阈值，降低血钾浓度。

（3）碱化尿液，由于尿液中碳酸氢根浓度增加后 pH 升高，使尿酸、磺胺类药物与血红蛋白等不易在尿中形成结晶或聚集。

18.6.2 适应证

为防治代谢性酸中毒的首选药，也可用于休克的综合治疗和心肺脑复苏抢救。

18.6.3 禁忌证

（1）大量静脉注射时，可出现心律失常、肌肉痉挛、疼痛、异常疲倦虚弱等，主要由于代谢性碱中毒引起低钾血症所致。

（2）剂量偏大或存在肾功能不全时，可出现水肿、精神症状、肌肉疼痛或抽搐、呼吸减慢、口内异味、异常疲倦虚弱等，主要由代谢性碱中毒所致。

（3）长期应用时可引起尿频、尿急、持续性头痛、食欲减退、恶心呕吐、异常疲倦虚弱等。

18.6.4 剂量和用法

（1）纠正酸血症　用量＝［正常 BE(mmol/L)－测得 BE(mmol/L)］×0.5×体重(kg)，先用推算剂量的 1/3～1/2 静脉滴注，以后视病情给予；或先给 5％碳酸氢钠 2～3 mL/kg，以后再按公式及根据病情分批补给。

（2）心肺脑复苏　一般先给 5％碳酸氢钠 50～100 mL，必要时 10～15 mL 后，在血气监测下再给 1/2 量。

18.6.5 不良反应

（1）大量静脉注射时，可出现心律失常、肌肉痉挛、疼痛、异常疲倦虚弱等，主要由于代谢性碱中毒引起低钾血症所致。

（2）剂量偏大或存在肾功能不全时，可出现水肿、精神症状、肌肉疼痛或抽搐、呼吸减慢、口内异味、异常疲倦虚弱等，主要由代谢性碱中毒所致。

（3）长期应用时可引起尿频、尿急、持续性头痛、食欲减退、恶心呕吐、异常疲倦虚弱等。

18.6.6 注意事项

（1）不宜过量或连续使用，根据血气分析结果用药，以免引起碱中毒。

（2）充血性心力衰竭、急、慢性肾功能衰竭、缺钾或伴有二氧化碳滞留的患者慎用。

（3）心肺脑复苏时应用，须保证良好的肺通气，促使二氧化碳排出。

（4）药物对注射部位有刺激性，切勿漏出血管。

（5）少尿或无尿，能增加钠负荷；钠潴留并有水肿时，如肝硬化、充血性心力衰竭、肾功能不全、妊娠高血压综合征；原发性高血压，因钠负荷增加可能加重病情。

（6）引起碱中毒可加重低钙血症。

（7）长期或大量应用可致代谢性碱中毒，并且钠负荷过高引起水肿等，孕妇应慎用。

（8）与肾上腺皮质激素合用易发生高钠血症和水肿。与排钾利尿药合用，增加发生低氯性碱中毒的危险性。

18.7 醋酸林格液

醋酸林格液复方电解质液 pH 为 7.4，是水、电解质的补充源和碱化剂。其葡萄糖酸根和醋酸根在体内经氧化后最终代谢为二氧化碳和水。

18.7.1 药理作用

给予醋酸钠林格注射液相比乳酸钠林格注射液，动脉血中乳酸值体外循环情况下立即增高，L/P 值与生理盐水相比维持显著低值。肝功能有损害的、可能产生乳酸代谢障碍，输入含乳酸的溶液可能引起机体乳酸水平增高，导致酸中毒，术中选用醋酸林格氏液输注则有一定优势，适用于术中液体治疗，失血性休克的液体复苏及代谢性酸中毒的防治。

18.7.2 适应证、禁忌证

用于循环血液量及组织液减少细胞外液的补充及代谢性酸中毒。也适用于输血前或输血后的液体输注（或作为预充液），或加入正在输注的血液组分中，作为血细胞的稀释液。

18.7.3 剂量和用法

输注剂量视患者年龄、体重、临床症状和实验室检查结果而定。常用量一次 500～1 000 mL。

18.7.4 不良反应和注意事项

（1）注射部位局部感染、静脉栓塞、静脉炎、液体外渗和循环血容量过多。

（2）心、肝、肾功能不全、高血钾、高血钠、代谢性或呼吸性碱中毒患者慎用。

（3）可能会引起液体和（或）溶质过量，导致血清电解质浓度降低、体内水分过多、充血、肺水肿。

（4）对需长期注射治疗的患者，须根据临床症状和水、电解质、酸碱的变化而定。

（5）对接受类固醇激素或促肾上腺皮质激素治疗的患者需慎用。

18.8　几种晶体液成分比较（表 18 - 1）

表 18 - 1　几种晶体液成分比较

名　称	Na$^+$ mmol/L	Cl$^-$ mmol/L	K$^+$ mmol/L	Ca^{2+} mmol/L	乳酸 mmol/L	渗透压 mmol/L
0.9%NaCl	154	154	—	—	—	308
乳酸林格液	131	111	5	2	29	280
醋酸林格液	140	103	4.2	3		294
5%,10%葡萄糖	—	—				252

18.9　右旋糖酐 40

18.9.1　药理作用

右旋糖酐 40 又称低分子右旋糖酐，相对分子质量平均为 40 000，作用与右旋糖酐 70 相似，但扩容作用较短暂，而改善微循环作用较佳。

18.9.2　适应证

仅可用于各种血栓性疾病，断肢再植术中。

18.9.3　不良反应和注意事项

（1）少尿患者可引起肾小管细胞严重肿胀，致肾小管闭塞而发生肾功能衰竭的危险。

（2）输入量过多，可引起红细胞凝聚；在鉴定血型及交叉试验时，可出现假凝聚现象；也可引起出血倾向和渗透性肾病。

（3）心力衰竭、有出血倾向者、肾功能减退者慎用。偶有过敏反应。

18.9.4　剂量和用法

静脉注射或静脉滴注,视病情而定。一般静脉滴注每次 250～500 mL,滴速每分钟 5～15 mL。每日总量不超过 20 mL/kg。

18.10　羟乙基淀粉

18.10.1　药理作用

羟乙基淀粉(HES)的理化特性取决于其分子的羟乙基化程度和分子量大小,按分子量(Mw 平均分子量,单位道尔顿,D)划分,有低分子羟乙基淀粉(Mw<100,000D)、中分子羟乙基淀粉(Mw100,000～300,000D)和高分子羟乙基淀粉(Mw>300,000D)三种。按取代程度(平均克分子取代级 Ms 表示)来分,有低取代级羟乙基淀粉(Ms 0.3～0.5)、中取代级 $Ms_{0.6}$ 和高取代级羟乙基淀粉(Ms≥0.7)。分子量越大,取代级越高,越不易被淀粉酶分解,在体内存留时间越长,对肾脏和凝血功能影响越大。为达到有效性和安全性的统一,早期的高分子量、低分子量羟乙基淀粉或高取代级的羟乙基淀粉正逐渐被中分子低取代级的 HES 取代。目前贺斯(HES 200/0.5)临床已不用,国内上市主要有万汶和万衡。

(1) 万汶(HES 130/0.4)是一种中分子量低取代级的羟乙基淀粉溶液,由玉米的支链淀粉制成,平均分子量大约 130 000 道尔顿,克分子取代级大约 0.4,pH4.0～5.5。万汶扩充效应为其输注体积的 100%,该 100%容量效应可稳定维持 4～6 h。

(2) 万衡是羟乙基淀粉 130/0.4 复方电解质溶液,含钠 137 mmol/L,钾 4 mmol/L,镁 1.5 mmol/L,氯 110 mmol/L 和醋酸 34 mmol/L,其渗透浓度是 865.5 mmol/L。醋酸是碳酸氢根的代谢前体,醋酸迅速活化为乙酰辅酶 A,并代谢为二氧化碳,碳酸氢根可调节 pH,纠正酸血症。万衡相比万汶溶液,氯离子明显减少,由醋酸根代之,电解质溶液更接近于生理状态。即使短时间(1～2 h)输注万汶溶液,也可发生高氯性代谢性酸血症可能,而万衡能维持满意的电解质和酸碱平衡。

18.10.2　适应证和禁忌证

(1) 适应证　休克、麻醉后低血压的防治、术中容量补充、等容或高容血液稀释等。

(2) 禁忌证　禁用于出血性疾病、充血性心力衰竭、感染性休克、肾功能不全无尿或少尿、淀粉过敏及水中毒状态、严重凝血功能障碍、接受脏器移植手术的患者。慎用于严重高钠血症或高氯血症接受透析治疗患者。

18.10.3 剂量和用法

（1）开始 10～20 mL 要缓慢静脉滴注，密切观察患者（因有发生过敏反应的可能）。

（2）每日剂量及输注速度应根据失血量和血液浓缩程度决定。每 24 h 不超过 33 mL/kg。

（3）没有心血管或肺功能不全的患者使用时，Hct 应不低于 30％。

（4）避免输注过快和用量过大导致的循环超负荷。

18.10.4 不良反应和注意事项

（1）大剂量使用会影响肾脏和凝血功能。

（2）极个别患者出现过敏样反应。

（3）输注期间血清淀粉酶可能升高。

（4）使用时温度应接近 37℃，余液勿贮存再用。

18.11 琥珀酰明胶

18.11.1 药理作用

（1）琥珀酰明胶是由牛胶原经水解和琥珀酰化后配制而成。其主要成分为 4％灭菌琥珀明胶（改良液体明胶），平均分子量为 30 000，含钠 154 mmol/L，含氯 125 mmol/L，pH7.4±0.3，胶体渗透压为 34 mmHg，半衰期 4 h，经肾脏代谢。

（2）能提高血浆胶体渗透压，增加血容量，峰值血浆增量效力 70％，2 h 后为 35％，改善血流动力学、氧输送和氧消耗，改善血液流变学。容量效应相当于所输入量，即不会产生内源性扩容效应。静脉输入本药能增加血浆容量，使静脉回流量、心排血量、动脉血压和外周灌注增加，所产生的渗透性利尿作用有助于维持休克患者的肾功能。

（3）不影响凝血机制，不干扰交叉配血。

（4）在血液循环的消除呈现多项消除曲线，半衰期为 4 h，琥珀酰明胶分子 90％经肾排泄，5％随粪排泄。大部分在 24 h 内经肾排出，3 d 内可完全从血液中清除。

18.11.2 适应证和禁忌证

（1）适应证　低血容量性休克、全血或血浆丢失（如由于创伤、烧伤、术前血液稀释和自体输血）、心肺循环机预充液及预防脊麻或连续硬膜外麻醉时可能出现的低血压。

（2）禁忌证　① 对明胶类药物过敏者。② 肾功能不全。③ 有出血体质者。④ 肺水肿。⑤ 循环超负荷、水潴留。以下情况慎用：处于过敏状态（如哮喘，使用本药后出现过敏反应的概率增加,程度也会加重)。

18.11.3 剂量和用法

按个体情况和循环参数(如血压、心率、中心静脉压、尿量等)调整剂量及输注速度。少量出血、术前及术中预防性治疗:可在 1～3 h 内输注本药 500～1 000 mL。低血容量性休克:可在 24 h 内输注本药 10 000～15 000 mL。但红细胞比容不应低于 25%,同时避免血液稀释引起的凝血异常。严重的急性失血致生命垂危:可在 5～10 min 内加压输注本药 500 mL,进一步输入量视血容量的缺乏程度而定。老年人用药时,应控制红细胞比容不低于 30%,并注意防止循环超负荷。

18.11.4 不良反应和注意事项

(1) 偶可出现一过性皮肤反应(荨麻疹)、低血压、心动过速、心动过缓、恶心、呕吐、呼吸困难、体温升高和(或)寒战等。但严重过敏反应病例,如休克等,则罕见。一旦发生时,应依据不良反应的性质和严重程度进行处理,首先应立即停止输注,并给予激素和抗过敏药物。当出现严重反应时,应立即缓慢静脉注射肾上腺素,以及大剂量激素。

(2) 大剂量输注时应有监测,确保维持足够红细胞比容(红细胞比容不宜低于 25%),并注意稀释效应对凝血功能的影响。

18.12　高渗氯化钠羟乙基淀粉 40

18.12.1 药理作用

高渗氯化钠羟乙基淀粉 40 为血容量扩充剂。可扩充失血性休克患者的血容量,升高血压。250 mL 液体中含氯化钠 10.5 g 与羟乙基淀粉 40。

18.12.2 适应证和禁忌证

(1) 适用于高渗扩容,减少输血输液,高渗利尿,增加尿量。

(2) 禁用于对本药过敏者;有出血疾病或出血性疾病病史者;严重心脏病、高血压、严重神经系统疾病、严重肝肾功能不全、严重血液病。

18.12.3 剂量和用法

预估失血量≤1 000 mL、1 000～2 000 mL、≥2 000 mL,高渗氯化钠羟乙基淀粉 40 用量分别为 250 mL、500 mL、750 mL。最大给药量不超过 750 mL。

18.12.4　不良反应和注意事项

（1）少数患者发生过敏反应，如皮肤潮红、红斑及荨麻疹等。

（2）推荐滴速 10～15 mL/min，每 250 mL 在 10～30 min 输入，一般以 15～25 min 输入为佳。最大给药量不超过 750 mL。

（3）在治疗过程中，连续 2 次测得收缩压达到 100 mmHg 以上，即可停用本药。

（4）使用本药可引起高血钠及高血氯。一般在停药 24 h 后可恢复。停用本药后应给予含钠量少的液体。

（5）停药后应监测电解质，如血钠过高（175 mmol/L），可给予适量的利尿剂，以加速钠的排出。

18.13　常见人工胶体液的比较（表 18 - 2）

表 18 - 2　常见人工胶体液的比较

名　称	平均分子量	分子量范围	在循环中半衰期	Na^+ mmol/l	Ca^{2+} mmol/l	pH
右旋糖酐 40	38 000	5～50 000	2.5 h	145.0	6.25	7.3
血定安	22 600	10～150 000	4 h	154.0	0.40	7.4
右旋糖酐 70	70 000	10～250 000	12 h	154.0	—	4.0～5.0
万汶	130 000	10 000～1 000 000	17 h	154.0	—	4.0～5.5
万衡	130 000	10 000～1 000 000	17 h	135～145	2.25～2.75	3.5～5.5

19

利尿药和脱水药

利尿药常用在治疗围术期高血压和各种原因引起肾功能不全。脱水药也是神经外科手术中用于降低脑压的必备药物,围术期医生应掌握适应证,注意正确使用方法,减少不良反应,提高疗效。

19.1 利尿药

利尿药是一类促进体内钠离子和水分排出而使尿量增加的药物,其主要药理作用是影响肾小球的滤过、肾小管的重吸收和分泌。正常人每日经肾小球滤过的原尿可达 180 L,但最终的排尿仅 1~2 L,绝大部分的原尿在形成终尿的过程中,流经肾小管时被再吸收。这主要是肾小管对 Na^+ 的重吸收的结果。凡能抑制肾小管对 Na^+ 再吸收的药物都可产生利尿作用。

19.1.1 分类

19.1.1.1 按作用强度分类

（1）高效利尿药　呋塞米、依他尼酸及布美他尼等。

（2）中效利尿药　噻嗪类利尿药及氯酞酮等。

（3）低效利尿药　留钾利尿药如螺内酯、氨苯蝶啶、阿米洛利和碳酸酐酶抑制剂乙酰唑胺。

19.1.1.2 按作用部位分类

（1）髓袢升支粗段髓质部　呋塞米、依他尼酸等。该类药降低了肾的稀释功能和浓缩功能而导致强大的利尿作用。

（2）髓袢升支粗段皮质部　噻嗪类和氯噻酮等。

（3）远曲小管和集合管　螺内脂、氨苯蝶啶等。

（4）近曲小管和集合管　乙酰唑胺等。

19.1.1.3　按利尿的物质分类

（1）利盐为主　如噻嗪类、呋塞米、氨苯蝶啶等，又称排盐利尿药。

（2）利水为主　又称渗透性利尿药或脱水药，如甘露醇、山梨醇和葡萄糖。

19.1.1.4　按对钾离子的作用分类

（1）排钾利尿药　如噻嗪类、呋塞米等。

（2）保钾利尿药　如螺内酯和氨苯蝶啶等。

19.1.2　常用利尿药作用特点（表 19 - 1）

表 19 - 1　常用利尿药作用特点

药　物	尿电解质的排泄				排钠力（滤过 Na^+%）	主要作用部位	机　制
	Na^+	K^+	Cl^-	HCO_3^-			
呋塞米 依他尼酸 布美他尼	+++	+	++++	0	23	髓袢升枝粗段髓质和皮质部	抑制 Na^+ - K^+ - $2Cl^-$ 共同转运系统
噻嗪类 氯噻酮	++	+	++	+	8	髓袢升粗段皮质部（远曲小管开始部位）	抑制 NaCl 再吸收
螺内酯 氨苯蝶啶 阿米洛利	+	—	+	0	2	远曲小管及集合管	竞争醛固酮受体，阻断 Na^+ 通道，抑制 NaCl 再吸收↓胞内 H^+ 形成
乙酰唑胺	+	++	0	+++	4	近曲小管	

19.1.3　常用利尿药

19.1.3.1　氢氯噻嗪

（1）药理作用　氢氯噻嗪主要通过抑制髓袢升支皮质部的 Na^+、Cl^-、K^+ 载体转运功能，使 Na^+、Cl^- 的重吸收受到抑制，Na^+、Cl^- 排出增多，该部管腔内渗透压增高而发挥利尿作用。由于运输至远端肾小管中 Na^+ 的增加，促进了 Na^+ - K^+ 交换，因而 K^+ 的排出也增加。该药有轻度抑制碳酸酐酶作用，使碳酸盐排泄增加而尿液碱化。口服后吸收迅速，1 h 即开始利尿，作用维持 12～18 h。药物主要以原型从尿中排出。

（2）适应证　各种原因引起的水肿，如心脏性水肿、肾性水肿、肝硬化性水肿等。

（3）剂量及用法　成人：每次 12.5～50 mg，每日 1～3 次，宜从小剂量开始，口服。儿童：每日 1～2 mg/kg，分 2～3 次口服。治疗高血压时多与其他降压药合用，开始每日 25～50 mg，早晚 2 次分服，1 周后减为维持量每日 12.5～25 mg。口服 1～2 h 显效，3～6 h 达高峰,维持 6～12 h,降压作用 3～4 日出现,停药后可持续 1 周。

(4)不良反应与注意事项 最常见的不良反应为电解质紊乱,特别是低钾血症,长期服用需注意补钾或与保钾利尿药合用,肝硬化者可因低血钾及血氨升高而诱发肝昏迷,应禁用。其次有高尿酸症、高血糖、使肾小球滤过率下降等不良反应,因此肾功能减退者和痛风、糖尿病患者慎用。少数患者有轻度胃肠道症状及过敏性皮疹。停药时须逐渐减量,以免引起水钠潴留。服用时饮酒可引起严重低血压。

19.1.3.2 氯噻酮

(1)药理作用 氯噻酮虽不属于噻嗪类,但其利尿作用与噻嗪类相似,口服后吸收较慢,2 h 起效,6 h 达高峰,作用时间较长,可维持 48～72 h。

(2)适应证 同氢氯噻嗪。

(3)剂量及用法 成人:每次 50～200 mg,隔日口服 1 次。儿童:2 mg/kg,隔日口服 1 次。

(4)不良反应与注意事项 可能有致畸作用,其他不良反应参见氢氯噻嗪。

19.1.3.3 螺内酯

(1)药理 螺内酯与醛固酮竞争远曲小管末段及集合管皮质部上皮细胞浆内的醛固酮受体,影响醛固酮受体复合物形成,阻碍醛固酮诱导蛋白(ATP)的合成,抑制 $Na^+ - K^+$ 交换,减少 Na^+ 的再吸收和 K^+ 的分泌,从而使 Na^+、Cl^- 排出增多产生保钾利尿作用。利尿作用较弱且较缓慢,口服后 8～24 h 起效,2～3 d 后才达利尿高峰,但作用持久,停药后作用还可持续 2～3 d。小剂量应用螺内酯,主要利用其抗醛固酮作用。

(2)适应证 伴有醛固酮增高的水肿,如慢性心力衰竭水肿、肾病综合征及肝硬化腹水等。亦用于原发性醛固酮增多症引起的高血压、女子多毛症等。

(3)剂量及用法 成人:① 利尿:每次 20～40 mg,每日 3 次,口服。② 原发性醛固酮增多症术前准备或不能手术的患者进行药物治疗:每次 40～80 mg,每日 3 次,口服。当血钾、血压正常后改为维持量,每次 40～60 mg,每日 1 次,长期口服。③ 女子多毛症:每次 20 mg,每日 2 次,在月经第 4～22 日口服,连服数月。儿童利尿时:每日 2 mg/kg,分 3 次,口服。

(4)不良反应与注意事项 少数患者可引起头痛、困倦、皮疹、乳腺分泌增多与精神异常、月经不调等。单独或长期应用可致高血钾;与氢氯噻嗪合用可增强疗效和减少失钾作用;不宜与氨苯蝶啶合用;肝肾功能不全、高血钾者忌用。

19.1.3.4 氨苯蝶啶

(1)药理作用 氨苯蝶啶直接抑制远曲小管和集合管皮质部对 Na^+ 的再吸收,发挥保 K^+ 排 Na^+ 排 Cl^- 的利尿作用。单独服用效果较差,常与噻嗪类、呋塞米等排钾利尿剂合用,以增强其利尿效应和防止钾代谢失常。口服后 2 h 起效,4～8 h 达高峰,持续 12～16 h。

(2)适应证 用于心力衰竭、肝硬化、慢性肾炎引起的顽固性水肿或腹水,尤用于氢氯噻嗪或螺内酯无效的病例,也可用于痛风。

(3)剂量及用法　成人:每次 50～100 mg,每日 2～3 次,口服。儿童:每日 2～4 mg/kg,分 2～3 次,口服。

(4)不良反应与注意事项　主要不良反应为高血钾,偶见胃肠不适、嗜睡、皮疹等。孕妇、肝肾功能不全、高血钾、糖尿病患者禁用,本品不宜与其他保钾利尿药合用。

19.1.3.5　阿米洛利

(1)药理作用　阿米洛利作用机制与氨苯蝶啶相似,但排 Na^+ 保 K^+ 作用比氨苯蝶啶强,口服后 4 h 内开始利尿,作用可持续 24 h 左右。

(2)适应证　心源性、肝性及肾性水肿。

(3)剂量及用法　成人:每次 5～10 mg,每日 1～2 次,口服。儿童:0.2～0.4 mg/(kg・d),分 1～2 次口服。

(4)不良反应与注意事项　长期使用可引起高钾血症和高碳酸血症,故不主张单独使用。偶有低钠、高钙血症发生及皮疹等过敏反应。偶有较重的胃肠道反应。

19.1.3.6　呋塞米(速尿)

(1)药理作用　呋塞米为髓襻利尿剂,能抑制髓袢升支粗段髓质和皮质部管腔膜的载体转运功能,使管腔内尿液中的 Na^+、Cl^- 的重吸收受到阻碍,从而干扰尿的稀释和浓缩功能而利尿,尿中排出大量 Cl^-、Na^+ 由于远曲小管内 Na^+ 含量增多,Na^+ 与 H^+、K^+ 的交换也增多,故尿中 H^+、K^+ 的排出量亦增加。利尿作用迅速、强大而短暂,口服后 20～30 min 起效,1～2 h 达高峰,维持 6～8 h。静脉注射 2～5 min 起效,0.5～1 h 达高峰,维持 4～6 h。

(2)适应证　用于严重心、肝、肾性水肿。静脉注射用于急性肺水肿和脑水肿,大剂量可用于治疗急性肾损伤。药物中毒时,配合大量补液,用本药强迫利尿,可加速毒物排泄。

(3)禁忌证　包括严重的低钠血症和容量不足;对磺胺过敏(禁忌含磺胺基的袢利尿药);无尿以及对袢利尿药试验剂量无反应。

(4)剂量及用法　可以口服、肌内注射、静脉滴注,麻醉与围术期常用,剂量从 10～20 mg 开始,若无效则可逐渐增加剂量,静脉注射每次不超过 20 mg,剂量再大则需加入补液中静脉滴注,一般每日不超过 600 mg。口服剂量增大至每日 120 mg,分 2～3 次。小儿开始 1～2 mg/kg,可视病情渐增。连续用药 1 周以上,利尿作用明显减弱,故最好采用间歇疗法,即用药 1～3 d,停药 2～4 d。

(5)不良反应与注意事项　主要为水、电解质紊乱引起低血容量、低血钾、低氯性碱中毒、胃肠道反应、耳毒性、高血糖、高尿酸血症、皮疹、光过敏及骨髓抑制等。应避免与氨基糖苷类抗生素合用,以免引起听力减退,避免与第一代头孢类抗生素合用,因可增加其肾毒性。静脉注射需缓慢。重症肝病及孕妇、低血钾症忌用。肝炎、糖尿病、痛风、小儿等患者慎用。非甾体类抗炎药可阻断呋塞米扩血管和利尿作用。

19.1.3.7 依他尼酸

(1) 药理作用　依他尼酸与呋塞米相似。作用迅速，静脉注射 5~15 min 起效，1~3 h 达高峰，持续 6~7 h；口服后 1 h 起效，2~4 h 达高峰，持续 6~7 h。药物大部分以原形从尿中排出，小部分从胆汁排出。

(2) 适应证　同呋塞米。

(3) 剂量及用法　成人：每次 25~50 mg，每日 1~3 次，口服（应从小剂量开始，宜间歇给药，给药 1~3 d，停药 3~4 d）；或每次 25~50 mg，溶于 25% 葡萄糖液 40 mL 中，缓慢静脉注射，必要时 2~4 h 后可重复 1 次（宜更换注射部位，以免发生血栓性静脉炎）。儿童：每次 0.5~1 mg/kg，每日 1~3 次，口服。或每次 0.5~1 mg/kg，溶于适量 25% 葡萄糖液中，缓慢静脉注射。

(4) 不良反应与注意事项　与呋塞米相似，但本药胃肠道不良反应明显，耳毒性也大，尤其在肾功能损害如内生肌酐清除率每分钟 <10 mL 时更易产生不良反应，故临床已少用。

19.1.3.8 布美他尼

(1) 药理作用　布美他尼为髓襻利尿剂，主要抑制髓襻升支粗段对 Na^+、Cl^- 的再吸收，其作用机制与呋塞米相似，但还能抑制近曲小管对 Na^+、Cl^- 的再吸收，尿中 Na^+、Cl^- 排出增多，K^+ 的排出也略增多。其有效剂量为呋塞米的 1/50，但作用强度为呋塞米的 20~60 倍。静脉注射后数分钟内起效，作用持续 2 h 左右；口服后 30 min 起效，12 h 达高峰，作用持续 4~6 h。

(2) 适应证　用于各种顽固性水肿，急、慢性肾衰竭等，肾功能不全用呋塞米无效时，本药可能有效。

(3) 剂量及用法　成人：每次 0.5~1 mg，每日 1~3 次，口服。或每次 0.5~1 mg，溶于 25% 葡萄糖液中，缓慢静脉注射。儿童：每次 10~20 μg/kg，每日 1~3 次，口服；或每次 10~20 μg/kg，溶于适量 25% 葡萄糖液中，缓慢静脉注射。

(4) 不良反应与注意事项　大剂量或长时间用药可引起水电解质紊乱及皮肤肌肉疼痛，偶有胃肠道反应、皮疹、粒细胞、血小板降低和男性乳房发育等。妊娠初 3 个月孕妇及小儿不宜。

19.1.3.9 乙酰唑胺

(1) 药理作用　乙酰唑胺利尿作用主要是由于抑制近曲小管的碳酸酐酶，排出碱性尿液。口服后 30 min 起效，2 h 达高峰，维持 12 h。

(2) 适应证　利尿消肿，现主要用于青光眼、伴有水肿的子痫及癫痫大小发作等，也用于急性胰腺炎，减少胰腺的分泌。

(3) 剂量及用法　成人：① 利尿消肿：每次 0.25~0.5 g，每日或隔日 1 次，口服。② 用于急性胰腺炎：每次 0.25 g，每日 2 次，口服。儿童：利尿消肿：每次 5 mg/kg，每日或隔日 1

次,口服。

(4) 不良反应与注意事项 常出现嗜睡、面部和四肢麻木,长期应用可致低血钾和代谢性酸中毒,需加服氯化钾及碳酸氢钠。可产生近视、眼调节功能丧失及磺胺类不良反应。孕妇、原发性慢性肾上腺皮质功能减退症(艾迪生病)及肝功能衰竭者忌用。

19.1.3.10 托拉塞米

(1) 药理作用 托拉塞米为磺酰脲吡啶类利尿药,其作用于髓袢升支粗段,抑制 Na^+-K^+-$2Cl^-$ 载体系统,使尿中 Na^+、K^+、Cl^- 和水的排泄增加,但对肾小球滤过率,肾血浆流量或体内酸碱平衡无显著影响。利尿效果是呋塞米的 2~4 倍,半衰期为 3.5 h,每日用药 1 次即可。口服生物利用度(80%~90%)高于呋塞米,较少出现"利尿剂抵抗"现象。

(2) 适应证 适用于需要迅速利尿或不能口服利尿剂的充血性心力衰竭、肝硬化腹水、肾脏疾病所致的水肿患者,也可用于原发性高血压患者。

(3) 禁忌证 肾功能衰竭无尿患者,肝昏迷前期或肝昏迷患者,对本品或磺酰脲类过敏患者,低血压、低血容量、低钾或低钠血症患者,严重排尿困难(如前列腺肥大)患者禁用本品。

(4) 用法与用量 充血性心力衰竭所致的水肿、肝硬化腹水:一般初始剂量 5~10 mg,每日 1 次,缓慢静脉注射,或稀释后静脉滴注;如疗效不满意可增加剂量至 20 mg,每日最大剂量 40 mg,疗程不超过 1 周。肾脏疾病所致的水肿,初始剂量 20 mg,每日 1 次,以后根据需要可逐渐增加剂量至最大剂量每日 100 mg(10 支),疗程不超过 1 周。高血压患者从 5 mg每日 1 次口服开始,4 周未达到疗效,可增加至每日 10 mg,效果不佳时需加用其他药物。

(5) 不良反应与注意事项 常见不良反应有头痛、眩晕、疲乏、食欲减退、肌肉痉挛、恶心呕吐、高血糖、高尿酸血症、便秘和腹泻;长期大量使用可能发生水和电解质平衡失调。治疗初期和年龄较大的患者常发生多尿,个别患者由于血液浓缩而引起低血压、精神紊乱、血栓性并发症及心或脑缺血引起心律失常、心绞痛、急性心肌梗死或昏厥等,低血钾可发生在低钾饮食、呕吐、腹泻、过多使用泻药和肝功能异常的患者。个别患者可出现皮肤过敏,偶见搔痒、皮疹、光敏反应,罕见口干、肢体感觉异常、视觉障碍。本品与醛固酮拮抗剂或保钾药物一起使用可防止低钾血症和代谢性碱中毒。

19.1.4 利尿药的不良反应及应对措施

利尿药相关不良反应与其药理作用相关,多呈剂量依赖性。应用尽可能小的剂量并制定个性化的治疗方案。对于无症状的左室收缩功能异常患者,应首选 ACEI 作为一线用药,而不是利尿药。对于严重心功能衰竭伴低血压患者,选择持续静脉滴注利尿药,效果好于单次静脉注射。

下面是一些应用利尿药的不良反应及应对方法。

（1）神经内分泌改变　利尿药可以激活肾素-血管紧张素-醛固酮系统。因此对心力衰竭患者应控制钠摄取量，采用小剂量的利尿药。ACEI、血管紧张素Ⅱ拮抗剂、螺内酯可拮抗肾素-血管紧张素-醛固酮系统的活性。静脉注射呋塞米可增加血中抗利尿激素，该反应与渗透压改变无关。

（2）低钠血症　心力衰竭患者肾脏稀释尿液能力受损，机制还不清楚。心力衰竭患者应用利尿药时过度限制钠摄入，大量饮水也可导致低钠血症。噻嗪类利尿药易诱发低钠血症。女性、老年或晚期心力衰竭患者是低钠血症的高危因素。防止低钠血症最简单的办法是减少水摄入。对于严重心力衰竭患者，控制钠摄入量（少于 2.4 g/d）和补液量（少于 1.5 L/d）可以减少对利尿药需要量。

（3）低钾血症　袢利尿药和噻嗪类利尿药增加钾排泄，该作用呈剂量依赖型。用利尿药的患者低钾血症的发生率为 7.2%～56%，多发生在用药后的 2～8 周内。用小剂量利尿药时很少发生低钾血症，但心力衰竭或肾病患者由于水、电解质变化很快，需要监测血钾水平。

ACEI、血管紧张素Ⅱ受体阻滞剂可增加血钾浓度。低钾可诱发心律失常，此时补钾还需纠正缺镁。加用保钾利尿药可纠正低钾，但要警惕利钠作用增强，发生低钠血症。对于高血压患者，作用时间适中（12～18 h）的利尿药，如氢氯噻嗪优于长效药物，如氯噻酮。

增加钾摄入量，限制应用泻药。对利尿药引起的低血钾，应加用保钾利尿药，而不是单纯补充钾。

（4）高钾血症　高钾可增加醛固酮产生，并易诱发心搏骤停。肾功能不全也可导致高钾血症。保钾利尿药、ACEI、血管紧张素Ⅱ受体阻滞剂、非甾体类抗炎药等可增加血钾浓度，尤其当与补钾药合用时易导致高钾血症。

（5）低钙血症和高钙血症　袢利尿药增加钙分泌，使血钙降低。对于合并低钙血症或易于形成肾结石的慢性肾衰患者，非必须时应避免使用此类药物。噻嗪类利尿药增加肾脏重吸收钙，因此要避免用于高钙血症患者。噻嗪类利尿药可防止肾结石，适用于易产生肾结石的慢性肾衰患者。阿米洛利减少排钙，可拮抗袢利尿药的排钙作用，与噻嗪类利尿药有协同作用。在处理利尿药导致的低钙血症时，要考虑到可能与镁缺乏有关。

（6）镁缺乏　袢利尿药和噻嗪类利尿药都增加镁排泄，阿米洛利和螺内酯有轻度保镁作用。镁缺乏易于发生在糖尿病、酗酒、心脏移植患者应用免疫抑制剂环孢素，或镁摄入量很低的患者。用利尿药的患者镁缺乏常与低钾血症一起发生。伴有低钾血症或应用洋地黄的患者合并镁缺乏时，易发生心律失常。

（7）碳水化合物代谢异常　袢利尿药和噻嗪类利尿药可降低糖耐量，导致高血糖。对于糖尿病患者利尿药可升高血糖和糖化血红蛋白水平，机制尚不清，可能与利尿药干扰碳水化合物代谢有关，低钾血症和镁缺乏时易出现此不良反应。利尿药可减少胰岛素分泌，导致胰岛素抵抗,但并不总是和糖耐量降低一起出现。胰岛素依赖型糖尿病患者应慎用保钾利尿药,此类患者易发生代谢性酸中毒,而保钾利尿药减少 H^+ 分泌,可降低血 pH。

(8)高尿酸血症　心力衰竭患者常常会出现高尿酸血症,这与减少钠摄入、应用利尿药、胰岛素抵抗以及肾功能减退有关。高尿酸血症是心血管疾病的独立危险因素,也是心力衰竭患者预后不良的一个指标,它对肾功能和尿道都可能有损伤。

利尿药是心力衰竭患者高尿酸血症的主要原因,它促进近曲小管重吸收尿酸,该作用呈剂量依赖性。但也有一些利尿药不影响或者增加尿酸排泄。摄入钠可减少肾脏尿酸排泄,加剧利尿药导致的高尿酸血症。

ACEI 可促进肾脏排泄尿酸,应用利尿药的心力衰竭患者用 ACEI 后血尿酸水平往往降低,这有助于此类患者减少或停用别嘌呤醇。血管紧张素 II 受体阻滞剂氯沙坦也能促进肾脏排泄尿酸,可拮抗氢氯噻嗪所致的血尿酸升高。

但也有学者认为,并无资料显示尿酸本身对心血管功能有影响,血尿酸水平升高也不能被看作是心血管疾病和心功能衰竭的独立危险因素。相反,尿酸能清除许多氧自由基,增强血浆抗氧化能力,血尿酸水平升高本身可能有益于慢性心功能衰竭患者,该观点尚待证实。

对痛风患者可应用黄嘌呤氧化酶抑制剂。

(9)对酸碱平衡影响　保钾利尿药可减少 H^+ 分泌,易导致代谢性酸中毒,尤其是对于肾功能不全、胰岛素依赖性糖尿病以及老年患者。

袢利尿药和噻嗪类利尿药多导致低钾低氯性碱中毒,但通常不严重,无需治疗。一般来说利尿药抑制 Na^+ 重吸收,促进了 Na^+/K^+ 和 Na^+/H^+ 交换,使得尿液中 H^+ 增加,pH 下降;但大部分袢利尿药和噻嗪类利尿药可抑制近曲小管碳酸酐酶活性,又减少了尿中 H^+,因此尿液 pH 并无明显降低。

与呋塞米、布美他尼和噻嗪类利尿药不同,托拉塞米不作用于近曲小管,当其用于心力衰竭时可明显降低尿液 pH。因此对于易发生酸中毒的患者,或与保钾利尿药合用时,当需要应用袢利尿药时,可选择托拉塞米。

(10)对肾功能影响　对心力衰竭患者,治疗剂量的袢利尿药或噻嗪类利尿药轻微降低肌酐清除率。

(11)耳毒性　氨基糖苷类抗生素与袢利尿药合用会增加耳毒性,应避免。

19.1.5　利尿药抵抗及其处理

随着心力衰竭的加重,利尿药的效果将下降,引起"利尿药抵抗"。利尿药引起水和电解质丢失,从而刺激多种代偿机制,引起肾脏滞钠能力增强。再加上如果每日钠摄入很高,即使每日数次静脉注射袢利尿药也很难达到钠负平衡。所以,对于心力衰竭患者,必须严格限制钠摄入量。

出现利尿药抵抗时可以增加利尿药剂量,但很多时候超大剂量的利尿药并不能够产生足够的治疗效果,反而增加毒副反应。表19-2列出一些慢性低射血分数心力衰竭(HF-REF)患者利尿药的应用。表19-3是一些可以采取的针对利尿药抵抗的措施。

表 19-2　慢性低射血分数心力衰竭(HF-REF)患者利尿药的应用

药　物	起　始　剂　量	每日最大剂量	每日常用剂量
襻利尿剂			
呋塞米	20~40 mg,每日 1 次	120~160 mg	20~80 mg
布美他尼	0.5~1 mg,每日 1 次	6~8 mg	1~4 mg
托拉塞米	10 mg,每日 1 次	100 mg	10~40 mg
噻嗪类利尿剂			
氢氯噻嗪	12.5~25 mg,每日 1~2 次	100 mg	25~50 mg
美托拉宗	2.5 mg,每日 1 次	20 mg	2.5~10 mg
吲哚帕胺	2.5 mg,每日 1 次	5 mg	2.5~5 mg
保钾利尿剂			
阿米洛利	2.5 mg*/5 mg**,每日 1 次	20 mg	5~10 mg*/10~20 mg**
氨苯喋啶	25 mg*/50 mg**,每日 1 次	200 mg	100 mg*/200 mg**
血管加压素 V_2 受体拮抗剂			
托伐普坦	7.5~15 mg,每日 1 次	60 mg	7.5~30 mg

* 与血管紧张素转换酶抑制剂(ACEI)或血管紧张素受体拮抗剂(ARB)合用时的剂量,** 不与 ACEI 或 ARB 合用时的剂量

表 19-3　利尿药抵抗的处理

利尿效果不佳时,可以考虑:

　注意并发症,特别是肾功能不全

　合用噻嗪类利尿剂以及螺内酯

　使用其他襻利尿剂(如托拉塞米)或新型利尿剂(托伐普坦)

　持续静脉使用襻利尿剂

　提高血浆渗透压:白蛋白、甘露醇、高张盐水

联合静脉滴注小剂量多巴胺

加用泼尼松 1 mg/(kg·d)

使用重组人脑利钠肽(rhBNP)

血液滤过

19.2 脱水药

脱水药又称渗透性利尿药(osmotic diuretics)是指能使组织脱水的药物,包括甘露醇、山梨醇、高渗葡萄糖和尿素(临床已不用)等其药物作用完全决定于溶液中药物分子本身所发挥的渗透压作用。此类药物具备如下特点:① 易经肾小球滤过;② 不易被肾小管再吸收;③ 在体内不被代谢;④ 不易从血管透入组织液中。根据上述特性,这类药物在大量静脉给药时,可升高血浆渗透压及肾小管腔液的渗透压而产生脱水作用而不是利尿作用。

19.2.1 甘露醇

(1) 药理作用　甘露醇为脱水剂(渗透性利尿药),静脉给药后能迅速提高血浆渗透压,使组织间水分向血浆转移而产生组织脱水作用,并通过血液被稀释,增加血容量及肾小球滤过率,减少肾小管和集合管对水的再吸收。用药后 10 min 左右开始利尿,20 min 颅内压开始下降,2～3 h 达高峰,作用持续 6 h 左右。

(2) 适应证　降低颅内压治疗脑水肿,降低眼内压治疗青光眼,治疗急性少尿和预防急性肾衰竭。口服用于纤维结肠镜检查前清洁肠道,亦可作为口服肠道透析剂治疗慢性肾功能不全。

(3) 禁忌证　下列情况禁用甘露醇:① 严重的肾脏疾病引起无尿或对该类药试验用量无反应者,因甘露醇积聚可引起血容量增多,加重心脏负担;② 严重水肿者;③ 颅内活动性出血者,因扩容加重出血,但颅内手术时除外;④ 急性肺水肿或严重肺淤血。

下列情况慎用甘露醇:① 明显心肺功能损害者,因药物所致的血容量突然增多可引起充血性心力衰竭;② 高钾血症和低钠血症;③ 低血容量,应用后可因利尿而加重病情;④ 严重肾功能不全,使药物排泄减少体内积聚,血容量明显增加,加重心脏负荷,诱发或加重心力衰竭;⑤ 对甘露醇不能耐受者。

(4) 剂量及用法　① 治疗脑水肿及青光眼。成人:1～2 g/kg(一般 250 mg/次),每 4～6 h 1 次,快速静脉滴注(15～30 min 内滴完)。儿童参照成人,按体重计算。② 急性少尿和预防急性肾衰竭:成人每次 125 mL,快速静脉滴注(10～15 min 内滴完),观察 2～3 h,若尿量不能增加到 40 mL/h,则应按急性肾衰竭处理,若尿量>40 mL/h,则应继续静脉滴注并调整静脉滴注速度,使尿量达 50～100 mL/h(但剂量不超过每日 100 g,并注意补足血容量)。儿童剂量酌减。③ 用于纤维结肠镜检查前清洁肠道:成人 250 mL 检查前 2 h 顿服,2～5 min 后继口服 5%葡萄糖盐水 500～1 000 mL,一般在服后 1～2 h 内可将粪便排净,即可插镜检查。儿童剂量酌减。④ 作为口服肠道透析剂治疗慢性肾功能不全:成人每日 250 mL,分 4 次口服。儿童剂量酌减。

（5）不良反应与注意事项　大量使用可造成水和电解质平衡紊乱,应注意电解质的监测与补充。偶有过敏反应,表现为静脉注射后 3～6 min 内出现喷嚏、鼻涕、舌肿、呼吸困难、发绀、意识丧失等。禁用于心功能不全、尿闭患者。慎用于活动性颅内出血患者。

19.2.2　山梨醇

（1）药理作用　为甘露醇的同分异构体,两者的利尿脱水作用相似,但山梨醇进入体内后部分在肝内转化为果糖,故其利尿脱水作用较弱。

（2）适应证　同甘露醇。

（3）剂量及用法　常用 25% 溶液 250～500 mL,在 20～30 min 内滴完,6～12 h 可重复 1 次。

（4）不良反应与注意事项　同甘露醇。

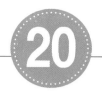

血 液 制 品

大手术、外伤或内出血等造成的凝血障碍,脏器移植以及危重病患者等,均需应用血液制品,补充缺少的血液成分,维持内环境稳定及改善全身情况,挽救患者生命。

20.1 人纤维蛋白原

20.1.1 药理作用

人纤维蛋白原在血浆中受到凝血酶的作用,经凝血酶酶解变成纤维蛋白,在纤维蛋白稳定因子(F_{XIII})作用下,形成坚实的纤维蛋白,而构成血凝块的基础(即血液凝固),发挥有效的止血作用。

20.1.2 适应证

(1)先天性纤维蛋白原减少或缺乏症。

(2)获得性纤维蛋白原减少症。

(3)严重肝脏损伤;肝硬化;弥漫性血管内凝血。

(4)妊娠中毒症、死胎、胎盘早期剥离及产后大出血。

(5)大手术、外伤或内出血等引起的纤维蛋白原缺乏而造成的凝血障碍。

20.1.3 剂量和用法

静脉注射:每次 1.5～8 g,临用前,每 1.5 g 加 20～30℃的灭菌注射用水 100 mL 轻轻摇动至全溶,以每分钟 40 滴的速度输注。输注 4～6 g 能使成人每 100 mL 血浆中的纤维蛋白原提高 100～150 mg。

20.1.4　不良反应和注意事项

一般无不良反应,仅少数过敏体质患者会出现过敏反应,反应严重者应采取紧急处理措施。溶解后于 2 h 内静脉滴注完毕,静脉滴注时使用有过滤器的输血器,以防止不溶性蛋白微粒被输入。

20.2　人凝血酶原复合物

20.2.1　药理作用

人凝血酶原复合物系从健康人血浆中,采用低温乙醇结合层析纯化工艺分离提取的血浆冻干制剂,能保持凝血因子 Ⅱ、Ⅶ、Ⅸ、Ⅹ 的正常生物活性。

20.2.2　适应证和禁忌证

对凝血因子 Ⅱ、Ⅶ、Ⅸ、Ⅹ 缺乏、抗凝剂过量、维生素 K 缺乏症、因肝病导致的凝血机制紊乱及凝血酶原时间延长而拟作外科手术的患者,均有显著效果。治疗先天性和获得性凝血因子 Ⅱ、Ⅶ、Ⅸ、Ⅹ 缺乏症包括:① 乙型血友病。② 抗凝剂过量、维生素 K 缺乏症。③ 因肝病导致的凝血机制紊乱。④ 各种原因所致的凝血酶原时间延长而拟作外科手术患者。⑤ 治疗已产生因子 Ⅷ 抑制物的甲型血友病患者的出血症状。⑥ 逆转香豆素类抗凝剂诱导的出血。

20.2.3　剂量和用法

专供静脉注射。用带有滤网的输血器静脉滴注,开始速度要缓慢,15 min 后稍加快静脉滴注速度,一般每瓶 200 mL 血浆当量单位在 30～60 min 滴完。静脉滴注时要随时注意使用情况,若发现 DIC 的临床症状要立即终止使用,并用肝素拮抗。使用剂量随所缺乏的因子而异,一般每千克体重输 10～20 mL 血浆当量单位。在出血量较大或大手术时可根据病情适当增加剂量。在凝血酶原时间延长如拟作脾切除者要先于手术前用药,术中和术后根据病情而定。

20.2.4　不良反应和注意事项

(1) 除肝病出血患者外,一般在用药前应确诊患者是缺乏 Ⅱ、Ⅶ、Ⅸ、Ⅹ 因子,方能对症下药。

(2) 不得用于静脉外的注射途径。

(3) 应严格单独输注,禁止与任何其他药物或液体混合使用。

（4）开瓶后应立即使用（不得超过 4 h），未用完部分不能保留再用。

20.3　冰冻血浆

20.3.1　血浆的成分

血浆的主要作用是运载血细胞，运输维持人体生命活动所需的物质和体内产生的废物等。血浆相当于结缔组织的细胞间质。血浆是血液的重要组成部分，呈淡黄色液体（因含有胆红素）。血浆的化学成分中，水份占 90%～92%，其他 10% 以溶质血浆蛋白为主，并含有电解质、营养素（nutrients）、酶类（enzymes）、激素类（hormones）、胆固醇（cholesterol）和其他重要组成部分。血浆蛋白是多种蛋白质的总称，用盐析法可将其分为白蛋白、球蛋白和纤维蛋白原三类。血浆是血液的细胞外基质。血浆的组成极其复杂，包括蛋白质、脂类、无机盐、糖、氨基酸、代谢废物以及大量的水。血浆蛋白是血液中最重要的基质蛋白。

20.3.2　适应证

（1）补充多种凝血因子缺乏如肝脏疾病、双香豆素抗凝治疗过量、接受大剂量输血患者凝血因子损失。

（2）弥漫性血管内凝血（DIC）。

（3）血栓性血小板减少性紫癜。

（4）先天性抗凝血因子缺乏症，如蛋白 C 缺乏，易导致血栓形成，需要手术时以新鲜冰冻血浆补充。

20.3.3　血浆分类

（1）普通冰冻血浆　是全血在保存期内或过期 5 d 以内经自然沉降或离心后分出的血浆，立即放入 -30℃ 冰箱冰冻成块，即为普通冰冻血浆，冰冻状态一直持续到使用之前，有效期为 5 年。该制品内含有全部稳定的凝血因子，但缺乏不稳定的凝血因子 Ⅷ 和 Ⅴ，主要用于凝血因子 Ⅷ 和 Ⅴ 以外的因子缺乏症患者的治疗。新鲜冰冻血浆保存期满 1 年，可改为普通冰冻血浆。

（2）新鲜冰冻血浆（FFP）　单采获得的血浆或全血采集后 6～8 h 内在 4℃ 离心制备的血浆迅速在 -30℃ 以下冰冻成块即制成。冰冻状态一直持续到应用之前。使用时融化，融化后等于新鲜液体血浆。FFP 含有全部的凝血因子及血浆蛋白，其浓度与 6～8 h 内采集的全血相似。200 mL 的制品含血浆蛋白 60～80 g/L，纤维蛋白原 2～4 g/L，其他凝血因子 0.7～1.0 IU/mL。

20.3.4 用法和注意事项

（1）正常情况应 ABO 同型以避免患者发生溶血。

（2）不需交叉配血。

（3）输注前应在 30～37℃水中融化,温度过高将破坏凝血因子和蛋白质。

（4）融化后应尽快输注。

（5）不稳定凝血因子将迅速破坏,在融化后 4 h 内输注。

（6）融化后若需保存,应置于 2～6℃冰箱内,不能超过 24 h。

20.4 白蛋白

20.4.1 白蛋白的结构与功能

人血清白蛋白（HSA）基因位于 4 号染色体(4q11-13),初级翻译产物含有由 18 个残基组成的信号肽和 6 个残基组成的原肽,正常血浆存在的成熟 HSA 为由 685 个残基组成的单纯蛋白质,含 17 个二硫键,使整个肽链折叠成 3 个相似的区域,每个区域又由 3 个相似的环组成。HSA 分子中只有 1 个游离的硫氢基和 1 个色氨酸残基。HSA 除具有维持血管内胶体渗透压的主要生理功能外,尚能与铜离子、半胱氨酸、胆红素、维生素 B_6、长链饱和脂肪酸和药物结合,这些物质与 HSA 分子中不同的部位结合后在血浆中进行运输。HSA 分子结构发生遗传变异时,其电荷亦随之改变,电泳时可呈双白蛋白区带（杂合子）,现已报道 HSA 的这种变异体约有 50 种,弄清了结构变异的已有 12 种。

白蛋白的生理功能：① 维持血浆胶体渗透压的恒定：白蛋白是血浆中含量最多、分子最小、溶解度大、功能较多的一种蛋白质。② 运输功能：血浆白蛋白能与体内许多难溶性的小分子有机物和无机离子可逆地结合形成易溶性的复合物,成为这些物质在血液循环中的运输形式。由此可见白蛋白属于非专一性的运输蛋白,在生理上具有重要性,与人体的健康密切相关。③ 其他生理作用：血浆中白蛋白的含量远比球蛋白多,亲水作用又比球蛋白大,这使血浆中的白蛋白对球蛋白起到一种胶体保护的稳定作用。当肝脏功能障碍引起白蛋白合成不足时,可使血浆球蛋白失去胶体保护作用,稳定性下降。血浆球蛋白的稳定性下降,将严重影响这些物质在体内的代谢和利用,引起相应的症状。

20.4.2 药理作用

（1）5%白蛋白　5%人血清白蛋白注射液的胶体渗透压大约 20 mmHg,与血浆渗透压相近。由于白蛋白有较好的热稳定性,通过分离和热灭菌制备过程清除了感染源。胶体渗透压降低的患者输入白蛋白能明显提高胶体渗透压,维持血管内容量的时间较长,目前没有证据表明使用白蛋白与使用相对价格便宜的晶体液或胶体液相比,能降低患者死亡率;但有随机对照临床试验结果显示,在危重症患者,使用白蛋白治疗反而增加了死亡率。尽管如此,大部分学者认为白蛋白特别适合在一些血管内蛋白丢失的疾病,如在腹膜炎和严重烧伤时使用。

（2）25％白蛋白 25％白蛋白液含白蛋白是正常浓度的 5 倍,为高渗溶液。适合于血压尚能维持,总的细胞外液量已补足,血浆容量下降的患者。

（3）血浆蛋白片段 是从收集的人血、血清或血浆中提取的 5％选择性蛋白溶液,同白蛋白一样经过巴斯德消毒制作而成,PPF 是蛋白的混合液,白蛋白占 83％以上。与白蛋白溶液有相同的效价,两者可以交换使用。与 5％的白蛋白溶液制剂相比,人血浆制品中所含白蛋白的浓度相对较低,且血浆扩容效果变异度较大,较易从毛细血管渗出。人血浆通常用于补充凝血因子,以新鲜冰冻血浆的效果最佳。输注血浆后较轻的并发症包括低热(发生率3％～4％)和过敏反应(发生率 0.002％)。

20.4.3 适应证

（1）失血、创伤、烧伤引起的休克。

（2）脑水肿及损伤引起的颅压升高。

（3）肝硬化及肾病引起的水肿或腹水。

（4）低蛋白血症的防治。

（5）新生儿高胆红素血症。

（6）用于心肺分流术、烧伤的辅助治疗、血液透析的辅助治疗和成人呼吸窘迫综合征。

（7）肝移植患者。

20.4.4 禁忌证

（1）对白蛋白有严重过敏者。

（2）高血压患者,急性心脏病患者、正常血容量及高血容量的心力衰竭患者。

（3）严重贫血患者。

20.4.5 剂量和用法

一般采用静脉滴注或静脉推注。静脉滴注速度应以每分钟不超过 2 mL 为宜,但在开始15 min 内,应特别注意速度缓慢,逐渐加速至上述速度。一般因严重烧伤或失血等所致休克,可直接注射本品 5～10 g,隔 4～6 h 重复注射 1 次。在治疗肾病及肝硬化等慢性白蛋白缺乏症时,可每日注射 5～10 g,直至水肿消失,人血清白蛋白含量恢复正常为止。

20.4.6　不良反应

使用本品一般不会产生不良反应,偶可出现寒战、发热、颜面潮红、皮疹、恶心、呕吐等症状,快速输注可引起血管超负荷导致肺水肿,偶有过敏反应。

20.4.7　注意事项

(1) 开启后,应一次输注完毕,不得分次或给第二人输注。运输及贮存过程中严禁冻结。

(2) 输注过程中如发现患者有不适反应,应立即停止输注。有明显脱水者应同时补液。

(3) 孕妇用药应慎重,必要应用时,应在严密观察下使用。

(4) 不宜与血管收缩药,蛋白水解酶或含酒精溶剂的注射液混合使用。

20.5　免疫球蛋白

20.5.1　球蛋白的结构与功能

20.5.1.1　球蛋白的基本结构

球蛋白是由二硫键相连的 4 条对称的多肽链构成的单体。其中两条分子量较大的链,称为重链。两条分子量较小的链,称为轻链。球蛋白的重链(heavy chain,H 链)由 450～550 个氨基酸残基组成,分子量为 55～75 kDa。根据 Ig 重链恒定区抗原性的差异,可将其分为 5 类,即 IgG、IgM、IgA、IgD、IgE,其相应的重链分别称为 γ、μ、α、δ 及 ε 链。各类 Ig 可根据其铰链区氨基酸残基组成和二硫键数目、位置的不同,分为不同亚类。球蛋白的轻链(light chain,L 链)通常含 214 个氨基酸残基,分子量约 25 kDa。根据轻链抗原性的不同,分为 κ、λ 两型。各类 Ig 的轻链均有 κ 型和 λ 型(正常人血清 Ig 的 κ∶λ 约为 2∶1)。同一型 Ig 中,可根据其轻链 C 区 N 端氨基酸序列差异,分为不同亚型。天然的 Ig 单体中,两条重链的类别相同,两条轻链的型别相同。免疫球蛋白的功能与其结构密切相关,其 V 区和 C 区的作用构成了免疫球蛋白的生物学功能。

20.5.1.2　免疫球蛋白的功能

根据 Ig 重链恒定区(CH)氨基酸的组成和排列顺序不同,将 Ig 分为五类。

(1) IgG 是血清中含量最高的 Ig,占血清 Ig 总量的 75%,多以单体形式存在。IgG 是唯一通过胎盘的抗体,对防止新生儿感染起重要作用。IgG 是抗感染的主要抗体,抗菌、抗病毒和抗毒素多为 IgG。某些自身抗体如抗甲状腺球蛋白抗体、抗核抗体,以及引起 Ⅱ、Ⅲ 型超敏反应的抗体也多为 IgG。

(2) IgM 为五聚体,是分子量最大的一种球蛋白,又称巨球蛋白,占血清 Ig 总量的 5%～

10%左右。IgM 是个体发育过程中合成最早的抗体,胚胎晚期即可产生。临床上常把脐血中 IgM 水平升高作为诊断宫内感染的依据;血清中特异性 IgM 水平升高,可用于传染病的早期诊断。

(3)IgA 分为血清型和分泌型两种。血清型含量占血清 Ig 总量的 10%~15%,以单体为主,在血清中并不显示重要的免疫作用;分泌型 IgA(SIgA)为双体,主要存在于唾液、初乳、汗液及呼吸道、胃肠道、泌尿生殖道分泌液中,新生儿可从母体初乳中获得 SIgA 以防胃肠道感染,对黏膜局部抗感染起重要作用。

(4)IgD 在正常血清中含量极低,约为 Ig 总量的 1%。尚未证明 IgD 有抗感染作用,IgD 是 B 细胞的重要表面标志,成熟的 B 细胞膜上带有 SmIgD。

(5)IgE 是血清中含量最少的一种 Ig,仅占血清 Ig 总量的 0.002%。IgE 是由呼吸道和消化道黏膜固有层的浆细胞产生的,这些部位也正是变应原入侵和发生过敏反应的场所,因此 IgE 主要参与 Ⅰ 型超敏反应的发生。

20.5.2 药理作用

人免疫球蛋白系由健康人血浆制备而成,含蛋白质 100 g/L。其中人免疫球蛋白(γ 球蛋白)含量不低于 90%,IgG 分子单体加二聚体含量不低于 90%。含甘氨酸 22.5 g/L,氯化钠 9 g/L。不含防腐剂和抗生素。为可带乳光无色或淡黄色澄清液体(10% 3 mL)。注射免疫球蛋白是一种被动免疫疗法。它是把免疫球蛋白内含有的大量抗体输给受者,使之从低或无免疫状态很快达到暂时免疫保护状态。由于抗体与抗原相互作用起到直接中和毒素与杀死细菌和病毒,因此免疫球蛋白制品对预防细菌、病毒性感染有一定的作用。注射免疫球蛋白大约 2 天后出现峰值,正常个体的循环免疫球蛋白半衰期为 23 天。

20.5.3 适应证

主要用于预防麻疹和传染性肝炎。若与抗生素合并使用,可提高对某些严重细菌和病毒感染的疗效。

20.5.4 禁忌证

对人免疫球蛋白过敏或有其他严重过敏史者。有抗 IgA 抗体的选择性 IgA 缺乏者。

20.5.5 剂量和用法

只限肌内注射,不得用于静脉注射。每个患者的最佳用药剂量和疗程应根据其具体病情而定。推荐的剂量与疗程:① 预防传染性肝炎:按每 kg 体重注射 0.05~0.1 mL 或成人每次注射 3 mL,儿童每次注射 1.5~3 mL,1 次注射预防效果通常为 1 个月左右。② 预防麻疹：为预防发病或减轻症状，可在与麻疹患者接触 7 日内按每 kg 体重注射 0.05～0.15 mL，5 岁以下儿童注射 1.5～3.0 mL，6 岁以上儿童最大注射量不超过 6 mL。一次注射预防效果通常为 2～4 周。

20.5.6　不良反应

一般无不良反应，极个别患者注射局部可能出现红肿、疼痛感，无需特殊处理，可自行恢复。

20.5.7　注意事项

（1）只能肌内注射。

（2）瓶子有裂纹、瓶盖松动，或超过有效期时不得使用。

（3）应为无色或淡黄色可带乳光澄清液体。久存可能出现微量沉淀，但一经摇动应立即消散，如有摇不散的沉淀或异物不得使用。

（4）一旦开启应立即一次性用完，未用完部分应废弃，不得留作下次使用或分给他人使用。

（5）运输及贮存过程中严禁冻结。请仔细阅读说明书并遵医嘱使用。

（6）为了避免被动接受本品中特种抗体的干扰，注射 3 个月后才能接种某些减毒活疫苗，如脊髓灰质炎、麻疹、风疹、腮腺炎以及水痘病毒疫苗等。基于同样的考虑，在非紧急状态下，已经接种了这类疫苗的患者至少在接种后 3～4 周才能注射免疫球蛋白；如果在接种后 3～4 周内使用了本品，则应在最后一次注射本品后 3 个月重新接种。

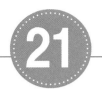

止血药和促凝药

外伤和手术大出血时需应用止血药和促凝药,但必须根据药理作用针对性用药,掌握适应证和禁忌证,调整剂量,避免或减轻不良反应。

21.1 维生素 K

21.1.1 药理作用

维生素 K 参与肝内合成凝血因子 Ⅱ、Ⅶ、Ⅸ、Ⅹ。维生素 K_1 为天然维生素,起效快,作用维持时间长。维生素 K_3 由人工合成,作用较缓慢,增加肠蠕动和分泌功能,增加胆总管括约肌的张力,还有镇痛作用,也可能有解痉作用,用于胆、胃、肠痉挛、绞痛有明显效果。维生素 K_1 为黄色澄明黏稠的油状液体,为脂溶性维生素。维生素 K 参与氧化过程,为保证机体磷酸根转移和高能磷酸化合物的正常代谢所必需。是肝脏合成凝血酶原不可缺少的物质,其作用是促使凝血酶原前体转变为凝血酶原。促进纤维蛋白原转变为纤维蛋白,提高血浆纤维蛋白凝块的弹性。缺乏时会引起低凝血酶原血症,出现凝血障碍。维生素 K_1 主要用于防治维生素 K 缺乏所致的出血。维生素 K_1 脂溶性大,一般采用注射给药,肌内注射后 $3\sim6$ h 可显效。在体内代谢和排出较快,储存最少。

21.1.2 适应证

(1)梗阻性黄疸、双香豆素类和水杨酸类药物或其他原因导致凝血酶原过低而引起的出血。

(2)预防和治疗维生素 K 缺乏。

21.1.3 禁忌证

严重肝脏疾患或肝功不良者禁用。

21.1.4 剂量和用法

(1) 维生素 K_1 肌内注射或缓慢静脉注射,每次 10 mg。手术前可每日肌内注射 25～30 mg,严重出血可静脉注射。小儿量同成人,新生儿每次 2.5～5 mg。

(2) 维生素 K_3 促凝血每次肌内注射 4 mg,每日 2～3 次。防止新生儿出血:产妇在产前 1 周每日肌内注射 2～4 mg。胃肠道及胆绞痛:每次肌内注射 8～16 mg。

21.1.5 不良反应

偶见过敏反应。静脉注射过快,超过 5 mg/min,可引起面部潮红、出汗、支气管痉挛、心动过速、低血压等。肌内注射可引起局部红肿和疼痛。新生儿应用后可能出现高胆红素血症,黄疸和溶血性贫血。对红细胞缺乏葡萄糖-6-磷酸脱氢酶者可诱发急性溶血性贫血。

21.1.6 注意事项

(1) 维生素 K_1 静脉注射宜缓慢,给药速度不应超过 4～5 mg/min,静脉注射过快时,可有面部潮红、出汗、血压下降,甚至虚脱。

(2) 应避免冻结,如有油滴析出或分层则不宜使用,但可在避光条件下加热至 70～80℃,振摇使其自然冷却,如澄明度正常则仍可继续使用。

(3) 维生素 K_3 常致胃肠道反应,肝功能不良者慎用,可选用维生素 K_1。

21.2 氨甲苯酸

21.2.1 药理作用

氨甲苯酸能竞争性对抗纤溶酶原激活因子的作用,使纤溶酶原不能转变成纤溶酶,从而抑制纤维蛋白的溶解,达到止血效果。也可防止血浆中纤维蛋白原的降解。静脉注射后有效血药浓度可维持 3～5 h。口服胃肠道吸收率为 69%±2%,24 h 后,其给药量的 36%±5% 以原型经尿排出,其余为乙酰化衍生物。体内分布浓度依次为肾＞肝＞心＞脾＞肺＞血液。

21.2.2 适应证

仅适用于纤维蛋白溶解活性增高的出血,如产后出血,前列腺、肝、胰、肺等手术后的出血,因这些脏器内存在大量纤溶酶原激活因子。主要用于纤维蛋白溶解过度所引起的出血如外科、妇产科手术时的异常出血、紫癜病、白血病、严重肝病出血、肺结核咯血、血尿、上消化道出血等。尤其一般慢性渗血效果较显著,大量创口出血等无止血作用。

21.2.3　剂量和用法

氨甲苯酸片:每次 0.25～0.5 g,每日 3 次口服。氨甲苯酸注射液:10 mL∶100 mg。缓慢静脉注射或与葡萄糖、生理盐水混合后缓慢静脉滴注,每次 0.1～0.2 g,每日最大注射量为 0.6 g。出血以及创伤出血时无止血作用,对一般慢性渗血效果较显著。氨甲苯酸与 6-氨基己酸相比,抗纤溶活性强 5 倍。

21.2.4　不良反应和注意事项

不良反应极少见。长期应用未见血栓形成,偶有头昏、头痛、眼部不适。有心肌梗死倾向者应慎用。应用过量可能形成血栓,并可诱发心肌梗死。对纤维蛋白溶解活性不增高的出血无效。慢性肾功能不全时用量酌减,给药后尿液浓度常较高。治疗前列腺手术出血时,用量也应减少。

21.3　氨基己酸

21.3.1　药理作用

氨基己酸为止血药,能抑制纤维蛋白溶酶原的激活酶,使纤维蛋白酶原不能被激活为纤维蛋白溶酶,从而抑制纤维蛋白的溶解,达到止血的作用。作用机制与氨甲苯酸相似,高浓度对纤溶酶有直接抑制作用。作用比氨甲苯酸弱,排泄较快。

21.3.2　适应证

用于纤维蛋白溶解功能亢进所致的产后出血及前列腺、肝、胰、肺等手术后出血等。

21.3.3　剂量和用法

口服:每次 2～4 g,每日 3 次。静脉注射或静脉滴注:每次 4～8 g,每日 8～12 g,一般首剂 4～6 g,溶解于灭菌生理盐水、5% 葡萄糖注射液或复方氯化钠注射液 100 mL 中,于 15～30 min 内注完,维持剂量为每小时 1 g,次数依病情而定。

21.3.4　禁忌证

严重肾损害者忌用;早期妊娠、出血进入体腔者忌用;小儿不宜长期应用;有血栓形成倾向或过去有栓塞性血管病者应禁用或慎用。

21.3.5 不良反应和注意事项

（1）偶有腹泻、体位性低血压、眩晕、瘙痒、红斑、皮疹、恶心、胃灼热感、结膜充血、鼻塞与尿多等。此外,有发生血栓的报道。

（2）有肾损害者应使用小剂量,泌尿科术后有血尿的患者应慎用,以免形成血凝块,造成尿路阻塞。

（3）口服避孕药的患者,使用氨基己酸后,发生血凝块的可能性增加。

（4）快速静脉注射可致低血压、心动过缓或心律失常。

21.4 酚磺乙胺

21.4.1 药理作用

酚磺乙胺又名止血敏,能增加血小板生成,增强其聚集及黏合力,促使凝血活性物质释放,缩短凝血时间,达到止血效果。还有增强毛细血管抵抗力,减少其通透性的功效。静脉给药 1 h 后作用达高峰,作用持续 4～6 h。酚磺乙胺易从胃肠道吸收,口服后 1 h 起效。其大部分以原形从肾脏排泄,小部分从胆汁、粪便排出。

21.4.2 适应证

用于防治手术前后及以及血液、血管因素引起的出血,如血小板减少性紫癜、脑出血、胃肠道出血、泌尿道出血、眼底出血、齿龈出血、鼻出血等。

21.4.3 剂量和用法

（1）肌内注射或静脉注射 每次 0.25～0.5 g,每日 2～3 次。静脉注射时以 5% 葡萄糖注射液 20 mL 稀释。预防用:手术前 10～30 min 注射 0.25～0.5 g,必要时 2 h 后重复 1 次。治疗用:开始 0.75～1 g,后用维持量,每次 0.5 g,每 4～6 h 1 次。静脉滴注:每次 2.5～5 g,用 5% 葡萄糖注射液 500 mL 稀释。

（2）口服每次 0.5～1 g,每日 3 次;小儿每次 0.25 g,每日 3 次。

21.4.4 不良反应

（1）酚磺乙胺毒性低,可出现恶心、头痛和皮疹。

（2）静脉注射后可出现暂时性低血压,偶有过敏性休克发生。

21.4.5　注意事项

（1）有血栓形成史者慎用。

（2）酚磺乙胺应在高分子量人工胶体之前使用。

（3）勿与氨基己酸混合注射，以免引起中毒。

（4）酚磺乙胺最好单独注射，不宜与其他药物（如碱性药液）配伍，以免药物氧化、变色而失效。

21.5　卡巴克络

21.5.1　药理作用

卡巴克络又名安络血，能增强毛细血管的抵抗力，减少其通透性，使断裂的毛细血管回缩，但对凝血过程无影响。

21.5.2　适应证和禁忌证

（1）用于毛细血管通透性增加引起的各种出血与血小板减少性紫癜等。

（2）对水杨酸盐过敏者禁用。

21.5.3　不良反应和注意事项

（1）抗组胺药可以抑制本品的药效，故于使用 48 h 前，应停止抗组胺药的使用；有癫痫史和精神病史的患者慎用。

（2）大量服用可引起精神紊乱；注射部位有痛感；对癫痫患者可引起异常脑电活动。

（3）如变为棕红色，则不能再用。

21.5.4　剂量和用法

肌内注射每次 10 mg，每日 2～3 次。严重病例每次 10～30 mg，每 2～4 h 一次，也可静脉注射。5 岁以下，每次 2.5～5 mg，每日 2 次。口服每次 2.5～5 mg，每日 2～3 次。

21.6　鱼精蛋白

21.6.1　药理作用

鱼精蛋白是从鱼类精子中提取的蛋白质,含有丰富的精氨酸,分子量约 4 500,呈强碱性。单独使用时具有抗凝作用,可促进血小板黏附、聚集、肺小动脉收缩。在体内大量肝素存在时,强碱性的鱼精蛋白可与强酸性的肝素以离子键按 1∶1 的比例结合,即每 1 mg 鱼精蛋白可中和 100 U 肝素。这种直接拮抗作用使肝素失去抗凝活性。肝素与抗凝血酶Ⅲ结合,加强其对凝血酶的抑制作用。鱼精蛋白可分解肝素与抗凝血酶Ⅲ的结合,从而消除其抗凝作用。鱼精蛋白尚具有轻度抗凝血酶原激酶作用,但临床一般不用于对抗非肝素所致抗凝作用。

21.6.2　适应证

(1) 在停止体外循环或体外膜肺氧合时,拮抗肝素的作用。

(2) 用于因注射肝素过量引起的出血,以及自发性出血等。

21.6.3　禁忌证

对鱼精蛋白过敏患者禁用。

21.6.4　剂量和用法

(1) 拮抗肝素过量时的静脉注射用量与末次肝素用量相当,但 1 次不宜超过 50 mg。

(2) 自发性出血可持续静脉输注,每日 5～8 mg/kg,分 2 次,间隔 6 h,以生理盐水 300～500 mL 稀释,通常连用不宜超过 3 d,必须超过时,应减为半量。

(3) 体外循环后以 1.3∶1～1.5∶1 拮抗肝素,先静脉注射 10%氯化钙 6～10 mL 后,缓慢静脉注射鱼精蛋白,20 min 后测定,以 ACT≤120 s 为宜。

21.6.5　不良反应

(1) 不良反应分为三种类型　① Ⅰ型:快速给药反应,最常见。当注射速度过快时易引起心肌抑制,外周血管阻力下降导致低血压。② Ⅱ型:过敏反应。表现为皮肤潮红、黏膜和内脏水肿,支气管痉挛,外周血管阻力和血压下降。③ Ⅲ型:严重肺血管收缩型。肺血管收缩、肺动脉压力升高、右室膨胀、呼吸道阻力上升,血压下降。临床较为罕见,预后较差。

(2) 防止和减轻不良反应　① 应用前给予激素和抗组胺药物。② 缓慢静脉注射或静脉滴注鱼精蛋白。③ 用药前静脉注射 10%氯化钙 6～10 mL。④ 常规配制肾上腺素及多巴胺接入输液通道,发生意外立即使用。⑤ 对严重低心排患者,立即二次转流辅助循环,同时应用正性肌力药物,停机后应用其他药物控制出血,避免再次使用鱼精蛋白。

21.6.6　注意事项

（1）易破坏,口服无效。碱性药物可使其失去活性。禁与碱性物质同一管路输注。

（2）静脉注射速度过快可致热感、皮肤发红、低血压、心动过缓等。

（3）对鱼类过敏者应用时警惕过敏。

21.7　垂体后叶素

21.7.1　药理作用

垂体后叶素是从牛、猪的垂体后叶中提取的粗制品,内含等量的缩宫素（催产素）和加压素（抗利尿素）,故可兴奋子宫,增加肾集合管对水分的重吸收而减少尿量,还能收缩血管,特别是毛细血管和小动脉,故有止血功能。

21.7.2　适应证和禁忌证

（1）可用于肺出血、门脉高压引起的食管静脉曲张破裂出血的止血。

（2）冠心病、严重高血压禁用。

21.7.3　剂量和用法

止血:皮下注射或肌内注射,每次 5～10 U;静脉注射或静脉滴注:5% 葡萄糖 20 mL 稀释缓慢注射每次 10 U,或生理盐水 500 mL 稀释。

21.7.4　不良反应和注意事项

可收缩冠状血管、升高血压、兴奋胃肠道平滑肌,不良反应有面色苍白、心悸、胸闷、恶心、呕吐及过敏反应等。

21.8　巴特罗酶

21.8.1　药理作用

巴特罗酶具有类凝血酶样作用及类凝血激酶样作用。其凝血酶样作用能促进出血部位

(血管破损部位)的血小板聚集,释放一系列凝血因子,其中包括血小板因子 3(PF3),促进纤维蛋白原降解生成纤维蛋白 1 单体,进而聚合成难溶性纤维蛋白,可在出血部位形成血栓和止血。其类凝血激酶样作用是由于释放的 PF3 引起,凝血激酶被激活后,可加速凝血酶的生成,因而促进凝血过程。巴特罗酶在完整无损的血管内没有促进血小板聚集作用,不能激活血管内纤维蛋白稳定因子(因子ⅩⅢ),因此,其促进生成的纤维蛋白 1 单体所形成的复合物,易在体内被降解而不致引起血管内弥漫性凝血(DIC)。能缩短出血时间,减少出血量。

21.8.2　适应证和禁忌证

可用于治疗和预防多种原因的出血。

21.8.3　剂量和用法

急性出血时,可静脉注射,1 次 2 KU,5～10 min 生效,持续 24 h。非急性出血或防止出血时,可肌内或皮下注射,1 次 1～2 KU,20～30 min 生效,持续 48 h。用药次数视情况而定,每日总量不超过 8 KU。

21.8.4　不良反应和注意事项

(1) 动脉及大静脉出血时,仍需进行手术处理,使用时可减少出血量。

(2) DIC 导致的出血时禁用。

(3) 血液中缺乏某些凝血因子时,作用可被减弱,宜补充后再用。

(4) 在原发性纤溶系统亢进的情况下,宜与抗纤溶酶药物合用。

(5) 治疗新生儿出血,宜与维生素 K 合用。

21.9　去氨加压素

21.9.1　药理作用

去氨加压素为天然精氨盐加压素的结构类似物,可使血浆中凝血因子Ⅷ(Ⅷ:C)的活力增加 2～4 倍;也使 von Willebrand 因子抗原(vWF:Ag)的含量增加。同时,释放出组织型纤维蛋白溶酶原激活因子(tPA)。

21.9.2　适应证

去氨加压素用于控制各种出血时间过长患者的出血现象;试验剂量呈阳性反应的轻度甲型血友病患者及血管血友病患者进行小型手术时出血的控制或预防,或治疗体外循环心脏手术后出血。

21.9.3　禁忌证

下列患者禁用：① 习惯性及精神性烦渴症者；② 不稳定性心绞痛患者；③ 代偿失调的心功能不全患者；④ ⅡB 型血管性血友病的患者；⑤ 需服用利尿剂的其他疾病患者。

21.9.4　剂量和用法

静脉滴注用于控制出血或术前预防出血，按体重 $0.3\ \mu g/kg$，用生理盐水稀释至 $50\sim100\ mL$，在 $15\sim30\ min$ 滴完，若效果显著，可 $6\sim12\ h$ 重复 $1\sim2$ 次。

21.9.5　不良反应

（1）疲劳、头痛、恶心和胃痛。一过性血压降低，伴有反射性心动过速及面部潮红，眩晕。治疗时若有对水分摄入进行限制，则有可能导致水潴留，并有伴发症状，如血钠降低、体重增加、严重情形下可发生痉挛。

（2）过量使用会增加水潴留和低钠血症的危险性。

21.9.6　注意事项

（1）婴儿及老年患者、有水电解质平衡紊乱及颅内压增高者慎用。

（2）非症状性低钠血症的患者，应停用去氨加压素和限制液体摄入量，对伴有症状的低钠血症患者，宜在静脉滴注时加入等渗或高渗氯化钠。水潴留严重时（痉挛及失去知觉），应加用呋塞米进行治疗。

（3）习惯性或精神性燥渴。

（4）不稳定性心绞痛；代谢失调性心脏功能不全；ⅡB 型血管性血友病患者。应特别注意水潴留的危险性。

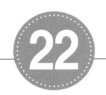

抗 凝 药

22.1 肝素

目前肝素多由动物肠黏膜或肺中提取,是一类黏多糖的硫酸酯,由葡萄糖胺、葡萄糖醛酸和艾杜糖醛酸交替联结而成。

22.1.1 药理作用

(1) 肝素在体内外均有迅速而强大的抗凝血作用。

(2) 静脉注射后 10 min 内,血液凝固时间、凝血酶时间和凝血酶原时间都显著延长,作用可维持 3~4 h。

(3) 机制为激活抗凝血酶Ⅲ,加快多种凝血因子的灭活,影响凝血过程的许多环节。

(4) 肝素由于活化和释放脂蛋白酯酶,使乳糜微粒的甘油三酯和低密度脂蛋白水解,而在体内具有降血脂作用。

(5) 血浆蛋白结合率约为 80%。主要在肝脏代谢,经肾排出。半衰期约为 1 h,随剂量增加而延长。

22.1.2 适应证和禁忌证

(1) 血栓栓塞性疾病,防止血栓形成和扩大,包括预防术后深部静脉血栓形成。

(2) 弥散性血管内凝血,早期使用可防止纤维蛋白原及其他凝血因子的消耗,避免继发性出血,但蛇咬伤所致的 DIC 除外。

(3) 体内外抗凝,如心血管手术、心脏导管检查、体外循环、体外膜肺氧合和血液透析。

(4) 禁用于:出血性体质、肝肾功能不全、溃疡病、恶性高血压、脑出血、孕妇、先兆流产和产妇分娩后。

22.1.3 剂量和用法

（1）血栓栓塞性疾病，术中主动脉阻断前 30 min 使用，静脉注射或静脉滴注 0.5～1 mg/kg（62.5～125 U/kg），2 h 后追加首次剂量 1/2。

（2）体外循环前全身肝素化　按 2.5～3 mg/kg（312.5～375 U/kg）将肝素注入右房或颈内静脉内，维持 ACT 在 480 s 以上。

（3）有创动脉测压管道冲洗液　氯化钠 500 mL＋肝素 20 mg。

（4）局部应用　0.1%～0.2%肝素稀释液。

22.1.4 不良反应和注意事项

（1）过量可致自发性出血，注射前应测定凝血功能。

（2）注射后引起严重出血，可静脉注射鱼精蛋白中和。通常 1 mg 鱼精蛋白可在体内中和 100 U 肝素钠。

（3）过敏体质者应先试用 1 000 U，如无反应，方可用至足量。

（4）用药期间可通过活化部分凝血酶原时间（APTT）调整，如 APTT＞90 s（＞正常对照 3 倍），表明用药过量，应暂停给予，1 h 后根据新的测定结果决定。

（5）长期用药可致脱发和短暂的可逆性秃头症、骨质疏松、自发性骨折、血小板减少症。肝素诱发的血小板减少症（HIT）是由于肝素-血小板 4 因子抗体复合物结合于血小板 4 因子受体所致。虽少见，但有致死可能，所以出现 HIT 时，应立刻停止肝素使用。

22.2　低分子肝素

22.2.1 药理作用

低分子肝素（LMWH）是由普通肝素解聚制备而成的一类分子量较低的肝素的总称。平均分子量 4 000～6 000，由于分子量小，组分相对均一，皮下注射吸收比肝素快而规则，药动学特征更具可预见性，生物利用度 90%，$t_{1/2}$ 长于肝素，约 4 h；由于分子量小，与 ATⅢ 形成复合物后，与 Ⅹa 结合选择性高，因而选择性抑制 Ⅹa 活性（一分子 Ⅹa 可催化大约 1 000 分子凝血酶生成），而对 Ⅱa 及其他凝血因子作用较弱，不影响已形成的凝血酶，残存的凝血酶足以保证初级止血功能，所以抗血栓作用强，抗凝作用弱。但因子 Ⅹa 活性与抗因子 Ⅱa 活性之比值为 2.5～5.0，而普通肝素为 1.0 左右，因此，对体内外血栓，动、静脉血栓的形成有抑制作用，血小板减少症、出血及骨质疏松发生率低。但药效学及药动学特性与普通肝素不同，具有注射吸收好、半衰期长、生物利用度高、出血不良反应少、无须实验室监测等优点，其在临床的应用不断扩大。

药代动力学参数由测定血浆抗因子 Ⅹa 活性来确定,皮下注射后 3 h 达到血浆峰值,随后逐渐下降,直至用药后 24 h 仍可监测到,消除半衰期约 3.5 h(而静脉注射为 2.2 h)。皮下注射的生物利用度 98%,而肝素只有 30%。皮下注射或静脉注射本品后导致血浆抗因子 Ⅹa 活性剂量依赖地增加,多数情况下不存在明显的个体差异,故能按体重给药。静脉注射的最高血浆抗因子 Ⅹa 活性大约是皮下注射的 3 倍。在肝脏代谢,主要由肾脏消除,不能透过胎盘,在老年患者中消除半衰期略延长。

22.2.2 适应证和禁忌证

(1) 预防血栓栓塞性疾病。

(2) 治疗血栓栓塞性疾病。

(3) 在血液透析中预防血凝块形成。

(4) 治疗不稳定心绞痛及非 ST 段抬高心肌梗死。

(5) 有低分子肝素钙引起的血小板减少症病史、与凝血障碍有关的出血征象或出血危险性(非肝素诱导的弥漫性血管内凝血除外)、容易出血的器质性病变(如活动性消化性溃疡)、脑血管出血性意外、急性细菌性心内膜炎者禁用。孕妇和产后妇女慎用。抗凝治疗病人禁用椎管内麻醉。

22.2.3 剂量和用法

22.2.3.1 低分子肝素钙

也称那曲肝素钙。(1 mL 低分子肝素相当于 9 500 IU 抗凝血因子 Ⅹa)。预灌注射器内注射液包含不同剂型:

0.2 mL/1 900(欧洲药典单位)/2 050(WHO 单位);0.3 mL/2 850/3 075;

0.4 mL/3 800/4 100;0.6 mL/5 700/6 150;0.8 mL/7 600/8 200;1.0 mL/9 500/10 250。

(1) 预防血栓栓塞性病症　一般皮下给药。① 普外手术:每日 1 次,每次 0.3 mL,通常至少持续 7 日。在老年病例中,整个危险期均应预防性用药,至少至患者可以下床活动。普外手术首剂应在术前 2~4 h 用药。② 骨科手术:首剂应于手术前 12 h 及术后 12 h 给予,每日 1 次的剂量可依下表(表 22 - 1)按体重调整。治疗应持续至少 10 d。对所有病例,在整个危险期均应预防性用药,至少至患者可以下床活动。

表 22 - 1　根据体重调整剂量

体重(kg)	术前术后第 3 日	术后第 4 日
<50	0.2 mL	0.3 mL
50~69	0.3 mL	0.4 mL
≥70	0.4 mL	0.6 mL

重症监护病房患者预防血栓性疾病低分子肝素钙用量(表 22 - 2)。

表 22 - 2　预防血栓性疾病用量

体重(kg)	每日一次皮下注射剂量(mL)
≤70	0.4
>70	0.6

(2) 治疗血栓栓塞性病症　剂量为 0.1 mL/10 kg,每日 2 次(每 12 h 1 次)皮下注射,通常疗程为 10 日。除非有禁忌证,应尽早给予口服抗凝药。给予本品治疗应直至达到 INR 指标,治疗过程中都应监测血小板计数。

(3) 血透时预防血凝块形成　应考虑患者情况和血透技术条件选用最佳剂量,每次血透开始时应从动脉端给予单一剂量。对没有出血危险的患者,应根据体重使用下列起始剂量(表 22 - 3)。

表 22 - 3　根据体重注射起始剂量

体重(kg)	血透时开始注射剂量(mL)
<50	0.3
50~69	0.4
≥70	0.6

在有出血危险的患者血透时,用量可以是推荐剂量的一半。若血透时间超过 4 h,血透时可再给予小剂量,随后血透所用剂量应根据初次血透观察到的效果进行调整。

22.2.3.2　低分子肝素钠

有达肝素钠和伊诺肝素钠。

(1) 达肝素钠

平均分子量为 5 000。体外抗 Xa/IIa 活性比值为 2.2∶1。皮下注射生物利用度约 90%。静脉注射 3 min 起效,$t_{1/2}$ 约为 2 h,皮下注射后 2~4 h 起效,$t_{1/2}$ 为 3~4 h。常用其注射液: 2 500 U(0.2 mL);5 000(0.2 mL)7 500 U(0.3 mL)。

用于: ① 治疗急性深静脉血栓:皮下注射 200 u/kg,每日 1 次,每日用量不超过 18 000 u。出血危险性较高的患者可给予 100 u/kg,每日 2 次。使用本品同时可立即口服维生素 K 拮抗剂,联合治疗至少持续 5 天。② 预防术后深静脉血栓的形成:术前 1~2 h 皮下注射 2 500 U,术后 12 小时注射 2 500 U,继而每日 1 次,每次注射 2 500 U,持续 5~10 天。③ 不稳定性心绞痛和非 ST 段抬高心肌梗死:皮下注射 120 U/kg,每日 2 次,最大剂量为 10 000 U/12 h,

用药持续 5～10 天。推荐同时使用低剂量阿司匹林(70～165 mg/d)。④ 血液透析和血液过滤期间预防凝血:慢性肾功能衰竭,无已知出血危险可快速静脉注射 30～40 U/kg,继以每小时 10～15 U/kg,静脉注射;急性肾功能衰竭有高度出血危险者,快速静脉注射 5～10 U/kg,继以每小时 4～5 U/kg 静脉滴注。

(2) 依诺肝素钠

分子量 3 500～5 500。体外抗Ⅹa/Ⅱa 活性比值约 4∶1。皮下注射后生物利用度接近 100%,为 3～5 h。主要在肝脏代谢,以原形清除约 10%,肾脏总清除率为 40%。常用注射液:2 000 U(0.2 mL);4 000 U(0.4 mL);6 000 U(0.6 mL);8 000 U(0.8 mL);10 000 U(1.0 mL)。

用于① 治疗深静脉血栓:每日 1 次,皮下注射 150 U/kg,或每日 2 次,每次 100 U/kg,疗程一般为 10 天,并应在适当时候开始口服抗凝剂治疗。② 预防静脉血栓栓塞性疾病:外科患者有中度的血栓形成危险时,皮下注射 2 000 U 或 4 000 U,每日 1 次,首次注射于术前 2 h;有高度血栓形成倾向的外科患者,可于术前 12 h 开始给药,每日 1 次,每次 400 U 皮下注射;内科患者预防应用,每日 1 次皮下注射 4 000 U,连用 6～14 天。③ 治疗不稳定性心绞痛或非 ST 段抬高心肌梗死:每日 100 U/kg,12 h 给药 1 次,应同时应用阿司匹林,一般疗程为 2～8 d。④ 防止血液透析或体外循环的血栓形成:100 U/kg,于透析开始时由动脉血管通路给予。

22.2.4　不良反应和注意事项

(1) 不同部位的出血,偶有注射部位小血肿。

(2) 偶有血小板减少症和血栓形成报道。

(3) 肝素和低分子肝素治疗时极少数有报道皮肤坏死,一般发生在注射部位,其先兆表现为紫癜、浸润或疼痛性红斑,如出现皮肤坏死应立即停药。

(4) 皮肤反应。

(5) 治疗前应进行血小板计数,应在用药初 1 个月内定期检查血小板计数。

(6) 停药后可恢复的嗜酸性粒细胞增多症。

(7) 全身性过敏反应,包括血管神经性水肿。

22.3　华法林

22.3.1　药理作用

(1) 华法林能竞争抑制肝脏合成维生素 K 依赖性凝血因子Ⅱ、Ⅲ、Ⅳ、Ⅴ,并阻碍其前体物质活化。

（2）降低凝血酶诱导的血小板聚集反应，具有抗凝和抗血小板聚集作用。

（3）是一种间接性抗凝血药，只在体内有效。

（4）口服易吸收，生物利用度达 100%，血浆蛋白结合率 99.4%，$t_{1/2}$ 约为 40～50 h。用药后 12～18 h 开始起作用，36～48 h 达高峰，持续 5～6 d，消除半减期为 42～54 h。

22.3.2　适应证

用于防治血栓形成及栓塞性静脉炎，也用于心肌梗死治疗的辅助用药。

22.3.3　剂量和用法

口服，首日 6～20 mg，第 2 日停药，第 3 日根据凝血酶原时间调整剂量或用维持量，维持量每日 2～12 mg，年老体弱者酌减。凝血酶原维持在正常值的 20%～30%。不能用凝血时间或出血时间代替上述两个指标。

22.3.4　不良反应和注意事项

主要不良反应是出血，最常见为鼻出血、齿龈出血、皮肤瘀斑、血尿、子宫出血、便血、伤口及溃疡处出血等。对心、肾、肝功能减退、严重高血压，有出血倾向或不能测定凝血酶原时间者忌用。

恶病质、衰弱、发热、慢性酒精中毒、活动性肺结核、充血性心力衰竭、重度高血压、亚急性细菌性心内膜炎、月经过多、先兆流产等患者慎用。

正常凝血酶原时间（PT）为 12～14 秒，抗凝标准为 1.5～2 倍（21～28 秒），一般要求术前国际比值（INR）为 1.5 左右。凝血酶原时间超过正常的 2.5 倍、凝血酶原活性降至正常值的 15% 以下或出现出血时，应立即停药。过量时应输新鲜血浆、凝血酶原复合物或维生素 K_1 静脉滴注。在长期应用最低维持量期间，如需进行手术，可先静脉注射 50 mg 维生素 K_1，但进行中枢神经系统及眼科手术前，应先停药。胃肠手术后，应检查大便潜血。广谱抗生素、麻醉药等可增加其抗凝作用。

22.4　枸橼酸钠

22.4.1　药理作用

枸橼酸钠的酸根可与钙离子形成难解离的可溶性结合物，导致血中钙离子浓度降低，发挥抗凝作用。

22.4.2 适应证

仅适用于体外抗凝。

22.4.3 剂量和用法

每 100 mL 全血中加入 2.5% 枸橼酸钠 10 mL,使血液不凝固。

22.4.4 不良反应和注意事项

输注含枸橼酸钠的血液或血浆过量或过快,可引起血钙降低,导致心功能不全,应静脉注射适量葡萄糖酸钙或氯化钙。新生儿因酶系统发育不全,输血时尤需注意。使用时,每支(0.25 g)枸橼酸钠先用等渗盐水 10 mL 稀释。

22.5 链激酶

22.5.1 药理作用

链激酶又名溶栓酶,从 β-溶血性链球菌培养液中制得的一种不具有酶活性的蛋白质,能激活纤溶酶原激活因子前体物,使之变为激活因子,后者可使纤溶酶原转变为有活性的纤溶酶,使血栓溶解,其内部溶解比表面溶解作用强,但对形成已久并已机化的血栓则无溶解作用。静脉给药,链激酶进入体内后迅速分布于全身,15 min 后分布在肝(34%)、肾(12%)和胃肠(7.3%),在血浆中的浓度呈指数衰减。从血浆中的消除有快慢两个时相,半衰期分别为 5~30 min 和 83 min,主要从肝脏经胆道排出,仍保留生物活性。

22.5.2 适应证

用于治疗血栓栓塞性疾病,如急性肺栓塞、深静脉栓塞及导管给药所致的栓塞。

22.5.3 禁忌证

(1) 2 周内有出血、手术、外伤史、心肺复苏或不能实施压迫止血的血管穿刺等患者禁用。

(2) 近两周内有溃疡出血病史、食管静脉曲张、溃疡性结肠炎或出血性视网膜病变患者禁用。

(3) 未控制的高血压,血压>180 mmHg/110 mmHg 或不能排除主动脉夹层、动脉瘤患者禁用。

(4) 凝血障碍及出血性疾病患者禁用。禁与抗凝血药或血小板抑制药合用。

(5) 严重肝肾功能障碍患者禁用。

（6）二尖瓣狭窄合并心房颤动伴左房血栓者（溶栓后可能发生脑栓塞）、感染性心内膜炎患者禁用。

（7）妊娠期及哺乳期妇女禁用。

（8）对重组链激酶过敏者禁用。

22.5.4　剂量和用法

静脉注射给药：开始用 50 万 U 溶于 100 mL 生理盐水或 5％葡萄糖溶液中，在 30 min 内静脉注射完毕。然后给维持量：60 万 U 溶于 5％葡萄糖溶液 250～500 mL 中，另加地塞米松 1.25～2.5 mg，静脉滴注 6 h，每日 4 次。疗程长短视病情而定，一般 12 h 至 5 d。

22.5.5　不良反应

（1）发热、寒战、恶心呕吐、肩背痛、过敏性皮疹；链激酶静脉滴注时可发生低血压，如血压下降应减慢静脉滴注速度；过敏性休克罕见。

（2）出血　穿刺部位出血，皮肤瘀斑，胃肠道、泌尿道或呼吸道出血；链激酶用于急性心肌梗死溶栓治疗时，脑卒中的发生率为 0.1％～0.3％。

（3）其他反应　链激酶用于急性心肌梗死溶栓治疗时，可出现再灌注心律失常，偶见缓慢心律失常、加速性室性自搏性心律、室性早搏或室颤等；偶可引起溶血性贫血、黄疸及丙氨酸氨基转移酶（ALT）升高；溶栓后可发生继发性栓塞，如肺栓塞、脑栓塞或胆固醇栓塞等。

22.5.6　注意事项

1. 老年患者及儿童慎用。

2. 避光干燥处，-4～4℃贮存。

3. 急性心肌梗死溶栓治疗应尽早开始，争取在发病 12 h 内开始治疗。

4. 使用前用 5％葡萄糖溶液溶解，溶解液应在 4～6 h 内使用。

5. 用重组链激酶后 5 天至 12 个月内不能用链激酶。

6. 用链激酶治疗血管再通后，发生再梗死，可用其他溶栓药。

7. 使用药物过量，易发生出血，如出血量过大时，可用 6-氨基己酸止血，输新鲜血浆或全血。

22.6　尿激酶

22.6.1　药理作用

尿激酶可直接激活纤溶酶原变为纤溶酶。静脉注射后可被肝脏快速代谢，$t_{1/2}$约为 15 min。

22.6.2　适应证和禁忌证

与链激酶相似。

22.6.3　剂量和用法

将尿激酶以 3～5 mL 注射用水溶解,置于 10% 葡萄糖溶液 20～40 mL 静脉注射或 5% 葡萄糖 250～500 mL 静脉滴注。开始用量每日 3 万～4 万 u。疗程长短视病情而定。一般 10 日为一个疗程。

22.6.4　不良反应和注意事项

与链激酶相似。已配置注射液室温下不能超过 8 h,2～5℃不可超过 48 h。

22.7　去纤酶

22.7.1　药理作用

（1）去纤酶能使血浆纤维蛋白原及血液黏度显著下降,凝血时间和凝血酶原时间均显著延长,但对其他凝血因子及血小板数量无明显影响。

（2）去纤酶具有纤维蛋白溶解活性,并不激活Ⅷ因子,形成的凝块是非交联的,故不会在体内产生凝块。

（3）起效迅速、安全。

22.7.2　适应证和禁忌证

（1）适用于治疗闭塞性血管疾病,对脑血栓形成、脑栓塞、四肢动静脉血栓形成等有较好疗效;对冠心病、心绞痛、心肌梗死有一定的疗效。

（2）有出血性病灶和凝血功能低下者禁用。

22.7.3　剂量和用法

（1）静脉滴注　静脉滴注前须作皮试,阴性者方可用药。每次 0.025～0.05 U/kg,加入 250～500 mL 液体中静脉滴注 4 h,隔 4～7 d 1 次,3～4 次为一个疗程。

（2）皮试　将去纤酶注射液 0.1 mL 用生理盐水稀释 1 mL,皮内注射 0.1 mL,15 min 后观察;丘疹直径不超过 1 cm,伪足在 3 个以下者为阴性。

22.7.4 不良反应和注意事项

（1）有头晕、乏力、齿龈出血、皮下出血点、瘀斑及荨麻疹等，多在给药后 24～48 h 出现，在 3～5 d 自行消失。

（2）治疗期间须注意出血倾向。过敏体质者慎用。

（3）注射前必须先做皮试。用药后 5～10 d 内应防止意外创伤。

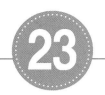

内环境稳定药

维持机体内环境稳定是治疗重危患者的重要环节,本章主要包括纠正电解质紊乱和酸碱失衡的药物,此类药物在麻醉与围术期,应在血流动力学及动脉血气监测下使用。

23.1 电解质紊乱用药

23.1.1 氯化钠注射液

23.1.1.1 药理作用

氯化钠注射液是一种电解质补充药物。钠和氯是机体重要的电解质,主要存在于细胞外液,对维持正常的血液和细胞外液的容量和渗透压起着非常重要的作用。正常血清钠浓度为 135~145 mmol/L,占血浆阳离子的 92%,总渗透压的 90%,故血浆钠量对渗透压起着决定性作用。正常血清氯浓度为 98~106 mmol/L,人体中钠、氯离子主要通过下丘脑、垂体后叶和肾脏进行调节,维持体液容量和渗透压的稳定。

23.1.1.2 适应证

各种原因所致的失水,包括低渗性、等渗性和高渗性失水;高渗性非酮症糖尿病昏迷,应用等渗或低渗氯化钠可纠正失水和高渗状态;低氯性代谢性碱中毒;外用生理盐水冲洗眼部、洗涤伤口等;还用于产科的水囊引产。

23.1.1.3 禁忌证

妊娠高血压综合征禁用。

23.1.1.4 剂量和用法

(1)高渗性失水 高渗性失水时,患者脑细胞和脑脊液渗透浓度升高,若治疗使血浆和细胞外液钠浓度和渗透浓度过快下降,可致脑水肿。故一般认为,在治疗开始的 48 h 内,血浆钠浓度每小时下降不超过 0.5 mmol/L。若患者存在休克,应先予氯化钠注射液,并酌情补充胶体,待休克纠正,血钠>155 mmol/L,血浆渗透浓度>350 mmol/L,可予 0.6% 低渗氯化钠注射液。待血浆渗透浓度 330 mmol/L,改用 0.9％氯化钠注射液。补液总量根据下列公式计算,作为参考:所需补液量(L)=[血钠浓度(mmol/L)－142]×0.6×体重(kg)。一般第 1 日补给 1/2,余量在以后 2～3 d 内补给,并根据心肺肾功能酌情调节。

(2)等渗性失水 原则给予等渗溶液,如 0.9％氯化钠注射液或复方氯化钠注射液,但上述溶液氯浓度明显高于血浆,单独大量使用可致高氯血症,故可将 0.9％氯化钠注射液和 1.25％碳酸氢钠或 1.86％(1/6 M)乳酸钠以 7:3 的比例配制后补给。后者氯浓度为 107 mmol/L,并可纠正代谢性酸中毒。补给量可按体重或红细胞压积计算,作为参考。按体重计算:补液量(L)=[体重下降(kg)×142]/154;按红细胞压积计算:补液量(L)=[实际红细胞压积－正常红细胞压积×体重(kg)×0.2]/正常红细胞压积。正常红细胞压积男性为 48％,女性为 42％。

(3)低渗性失水 严重低渗性失水时,脑细胞内溶质减少以维持细胞容积。若治疗使血浆和细胞外液钠浓度和渗透浓度迅速回升,可致脑细胞损伤。一般认为,当血钠低于 120 mmol/L 时,治疗使血钠上升速度在每小时 0.5 mmol/L,补超过每小时 1.5 mmol/L。当血钠低于 120 mmol/L 时或出现中枢神经系统症状时,可给予 3％～5％氯化钠注射液缓解静脉滴注。一般要求在 6 h 内将血钠浓度提高至 120 mmol/L 以上。补钠量(mmol/L)=[142－实际血钠浓度(mmol/L)]×体重(kg)×0.2。待血钠回升至 120～125 mmol/L 以上,可改用等渗溶液或等渗溶液中酌情加入高渗葡萄糖注射液或 10％氯化钠注射液。④ 低氯性碱中毒给予 0.9％氯化钠注射液或复方氯化钠注射液(林格氏液)500～1 000 mL,以后根据碱中毒情况决定用量。

(4)各种原因所致的水中毒反应严重的低钠血症 10％氯化钠注射液能迅速提高细胞外液的渗透压,从而使细胞内液的水分将向细胞外,在增加细胞外液容量的同时,可提高细胞外液的渗透压。待血钠回升 120～125 mmol/L 以上,可改用等渗溶液或等渗溶液中酌情加入高渗葡萄糖注射液或 10％氢化钠注射液。

23.1.1.5 不良反应

输液过多、过快,可致水钠潴留,引起水肿、血压升高、心率加快、胸闷、呼吸困难,甚至急性左心心力衰竭。过多、过快给予低渗氯化钠可致溶血、脑水肿等。

23.1.1.6 注意事项

下列情况慎用:① 水肿性疾病,如肾病综合征、肝硬化、腹水、充血性心力衰竭、急性左心心力衰竭、脑水肿及特发性水肿等。② 急性肾功能衰竭少尿期,慢性肾功能衰竭尿量减少而对利尿药反应不佳者。③ 高血压。④ 低钾血症。⑤ 老年和小儿用药应补液量和速度应严格控制。⑥ 根据临床需要,检查血清中钠、钾、氯离子浓度;血液中酸碱浓度平衡指标、肾功能及血压和心肺功能。

23.1.2　氯化钾注射液

23.1.2.1　药理作用

氯化钾注射液是一种电解质溶液,钾是细胞内的主要阳离子,其浓度为 $150\sim160$ mmol/L,而细胞外的主要阳离子是钠离子,血清钾浓度仅为 $3.5\sim5.0$ mmol/L。机体主要依靠细胞膜上的 Na^+-K^+-ATP 酶来维持细胞内外的 K^+、Na^+ 浓度差。体内的酸碱平衡状态对钾代谢有影响,如酸中毒时 H^+ 进入细胞内,为了维持细胞内外的电位差,K^+ 释出到细胞外,引起或加重高钾血症。而代谢紊乱也会影响酸碱平衡,正常的细胞内外钾离子浓度及浓度差与细胞的某些功能有着密切的关系,如碳水化合物代谢、糖原贮存和蛋白质代谢、神经、肌肉包括心肌的兴奋性和传导性等。

23.1.2.2　适应证

包括:① 治疗各种原因引起的低钾血症。如进食不足、呕吐、严重腹泻、应用排钾性利尿、低钾性家族周期性瘫痪、长期应用糖皮质激素和补充高渗葡萄糖后引起的低钾血症等。② 预防低钾血症,当患者存在失钾情况,尤其是如果发生低钾血症对患者危害较大时(如使用洋地黄类药物的患者),需预防性补充钾盐,如进食很少、严重或慢性腹泻、长期服用肾上腺皮质激素、失钾性肾病、Bartter 综合征等。③ 洋地黄中毒引起频发性、多源性期前收缩或快速心律失常。④ 常用氯化钾是中性盐,适用于低氯性碱中毒,每日 $3\sim6$ g。醋酸钾、麦氨酸钾、碳酸氢钾及枸橼酸钾等钾盐为碱性,适用于血氯过高的患者。

23.1.2.3　禁忌证

包括:① 高钾血症患者。② 急性肾功能不全、慢性肾功能不全者。

23.1.2.4　剂量和用法

用于严重低钾血症或不能口服者。一般用法:将 10% 氯化钾注射液 $10\sim15$ mL 加入 5% 葡萄糖注射液 500 mL 中心静脉滴注(忌直接静脉滴注与推注)。补钾剂量、浓度和速度根据临床病情和血钾浓度及心电图缺钾图形改善而定。钾浓度不超过 3.4 g/L(45 mmol/L),补钾速度不超过 0.75 g/h(10 mmol/h),每日补钾量为 $3\sim4.5$ g($40\sim60$ mmol)。在体内缺钾引起严重快速室性异位心律失常时,如尖端扭转型心室性心动过速、短阵、反复发作多行性室性心动过速、心室扑动等威胁生命的严重心率失常时,在心电图监测下,钾盐浓度要高。

23.1.2.5　注意事项

(1)慎用情况　① 代谢性酸中毒伴有少尿时;② 肾上腺皮质功能减弱者;③ 急慢性肾功能衰竭和急性脱水,尿 K^+ 排泄减少;④ 家族性周期性麻痹,低钾性麻痹应给予补钾,但需鉴别高钾性或正常血钾性周期性麻痹;⑤ 慢性或严重腹泻可致低钾血症,但同时可致脱水和低钠血症,引起肾前性少尿;⑥ 胃肠道梗阻、慢性胃炎、溃疡病、食管狭窄、憩室、肠张力缺乏、溃疡性肠炎。⑦ 传导阻滞性心律失常,尤其当应用洋地黄类药物时;⑧ 大面积烧伤、肌肉创伤、严重感染、大手术后 24 h 和严重溶血;⑨ 肾上腺性异常综合征伴盐皮质激素分泌不足。

（2）补钾期间需做的检查是血钾;心电图;血镁、钠、钙;酸碱平衡指标;肾功能和尿量。

（3）肾上腺糖皮质激素和促肾上腺皮质激素（ACTH），因能促进尿钾排泄,用时降低钾盐疗效。

（4）抗胆碱药和非甾体类抗炎镇痛药加重口服钾盐尤其是氯化钾的胃肠道刺激作用。

（5）库存血（库存 10 d 以下含钾 30 mmol/L,库存 10 d 以上含钾 65 mmol/L）、含钾药物和保钾利尿药合用时,发生高钾血症的机会增多,尤其是有肾损害者。

（6）血管紧张素转换酶抑制剂和环孢素 A 能抑制醛固酮分泌,尿钾排泄减少,故合用时易发生高钾血症。

（7）肝素能抑制醛固酮的合成,尿钾排泄减少,合用时易发生高钾血症。另外,肝素可使胃肠道出血机会增多。

（8）老年人肾脏清除钾功能下降,应用钾盐时较易发生高钾血症。

（9）注意低钾血症对麻醉用药效应的影响　① 非去极化肌肉松弛药作用增加,因此肌肉松弛药用量应减少 $25\%\sim50\%$。② 低钾血症时中枢抑制,机体对全身麻醉药的敏感性增加,应适当掌握麻醉深度。③ 洋地黄类药物毒性增强,应酌情减量。

23.2　酸碱失衡用药

23.2.1　碳酸氢钠

23.2.1.1　药理作用

每 1 g 碳酸氢钠中含 HCO_3^- 约为 12 mmol,静脉滴注后直接进入血液循环。血中碳酸氢钠经肾小球滤过,进入尿液排出。部分碳酸氢根离子与尿液中氢离子结合生成碳酸,再分解成二氧化碳和水。前者可弥散进入肾小管细胞,与细胞内水结合,生成碳酸,解离后的碳酸氢根离子被重吸收进入血循环。血中碳酸氢根离子与血中氢离子结合生成碳酸,进而分解成二氧化碳和水,前者经肺呼出。

23.2.1.2　适应证

（1）治疗代谢性酸中毒　轻度代酸常可随脱水的纠正而好转,一般可给予适量的平衡液。如病情较重,则需用碱性药物治疗。治疗重度代谢性酸中毒则应静脉滴注,如严重肾脏病、循环衰竭、心肺复苏、体外循环及严重的原发性乳酸性酸中毒、糖尿病酮症酸中毒等。

（2）碱化尿液　用于尿酸性肾结石的预防,减少磺胺类药物的肾毒性,及急性溶血防止血红蛋白沉积在肾小管。

（3）静脉滴注对某些药物中毒有非特异性的治疗作用,如巴比妥类、水杨酸类药物及甲醇等中毒。但禁用于吞食强酸中毒时的洗胃,因碳酸氢钠与强酸反应产生大量二氧化碳,导致急性胃扩张甚至胃破裂。

23.2.1.3　剂量和用法

代谢性酸中毒,静脉滴注,所需剂量按下式计算:补碱量(mmol)=(-2.3-实际测得的BE值)×0.25×体重(kg),或补碱量(mmol)=正常的CO_2CP-实际测得的CO_2CP(mmol)×0.25×体重(kg)。或紧急情况下可按5%$NaHCO_3$每次3~5 mL/kg静脉滴注。化验结果获得后可按以下公式计算:

$$5\%NaHCO_3(mL)=\frac{(二氧化碳结合力正常值-测得值)}{2.24}\times 体重(kg)\times 0.3$$

(每公斤体重需5%碳酸氢钠2.0~2.5 mL提高血浆二氧化碳结合力4.5 mmol/L来估计补碱量)。

除非体内丢失碳酸氢盐,一般先给计算剂量的1/3~1/2,4~8 h内静脉滴注完毕。心肺复苏抢救时,首次1 mmol/kg,以后根据血气分析结果调整用量(每1 g碳酸氢钠相当于12 mmol碳酸氢根)。

23.2.1.4　不良反应

(1)大量静脉注射时可出现心律失常、肌肉痉挛、疼痛、异常疲倦虚弱等,主要由于代谢性碱中毒引起低钾血症所致。

(2)剂量偏大或存在肾功能不全时,可出现水肿、精神症状、肌肉疼痛或抽搐、呼吸减慢、口内异味、异常疲倦虚弱等,主要由代谢性碱中毒所致。

(3)长期应用时可引起尿频、尿急、持续性头痛、食欲减退、恶心呕吐、异常疲倦虚弱等。

23.2.1.5　注意事项

(1)对诊断的干扰　对胃酸分泌试验或血、尿pH测定结果有明显影响。

(2)慎用情况　① 少尿或无尿,因能增加钠负荷。② 钠潴留并有水肿时,如肝硬化、充血性心力衰竭、肾功能不全、妊娠高血压综合征。③ 原发性高血压,因钠负荷增加可能加重病情。

(3)静脉用药还应注意的问题　① 静脉应用的浓度范围为1.5%(等渗)至8.4%。② 应从小剂量开始,根据血中pH、碳酸氢根浓度变化决定追加剂量。③ 短时期大量静脉注射可致严重碱中毒、低钾血症、低钙血症。当用量超过每分钟10 mL高渗溶液时可导致高钠血症、脑脊液压力下降甚至颅内出血,此在新生儿及2岁以下小儿更易发生。故以5%溶液输注时,速度不能超过每分钟8 mmol。但在心肺复苏时因存在致命的酸中毒,应快速静脉注射。碱化尿液,成人:口服首次4 g,以后每4 h,1~2 g。静脉滴注,2~5 mmol/kg,4~8 h内静脉滴注完毕。小儿:口服,每日按体重1~10 mmol/kg。治疗酸中毒,参考成人剂量。心肺复苏抢救时,首次静脉注射按体重 1 mmol/kg,以后根据血气分析结果调整用量。

(4) 使用碳酸氢钠推注或输注治疗急性代谢性酸中毒仍存在争议。处理酸碱失衡的关键在于纠正潜在的病因。另外,碳酸氢钠也是一种 8.4% 的高渗溶液,有血浆扩张的效应,可引起稀释性酸中毒,并增加 $PaCO_2$。这种扩张效应在休克患者可带来血流动力学的益处。对等待透析的患者输注碳酸氢钠,目的在于提高强离子差值(SID),减轻患者的症状并防止高钾血症。

23.2.2 乳酸钠溶液

23.2.2.1 药理作用

乳酸钠溶液静脉注射后直接进入血液循环。乳酸钠在体内经肝脏氧化生成二氧化碳和水,两者在碳酸酐酶催化下生成碳酸,再解离成碳酸氢根离子而发挥作用。人体在正常情况下血液中含有少量乳酸,主要由肌肉、皮肤、脑及细胞等组织中的葡萄糖或糖原酵解生成。乳酸生成后或再被转化为糖原或丙酮酸,或进入三羧酸循环被分解为水及二氧化碳。因此,乳酸钠的终末代谢产物为碳酸氢钠,可用于纠正代谢性酸中毒。高钾血症伴酸中毒时,乳酸钠可纠正酸中毒并使钾离子自血及细胞外液进入细胞内。乳酸降解的主要脏器为肝及肾脏,当体内乳酸代谢失常或发生障碍时,疗效不佳;此外,乳酸钠的作用不如碳酸氢钠迅速。11.2%溶液(克分子溶液),此液 1 mL 等于 1 mmol,每 1 g 乳酸钠约相当于含有 HCO_3^- 9 mmol。

23.2.2.2 适应证

用于纠正代谢性酸中毒,腹膜透析液中缓冲剂、高钾血症伴严重律失常 QRS 波增宽者。

23.2.2.3 禁忌证

(1) 心力衰竭及急性肺水肿。

(2) 脑水肿。

(3) 乳酸性酸中毒已显著时。

(4) 重症肝功能不全。

(5) 严重肾功能衰竭有少尿或无尿。

23.2.2.4 剂量和用法

(1) 代谢性酸中毒按酸中毒程度计算剂量,静脉滴注碱缺失(mmol/L)×0.3×体重(kg)=所需乳酸钠的体积(mL),也有用以下公式计算。但目前已不用乳酸钠纠正代谢性酸中毒。

$$11.2\%乳酸钠(mL)=\frac{(二氧化碳结合力正常值-测得值)}{2.24}×体重(kg)×0.2$$

(2) 高钾血症首次可予静脉滴注 11.2% 注射液 40～60 mL,以后酌情给药。严重高钾血症导致缓慢异位心律失常,特别是心电图 QRS 波增宽时,应在心电图监护下给药。有时须高达 200 mL 才能奏效,此时应注意血钠浓度及防止心力衰竭。

(3) 乳酸钠需在有氧条件下经肝脏氧化代谢成碳酸氢根才能发挥纠正代谢性酸中毒的作用,故不及碳酸氢钠作用迅速和稳定,现已少用。

23.2.2.5　不良反应

(1) 有低钙血症者(如尿毒症),在纠正酸中毒后易出现手足发麻、疼痛、搐搦、呼吸困难等症状,是由于血清钙离子浓度降低所致。

(2) 心率加速、胸闷、气急等肺水肿、心力衰竭表现等。

(3) 血压升高。

(4) 体重增加、水肿。

(5) 逾量时出现碱中毒。

(6) 血钾浓度下降,有时出现低钾血症表现。

23.2.2.6　注意事项

(1) 浮肿及高血压患者,应用时宜谨慎。

(2) 给药速度不宜过快,以免发生碱中毒、低钾及低钙血症。

(3) 慎用情况　① 糖尿病患者服用双胍类药物尤其是降糖灵,阻碍肝脏对乳酸的利用,易引起乳酸中毒。② 水肿患者伴有钠潴留倾向时。③ 高血压患者可增高血压。④ 心功能不全。⑤ 肝功能不全时乳酸降解速度减慢。⑥ 缺氧及休克,组织供血不足及缺氧时,乳酸氧化成丙酮酸进入三羧酸循环代谢速度减慢,以致延缓酸中毒的纠正速度。⑦ 酗酒、水杨酸中毒、Ⅰ型糖原沉积病时有发生乳酸性酸中毒倾向,不宜再用乳酸钠纠正酸碱平衡。⑧ 糖尿病酮症酸中毒时乙酰醋酸、β-羟丁酸及乳酸均升高,且常伴有循环不良或脏器供血不足,乳酸降解速度减慢。⑨ 肾功能不全,容易出现水、钠潴留,增加心脏负担。⑩ 乳酸钠则有赖于肝脏氧化代谢后产生 HCO_3^-,因此,当患者肝功能障碍或血流锐减(如休克)、病情紧急时(如心肺复苏),均不宜选用。

(4) 应根据临床需要做的检查及观察　① 血气分析或二氧化碳结合力检查。② 血清钠、钾、钙、氯浓度测定。③ 肾功能测定,包括血肌酐、尿素氮等。④ 血压。⑤ 心肺功能状态,如浮肿、气急、发绀、肺部啰音、颈静脉充盈、肝-颈静脉返流等,按需作静脉压或中心静脉压测定。⑥ 肝功能不全表现黄疸、神志改变、腹水等,应于使用乳酸钠前后及过程中,经常随时进行观察。

23.2.3　三羟甲基氨基甲烷

三羟甲基氨基甲烷(63% THAM)为一氨基缓冲剂,能摄取氢离子而纠正酸血症,其作用较强,且能透过细胞膜。适用于需限钠患者,因其易透入细胞内,有利于细胞内酸中毒的纠正;其缺点为静脉滴注溢出静脉外时可致局部组织坏死,静脉滴注速度过快可抑制呼吸、甚至呼吸停止。此外,尚可引起高钾血症、低血糖、恶心呕吐等。三羟甲基氨基甲烷常用于急性代谢性及呼吸性酸血症。不含钠,能迅速透过细胞膜,故其纠正细胞内酸中毒的效力较碳酸氢钠为强,因此所需补碱量可按总体液量占体重 60% 计算。THAM 在体液内能与 H_2CO_3、乳酸、丙酮酸和其他代谢酸中的 H^+ 结合,增加 HCO_3^- 的浓度,因此能用于治疗代谢性酸中毒、呼吸性酸中毒或混合性酸中毒,并适用于限钠的患者。

$$63\% \ \text{THAM(mL)} = \frac{(\text{二氧化碳结合力正常值} - \text{测得值})}{2.24} \times \text{体重(kg)} \times 2$$

得到动脉血气结果也可按下式计算:

$$\text{补充碱量(mmol)} = BE \times 0.25 \times \text{kg(体重)}。$$

三羟基氨基甲烷(THAM)1 g 中约相当于含有 HCO_3^- 8.2 mmol。

经计算先用 1/2~2/3 量,用药 1 h 后再进行酸碱测定,然后按 BE 计算后再补给。应当指出,碱性药物的补充要适量,如过量或短时间内输入过快、过多,易致碱血症、低钾血症、高渗状态、氧离解曲线左移以及脑血流减少等不良后果,应予注意。代酸常伴有 Na^+ 和水的丢失及热量的消耗,血 K^+ 可能偏高,但体内钾总量仍可能缺少,应分析情况,予以纠正。特别是酸中毒纠正以后,注意补充 K^+ 和 Ca^{2+}。婴幼儿要防止大量应用碳酸氢钠引起高血钠,如需用量大时,宜选用 THAM,可同时纠正呼吸性酸中毒和代谢性酸中毒,兼有利尿作用。

23.2.4　纠正代碱药

23.2.4.1　10% 葡萄糖酸钙

重度代碱可发生手足搐搦、脑血流减少和呼吸抑制,静脉注射 10% 葡萄糖酸钙 20 mL 以纠正缺钙。

23.2.4.2　氯化铵

由于 P_{50} 下降,可致细胞缺氧,应补充氯化铵,一般补充 NH_4Cl 2~3 mmol/kg,能提高 $[Cl^-]$ 约 10 mmol/L,可配成 0.8% 溶液静脉滴注。

23.2.4.3　盐酸精氨酸钠或盐酸精氨酸钾

(1)药理作用　精氨酸,化学式为 $C_6H_{14}N_4O_2$,分子量为 174.20,是氨基酸类化合物。在人体内参与鸟氨酸循环,促进尿素的形成,使人体内产生的氨经鸟氨酸循环转变成无毒的尿素,由尿中排出,从而降低血氨浓度。有较高浓度的氢离子,有助于纠正肝性脑病时的酸碱平衡。与组氨酸,赖氨酸共同为碱性氨基酸。盐酸精氨酸静脉给药后 22~30 min,达血药峰值浓度。精氨酸在肝脏代谢,经肾小球滤过后几乎被肾小管完全重吸收,其清除半衰期为 1.2~2 h。

(2)适应证　适用于血氨增高的肝昏迷,特别是伴有碱中毒的患者。肝性脑病,忌钠的患者,也适用于其他原因引起血氨增高所致的精神症状治疗。有肝病患者宜选用盐酸精氨酸钠或盐酸精氨酸钾,避免使用氯化铵。补充 KCl 在多数情况下仍属必需,即使是由于服用碱性药物过多而造成的代碱,虽然此时血$[Cl^-]$可正常,血$[Na^+]$增加,但K^+排出仍多,因此必须补充K^+,而Cl^-则不必积极补给。若给予 0.1 mmol 的等渗盐酸盐溶液,必须选用中心静脉,匀速滴入,先给予 1/2,根据病情再决定后续补充量。补氯量可用以下公式计算:补氯量(mmol)＝(100－实测血氯)×体重(kg)×0.2。

(3) 禁忌证　① 对任何成分过敏者禁用。② 高氯性酸中毒、肾功能不全及无尿患者禁用。③ 爆发性肝衰竭患者,因体内缺乏精氨酸酶不宜使用本品。

(4) 剂量和用法　用 5% 葡萄糖注射液 1 000 mL 溶解稀释后应用。静脉滴注一次 15～20 g,在 4 h 内滴完。

(5) 不良反应　① 盐酸盐(10% 溶液)内氯离子含量为 47.5 mmol/100 mL,可引起高氯性酸血症,肾功能减退者或大剂量使用时更易发生酸中毒。② 少数患者可出现过敏反应。③ 静脉滴注过快可引起流涎、面部潮红及呕吐等。④ 有报道肝肾功能不全或糖尿病患者使用本品可引起高钾血症。⑤ 静脉滴注本品可引起肢体麻木和头痛、恶心、呕吐及局部静脉炎,静脉给予大剂量精氨酸可使外周血管扩张而引起低血压。

(6) 注意事项　① 不含钠离子,适用于不宜用谷氨酸钠的患者。② 高氯性酸中毒、肾功能不全及无尿患者禁用。③ 爆发性肝衰竭患者,因体内缺乏精氨酸酶不宜使用本品。④ 用药期间宜监测血气分析、酸碱平衡和电解质,有酸中毒和高钾血症者不宜使用。

抗恶心、呕吐药

术后恶心呕吐(postoperative nausea and vomiting,PONV)是手术麻醉后常见的并发症,其发生率约为30%,高危人群的PONV发生率高达80%。PONV影响患者术后康复。根据抗恶心呕吐药的作用部位可分为:① 组胺受体拮抗剂(H₁受体拮抗剂:苯海拉明、茶苯海明、异丙嗪、赛克力嗪等);② 毒蕈碱受体拮抗剂(东莨菪碱、阿托品及苯海索);③ 多巴胺受体拮抗剂(氟哌利多和甲氧氯普胺);④ 皮质醇激素类(地塞米松);⑤ 5-HT₃受体拮抗剂(昂丹司琼、格拉司琼、雷莫司琼和托烷司琼等);⑥ 神经激肽1受体拮抗剂(阿瑞吡坦);⑦ 其他种类药物。

专家共识推荐:如果患者没有预防性用药,第一次出现PONV时,应开始小剂量5-HT₃受体拮抗药治疗。5-HT₃受体拮抗药的治疗剂量通常约为预防剂量的1/4,昂丹司琼1 mg、多拉司琼12.5 mg、格拉司琼0.1 mg和托烷司琼0.5 mg。也可给予地塞米松2~4 mg,氟哌利多0.625 mg或异丙嗪6.25~12.5 mg。患者在PACU内发生PONV时,可考虑静脉注射丙泊酚20 mg治疗。

不同类型抗PONV药联合应用可阻断多种中枢神经系统受体,疗效优于单一药物。由于采用最低有效剂量,药物的副作用发生率也减少。推荐联合用药预防PONV,例如5-HT₃受体拮抗药(昂丹司琼、帕洛诺司琼)+地塞米松,5-HT₃受体拮抗药(昂丹司琼、帕洛诺司琼)+阿瑞吡坦,阿瑞吡坦+地塞米松,5-HT₃受体拮抗药(昂丹司琼、帕洛诺司琼)+氟哌利多,昂丹司琼+氟哌啶醇,昂丹司琼+倍他司汀,雷莫司琼+加巴喷丁,地塞米松+氟哌啶醇,氨磺必利+1种非多巴胺能止吐药,地塞米松+茶苯海明。5-HT₃受体抑制剂与氟哌利多和地塞米松联合应用时效果最好。

24.1 氟哌利多

24.1.1 药理作用

氟哌利多(氟哌啶)作用于极后区D_2受体,其预防PONV效果与昂丹司琼、地塞米松相当。小剂量（＜1 mg 或＜0.15 mg/kg）是氟哌利多预防 PONV 的有效剂量，0.25 mg、0.625 mg、1 mg 和 1.25 mg 剂量之间的差异无统计学意义，但此剂量的氟哌利多可导致焦虑不安、静坐不能和肌张力障碍。QT 间期延长和恶性室性心律失常是氟哌利多最常见的不良反应，并因此于 2001 年被 FDA 列入黑箱警告。最近研究认为，小剂量的氟哌利多用于预防 PONV 并不升高心律失常和心脏死亡发生率，提示将其用于预防 PONV 是安全的。静脉注射氟哌多后大部分与血浆蛋白结合，半衰期（$t_{1/2}$）约为 2.2 h。主要在肝脏代谢，代谢物大部分经尿排出，少部分由粪便排出。

24.1.2　适应证

（1）镇静作用　增强镇痛药的镇痛作用，与芬太尼合用静脉注射时，可使患者产生特殊麻醉状态，称为神经安定镇痛术，用于大面积烧伤换药，各种内窥镜检查。

（2）抗恶心呕吐作用　用于防治围术期恶心呕吐。

24.1.3　禁忌证

（1）QT 间期延长和低血压患者。

（2）基底神经节病变、帕金森病、帕金森综合征、严重中枢神经抑制状态者、抑郁症及过敏患者。

24.1.4　剂量和用法

氟哌利多 2.5 mg 易导致镇静，推荐小剂量（0.625～1.25 mg）使用，能有效预防 PONV，临床常用剂量为 0.25～1 mg，与昂丹司琼 4 mg 一样有效。

24.1.5　不良反应

（1）锥体外系反应较重且常见，急性肌张力障碍在儿童和青少年更易发生，出现明显的扭转痉挛，吞咽困难，不能静坐及类帕金森病。

（2）可能引起低血压，可出现口干、视物模糊、乏力、便秘、出汗等。

（3）可引起血浆中泌乳素浓度增加，可能有关的症状为：溢乳、男子女性化乳房、月经失调、闭经。

（4）少数患者可能引起抑郁反应。

（5）可引起注射局部红肿、疼痛、硬结。偶见过敏性皮疹及恶性综合征。

24.1.6　注意事项

（1）与其他中枢神经系统抑制药合用，可使中枢抑制作用增强；与抗高血压药合用，易致体位性低血压。

（2）属于酰苯类抗精神病药　抗精神病作用与其阻断脑内多巴胺受体，并可促进脑内多巴胺的转化有关，其特点是体内代谢快，作用维持时间短，还具有安定和增强镇痛作用。

（3）慎用情况　心脏病尤其是心绞痛、药物引起的急性中枢神经抑制、癫痫、肝功能损害、青光眼、甲亢或恶性甲状腺肿、肺功能不全、肾功能不全及尿潴留。

（4）孕妇慎用　哺乳期妇女用药期间应停止哺乳。

24.2　甲氧氯普胺

24.2.1　药理作用

甲氧氯普胺（胃复安）具有中枢及外周双重作用，阻断中枢化学感受器触发区（CTZ）多巴胺 D_2 受体发挥止吐作用，较大剂量时也作用于 5-HT 受体，产生止吐作用。其外周作用表现为阻断胃肠多巴胺受体，增加胃肠运动，可引起从食管到近端小肠平滑肌运动，增加贲门括约肌张力，松弛幽门，加速胃的正向排空。治疗剂量（10 mg，IV）时，20％患者出现嗜睡、疲倦等轻微反应。大剂量应用可引起明显的锥体外系症状、男性乳房发育等。

静脉注射后 1～3 min 起效，作用持续时间一般为 1～2 h。进入血液循环后，13％～22％的药物迅速与血浆蛋白（主要为白蛋白）结合。经肝脏代谢，半衰期一般为 4～6 h，根据用药剂量大小有所不同，肾衰竭或肝硬化患者的半衰期延长。本药经肾脏排泄，约 85％以原形及葡萄糖醛酸结合物形式随尿排出，也可随乳汁排泄。容易透过血-脑脊液屏障和胎盘屏障。

24.2.2　适应证

甲氧氯普胺注射液具有止吐作用，可用于：① 化疗、放疗、手术、颅脑损伤、脑外伤后遗症、海空作业以及药物引起的呕吐。② 治疗急性胃肠炎、胆道胰腺炎症、尿毒症及胃肠道术中和术后的恶心、呕吐。③ 诊断性十二指肠插管前用，有助于顺利插管，可减轻恶心、呕吐反应。

24.2.3　禁忌证

（1）禁用　对普鲁卡因或普鲁卡因胺过敏者；癫痫发作的频率与严重性均可因用药而增加；胃肠道出血、机械性肠梗阻或穿孔，可因用药使胃肠道的动力增加，病情加重；嗜铬细胞瘤可因用药出现高血压危象；不能用于因行化疗和放疗而呕吐的乳癌患者。

（2）慎用　肾功能障碍时丧失了与蛋白结合的能力；可使锥体外系反应危险性增加，用量应减少。

24.2.4 用法用量

常用的剂型：10 mg/2 mL。成人，一次 10～20 mg，一日剂量不超过 0.5 mg/kg；小儿，6 岁以下每次 0.1 mg/kg，6～14 岁一次 2.5～5 mg。肾功能不全者，剂量减半。

24.2.5 不良反应

（1）常见的不良反应为昏睡、烦躁不安、疲怠无力。

（2）少见的不良反应为乳腺肿痛、恶心、便秘、皮疹、腹泻、睡眠障碍、眩晕、严重口渴、头痛、容易激动。

（3）用药期间出现乳汁增多，由于催乳素的刺激所致。

（4）静脉注射可引起直立性低血压。

（5）大剂量长期应用可能因阻断多巴胺受体，使胆碱能受体相对亢进而导致锥体外系反应（特别是年轻人），可出现肌震颤、发音困难、共济失调等。

24.2.6 注意事项

吩噻嗪类药物能增强甲氧氯普胺的锥体外系副作用，不宜合用；抗胆碱药（阿托品、丙胺太林、颠茄等）能减弱甲氧氯普胺增强胃肠运动功能的效应，能增加对乙酰氨基酚、氨苄西林、左旋多巴、四环素等的吸收速率，地高辛合用时应减少甲氧氯普胺的剂量。

24.3 地塞米松

24.3.1 药理作用

单一应用地塞米松可以减少 25% 的 PONV 的发生，与其他抗 PONV 药物合用还能起到增强作用。皮质醇激素类抗 PONV 的机制可能是其抗炎性。地塞米松可以阻碍花生四烯酸的释放，而花生四烯酸是不同炎性反应的中间介质。有研究表明，皮质醇激素类可以作用于孤束核里的中枢皮质醇激素受体，也可作用于 5-HT$_3$ 受体，故当激素与 5-HT$_3$ 受体拮抗剂合用时起到增强作用。

24.3.2 适应证

围术期抗恶心、呕吐。

24.3.3　禁忌证

（1）活动性胃、十二指肠溃疡及新近胃肠吻合术后。

（2）较重的骨质疏松。

（3）严重的高血压和糖尿病。

（4）未能用药物控制的病毒、细菌、真菌感染。

（5）血栓性静脉炎和活动性肺结核。

24.3.4　剂量和用法

地塞米松用于止吐的经典给药剂量是 4 或 10 mg，两者的疗效相同，而 4 mg 的不良反应更小，因此急诊麻醉协会（society for ambulatory anesthesia，SAMBA）建议剂量是 4 mg。国内地塞米松静脉制剂为 5 mg/支，一般推荐麻醉诱导前静脉注射 5 mg。

24.3.5　不良反应

皮质醇激素的不良反应包括术后高血糖和伤口感染。已经有确切的研究表明，在注射皮质醇激素后可引起肥胖患者的糖耐量异常和更加不易控制的糖尿病。然而，研究发现，地塞米松预防性用于 PONV 不会增加术后外科伤口感染。

24.3.6　注意事项

能导致瘙痒，可改为诱导期间或诱导后给药。

24.4　5-HT$_3$受体拮抗剂

24.4.1　药理作用

5-HT 受体 90% 存在于消化道（肠黏膜下和肠嗜铬细胞），1%～2% 存在于中枢化学感受器触发带。化疗和术后导致的呕吐与胃肠道黏膜下 5-HT$_3$激活有关。5-HT$_3$受体拮抗剂是当前应用最广泛的防治 PONV 的药物，可能的机制是与 5-HT$_3$受体结合作用于外周胃肠迷走传入神经和中枢极后区。该类药不良反应少而轻，可出现便秘、腹泻、头晕、头痛。由于选择性高，无锥体外系反应、过度镇静等副作用。不推荐使用多次治疗剂量，如果无效应试用另一类药物。

24.4.2　常用药物

第一代 5-HT$_3$受体拮抗剂包括昂丹司琼、格拉司琼、托烷司琼等药物。在等效剂量下预防 PONV 时效果相当。常见的不良反应有头痛、脸红、便秘、肝酶升高和心动过缓。所有这些药物都可能引起心肌动作电位时程延长,尤其是 QT 间期,因此应避免用于有 QT 间期延长风险的患者。

24.4.2.1　昂丹司琼

(1) 药理作用　昂丹司琼是 1986 年首个上市的高选择性 5-HT$_3$ 受体拮抗剂,对放化疗所致呕吐疗效显著(有效率为 69%～85%)。口服吸收迅速,生物利用度约 60%。单次口服 8 mg 后 1.5 h 血药浓度达峰值(30 ng/mL)。口服后迅速分布到全身各组织,血浆蛋白结合率为 70%～76%,表观分布容积(Vd)为 140 L,并可经乳汁分泌。药物经口服与静脉注射在体内的代谢相似,主要经肝脏代谢,通过肝 P450 酶系统代谢的,凡是能诱导或抑制该酶系都有可能改变其清除率,因而也改变了半衰期,半衰期 β 相约为 3 h。代谢产物主要自粪便和尿液中排泄,其中 50% 以内以原形自尿排出。重复给药不会改变其药代动力学。

(2) 禁忌证　有过敏史或对昂丹司琼过敏者;胃肠道梗阻患者。

(3) 剂型　注射剂:4 mg/2 mL 和 8 mg/4 mL;片剂或胶囊:4 mg 和 8 mg。

(4) 剂量和用法　① 口服。治疗由化疗和放疗引起的恶心、呕吐:对可引起中度呕吐的化疗和放疗,应在治疗前 1～2 h 口服 8 mg,之后间隔 12 h 口服 8 mg。为避免治疗后 24 h 出现恶心呕吐,应持续让患者服药,每次 8 mg,每日 2 次,连服 5 天。预防或治疗手术后呕吐:于麻醉前 1 h 口服 8 mg,之后每隔 8 h 口服 8 mg,共 2 次。② 静脉注射。治疗由化疗和放疗引起的恶心、呕吐时,对可引起中度呕吐的化疗和放疗,应在患者接受治疗前,缓慢静脉注射 8 mg;对可引起严重呕吐的化疗和放疗,应在治疗前缓慢静脉注射昂丹司琼 8 mg,之后间隔 2～4 h 再缓慢静脉注射 8 mg,共 2 次。上述两种情况,为避免治疗后 24 h 出现恶心呕吐,均应持续让患者用药,每次 8 mg,每日 2 次,连用 5 d。③ 静脉持续输注。治疗由化疗和放疗引起的严重呕吐:将昂丹司琼加入 50～100 mL 生理盐水中于化疗前静脉滴注,输注时间为 15 min。对可能引起严重呕吐的化疗,也可于治疗前将昂丹司琼与 20 mg 地塞米松磷酸磷酸钠合用静脉注射,以增强昂丹司琼的疗效。为避免治疗后 24 h 出现恶心呕吐,应持续让患者用药,每次 8 mg,每日 2 次,连用 5 d。预防手术后呕吐:一般可于麻醉前诱导的同时静脉滴注 4 mg。治疗手术后呕吐:可缓慢静脉滴注 4 mg 进行治疗。昂丹司琼联合氟哌利多有效,且不会引起额外的 QT 间期延长。与地塞米松或甲氧氯普胺合用,效果更好。

(5) 不良反应　头痛(5%～27%),腹泻(<1%～16%),便秘(<1%～9%),发热(1%～8%),不适或疲乏(0～13%),肝酶增高(1%～5%)。大剂量昂丹司琼可能引起 QT 间期延长,2012 年美国食品药品管理局(FDA)宣布,由于考虑到心脏问题风险,单一静脉注射 32 mg 昂丹司琼已被禁止。

24.4.2.2　格拉司琼

1991 年在法国上市,该药是一种高选择性、高效且作用持久的 5-HT$_3$ 受体拮抗剂,格拉司琼对 5-HT$_3$ 受体亲和力比其他受体高 13 000 倍,临床表明化疗前 30 min 应用格拉司琼是预防及减轻胃肠道反应的最佳时间;半衰期约为 9 h,但个体差异较大。大部分药物在肝脏由肝微粒体酶 P4503A 代谢,8%～9% 的原形药物及 70% 代谢产物从尿中排出,其余以代谢物形式从粪便排出。在预防中高催吐化疗药物所致呕吐中,格拉司琼国外推荐剂量为第 1～3 天,口服 2 mg,每天 1 次或 1 mg,每天 2 次,或静脉用 1 mg 或 0.01 mg/kg。解救性治疗同上。而国内常用的剂量是静脉用 3 mg,每天 1 次。格拉司琼透皮贴剂是格拉司琼预防化疗相关呕吐的新剂型,其作用持续长达 5 d。格拉司琼 34.3 mg/52 cm(贴片),每 24 h 释放 3.1 mg 药物。化疗前 24～48 h 将透皮贴片贴于清洁、干燥、完整健康上臂皮肤上,根据化疗给药方案可保留 7 天。

24.4.2.3 托烷司琼

托烷司琼,结构主环接近 5-HT,具有高度特异性,清除半衰期为 7～10 h,代谢异常者可延至 45 h。有未控制高血压的患者应用托烷司琼应避免 10 mg 以上剂量,以免引起血压进一步升高的危险。肝肾功能不全者慎用;与利福平或其他肝酶诱导剂合用,可使托烷司琼的代谢加快,血药浓度降低。

托烷司琼目前缺乏大型临床证据证明其临床有效性,其预防化疗所致恶心呕吐的证据和推荐级别为 2B。推荐只在第 1 天静脉用或口服 5 mg。

24.4.2.4 多拉司琼

多拉司琼的活性代谢产物在肝脏中经 CYP2D6 和 CYP3A 进一步代谢,后随尿液和粪便排出,半衰期约为 8 h。在预防中高催吐化疗药物所致呕吐中,多拉司琼推荐剂量为 100 mg 口服,每天 1 次。解救性治疗推荐剂量同上。2010 年 FDA 通告:甲磺酸多拉司琼的注射剂型不应再用于预防化疗所致的恶心呕吐。最新数据表明,该注射剂能引起致命性的心律失常(尖端扭转型室速)。有心律异常或潜在心脏疾病的患者发生心律失常的风险较高。多拉司琼可导致剂量依赖型 QT、PR 及 QRS 间期延长。

24.4.2.5 雷莫司琼

雷莫司琼清除呈双相性降低,半衰期约为 5 h,给药后 24 h 内尿中原形药物排泄率为给药量的 16%～22%。雷莫司琼有口腔内崩解片 0.1 mg 和注射剂 0.3 mg(2 mL)两种剂型。成人口腔内崩解给药 0.1 mg,静脉注射给药 0.3 mg,每天 1 次,另外可根据年龄、症状不同适当增减用量。效果不明显时,可以追加给药相同剂量,但日用量不可超过 0.6 mg。偶可引起休克、过敏样症状(发生率不明确)以及癫痫样发作。

24.4.2.6 阿扎司琼

阿扎司琼清除呈双相性降低,半衰期约为 4.3 h,约 64.3% 原形药于 24 h 内由尿液排出。成人常用量为静脉注射 10 mg,每天 1 次。老年及肾功不全者,应慎用或减量。因缺乏儿童用药安全性研究,故儿童禁用。该药遇光易分解,启封后应迅速使用并避光。

24.4.2.7 **帕洛诺司琼**

（1）药理作用 帕洛诺司琼是第二代高选择性、高亲和性 5-HT 受体拮抗药，半衰期长达 40 h。和第一代 5-HT$_3$ 受体拮抗药相比，帕洛诺司琼具有独特的、更强的受体亲和力，以及更长的半衰期（40 h）。此外，帕洛诺司琼还有独一无二的作用，即可促进 5-HT$_3$ 受体长时间的内化，降低 P 物质和 NK$_1$ 受体的活性。研究表明：0.075 mg 帕洛诺司琼可有效预防术后 24 h 内 PONV 的发生，其效应与 4 mg 昂丹司琼相似。临床剂量不受年龄、肝肾功能影响，对 QT 间期无明显影响。

帕洛诺司琼的生物利用度为 80%～90%，达峰时间为 2～3 h，$t_{1/2}$ 为 40 h，血浆蛋白结合率为 60%～90%，量效关系不呈线性。约 50% 在肝内经 CYP2D6 酶代谢，代谢物为 6-S-羟基帕洛诺司琼和 N-O-帕洛诺司琼，两者皆无临床活性。约 80% 的帕洛诺司琼在 144 h 内经肾排出，其中有 40% 属于原形药物，代谢产物约占 50%。尚不清楚帕洛诺司琼是否经乳汁分泌。与其他延长 QT 间期的药物合用，可加重 QT 间期延长的症状。

（2）适应证 预防和治疗恶心呕吐，尤其是化疗引起的恶心呕吐。

（3）禁忌证 有过敏史者禁用；不推荐儿童使用。使用其他 5-HT$_3$ 受体拮抗药过敏或发生其他严重不良反应者；心血管疾病的患者；有使心脏传导间期延长的危险因素（如低钾血症、低血镁症、原发性 QT 综合征、抗心律失常或其他可引起 QT 间期延长的药物、既往使用过蒽环类抗生素）的患者慎用。

（4）剂量和用法 建议麻醉诱导前 0.075 mg 静脉注射。① 预防化疗诱发的呕吐：化疗前约 30 min 给药，单剂 250 μg，30 s 注射完。② 预防子宫切除术后的恶心和呕吐：手术结束前 20～30 min，注射 30 μg/kg，30 s 注射完。此剂量可降低呕吐的发生率和术后 24 h 对止吐药的需求。

（5）不良反应发生率及严重程度与昂丹司琼或多拉司琼相似。

（6）注意事项 对于患有或可能发展为心脏传导间期延长的患者（低钾血症或低镁血症患者，服用利尿药而导致电解质异常者，先天性 QT 综合征患者，服用抗心律失常或其他药物导致 QT 间期延长的患者，和给予累积高剂量蒽环类药物治疗者）。尤其是 QTC 延长的患者应谨慎使用帕洛诺司琼。

24.5 阿瑞吡坦

24.5.1 药理作用

阿瑞吡坦对 NK$_1$ 受体具有选择性和高亲和性，通过与 NK$_1$ 受体结合来阻滞 P 物质的作用而发挥止吐作用，是应用最广泛的 NK$_1$ 受体拮抗剂，通常在麻醉诱导前 1～2 h 单次口服 80 mg 或 125 mg。有研究对比了口服阿瑞吡坦和静脉给予昂丹司琼对于防治恶心呕吐的效果,发现阿瑞吡坦可以显著降低术后呕吐发生率,但两者在降低恶心发生率方面的差异无统计学意义。此外,阿瑞吡坦在多模式预防 PONV,尤其是预防呕吐方面是有效的。

口服阿瑞吡坦胶囊,约 4 h 达到血药浓度峰值;平均绝对生物利用度 60%～65%,不受食物的影响。给予第 1 日 125 mg 和第 2～3 日 80 mg 阿瑞吡坦后,Tmax 均为 4 h。本品血浆蛋白结合率为 95%,稳态时其平均表观分布体积(V)为 70 L,且可穿过大鼠和家兔的胎盘以及人的血脑屏障。本品在体内可广泛代谢,主要通过 CPY3A4,少部分通过 CPY1A2 和 CPY2C9 进行;其代谢部位主要是结构中的吗啉环和侧链。在血浆中,存在至少 7 种代谢物,但基本无药理作用。主要是通过代谢消除,不通过肾脏排泄,其血浆清除率在 62～90 mL/min 范围内,半衰期为 9～13 h。

24.5.2 适应证

防治化疗后诱发的恶心呕吐。阿瑞吡坦也用于治疗重度抑郁症。

24.5.3 禁忌证

过敏及服用匹莫齐特、特非那定、阿司咪唑和西沙必利者禁用。

24.5.4 剂量和用法

阿瑞吡坦用于化疗恶心和呕吐时,常与昂丹司琼(仅首日使用)及地塞米松合用。具体用法如下:对化疗诱发的恶心和呕吐,初始剂量为首日 125 mg,化疗前 1 h 服用;第 2～3 天每日 80 mg。化疗前 30 min,静脉注射昂丹司琼 16 mg,服用地塞米松 12 mg,第 2～4 天早晨,再服用地塞米松 8 mg。用于重度抑郁症(伴焦虑)每次 300 mg,每日 1 次。但疗效尚不明确,以上无需根据性别或种族调整剂量。

24.5.5 不良反应

胃肠道反应:阿瑞吡坦用于预防化疗引起的呕吐时,可能会引起腹泻,但还缺乏明确的因果关系。中枢神经系统:本药可引起嗜睡和虚弱(或缺乏),但统计学意义不明显。泌尿生殖系统:可出现性功能障碍。呼吸系统:本药用于预防化疗引起的呕吐时,可引起呃逆,但临床意义不明确。皮肤:偶见史-约综合征、荨麻疹和血管性水肿。肝脏:阿瑞吡坦用于预防化疗引起的呕吐时,可使血清氨基转移酶升高,但临床意义尚不明确。未见肝毒性的报道。

24.5.6 注意事项

目前尚无长期安全性研究,故不推荐长期服用。与华法林并用时,可导致凝血时间的国际标准化比值(INR)缩短,因此并用时应严密监控 INR 值,尤其是治疗后 7～10 d。

24.6　5-HT$_3$受体拮抗剂小结

表 24-1 是常用的 5-HT$_3$受体拮抗剂的药代学特性,表 24-2 是各药的不良反应。表 24-3 是各药临床应用特点。

表 24-1　常用的 5-HT$_3$受体拮抗剂药代学比较

药物名称	生物利用度(%)	达峰时间(h)	血浆峰浓度(μg/mL)	血浆半衰期(h)	血浆蛋白结合率(%)	排泄途径(%)
昂丹司琼	59～60	1.5～2	0.03	3.2～4	70～76	50～55 尿液 40～45 粪便
格拉司琼	60～65	2	0.014～0.043	3.1～5.9	60～90	70～75 尿液 10～15 粪便
托烷司琼	60～95	2～3.5	0.022～0.029 0.082～0.084	8.6～41.9(口服); 7.3～30.3(静脉注射)	71	70～85 尿液 10～15 粪便
阿扎司琼	53(直肠); 22(口服)	0.18;1～2	0.022～0.195	α 0.13;β 4.3		65 尿液
多拉司琼	—	2		8	56	65～70 尿液 15～20 粪便
帕洛司琼	80～90	2～3	—	43.7～128	60～90	60～70 尿液

表 24-2　5-HT$_3$受体拮抗剂的不良反应

	昂丹司琼	托烷司琼	格拉司琼	雷莫司琼	阿扎司琼	帕洛诺司琼
头痛、发热	++	++	++	++	++	++
腹泻、腹痛	++	++	++	++	+	+
便秘	++	++	++	++	+	—
皮疹、皮炎	++	++	—		++	+
急性张力障碍	++	++			++	
肝酶升高	++	++	++	++	++	
支气管痉挛	+	—				
心动过速、心悸	+	—	+		+	+
低血钾症	+					+、高钾+

	昂丹司琼	托烷司琼	格拉司琼	雷莫司琼	阿扎司琼	帕洛诺司琼
癫痫发作	＋	－	－	＋	－	－
胸痛	＋	－	－	－	－	－
血压	－	＋	＋	－	－	＋
呃逆	＋	－	＋	－	＋	－
过敏症状	＋	＋	＋	＋	＋	－

注：＋发生；＋＋易发生；－未见

表 24 - 3　5-HT₃受体拮抗剂的临床应用特点

药　品	受体亲和力	受体作用方式	半衰期	量效反应曲线	肝损伤	肾损伤	最大剂量	禁忌
昂丹司琼	$5-HT_1$ 或 $5-HT_2$受体也可结合，但与 $5-HT_3$ 受体亲和力是其他受体的 $250\sim500$ 倍。拮抗外周和中枢的 $5-HT_3$受体	可逆性	3 h	超过一定剂量后剂量与疗效差异无统计学意义。大剂量昂丹司琼可能引起 QT 间期延长	肝功能中至重度每天剂量＜8 mg	无需调整	中、重度肝损伤剂量＜8 mg/d	心功能不全、胃肠道梗阻
格拉司琼	与其他受体结合亲和力极低，与 $5-HT_3$ 受体亲和力是其他受体的 $4\,000\sim40\,000$ 倍	不可逆	$3.1\sim5.9$ h	超过一定剂量后剂量与疗效差异无统计学意义	无需调整	无需调整	＜9 mg/d	胃肠道梗阻
托烷司琼	只与 $5-HT_3$受体结合而与其他 $5-HT$ 受体无亲和力	不可逆	快代谢型 $t_{1/2}$ 为 7 h，慢代谢型 $t_{1/2}$ 为 30 h	线性量效关系。与 CYP2D6 相关,分为快、慢代谢型	剂量减少50%	剂量减少50%	高血压未控制患者＜10 mg/d	高血压未控制患者慎用
多拉司琼（2010FDA 甲磺酸多拉司琼注射剂型不在应用于预防化疗所致的恶心呕吐）	代谢产物氢多拉司琼与 $5-HT_3$ 受体亲和力是母体的 $23\sim64$ 倍	不可逆	8 h	超过一定剂量后剂量与疗效差异无统计学意义。剂量依赖型 QT、PR 及 QRS 间期延长	—	—	高血压未控制患者＜100 mg/d	高血压未控制患者＜100 mg/d

续　表

药　品	受体亲和力	受体作用方式	半衰期	量效反应曲线	肝损伤	肾损伤	最大剂量	禁忌
阿扎司琼	有效的、选择性的 5-HT$_3$ 受体阻断剂,对其他受体几乎没有亲和力	不可逆	7.3 h	药动学呈线性,双相消除。$T_{1/2\alpha}$ 0.13 h,$T_{1/2\beta}$ 4.3 h	—	减量50%	不明确	对本药过敏
雷莫司琼	选择性 5-HT$_3$ 受体拮抗剂,亲和力是昂丹司琼的 100 倍	不可逆	$T_{1/2\beta}$ 4.33~5.78 h	效果不明显时可追加给药剂量,但不超过 0.6 mg/d	—	—	<0.6 mg/d	对本药过敏
帕洛诺司琼	只与 5-HT$_3$ 受体结合而与其他亚型无亲和力。与 5-HT$_3$ 受体结合后可启动正反馈机制,即与受体结合越多,亲和力越强。还可诱导 5-HT$_3$ 受体内化,导致细胞表面 5-HT$_3$ 受体数量减少,延长作用时间	5-HT3 变构性拮抗剂;2 个结合位点;正协同反应位点亲和力彼此增强,即使与受体分离仍长效抑制,受体数目减少	40 h	增加剂量,疗效不增加	无需调整	无需调整	0.75 mg	对本药过敏

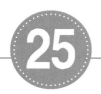

激素和抗组胺药

麻醉、疼痛及围术期常用激素,发挥其抗炎、抗过敏等作用,围术期医师应掌握治疗适应证和适应证,制定正确、合理给药方案,以期取得最佳疗效。

25.1 糖皮质激素

糖皮质激素具有重要的生理作用,可影响糖、蛋白质、脂肪代谢及水和电解质代谢。该类药物另有广泛的治疗作用,如抗炎、免疫抑制、抗休克、抗毒素、增强机体应激能力等,作用与用药种类、剂量、时长等密切相关。麻醉与围术期应合理使用糖皮质激素,减少其不良效应。

25.1.1 药理作用

(1)抗炎作用 糖皮质激素有强大的抗炎作用,能对抗各种原因如物理、化学、生理、免疫等所引起的炎症。在炎症早期可减轻渗出、水肿、毛细血管扩张、白细胞浸润及吞噬反应,从而改善红、肿、热、痛等症状;在后期可抑制毛细血管和成纤维细胞的增生,延缓肉芽组织生成,防止糖连及瘢痕形成,减轻后遗症。但必须注意,炎症反应是机体的一种防御功能,炎症后期的反应更是组织修复的重要过程。因此,糖皮质激素在抑制炎症、减轻症状的同时,也降低机体的防御功能,可致感染扩散、阻碍创口愈合。糖皮质激素的靶细胞广泛分布于肝、肺、脑、骨、胃肠平滑肌、骨骼肌、淋巴组织、成纤维细胞、胸腺等处。各类细胞中受体的密度也各不相同。

(2)免疫抑制作用 对免疫过程的许多环节均有抑制作用。首先抑制巨噬细胞对抗原的吞噬和处理。其次,对敏感动物由于淋巴细胞的破坏和解体,使血中淋巴细胞迅速减少;糖皮质激素对人也引起暂时性淋巴细胞减少,其原因可能与淋巴细胞移行至血液以外的组织有关,而不是淋巴细胞溶解所致。

(3)抗休克作用 皮质激素可用于各种严重休克,特别是过敏性休克的治疗。其作用与4项因素有关:① 扩张痉挛收缩的血管和增强心脏收缩;② 降低血管对某些缩血管活性物质的敏感性,使微循环血流动力学恢复正常,改善休克状态;③ 稳定溶酶体膜,减少心肌抑制因子(myocardio-depressant factor,MDF)的形成。④ 提高机体对细菌内毒素的耐受力。保护动物耐受脑膜炎双球菌、大肠杆菌等内毒素致死量数倍至数十倍。目前认为感染性休克用常规剂量治疗。

(4) 其他作用 ① 血液与造血系统：皮质激素能刺激骨髓造血机能,使红细胞和血红蛋白含量增加,大剂量可使血小板增多并提高纤维蛋白原浓度,缩短凝血时间;促使中性白细胞数增多,但却降低其游走、吞噬、消化及糖酵解等功能,因而减弱对炎症区的浸润与吞噬活动。对淋巴组织也有明显影响,在肾上腺皮质功能减退者,淋巴组织增生,淋巴细胞增多;而在肾上腺皮质功能亢进者,淋巴细胞减少,淋巴组织萎缩。② 中枢神经系统：能提高中枢神经系统的兴奋性,出现欣快、激动、失眠等,偶可诱发精神失常。大剂量对儿童能致惊厥。③ 消化系统：糖皮质激素能使胃酸和胃蛋白酶分泌增多,提高食欲,促进消化,但大剂量应用可诱发或加重溃疡病。

常用糖皮质激素的药代和药效学见表 25-1。

表 25-1　常用糖皮质激素类药物的比较

类别	药　物	对受体的亲和力*	水盐代谢(比值)	糖代谢(比值)	抗炎作用(比值)	等效剂量(mg)	半衰期(min)	半效期(h)	一次口服常用量(mg)
短效	氢化可的松	1	1.0	1.0	1.0	20	90	8～12	10～20
	可的松	0.01	0.8	0.8	0.8	25	90	8～12	12.5～25
中效	泼尼松	0.05	0.6	3.5	3.5	5	>200	12～36	2.5～10
	泼尼松龙	2.2	0.6	4.0	4.0	5	>200	12～36	2.5～10
	甲泼尼龙	11.9	0.5	5.0	5.0	4	>200	12～36	2.0～8
	曲安西龙(去炎松)	1.9	0	5.0	5.0	4	>200	12～36	2.0～8
长效	地塞米松	7.1	0	30	30	0.75	>300	36～54	0.75～1.5
	倍他米松	5.4	0	30～35	25～35	0.60	>300	36～54	0.6～1.2
外用	氟氢可的松	3.5	125		12				
	氟氢松	1			40				

* 胎儿肺细胞

25.1.2　临床应用的基本原则

(1) 合理应用 ① 掌握治疗适应证和禁忌证。② 正确、合理给药方案。

(2) 给药剂量 给药剂量(以泼尼松为例)可分为以下几种情况：① 长期服用维持剂量：2.5～25.0 mg/d;② 小剂量：<0.5 mg/(kg·d);③ 中等剂量：0.5～1.0 mg/(kg·d);④ 大剂量：大于 1.0 mg/(kg·d);⑤ 冲击剂量：(以甲泼尼龙为例)7.5～30.0 mg/(kg·d)。

（3）不同疾病的疗程　① 冲击治疗：疗程多短于 5 d。适用于危重症患者的抢救，如暴发型感染、过敏性休克、严重哮喘持续状态、过敏性喉头水肿、狼疮性脑病、重症大疱性皮肤病、重症药疹、急进性肾炎等。冲击治疗须配合其他有效治疗措施，可迅速停药。② 短程治疗：疗程短于 1 个月，包括应激性治疗。适用于感染或变态反应类疾病。短程治疗须配合其他有效治疗措施，停药时需逐渐减量至停药。③ 中程治疗：疗程 3 个月以内。适用于病程较长且多器官受累性疾病，如风湿热等。生效后减至维持剂量，停药时需要逐渐递减。④ 长程治疗：疗程大于 3 个月。适用于器官移植后排斥反应的预防和治疗、多器官受累的慢性自身免疫病等。⑤ 终身替代治疗：适用于原发性或继发性慢性肾上腺皮质功能减退症，并于各种应激情况下适当增加剂量。

（4）重视综合治疗　糖皮质激素治疗仅是疾病综合治疗的一部分，应结合患者实际情况，联合应用其他治疗手段，如严重感染患者，在积极有效的抗感染治疗和各种支持治疗的前提下，为缓解症状，确实需要的可使用糖皮质激素。

（5）监测不良反应　在使用中应密切监测不良反应，如感染、代谢紊乱（水电解质、血糖、血脂）、体重增加、出血倾向、血压异常、骨质疏松、股骨头坏死等，小儿应监测生长和发育情况。

（6）注意停药反应　① 停药反应：长期中或大剂量使用糖皮质激素时，减量过快或突然停用可出现肾上腺皮质功能减退样症状，危重者甚至发生肾上腺皮质危象，需及时抢救。长期用激素者围术期应增加剂量。② 反跳现象：在长期使用糖皮质激素时，减量过快或突然停用可使原发病复发或加重，应恢复糖皮质激素治疗并常需加大剂量，稳定后再慢慢减量。

25.1.3　糖皮质激素的应用

（1）围术期的替代治疗　术前因为内科疾病需持续服用糖皮质激素患者，原则上不停药，改为等效剂量的静脉制剂于麻醉诱导后补给，或根据内分泌科的会诊意见酌情处理。长期应用糖皮质激素治疗将抑制下丘脑-垂体-肾上腺轴，抑制程度取决于激素应用剂量及疗程，此类患者围术期均需要维持常规剂量治疗。需要在围术期进行激素补充治疗的情况有：HPA 轴明显抑制或存在抑制高风险且行大中型手术的患者（表 25 - 2）。

表 25 - 2　根据操作确定的手术应激和推荐的糖皮质激素剂量

手术类型	举　例	推荐糖皮质激素剂量
小型	口腔牙齿手术 活检、手部手术 斜疝修补 结肠镜、刮宫术	常规日常剂量

续　表

手术类型	举　例	推荐糖皮质激素剂量
中型	外周血管重建术	常规日常剂量和
	关节置换术	氢化可的松 50 mg 静脉滴注术前；
	胆囊、结肠手术	氢化可的松 25 mg 静脉滴注 8 h/次×24 h；
	开腹子宫切除术	然后再使用常规日常剂量。
大型	食管、肝胰胆管切除术	常规日常剂量和
	前列腺切除术	氢化可的松 100 mg 静脉滴注术前；
	大型心脏、血管手术	氢化可的松 50 mg 静脉滴注 8 h/次×24 h；
	分娩、创伤	从每日半量到日常维持的全量。

（2）哮喘发作或支气管痉挛　严重急性哮喘发作或支气管痉挛时，静脉及时给予氢化可的松（200～1 000 mg/d）或甲泼尼龙（40～160 mg/d）。吸入麻醉药氟烷、恩氟烷、异氟烷或七氟烷有剂量依赖的支气管扩张作用。

（3）预防或治疗喉头水肿　常见于浅麻醉下气管插管或反复气管插管损伤以及气管导管过粗、长时间留置气管导管、采用俯卧位手术等情况。小儿尤其是婴幼儿上呼吸道口径小，更易因水肿而发生气道狭窄，需紧急处理。通常气道梗阻发生在气管导管拔出后 8 h 之内。对有危险因素的患者，在拔管前 12 h 给予甲泼尼龙 20 mg/kg，并在 12 h 内每 4 h 重复 1 次上述剂量，有助于减轻喉头水肿。对已发生喉头水肿患者，除继续使用短程大剂量甲泼尼龙（30～40 mg/kg）不超过 3～5 d。此外，为了预防和治疗喉罩、气管插管、双腔支气管导管引起的咽喉疼痛常用小剂量激素。有研究显示地塞米松 0.2 mg/kg 具有降低双腔支气管导管插管后咽痛及声嘶的发生率。

（4）过敏反应的治疗　预防围术期过敏反应，包括预防输血过敏反应。在严重过敏反应和过敏性休克时可作为肾上腺素和目标导向液体治疗的补充。冲击剂量的糖皮质激素宜及早给予，如甲泼尼龙 10 mg～20 mg/（kg·d），分为 4 次用药，也可使用等效剂量氢化可的松。

（5）感染性休克　每日糖皮质激素用量不大于氢化可的松 300 mg。一般一疗程为 7 天。近年研究报告表明：该方法并不提高脓毒症患者的存活率，甚至增加其死亡率，所以不推荐使用大剂量，但对病情严重的患者短时间使用小剂量皮质激素（甲泼尼龙 40～80 mg/24 h 或地塞米松 5～15 mg/24 h）有可能减轻病情或缓解症状。脓毒症和感染性休克的患者可能存在隐匿性糖皮质激素分泌不足，在适当补液和应用血管活性药物后血压仍不稳定，应考虑静脉补给糖皮质激素。

（6）急性肺损伤和 ARDS　严重感染、休克、创伤和烧伤等疾病过程中发生时，一般不建议常规使用糖皮质激素治疗，在发生危及生命的低氧血症且其他治疗措施无效的情况下，可以考虑小剂量甲泼尼龙 1 mg/(kg·d)治疗。但 7 d 治疗时间足以提高氧合。对需持续糖皮质激素治疗者应进行风险和获益评估。

（7）急性脑水肿　可用于血管源性脑水肿，但脑缺血和创伤性脑水肿不建议使用；首选盐皮质激素活性较弱的地塞米松，起始剂量静脉注射 10 mg，后续 5 mg，1 次/6 h，可连用使用数天，逐渐减量至撤停。

（8）脊柱外科手术或脊髓损伤　在急性神经损伤 8 h 之内或脊髓手术中，给予甲泼尼龙 30～40 mg/kg（静脉滴注 30 min 以上），可有效抑制过氧化反应并改善神经功能，脊柱外科手术常规预防性用药。

（9）器官移植排斥反应　① 肾脏移植给药方案：肾移植术中（手术当日）静脉给予甲泼尼龙 250～1 000 mg（5～25 mg/kg）；术后次日每日 250～500 mg，共 24 天，后快速减量改为口服，术后 1 个月每日泼尼松（龙）口服维持量为 5～10 mg 或甲泼尼龙 4～8 mg。② 肝移植围手术期应用：肝移植术中静脉注射甲泼尼龙 500 mg，术后第 1 天 240 mg，后每天递减 40 mg。术后第 7 天改为泼尼松（龙）或甲泼尼龙口服给药。

（10）肾上腺皮质危象　肾上腺皮质危象时应积极抢救，静脉滴注糖皮质激素，纠正脱水和电解质紊乱。围术期不可擅自停用或减用糖皮质激素，应及时适当加量。

（11）术后恶心、呕吐的防治　地塞米松能降低术后恶心、呕吐的发生率，常用剂量 0.05～0.25 mg/kg，可与抗恶心、呕吐药昂丹司琼联合使用。

（12）辅助疼痛治疗　地塞美松硬膜外腔注射，有术后镇痛作用，同时减少了吗啡的消耗量，增加了镇痛效果。倍他米松与局部麻醉药联合局部注射，具有消炎止痛作用。

（13）病毒感染急性期　新冠病毒等主要影响呼吸道的病毒感染急性期可短期使用，如新冠病毒感染确诊可使用地塞米松 5 mg，5～10 天口服给药。但确切的远期效果仍有待进一步研究。

25.1.4　常用糖皮质激素

25.1.4.1　氢化可的松

（1）药理特性　氢化可的松具有退热、解毒、抗炎、抗过敏、抑制免疫作用。能改变机体反应性，达到缓解症状、减轻机体对各种刺激性损伤所导致的病理性反应，加强机体对升压药的反应，提高对药物治疗的敏感性。

半衰期（$t_{1/2}$）1.3～1.9 h，蛋白结合率 75%～96%，总清除率（CL）21～30 L/h。在肝脏中代谢灭活，只有少量皮质醇从尿中排出，其他代谢产物以葡萄糖醛酸结合或硫酸酯形式从肾脏排出。

（2）适应证　可用于急、慢性肾上腺皮质功能减退症，严重感染，自身免疫性疾病，抗休克，血液病和心肺复苏。

（3）剂量和用法　① 大剂量冲击疗法：静脉滴注首剂 200 mg～300 mg，每日可大于1 000 mg；② 一般剂量：100～200 mg/次，静脉滴注或静脉注射，每日 1～2 次。术前长期使用糖皮质激素药物者，术前及术中加大剂量。

（4）注意事项　① 应并用维生素 C 以保持肾上腺皮质功能和减轻变态反应作用；② 同时并用抗生素；③ 激素应用可影响伤口的愈合，并可诱发和加重胃肠道溃疡出血，血糖升高、骨质疏松、肌肉萎缩、精神失常等，应用时必须严密观察患者，突然停药可导致肾上腺皮质功能不全和反跳现象等；④ 限钠补钾，治疗中适当补充钾盐；⑤ 长期大量应用可导致类库欣综合征表现，出现水肿、高血压及肌无力等不良反应。

25.1.4.2　地塞米松

（1）药理特性　为长效糖皮质激素。强度为氢化可的松的 25～30 倍。对糖代谢作用强，对电解质作用弱，不产生钠滞留和排钾作用。静脉注射后 1～2 h 起效，生物半衰期 36～72 h。

（2）适应证　地塞米松可用于急性肺水肿、支气管哮喘等。气管导管拔管前后，应用地塞米松可预防术后喉头水肿的发生，还有防治术后恶心呕吐以及术后镇痛作用。

（2）剂量和用法　成人 5～10 mg/次，静脉注射或硬膜外腔内用药。小儿 1～1.5 mg/次。新生儿 0.5～1 mg/次。

（3）注意事项　对孕妇应慎用，特别在妊娠 3 个月，以免造成胎儿和出生后婴儿的肾上腺皮质功能减退。地塞米松对术后不良事件影响较小，是麻醉与围术期安全、有效、廉价的药物。

25.1.4.3　泼尼松

（1）药理特性　泼尼松具有抗炎及抗过敏作用，能抑制结缔组织的增生，降低毛细血管壁和细胞膜的通透性，减少炎性渗出，并能抑制组胺及其他毒性物质的形成与释放。还能促进蛋白质分解转变为糖，减少葡萄糖的利用。因而使血糖及肝糖原都增加，可出现糖尿，同时增加胃液分泌，增进食欲。当严重中毒性感染时，与大量抗菌药物配合使用，可有良好的降温、抗毒、抗炎、抗休克及促进症状缓解作用。其水钠潴留及排钾作用比可的松小，抗炎及抗过敏作用较强，不良反应较少，故比较常用。口服后吸收迅速而完全，生物半衰期约60 min。泼尼松本身无生物学活性，需在肝脏内转化成泼尼松龙而发挥作用。体内分布以肝脏含量最高，血浆次之，脑脊液、胸腹水中也有一定含量，而肾和脾中较少。代谢后由尿中排出。泼尼松在肝内将 11 -酮基还原为 11 -羟基而显药理作用。

（2）适应证　泼尼松为中效糖皮质激素。适应证同氢化可的松，但抗炎作用和对糖代谢的影响比氢化可的松强，水钠滞留作用弱。用途似氢化可的松，泼尼松 5 mg 与氢化可的松 20 mg 等效，为常用的口服制剂。

（3）剂量和用法　成人 5～20 mg/次，3～4 次/d；小儿 1～2 mg/(kg·d)，分 3～4 次。一般 10～25 mg/次加于 5% 葡萄糖 100～200 mL 输注。

（4）注意事项　① 长期应用本药的患者,在手术时及术后 3～4 日内常须酌增用量,以防皮质功能不足。② 可的松均需经肝脏代谢活化为泼尼松龙或氢化可的松才有效,故肝功能不良者不宜应用。③ 因其盐皮质激素活性很弱,故不适用于原发性肾上腺皮质功能不全症。④ 肾上腺皮质功能亢进、高血压病、动脉粥样硬化、心力衰竭、糖尿病、神经病、癫痫、术后患者以及胃、十二指肠溃疡和有角膜溃疡、肠道疾病或慢性营养不良、肝功能不全者不宜使用;孕妇应慎用或禁用;对病毒性感染应慎用。

25.1.4.4　泼尼松龙

（1）药理特性　泼尼松龙极易由消化道吸收,其本身以活性形式存在,无须经肝脏转化即发挥其生物效应。口服后约 1～2 h 血浆血药浓度达峰值,$t_{1/2}$ 为 2～3 h。在血中大部分与血浆蛋白结合(但结合率低于氢化可的松),游离型和结合型代谢物自尿中排出,部分以原形排出,小部分可经乳汁排出。

（2）适应证　主要用于过敏性与自身免疫性炎症性疾病。

（3）用法用量　成人开始每日量按病情轻重缓急 15～40 mg,需要时可用到 60 mg,或每日 0.5～1 mg/kg,发热患者分 3 次服用,体温正常者每日晨起 1 次顿服。病情稳定后应逐渐减量,维持量 5～10 mg,视病情而定。

（4）注意事项　与泼尼松相同。

25.1.4.5　甲泼尼龙

（1）药理特性　甲泼尼龙有更强的抗炎、免疫抑制及抗过敏作用,水、钠潴留作用较弱,无排钾的不良反应。甲泼尼龙抗炎作用为可的松的 7 倍;甲基泼尼松龙琥珀酸酯钠为水溶性泼尼松龙衍生物,在体内转化为甲基泼尼松龙,具有速效作用,为中效糖皮质激素。作用与泼尼松龙相同,其抗炎作用为后者的 3 倍,糖代谢作用较氢化可的松强 10 倍,而水、钠潴留作用较弱,其醋酸酯混悬液作肌肉注射、关节腔内注射,分解和吸收缓慢,维持时间较久,肌肉注射 6～8 h 后平均血药峰浓度为 14.8 μg/L,可维持 11～17 天。其琥珀酸钠为水溶性,可肌肉注射或静脉滴注。

（2）适应证　① 严重的支气管哮喘、药物过敏反应、吸入性肺炎。② 器官移植、血液病以及肿瘤等的免疫抑制治疗。③ 对常规治疗无反应的失血性、创伤性及感染性休克。④ 原发性或继发性肾上腺皮质机能不全的替代治疗。

（3）剂量和用法　剂量为 20～40 mg/kg,缓慢静脉注射。冲击疗法:初始剂量从 100～500 mg 不等。大剂量可用于短期内控制某些急性重症疾病,≤250 mg 时静脉注射 5 min;≥250 mg 应静脉注射 30 min。根据患者的反应及临床需要,间隔一段时间后可静脉注射或肌内注射下一剂量。婴儿和儿童可减量。每 24 h 的总量不应少于 0.5 mg/kg。

（4）注意事项　① 用药数日后,必须逐步递减用药剂量或逐步停药。中断长期治疗的患者也需要作医疗监护。② 不应用于治疗创伤性脑水肿。③ 特殊危险患者应尽可能缩短疗程。④ 糖尿病患者：引发潜在的糖尿病或增加糖尿病患者对胰岛素和口服降糖药的需求。⑤ 高血压患者：使动脉性高血压病情恶化。⑥ 有精神病史者：已有的情绪不稳和精神病倾向可能会因服用皮质类固醇而加重。⑦ 皮质类固醇可能会掩盖感染的若干症状，治疗期间亦可能发生新的感染。⑧ 逐量递减用药量可减少因用药而产生的肾上腺皮质机能不全现象。⑨ 甲状腺功能减退和肝硬化会增强皮质类固醇的作用。⑩ 长期治疗后停药应在医疗监护下进行。

25.1.4.6　倍他米松

（1）药理特性　倍他米松系长效糖皮质激素，为地塞米松的异构体，其作用与用途和地塞米松相似。抗炎作用较地塞米松强，且作用迅速、不良反应轻微。

（2）适应证　用于治疗活动性风湿病、严重支气管哮喘等。亦用于预防胎儿呼吸窘迫综合征及某些感染的综合治疗。

（3）剂量和用法　静脉注射 5～25 mg/次。骶管内和关节腔内注射 2～5 mg/次。

（4）注意事项　长期应用可导致类肾上腺皮质功能亢进，并加重感染，诱发加重消化道溃疡、糖尿病、高血压、动脉粥样硬化、骨质疏松、抑制生长发育，可引起肾上腺皮质功能不全。

25.1.4.7　布地奈德

（1）药理特性　布地奈德具有高效局部抗炎作用，抑制支气管收缩物质的合成和释放，减轻平滑肌的收缩反应。支气管局部应用，其抗炎作用较可的松强约 1 000 倍，抗炎作用约为地塞米松的 500 倍。① 诱导脂皮素的合成而抑制磷脂酶 A2，减少由该酶催化膜磷脂水解生成的血小板活化因子、白三烯类、前列腺素类等脂类炎症介质的产生和释放。② 诱导血管紧张素Ⅰ转化酶、中性肽链内切酶的表达，分别加速血管紧张素Ⅱ的生成，及缓激肽、速激肽的降解灭活；抑制氧化亚氮合成酶的表达，减少氧化亚氮的生成。从而收缩血管，或减轻除血管紧张Ⅱ外的其他多种活性物质的扩张血管、致炎、诱发神经源性炎症反应等作用。此外，还可诱导缩血管物质血管皮素（vasocortin）的生成。③ 抑制多种细胞因子的表达，如白介素 1、3、4、6、8，肿瘤坏死因子，粒细胞集落刺激因子。减轻上述因子在气道炎症特别是慢性炎症中的作用。④ 促进肾上腺素 β_2 受体的表达，提高对内源性及外源性药用 β_2 受体激动药的敏感性。⑤ 免疫抑制作用：对从抗原的吞噬处理，淋巴细胞的分裂增殖、分化，到效应期的整个免疫过程均有抑制作用。

布地奈德吸入后，主要在气道及肺组织通过上述环节而起综合作用，故在微量吸入布地奈德产生上述局部治疗作用时，即便通过气道吸收及吞下部分（生物利用度仅 11%），亦不至于产生明显的全身性糖皮质激素不良反应。

（2）适应证　支气管哮喘和哮喘性支气管炎以及过敏性鼻炎等患者喷雾。

（3）剂量和用法　开始使用布地奈德气雾剂的剂量：成人：每日 200～1 600 μg，分成 2～4 次使用（轻症每日 200～800 μg，重症 800～1 600 μg/d）。2～7 岁儿童：每日 200～400 μg，

分 2～4 次使用。7 岁以上的儿童：每日 200～800 μg,分成 2～4 次使用。布地奈德鼻喷剂(雷诺考特)64 μg(120 喷);用于过敏性鼻炎等喷雾,每日 1～2 次。

（4）注意事项　① 不应靠吸入布地奈德快速缓解哮喘急性发作。② 过敏性疾病需应以全身的抗组胺药和(或)局部剂型控制症状。③ 肝功能下降可轻度影响布地奈德的清除。④ 肺结核及气道真菌、病毒感染者慎用。

25.2　抗组胺药

组胺(histamine)是广泛存在于人体组织的自身活性物质。组织中的组胺主要存在于肥大细胞及嗜碱性细胞中。因此,含有较多肥大细胞的皮肤、支气管黏膜和肠黏膜中组胺浓度较高,脑脊液中也有较高浓度。肥大细胞颗粒中的组胺常与蛋白质结合,物理或化学等刺激能使肥大细胞脱颗粒,导致组胺释放。组胺与靶细胞上特异受体结合,产生生物效应:小动脉、小静脉和毛细血管舒张,引起血压下降甚至休克;增加心率和心肌收缩力,抑制房室传导;兴奋平滑肌,引起支气管痉挛,胃肠绞痛;刺激胃壁细胞,引起胃酸分泌。组胺受体有 H_1、H_2、H_3 亚型。各亚型受体功能见表 25-3。组胺受体阻断药在临床上有重要价值。

表 25-3　组胺受体分布及效应

受体类型	所在组织	效　应	阻　断　药
H_1	支气管,胃肠,子宫等平滑肌	收缩	苯海拉明、异丙嗪及氯苯那敏等
	皮肤血管	扩张	
	心房,房室结	收缩增强,传导减慢	
H_2	胃壁细胞	分泌增多	西咪替丁、雷尼替丁等
	血管	扩张	
	心室,窦房结	收缩加强,心率加快	
H_3	中枢与外周神经末梢	负反馈性调节组胺合成与释放	Thioperamide

25.2.1　H_1 受体阻断药

25.2.1.1　药理作用

（1）抗外周组胺 H_1 受体效应　H_1 受体被激动后即能通过 G 蛋白而激活磷脂酶 C,产生三磷酸肌醇(IP_3)与二酰基甘油(DG),使细胞内 Ca^{2+} 增加,蛋白激酶 C 活化,从而引起胃、肠、气管、支气管平滑肌收缩。又释放血管内皮松弛因子(EDRF)和 PGI_2,使小血管扩张,通透性增加。H_1 受体阻断药可拮抗这些作用。对组胺引起的血管扩张和血压下降,H_1 受体阻断药仅有部分拮抗作用,H_2 受体也参与心血管功能的调节。

(2)中枢作用　治疗量 H_1 受体阻断药有镇静与嗜睡作用。作用强度因个体敏感性和药物品种而异,以苯海拉明、异丙嗪作用最强;阿司咪唑、特非那丁因不易通过血脑屏障,几无中枢抑制作用。苯茚胺略有中枢兴奋作用。此类药引起中枢抑制可能与阻断中枢 H_1 受体有关。个别患者也出现烦躁失眠。抗晕、镇吐作用,可能与其中枢抗胆碱作用有关。

(3)其他作用　多数 H_1 受体阻断药有抗乙酰胆碱、局部麻醉和奎尼丁样作用。各种 H_1 受体阻断药的作用特点见表 25-4。

表 25-4　常用 H_1-受体阻断药作用的比较

药　物	镇静程度	止吐作用	抗胆碱作用	作用时间(h)
苯海拉明	+++	++	+++	4～6
异丙嗪	+++	++	+++	4～6
吡苄明	++	/	/	4～6
氯苯那敏	+	—	++	4～6
布可立嗪	+	+++	+	16～18
美克洛嗪	+	+++	+	12～24
阿司咪唑	—	—	—	10(d)
特非那定	—	—	—	12～24
苯茚胺	略兴奋		++	6～8

(+++ 作用强;++ 作用中等;+ 作用弱;— 无作用)

25.2.1.2　临床应用

(1)变态反应性疾病　本类药物对由组胺释放所引起的皮肤黏膜变态反应效果良好。对药疹和接触性皮炎有止痒效果。对慢性过敏性荨麻疹与 H_2 受体阻断药合用效果比单用好。本类药物能对抗豚鼠由组胺引起的支气管痉挛,但对支气管哮喘患者几乎无效。因引起人类哮喘的活性物质复杂,药物不能对抗其他活性物质的作用。对过敏性休克也无效。

(2)晕动病及呕吐　苯海拉明、异丙嗪、布可立嗪、美克洛嗪对晕动病、妊娠呕吐以及放射病呕吐有镇吐作用。氯雷他定(开瑞坦)为高效、持久的三环类抗组胺药,选择性拮抗外周 H_1 受体,缓解过敏反应的症状。

苯海拉明成人每次 25～50 mg,每天 3～4 次饭后口服。肌内注射或静脉注射,每次 20 mg,每天 1～2 次。异丙嗪用于抗过敏,一次 25 mg,必要时 2 h 后重复;严重过敏时可用肌内注射 25～50 mg,最高不超过 100 mg。用于止吐,12.5～25 mg,必要时每 4 h 重复一次。

布可立嗪 25～50 mg/d,睡前或 25～50 mg/次,每日 2 次口服。美克洛嗪 25～50 mg/次,1～3 次/d 口服,预防晕动病应提前 1 h 服药。氯雷他定片成人及 12 岁以上儿童 10 mg/d。

25.2.2 H_2受体阻断药

以含有甲硫乙脒的侧链代替 H_1 受体阻断药的乙基胺链,获得有选择作用的 H_2 受体阻断药,其拮抗组胺引起的胃酸分泌,对 H_1 受体无作用。H_2 受体阻断药是治疗消化性溃疡很有价值的药。临床应用的有西咪替丁、雷尼替丁、法莫替丁和尼扎替丁。

25.2.2.1 药理作用

本类药物竞争性拮抗 H_2 受体,能抑制组胺、五肽胃泌素、M 胆碱受体激动剂所引起的胃酸分泌。能明显抑制基础胃酸及食物和其他因素所引起的夜间胃酸分泌。用药后胃液量及氢离子浓度下降。晚饭时 1 次给药疗效与每日多次给药的疗效相仿或更佳。对胃溃疡疗效发挥较慢,用药 8 周愈合率为 75%～88%。雷尼替丁、尼扎替丁抑制胃酸分泌作用比西咪替丁强 4～10 倍,法莫替丁比西咪替丁强 20～50 倍。

25.2.2.2 临床应用

用于十二指肠溃疡、胃溃疡,应用 6～8 周,愈合率较高,延长用药可减少复发。卓艾(Zollinger-Ellison)综合征需用较大剂量。其他胃酸分泌过多的疾病如胃肠吻合溃疡,反流性食道炎及消化性溃疡和急性胃炎引起的出血也可用。用于饱胃患者预防误吸和吸入性肺炎。

治疗消化性溃疡的传统给药方法是:每日剂量分次给药,如西咪替丁 200 mg,每日 4 次或 400 mg,每日 2 次;雷尼替丁 150 mg,每日 2 次;法莫替丁 20 mg,每日 2 次;尼扎替丁 150 mg,每日 2 次;罗沙替丁 75 mg,每日 2 次。

目前认为夜间给予此类药可以更有效地抑制胃酸分泌,从而可以使溃疡快速愈合,症状缓解。可将一日剂量一次性于睡前给予:西咪替丁 800 mg,雷尼替丁 300 mg,法莫替丁 40 mg,尼扎替丁 300 mg,罗沙替丁 150 mg。

25.2.2.3 不良反应

静脉滴注速度过快,可使心率减慢,心肌收缩力减弱。西咪替丁能抑制细胞色素 P-450 肝药酶活性,抑制华法林、苯妥英钠、茶碱、苯巴比妥、地西泮、普萘洛尔等代谢。合用时,应调整药物剂量。雷尼替丁作用很弱,法莫替丁、尼扎替丁对其无影响。

25.2.2.4 注意事项

(1) 禁用于昏迷,已服下大量中枢神经系统抑制剂者,癫痫或肝功能不全患者慎用或禁用。

(2) 注意职业禁忌。驾驶,高空作业或其他需要高度集中注意力的工作人员慎用。

(3) 勿与酒精或者其他镇静药同用;通过肝药酶代谢的勿与咪唑类抗真菌药、大环内酯类抗生素、西咪替丁同用。

（4）异丙嗪、赛庚啶、苯海拉明具有抗胆碱作用，避免与多塞平同用；慎用于青光眼和前列腺肥大的患者。

（5）可产生耐药，长期使用最好将不同种抗组胺药加以配伍；同时使用两种或几种抗组胺药可增强治疗效果，所选的几种药物应属于不同类别：白天宜使用无镇静作用的药物，晚饭后或睡觉前应用具有镇静安眠作用的药物。需要长时间用药者，应在见效后逐渐减量维持，或症状完全控制后再服一段时间，可减少疾病复发。

（6）如常规用量无效或效果不明显时，只要无严重不良反应，也可用较大剂量（阿司咪唑、特非那丁不应超量使用）。但小儿和老人应注意用量。亦可选用其他类抗组胺药中的某个药物，而不应选用同一类的药物。哌嗪类可致畸。

（7）在皮肤过敏试验前 1～2 d 内避免使用，否则影响结果。

（8）抗组胺药与皮质类固醇同时使用时，可减低后者的治疗效果。

（9）用抗组胺药时，勿同时应用可引起组胺非免疫性释放的药物，如奎宁、维生素 B_1 等。同时，勿食用可引起组胺释放的饮料及食物，如乙醇、水生贝壳类动物及含蛋白水解酶的食物。

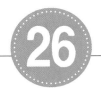

安　眠　药

安眠药可用于麻醉与围术期,并在疼痛治疗中发挥一定的作用。

26.1　非苯二氮䓬类药

26.1.1　唑吡坦

(1) 药理作用　酒石酸唑吡坦(商品名:思诺思)通过选择性地与中枢神经系统的 ω1-受体亚型的结合,产生药理作用,是 ω1-受体亚型的完全激动剂。小剂量时,能缩短入睡时间,延长睡眠时间,在正常治疗周期内,极少产生耐受性和成瘾性;在较大剂量时,第 2 相睡眠、慢波睡眠(第 3 和第 4 相睡眠)时间延长,快动眼(REM)睡眠时间缩短。口服唑吡坦的生物利用度约为 70%,血浆药物浓度达峰时间为 0.5~3 h 之间。在治疗剂量时,药代动力学呈线性。血浆蛋白结合率约为 92%。成人人体中分布容积为 0.54 ± 0.02 L/kg。唑吡坦经肝脏代谢,以非活性的代谢产物形式,主要经尿液(大约 60%)和粪便(大约 40%)排泄。它对肝脏酶没有诱导作用。血浆消除半衰期大约为 2.4 h(0.7~3.5 h)。老年患者中可观察到肝脏清除率的降低,峰浓度增加大约 50%,而半衰期(平均为 3 h)没有明显增加。分布容积减少至 0.34 ± 0.05 L/kg。在肾功能不全的患者中,不管是否进行透析治疗,均可观察到清除率中等程度的降低。其他动力学参数保持不变。唑吡坦不能经透析清除。在肝功能不全的患者中,唑吡坦的生物利用度增加。其清除率减少而消除半衰期延长(大约 10 h)。

(2) 适应证　偶发性失眠症及暂时性失眠症。

(3) 禁忌证　① 对唑吡坦过敏患者。② 严重呼吸功能不全。③ 睡眠呼吸暂停综合征。④ 严重、急性或慢性肝功能不全(有肝性脑病风险)。⑤ 肌无力。⑥ 18 岁以下儿童,孕妇,哺乳期妇女。

(4) 剂量和用法　成人口服常用剂量:10 mg 在临睡前服用。老年患者或肝功能不全的患者:剂量应减半即为 5 mg。治疗时间应尽可能短,最长不超过 4 周,对偶发性失眠(例如旅行期间),治疗 2～5 d。对暂时性失眠(例如烦恼期间),治疗 2～3 周。

(5) 不良反应 服药后少数患者可能产生眩晕、嗜睡、恶心、呕吐、头痛、记忆减退、夜寝不安、腹泻、摔倒、麻醉感觉和肌痛。由于含有乳糖,因此在先天性半乳糖血症、葡萄糖或半乳糖吸收不良综合征,或乳糖酶缺乏症情况下禁用。

(6) 注意事项 ① 起效快,因此服药后应立即睡觉。② 服药期间应禁酒。③ 肝功能不全、肺功能不全、重症肌无力和抑郁症患者慎用本品;④ 应该注意服用安眠药后,如果半夜起床,偶有可能会出现行动迟缓或眩晕。⑤ 不能排除发生药物依赖性的可能,下列因素有助于依赖性的发生:疗程,用量,与其他精神类药物合用,同时饮酒,或有其他药物依赖史。

26.1.2　扎来普隆

(1) 药理作用 扎来普隆为非苯二氮䓬类催眠药,属吡唑嘧啶类化合物,作用于 $GABA_A$ 受体而具有改善睡眠的作用。口服后 1 h 血药浓度达峰值,半衰期为 1 h,生物利用度为 30%,血浆蛋白结合率为 60%,由肝脏代谢,大部分经肾脏排泄,小部分经粪便排泄,少量可分泌至乳汁。服药 3 h 后,约 87% 的药物从体内消除,可用于入睡障碍患者,不用于睡眠维持障碍患者(不延长总睡眠时间,不减少觉醒次数)。

(2) 适应证 入睡困难的失眠症的短期治疗。持续用药时间限制在 7～10 d;如果仍有失眠,需对病因重新进行评估。可以保证 4 h 以上睡眠时再服药。

(3) 禁忌证 ① 对本药过敏者;② 严重肝肾功能不全者;③ 睡眠呼吸暂停综合征患者;④ 重症肌无力患者;⑤ 严重呼吸困难或胸部疾病患者;⑥ 孕妇、哺乳期妇女和 18 岁以下儿童及青少年。

(4) 剂量和用法 口服:1 次 5～10 mg,每日最大剂量为 10 mg。睡前服用或睡眠中断而再入睡困难时服用;对于体重较轻、老年患者、糖尿病患者和轻、中度肝功能不全的患者,推荐剂量为 5 mg,每晚睡前服用 1 次。

(5) 不良反应 可能会出现轻度头痛、嗜睡、眩晕、口干、出汗、厌食、腹痛、恶心、呕吐、乏力、记忆困难、多梦、情绪低落、震颤、站立不稳、复视及其他视力问题、精神错乱等。

(6) 注意事项 ① 长期服用可能产生依赖性。② 服用期间禁止饮酒。③ 不要在高脂饮食后立即服用。④ 对于老年人,应尽可能用最低剂量。⑤ 与作用于中枢神经系统的药物合用时,可能因协同作用而加重后遗作用,导致清晨仍嗜睡。⑥ 抑郁症患者应调整药物剂量。

26.1.3　右佐匹克隆

(1) 药理作用 右佐匹克隆是 S 型佐匹克隆。与佐匹克隆比较,右佐匹克隆起效更快(吸收快、达峰时间短)、耐受性更好。佐匹克隆的半衰期较短,第二天的残余效应更小。右佐匹克隆为环吡咯酮类的第三代催眠药。系抑制性神经递质 γ-氨基丁酸(GABA)受体激动剂,其结构与苯二氮䓬类不同,为环吡酮化合物,与苯二氮䓬类结合于相同的受体和部位,但作用于不同区域。口服吸收迅速,用药后 1.5～2 h 后可达血药浓度峰值,口服 7.5 mg,1 h 达峰(t_{max}),峰浓度为 64～86 ng/mL,消除半衰期大约为 6 h,生物利用度为 80%,血浆蛋白结合率为 45%。在组织中分布较广,分布容积为 100 L。通过肝脏代谢,主要代谢产物为无药理活性的 N-甲基佐匹克隆,N-氧化产物有一定的药理活性,大多数药物(约 80%)以代谢物的形式由肾脏排泄,消除半衰期为 5～6 h。

(2)适应证 用于各种原因引起的失眠症,尤其适用于不能耐受次晨残余作用的患者。

(3)禁忌证 禁用于对本品过敏者、呼吸代偿功能不全者及严重肝功能不全者。妊娠期妇女、哺乳期妇女及 15 岁以下儿童不宜使用。

(4)剂量和用法 成年人推荐起始剂量为入睡前 2 mg,由于 3 mg 可以更有效的延长睡眠时间,可根据临床需要把起始剂量增加到 3 mg。主诉入睡困难的老年患者推荐起始剂量为睡前 1 mg,必要时可增加到 2 mg,睡眠维持障碍的老年患者推荐剂量为入睡前 2 mg。严重肝脏损患者应慎重使用本品,初始剂量为 1 mg。与 CYP3A4 强抑制剂合用,本品初始剂量不应大于 1 mg,必要时可增加至 2 mg。

(5)不良反应 可见困倦、口苦、口干、肌无力、头痛;长期服药后突然停药可出现反跳性失眠、噩梦、恶心、呕吐、焦虑、肌痛、震颤。罕见有痉挛、肌肉颤抖、意识模糊。

(6)注意事项 ① 过量服用可导致深睡甚至昏迷。② 用药时间不宜过长,一般不超过 4 周,可间断使用。停药时须逐渐减量。③ 用药期间禁止饮酒。④ 与神经肌肉阻滞药、中枢神经抑制药、甲氧氯普胺合用,镇静作用增强。⑤ 合用卡马西平时使佐匹克隆峰浓度升高,而卡马西平峰浓度降低。⑥ 合用阿托品、利福平时,佐匹克隆的浓度降低。⑦ 与苯二氮䓬类催眠药合用,增加戒断症状。如高脂肪饮食后立刻服用右佐匹克隆,有可能会引起药物吸收缓慢,导致右佐匹克隆对睡眠潜伏期的作用降低。

26.1.4 非苯二氮䓬类药的比较

非苯二氮䓬类药的比较见表 26-1 和表 26-2。

表 26-1 非苯二氮䓬类药的比较

	唑吡坦	佐匹克隆	右佐匹克隆	扎来普隆
半衰期	0.7～3.5 h	5 h	6 h	1 h
体内消除87%所需时间	2.1～10.5 h	15 h	18 h	3 h
延长总睡眠时间	?	是	是	否

表 26-2　右佐匹克隆与佐匹克隆比较

	右佐匹克隆	佐匹克隆
化学成分	s-佐匹克隆	s-佐匹克隆/r-佐匹克隆
半数致死量	1 500 mg/kg	850 mg/kg
受体亲和力	50	1
达峰浓度时间	1 h	1.5～2 h
消除半衰期	6 h	5 h

26.2　苯二氮䓬类药

26.2.1　咪达唑仑

（1）药理作用　咪达唑仑是作用时间相对较短的苯二氮䓬类中枢神经抑制药。通过苯二氮䓬类受体、GABA 受体和离子通道（氯离子）结合及产生膜过度去极化和神经元抑制两方面的作用而产生镇静、催眠，抗惊厥、抗焦虑、中枢肌肉松弛作用。咪达唑仑为亲脂性物质，在口服后吸收迅速，0.5～1 h 血药浓度达峰值，因通过肝脏的首过效应大，生物利用度为 50%，分布半衰期（$t_{1/2\alpha}$）为 5～10 min，消除半衰期（$t_{1/2\beta}$）短，约 2～3 h，蛋白结合率高达 96%，清除率为 6～11 mL/(kg·min)。咪达唑仑主要在肝脏经肝微粒体酶氧化。

（2）适应证　口服片剂用于镇静、安眠和抗惊厥，疼痛和精神障碍患者辅助治疗。

（3）禁忌证　对苯二氮䓬类过敏的患者。严重心肺功能及肝功能不全、重症肌无力、睡眠呼吸困难综合征及儿童患者。

（4）剂量和用法　口服剂量为 5～15 mg。

（5）不良反应　① 剂量较大，或与阿片类镇痛剂合用时，可发生呼吸抑制，严重时甚至缺氧和血压降低而死亡。② 长期用药，患者可发生精神运动障碍。并可出现肌肉颤动。罕见的兴奋，不能安静等。③ 急性谵妄、焦虑、神经质或不安宁等。④ 血压下降、心动过速、胃部不适等。

（6）注意事项　① 长期使用咪达唑仑，突然撤药可引起戒断综合征，推荐逐渐减少用量。② 慎用于体质衰弱者或慢性病、肺阻塞性疾病、慢性肾衰竭、肝功能损害或充血性心力衰竭患者。③ 慎用于高风险老年患者，并减小剂量（口服 3～5 mg）。④ 咪达唑仑可增强催眠药、镇静药、抗焦虑药、抗抑郁药、抗癫痫药、麻醉药和镇静性抗组胺药的中枢抑制作用。⑤ 肝酶抑制药，特别是细胞色素 P4503A 抑制药，可影响咪达唑仑的药代动力学，使其镇静作用延长。⑥ 酒精可增强咪达唑仑的镇静作用。

26.2.2　艾司唑仑（舒乐安定）

（1）**药理作用**　艾司唑仑具有镇静、催眠和抗焦虑作用,其镇静催眠作用比硝西泮强 2.4～4 倍。作用于苯二氮䓬类受体,加强中枢神经内 GABA 受体作用,影响边缘系统功能而抗焦虑。可明显缩短或取消 NREM 睡眠第四期,阻滞对网状结构的激活,产生镇静催眠作用。还具有广谱抗惊厥作用。口服吸收较快,2 h 血药浓度达峰值,半衰期为 10～24 h,2～3 d 血药浓度达稳态。血浆蛋白结合率约为 93%。在肝脏主要经 CYP3A 代谢。经肾排泄,排泄缓慢。可通过胎盘,可分泌入乳汁。

（2）**适应证**　用于各种类型的失眠。催眠作用强,口服后 20～60 min 可入睡,维持 5 h。用于焦虑、紧张、恐惧及癫痫大、小发作,亦可用于术前镇静。

（3）**禁忌证**　对苯二氮䓬类药物过敏者、重症肌无力者、急性闭角型青光眼患者、严重慢阻肺、妊娠期妇女禁用。

（4）**剂量和用法**　镇静,每次 1～2 mg/次（1～2 片）,每日 3 次。催眠,1～2 mg（1～2 片）,睡前服。抗癫痫、抗惊厥,每次 2～4 mg（2～4 片）,每日 3 次。

（5）**不良反应**　① 常见口干、嗜睡、头昏、乏力等,大剂量可有共济失调、震颤。② 罕见的有皮疹、白细胞减少。③ 个别患者发生兴奋,多语,睡眠障碍,甚至幻觉。④ 有依赖性,但较轻,长期应用后,停药可能发生撤药症状,表现为激动或忧郁。

（6）**注意事项**　① 与中枢神经系统抑制药（如乙醇、全身麻醉药、可乐定、镇痛药）、吩噻嗪类、单胺氧化酶 A 型抑制药、三环类抗抑郁药、筒箭毒、三碘季胺酚合用时,作用相互增强。② 中枢神经系统处于抑制状态的急性酒精中毒、肝肾功能损害、严重慢性阻塞性肺部病变者慎用。③ 老、幼、体弱者可酌减量。老年人抗焦虑时开始用小剂量,注意调整剂量。④ 与抗高血压药和利尿降压药合用,降压药作用增强。老年高血压患者慎用。⑤ 与地高辛合用,地高辛血药浓度增加。⑥ 与左旋多巴合用,左旋多巴疗效降低。⑦ 与影响肝药酶细胞色素 P450 的药物合用,可发生复杂的相互作用:卡马西平、苯巴比妥、苯妥英、利福平为肝药酶的诱导剂,可增加消除,使血药浓度降低;异烟肼为肝药酶的抑制剂,可降低本品的消除,使半衰期延长。

26.2.3　阿普唑仑

（1）**药理作用**　阿普唑仑为苯二氮䓬类催眠镇静药和抗焦虑药,又名佳静安定。该药作用于中枢神经系统的苯二氮䓬受体（BZR）,加强中枢抑制性神经递质 γ-氨基丁酸（GABA）与 GABA 受体的结合,促进氯通道开放,使细胞超极化,增强 GABA 能神经元所介导的突触抑制,使神经元的兴奋性降低。BZR 分为 Ⅰ 型和 Ⅱ 型,据认为 Ⅰ 型受体兴奋可以解释 BZ 类药物的抗焦虑作用,而Ⅱ型受体与该类药物的镇静和骨骼肌松弛等作用有关。可引起中枢神经系统不同部位的抑制,随着用量的加大,临床表现可自轻度的镇静到催眠甚至昏迷。可通过胎盘,可分泌入乳汁。有成瘾性,少数患者可引起过敏。

(2)适应证 用于焦虑、紧张、激动,也可用于催眠或焦虑的辅助用药,也可作为抗惊恐药,并能缓解急性酒精戒断症状。

(3)禁忌证 肝肾功能损害。重症肌无力。急性或易于发生的闭角型青光眼发作。严重慢性阻塞性肺部病变。

(4)剂量和用法 抗焦虑,开始每次0.4 mg,每日3次,用量按需递增,最大限量每日可达4 mg。镇静催眠:0.4~0.8 mg,睡前服。抗惊恐0.4 mg,每日3次,用量按需递增,每日最大量可达10 mg。本药对老年人较敏感,老年患者开始用小剂量,每次0.2 mg,每日3次,逐渐增加至最大耐受量。

(5)不良反应 ① 常见嗜睡、头昏、乏力等,大剂量偶见共济失调、震颤、尿潴留、黄疸。② 罕见有皮疹、光敏、白细胞减少。③ 个别患者发生兴奋,多语,睡眠障碍,甚至幻觉。停药后,上述症状很快消失。④ 少数患者有口干、精神不集中、多汗、心悸、便秘或腹泻、视物模糊、低血压。⑤ 有成瘾性,长期应用后,停药可能发生撤药症状,表现为激动或忧郁。

(6)注意事项 ① 与中枢抑制药合用可增加呼吸抑制作用。② 与可能成瘾药合用时,成瘾的危险性增加。③ 与酒及全身麻醉药、可乐定、镇痛药、吩噻嗪类、单胺氧化酶A型抑制药和三环类抗抑郁药合用时,可彼此增效,应调整用量。④ 与抗高血压药和利尿降压药合用,可使降压作用增强。⑤ 与西咪替丁、普萘洛尔合用,本药清除减慢,血浆半衰期延长。⑥ 与左旋多巴合用时,可降低后者的疗效。⑦ 与地高辛合用,可增加地高辛血药浓度而致中毒。

26.3 安眠药小结

(1)安眠药治疗失眠的原则 ① 酌情给予催眠药物。② 个体化:小剂量开始给药,一旦达到有效剂量后不轻易调整药物剂量。③ 按需、间断、足量给药,每周服药3~5 d,而不是连续每晚用药。即预期入睡困难时,镇静催眠药物在上床前5~10 min服用。上床30 min后仍不能入睡时服用;比通常起床时间提前≥5 h醒来,且无法再次入睡时服用。④ 疗程:应根据患者睡眠情况来调整用药剂量和维持时间:短于4周的药物干预可选择连续治疗;超过4周的药物干预需要每个月定期评估,每6个月或旧病复发时,需对患者睡眠情况进行全面评估;必要时变更治疗方案。

(2)药物治疗次序 失眠药物治疗需按照一定的次序。① 短、中效的苯二氮䓬受体激动剂或褪黑素受体激动剂(如雷美替胺)。② 其他苯二氮䓬受体激动剂或褪黑素受体激动剂。③ 具有镇静作用的抗抑郁剂(如曲唑酮、米氮平、氟伏沙明、多塞平),尤其适用于伴有抑郁和(或)焦虑症的失眠患者。④ 联合使用苯二氮䓬受体激动剂和具有镇静作用的抗抑郁剂。⑤ 处方药如抗癫痫药、抗精神病药不作为首选药物使用,仅适用于某些特殊情况和人群。⑥ 巴比妥类药物、水合氯醛等虽已被 FDA 批准用于失眠的治疗,但临床上并不推荐应用。失眠症患者一般首选苯二氮䓬受体激动剂,其起效快,疗效确实,短期使用耐受性好及相对安全。

(3) 苯二氮䓬类药物和非苯二氮䓬类药物的比较。两者都结合 γ-氨基丁酸 $GABA_A$ 受体,通过作用于 α 亚基协同增加 GABA 介导的氯离子通道开放频率,促进氯离子内流。这可增强 GABA 的抑制作用,通过抑制兴奋中枢而产生镇静催眠作用。非苯二氮䓬类和苯二氮䓬类药物的特点、半衰期、口服剂量及适应证比较见表 26-3。

(4) 非苯二氮䓬类药物和苯二氮䓬类药的比较(表 26-3)

表 26-3 非苯二氮䓬类和苯二氮䓬类药物的比较

苯二氮䓬受体激动剂	机 制	特 点	药 物	半衰期(h)	口服剂量(mg)	适应证
非苯二氮䓬类	选择性激动 GABAa 受体,具有镇静和催眠作用,但肌肉松弛和抗惊厥作用弱	半衰期短,对正常睡眠破坏较少,比苯二氮䓬类药物更安全,日间镇静和其他不良反应较少	唑吡坦 扎来普隆 佐匹克隆 右佐匹克隆	2.4 1 5~6 6	5~10 5~20 7.5 2~3	入睡困难,短效 入睡及睡眠维持困难,中效
苯二氮䓬类	非选择性激动 GABAa 受体,具有抗焦虑、镇静、催眠和抗痉挛作用。存在认知和跌倒风险,老年患者应尽量减少	对焦虑性失眠患者的疗效好。增加总睡眠时间,缩短入睡潜伏期,减少夜间觉醒频率,但睡后恢复感下降	阿普唑仑 劳拉西泮 艾司唑仑 地西泮 硝西泮	12~15 12 10~24 20~70 8~36	0.4~0.8 0.5~2 1~2 5~12.5 5~10	入睡及睡眠维持困难,中效 入睡及睡眠维持困难,长效

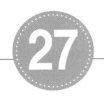

抗 抑 郁 药

  抑郁症患者往往有强烈的悲伤与失望的感觉,思维缓慢,注意力不能集中,存在悲观与担心,缺乏快乐感,自我否定,容易激惹。抗抑郁药用于治疗抑郁症或抑郁状态。大多数抗抑郁药通过抑制脑内 5-羟色胺(5-HT)和去甲肾上腺素(NA)的再摄取,抑制单胺氧化酶活性,或减少脑内 5-HT 与 NA 的氧化脱氨降解,从而使脑内受体部位的 5-HT 或 NA 含量增高,促进突触传递而发挥抗抑郁活性。我国抑郁症发病率高达 6.9%,在麻醉与围术期,以及急、慢性疼痛治疗中经常需要对抑郁症患者进行处理,因此,麻醉和疼痛医生应了解抗抑郁药的药理作用及药物的相互作用,以便正确和合理用药。

27.1 抗抑郁药的分类及作用特点(表 27-1)

表 27-1 抗抑郁药的分类及作用特点

分 类	代表药物	作 用 特 点
三环类抗抑郁药(TCAs)	丙米嗪 阿米替林 氯米帕明 多塞平	主要抑制突触前膜 NA 和 5-HT 的再摄取,从而增加突触间隙神经递质的浓度,发挥抗抑郁作用。此外,TCAs 可拮抗 M-胆碱受体,引起阿托品样副作用,还可以不同程度地拮抗 α-肾上腺素受体和组胺受体。
选择性 5-HT 再摄取抑制剂(SSRIs)	氟西汀 帕罗西汀 舍曲林 西酞普兰	抑制突触前膜 5-HT 的再摄取,增加突触间隙内 5-HT 的浓度,提高 5-HT 神经的传导。不具有抗胆碱、抗组胺及拮抗 α-肾上腺素受体的不良反应。
去甲肾上腺素再摄取抑制剂(NARIs)	地昔帕明 马普替林 普罗替林 阿莫沙平	选择性抑制突触前膜去甲肾上腺素的再摄取,增强中枢神经系统去甲肾上腺素的功能而发挥抗抑郁作用,不影响 5-HT 再摄取。

分　类	代表药物	作　用　特　点
5-HT 及 NA 再摄取抑制剂（SNRIs）	文拉法辛 度洛西汀 曲唑酮	同时抑制 5-HT 和 NA 的再摄取，而对肾上腺素能受体、胆碱能受体及组胺受体无亲和力。
NA 和特异性 5-HT 抗抑郁药（NaSSAs）	米氮平	阻断突触前膜 α_2 受体，促使 NA 和 5-HT 的释放。
单胺氧化酶抑制剂（MAOIs）	异丙肼 吗氯贝肼 苯乙肼	抑制中枢神经末梢单胺氧化酶，使单胺类递质分解减少，从而增强单胺类递质功能，发挥抗抑郁作用。

27.2　常用的抗抑郁药

27.2.1　丙咪嗪

（1）药理作用　丙咪嗪为三环类抗抑郁药的代表药之一。具有明显的抗抑郁作用，中等程度的镇静和抗毒蕈碱作用（中枢和外周）。对内因性抑郁症、更年期抑郁症及反应性抑郁症均有较好的疗效，但显效较慢，一般需用药 2 周以上。口服后可迅速被吸收，2～8 h 达血药峰值，可透过血-脑屏障和胎盘，可进入乳汁，广泛分布于全身各组织。血浆蛋白结合率为 89%～94%。$t_{1/2}$ 为 9～28 h。在肝内通过首过代谢，广泛脱甲基，主要转化为活性代谢物地昔帕明（去甲丙米嗪）。该原药及代谢物可经羟基化、N-氧化的代谢途径，以游离的或与葡萄糖醛酸结合的方式，随尿排出。原药和地昔帕明的血药浓度个体差异颇大，与疗效具有一定的相关性。

（2）适应证　① 各种类型的抑郁症以及恐怖性焦虑障碍和强迫性障碍。② 治疗小儿遗尿。③ 缓解多种慢性神经痛（如糖尿病性神经病变、肌肉骨骼痛、偏头痛和紧张型头痛）。

（3）禁忌证　① 过敏者、孕妇和哺乳者禁用。② 尿潴留、前列腺增生、慢性便秘、未经治疗的闭角型青光眼、甲亢和嗜铬细胞瘤患者禁用。③ 有癫痫病史、传导阻滞、心律失常以及心肌梗死恢复期。④ 严重肝病禁用。慎用于：前列腺炎、膀胱炎、精神分裂症、5 岁以下儿童。

（4）剂量和用法　① 治疗抑郁症：开始口服 25 mg，每日 3 次；逐渐增加至 50 mg，每日 3～4 次；最高剂量可达每日 300 mg。维持剂量为每日 50～100 mg。青少年和老年患者的推荐量为每次 10 mg，睡前服；逐渐增加至每次 30～50 mg，睡前服。② 治疗儿童遗尿症：6～12 岁每次 25 mg，12 岁以上每次 50 mg，睡前口服。③ 缓解慢性神经病理性疼痛：小于治疗抑郁症的剂量，个体化用药。

（5）不良反应　① 口干、便秘、视力模糊,偶见尿潴留、肠麻痹。② 头昏、眩晕、失眠、震颤、精神错乱等。③ 老年患者常见心动过速、直立性低血压。大剂量可引起心律失常、房室传导阻滞、心力衰竭。④ 可发生过敏性皮疹,偶见黄疸及粒细胞减少。

（6）注意事项　① 老年患者的用量一定要减小。使用中注意防止直立性低血压。② 宜在饭后服药,以减少胃部刺激。③ 开始服药时常先出现镇静作用,抗抑郁的疗效需在 2～3 周之后才明显。④ 维持治疗时,可每晚一次顿服。但老年、少年与心脏病患者仍宜分次服。⑤ 突然停药时可产生头痛、恶心与不适,故宜逐渐减少用量。⑥ 单胺氧化酶抑制药停用两周后才能使用丙咪嗪。⑦ 吸烟会降低丙咪嗪的血药浓度。

27.2.2　地昔帕明

（1）药理作用　地昔帕明是丙米嗪的代谢物。作用与丙米嗪相似,具有较强的抗抑郁作用,但镇静和抗毒蕈碱作用明显较弱,因而更适合用于老年患者。起效较快,用药 1 周即可显效。口服易从胃肠道吸收,吸收不受食物影响。体内分布广泛,易透过血-脑脊液屏障,并在脑中蓄积,如大鼠腹腔注射 15 mg/kg 后,大脑皮质中的药物浓度为 13.11 μg/L 时,大脑其余部位药物浓度为 11.45 μg/L,而血中的药物浓度仅为 1.53 μg/L。血药浓度与临床抗抑郁疗效存在显著的正相关,健康人血药浓度在 115～155 μg/L 以上方可获得较好的效果。地昔帕明的达峰时间为 4～6 h,主要在肝脏代谢,地昔帕明最终被氧化成无活性的羟化物或与葡萄糖醛酸结合后自尿中排出。血浆清除率为 0.68 L/(kg·h),年龄、性别对血浆清除率无显著影响。血浆 $t_{1/2}$ 为 17～28 h。此外,地昔帕明对肝线粒体 CYP2D6 的抑制作用较大多数选择性 5-HT 再摄取抑制剂为小。

（2）适应证　① 用于治疗内因性、更年期、反应性及神经性抑郁症。② 可缓解多种慢性神经痛。

（2）禁忌证　同丙米嗪。

（3）剂量和用法　开始口服 25 mg,每日 3 次;渐增至 50 mg,每日 3～4 次;严重抑郁症患者可达每日 300 mg。维持量为每日 100 mg。青少年及老年患者剂量减半。

（4）不良反应　轻微,主要为头晕、口干、失眠等,其他参见丙米嗪。舍曲林和地昔帕明存在相互作用,舍曲林有和氟西汀相似的作用,可竞争性抑制三环类代谢的 P450 酶,强化地昔帕明的抗抑郁作用,同时也增加不良反应。

27.2.3　度洛西汀

（1）药理作用　度洛西汀是一种选择性的 5-羟色胺(5-HT)和去甲肾上腺素(NA)再摄取抑制药。度洛西汀抗抑郁与中枢镇痛作用的机制尚未明确,但认为与其增强中枢神经系统 5-羟色胺能与去甲肾上腺素能功能有关。临床前研究结果显示,度洛西汀是神经元

5-HT 与 NA 再摄取的强抑制剂,对多巴胺再摄取的抑制作用相对较弱。体外研究结果显示,度洛西汀与多巴胺能受体、肾上腺素受体、胆碱能受体、组胺能受体、阿片受体、谷氨酸受体、GABA 受体无明显亲和力。度洛西汀不抑制单胺氧化酶。口服治疗抑郁症 3 周内起效,达峰时间为 4~6 h,多剂量给药作用可持续 7 天以上。血药浓度达峰时间为 6~10 h。本药口服生物利用度高于 70%,总蛋白结合率高于 95%,表观分布容积为 1 640 L。在肝脏代谢,代谢产物为去甲基度洛西汀和羟化代谢产物。本药肾脏排泄率为 77%,主要以代谢产物的形式排出;15% 随粪便排泄。总体清除率为 114 L/h,原形药消除半衰期为 11~16 h。

（2）适应证　① 用于治疗重型抑郁症。② 用于糖尿病周围神经痛。③ 用于女性中至重度应激性尿失禁。

（3）禁忌证　过敏患者、未控制的闭角型青光眼患者及肝功能不全者不推荐使用。慎用于:经控制的闭角型青光眼、癫痫、躁狂或轻躁狂活动期、有自杀倾向的抑郁症和肾功能不全患者。

（4）剂量和用法　成人:① 抑郁症:每次 20~30 mg,每日 2 次或每日 60 mg,顿服。② 糖尿病神经痛:每日 60 mg,顿服。对可能出现耐受的患者可降低起始剂量。③ 女性中至重度应激性尿失禁:起始剂量每次 40 mg,每日 2 次,如不能耐受,则 4 周后减量至每次 20 mg,每日 2 次。肾功能不全时,应使用较低的起始剂量,逐渐增量。

（5）不良反应　① 血压轻度上升及心率下降,甚至血压持续上升。② 失眠、头痛、嗜睡、晕眩、震颤及易激惹。③ 体重减轻。④ 排尿困难及男性性功能障碍。⑤ 恶心、腹泻、便秘、口干、食欲缺乏及味觉改变。⑥ 少见贫血、白细胞减少、白细胞计数升高、淋巴结病及血小板减少。⑦ 盗汗、瘙痒及皮疹。⑧ 视物模糊。

（6）注意事项　① 妊娠期使用本药,可使新生儿发生严重并发症(呼吸窘迫、窒息、发绀、癫痫发作、体温不稳定、呕吐、低血糖、肌张力下降或升高、反射亢进、神经过敏性震颤及易激惹等)。② 禁止与 5-羟色胺能药物合用。③ 如出现血压持续上升,应予密切监测。④ 停药应逐渐减量,突然撤药可出现撤药综合征。

27.2.4　氟哌噻吨

氟哌噻吨又名黛力新;美利曲辛是复方制剂(每片含氟哌噻吨 0.5 mg 和美利曲辛 10 mg)。

（1）适应证　轻、中度抑郁和焦虑。包括神经衰弱、心因性抑郁,抑郁性神经官能症,隐匿性抑郁,心身疾病伴焦虑和情感淡漠,更年期抑郁,嗜酒及药瘾者的焦躁不安及抑郁。

（2）禁忌证　对美利曲辛、氟哌噻吨或本品中任一成份过敏者。禁用于循环衰竭、急性酒精、巴比妥类或鸦片类中毒、昏迷状态、肾上腺嗜铬细胞瘤、血恶病质、未经治疗的闭角性青光眼。不推荐用于心肌梗死的恢复早期、各种程度的心脏传导阻滞或心律失常及冠状动脉缺血患者。

（3）剂量和用法　成人：每日 1～2 片；早晨及中午各 1 片。严重患者可增加至 2 片。老年患者：早晨服 0.5～1 片即可，维持量每日 1 片，早晨口服。对失眠或严重不安的病例，建议减少服药量或在急性期加服轻度镇静剂。

（4）不良反应　推荐剂量下不良反应极少，为一过性不安和失眠。在临床试验中，观察到以下不良反应：常见：头晕（2.1%）、震颤（2.1%）、睡眠障碍（6%）、不安（2.5%）、躁动（1.7%）、调节障碍（1.5%）、口干（5.4%）、便秘（1.5%）；不常见：疲劳（1%）。有出现胆汁郁积性肝炎的个例报道。

（5）注意事项　① 器质性脑损伤、惊厥抽搐、尿潴留、甲状腺功能亢进、帕金森综合征、重症肌无力、肝脏疾病晚期、心血管疾病患者谨慎给药。② 可能会改变胰岛素和葡萄糖耐量，糖尿病患者使用时要调整降糖药的剂量。③ 局部麻醉时同时使用三环、四环抗抑郁药物会增加发生心律失常、低血压的风险。④ 在外科手术前几天就停止使用，如果实施急诊外科手术，一定要告知麻醉医师之前接受抗抑郁药物治疗的病史。罕见发生神经抑制综合征。⑤ 有镇静作用，患者的躯体活动减少，应鼓励患者进行锻炼，预防发生静脉栓塞。⑥ 美利曲辛与单胺氧化酶抑制剂-A 抑制剂（如吗氯贝胺）及单胺氧化酶-B 抑制剂（如司来吉兰）联合使用可能导致 5-羟色胺综合征，包括发热、肌阵挛、僵硬、震颤、兴奋、慌乱、意识模糊及自主神经系统功能紊乱（即循环障碍）等。

27.2.5　舍曲林

（1）药理作用　盐酸舍曲林是一种选择性的 5-HT 再摄取抑制剂。其作用机制与其对中枢神经元 5-HT 再摄取的抑制有关。在临床剂量下，舍曲林阻断人血小板对 5-HT 的摄取。研究提示舍曲林是一种强效和选择性的神经元 5-HT 再摄取抑制剂，对去甲肾上腺素和多巴胺仅有微弱影响。体外研究显示，舍曲林对肾上腺素能受体（α_1，α_2，β）、胆碱能受体、GABA 受体、多巴胺能受体、组胺受体、5-羟色胺受体（$5HT_{1A}$，$5HT_{1B}$，$5HT_2$）或苯二氮草受体没有明显的亲和力。对上述受体的拮抗作用被认为与其他精神疾病用药的镇静作用、抗胆碱作用和心脏毒性相关。动物长期给予舍曲林可使脑中去甲肾上腺素受体下调，这与临床上其他抗抑郁症药物的作用一致。舍曲林对单胺氧化酶没有抑制作用。

男性每日口服舍曲林每次 50～200 mg，舍曲林表现出与用药剂量成正比的药代动力学特性，连续用药 14 d，服药 4.5～8.4 h 人体血药浓度达峰值（C_{max}）。青少年和老年人的药代动力学参数与 18～65 岁之间成人无明显差别。舍曲林平均半衰期为 22～27 h。与终末清除半衰期相一致，每日给药 1 次，1 周后达稳态浓度，在这过程中有两倍的浓度蓄积。舍曲林的血浆蛋白结合率为 98%。动物实验结果表明，舍曲林有较大的分布容积。

舍曲林主要首先通过肝脏代谢，血浆中的主要代谢产物 N-去甲基舍曲林的药理活性在体外明显低于舍曲林，约是舍曲林的 1/20，没有证据表明其在抗抑郁模型体内有药理活性，它的半衰期是 62～104 h。舍曲林和 N-去甲基舍曲林的最终代谢产物从粪便和尿中等量排泄,只有少量(<0.2%)舍曲林以原形从尿中排出。食物对舍曲林片剂的生物利用度无明显的影响。

(2)适应证 舍曲林用于治疗抑郁症的相关症状,包括伴随焦虑、有或无躁狂史的抑郁症。疗效满意后,继续服用舍曲林可有效地防止抑郁症的复发和再发。

舍曲林也用于治疗强迫症。疗效满意后,继续服用舍曲林可有效地防止强迫症初始症状的复发。

(3)禁忌证 禁用于对舍曲林过敏患者。舍曲林禁止与单胺氧化酶抑制剂(MAOIs)合用,禁止与匹莫齐特合用。

(4)剂量和用法 舍曲林片每日一次口服给药,早或晚服用均可。可与食物同时服用,也可单独服用。① 成人初始治疗剂量:每日 1 片(50 mg)。对于每日服用 1 片(50 mg)疗效不佳而对药物耐受性较好的患者可增加剂量,因舍曲林的消除半衰期为 24 h,调整剂量的时间间隔不应短于 1 周。最大剂量为每日 4 片(200 mg)。服药 7 日内可见疗效。完全起效则需要更长的时间,强迫症的治疗尤其如此。长期用药应根据疗效调整剂量,并维持最低有效治疗剂量。② 儿童人群的剂量(儿童和青少年):强迫症在儿童中(6～12 岁),本品起始剂量应为 25 mg,每日 1 次;在青少年中(13～17 岁),本品起始剂量应为 50 mg,每日 1 次。患者在每日 25～200 mg 范围内给药,可有效治疗儿童强迫症患者(6～17 岁)。若本品每日 25 mg 或 50 mg 的疗效欠佳,增加剂量(最高为每日 200 mg)可能使患者获益。儿童强迫症患者的体重通常低于成人,给药前应考虑此点,以避免过量给药。舍曲林的清除半衰期为 24 h,剂量调整间隔不应短于 1 周。

(5)不良反应 ① 可有胃肠道不适,如恶心、厌食、腹泻等。② 可出现头痛、不安、无力、嗜睡、失眠、头晕或震颤等。③ 少见不良反应有过敏性皮疹及性功能减退。④ 大剂量时可能诱发癫痫。⑤ 突然停药可有撤药综合征,如失眠、焦虑、恶心、出汗、震颤、眩晕或感觉异常等。

(6)注意事项 ① 闭角型青光眼、癫痫病、严重心脏病患者慎用。② 肝肾功能不全者慎用或减少用量。③ 出现转向躁狂发作倾向时应立即停药。④ 用药期间不宜驾驶车辆、操作机械或高空作业。

(7)药物相互作用 ① 舍曲林与单胺氧化酶抑制剂合用,可出现严重反应,在停用单胺氧化酶抑制剂 14 d 内,不能服用本药;停用本品后也需 14 天以上才能开始单胺氧化酶抑制剂的治疗。② 与色氨酸或芬氟拉明合用时,可使中枢神经系统对 5-羟色胺的再摄取增加,出现药效学相互作用。③ 舍曲林治疗期间不宜饮酒。④ 与西咪替丁合用,可降低舍曲林的清除。⑤ 与华法林合用,可延长凝血酶原时间。⑥ 与锂盐合用时,可能存在药效学相互作用,应慎用。

27.2.6　氯胺酮和艾司氯胺酮

作为静脉麻醉药物,氯胺酮和艾司氯胺酮目前也被认为可以应用于顽固性抑郁症患者。作为 NMDA 受体拮抗剂,氯胺酮和艾司氯胺酮主要用于临床麻醉的诱导和维持,因其具有精神样不良反应及潜在成瘾性,一度在临床中停用。近年来多项研究表明:亚麻醉剂量氯胺酮对抑郁症有快速、明确、相对持久的抗抑郁作用,在单次给药(氯胺酮 $0.1 \sim 1.0$ mg/kg)后数小时内即可观察到治疗效果,并持续 $3 \sim 7$ d。对患者每周静脉注射 1 次,可产生累积和持续的抗抑郁作用,明显减轻抑郁症状,该药也被证实能很大程度上改善抑郁症诱发的自杀意念

氯胺酮具有(R)-氯胺酮和(S)-氯胺酮两种对映体,且二者抗抑郁作用存在构效差异性,研究表明,抗抑郁作用从强到弱:(R)-氯胺酮>(R,S)-氯胺酮>(S)-氯胺酮。

由于目前缺乏有效的口服制剂,通过增加输注次数及时间以延长作用时间,可能增加成瘾和精神症状等不良反应的风险,并且长期使用是否会造成认知损伤需要更多的实验研究以证实。

27.2.7　安非他酮

盐酸安非他酮缓释片,主要成分为盐酸安非他酮。化学名称:(±)-1-(3-氯苯基)-2-[(1,1-二甲基乙基)氨基]-1-丙酮盐酸盐,或(±)-2-(叔丁基氨基)-3'-氯苯丙酮盐酸盐。分子式: $C_{13}H_{18}ClNO \cdot HCl$,分子量:276.21。化学结构式:

（1）药理作用　安非他酮及其代谢产物羟基安非他酮等抑制大脑奖赏中枢多巴胺(DA)和 NE 再摄取发挥抗抑郁作用。安非他酮抗抑郁的疗效与 SSRI 和 SNRI 类药物相当。

安非他酮是一种外消旋混合物。长期给药后的平均消除半衰期为 21 h,8 d 内达到稳态血药浓度。口服给予健康志愿者安非他酮缓释片,在 3 h 内可达到血药峰浓度。安非他酮在人体内被广泛代谢,产生 3 种活性代谢产物:羟安非他酮(通过叔丁基基团的羟基化)、赤藓糖氢化安非他酮和苏氨酸氢化安非他酮(通过羰基还原反应)。由于安非他酮主要活性代谢物具有一定的极性且从尿液中排泄前在肝脏进一步代谢或结合,所以肝肾功能降低可影响安非他酮主要活性代谢物的消除。严重肝硬化患者的安非他酮及其代谢物的药代动力学出现显著变化(表 27-2)。重度肾损伤者的药物浓度是健康者的 2 倍,代谢物羟安非他酮、赤藓糖/苏氨酸氢化安非他酮相似。肾功能减退可能会影响安非他酮和主要代谢物的消除。

表 27 - 2　严重肝硬化患者的安非他酮及其代谢物的
药代动力学：与相关健康对照组的比值

	C_{max}	AUC	$t_{1/2}$	T_{max} [a]
安非他酮	1.69	3.12	1.43	0.5 h
羟基安非他酮	0.31	1.28	3.88	19 h
苏氨酸/赤藓糖氢化安非他酮	0.69	2.48	1.96	20 h

[a]存在差异

（2）适应证　用于治疗抑郁症。

（3）禁忌证　① 癫痫发作患者。② 使用其他含有安非他酮成分药物。③ 目前或既往诊断为神经性贪食或厌食的患者，因为癫痫发作的发生率可能升高。④ 不得与单胺氧化酶抑制剂（MAOI）合用，停用本品后 14 d 内禁用 MAOI，停用 MAOI 后 14 d 内禁用本品。与 MAOI 合用有血压升高的风险。接受利奈唑胺或甲基蓝静脉制剂等可逆性 MAOI 治疗的患者禁用。⑤ 已知对安非他酮过敏或对本品的其他成分过敏的患者。⑥ 突然戒酒或停用苯二氮䓬类、巴比妥类和抗癫痫药的患者。

（4）剂量和用法　口服给药。本品为缓释片，需整片吞服，不应咀嚼、分服或压碎药片（0.1 g，0.15 g 和 0.2 g）。推荐剂量 300 mg/d，分两次口服，150 mg/次，两次用药间隔至少 8 h。开始治疗的前 3 d，剂量 150 mg/d，从第 4 d 开始增加至剂量 300 mg/d。接受剂量 300 mg/d 治疗数周后仍未见临床改善的患者，可增加至剂量 400 mg/d。单次给药剂量不得超过 200 mg。长期维持治疗时需定期评估患者情况，合理调整剂量。

（5）不良反应　常见不良反应发生率 5%。300 mg/d 主要不良反应包括：厌食、口干、皮疹、出汗、耳鸣和震颤。400 mg/d 主要不良反应包括：腹痛、激越、焦虑、头晕、口干、失眠、肌痛、恶心、心悸、咽炎、出汗、耳鸣、尿频。

（6）注意事项　① 自杀与抗抑郁药：已知抗抑郁药会使特定患者在治疗早期出现抑郁加重和产生自杀倾向。抗抑郁药［选择性 5 - 羟色胺再摄取抑制剂（SSRI）与其他］增加了患有抑郁症或其他精神疾病的儿童、青少年及年轻成人（18～24 周岁）患者产生自杀意念与行为（自杀倾向）的风险。在 24 周岁以上成人中，与安慰剂相比，抗抑郁药并未增加出现自杀倾向的风险；在年满 65 周岁的成人中，与安慰剂相比，接受抗抑郁药会降低该风险。② 本品可能导致癫痫发作。③ 安非他酮治疗可能导致血压升高和高血压。开始治疗前评估血压，并在治疗期间定期监测。与 MAOI 或其他增加多巴胺能或去甲肾上腺素能活性的药物合用时，高血压风险增加。④ 抗抑郁药可能触发躁狂、混合或轻躁狂的发作。盐酸安非他酮缓释片未被批准用于治疗双相情感障碍。⑤ 在接受安非他酮治疗的抑郁患者中出现过各种神经精神性体征与症状。⑥ 抗抑郁药用药后会出现瞳孔扩大,从而使得未接受过治疗的窄房角患者出现闭角型青光眼发作。⑦ 过敏样反应。⑧ 肾功能损害患者(肾小球滤过率<90 mL/min)接受本品治疗时应考虑减少用药剂量和(或)频次。⑨ 中度至重度肝功能损害(Child-Pugh 得分:7~15)患者,治疗抑郁症时的最大用药剂量为每日 100 mg 或隔日 150 mg。对于轻度肝功能损害患者(Child-Pugh 得分:5~6),应考虑减少用药剂量和(或)频次。⑩ 在怀孕期间或产后,在停用或更换抗抑郁药物治疗时,应权衡停止治疗抑郁症对母亲的风险以及对胎儿的潜在影响。哺乳期妇女不宜使用。⑪ 安非他酮缓释片临床研究中大约有 6 000 例患者年龄≥65 岁,其中 47 例≥75 岁。老年患者和年轻患者应用本品的安全性和有效性无显著差异。但某些老年患者可能对本品的敏感性较强。因此老年患者应慎重选用合适剂量,并同时监测肾功能。

27.2.8　米氮平

(1) 药理作用　化学名称为 1,2,3,4,10,14b-六氢-2-甲基吡嗪基[2,1-a]吡啶并[2,3-c]苯并氮杂䓬,化学式为 $C_{17}H_{19}N_3$,白色结晶性粉末。米氮平为去甲肾上腺素和特异性 5-HT 再摄取抑制剂,可增强中枢去甲肾上腺素和 5-HT 活性,增加 5-HT$_1$ 受体介导的神经传递,主要用于抑郁症的治疗。半衰期 20~40 h。

(2) 适应证　主要用于治疗抑郁症。可以预防慢性紧张型头痛,缓解惊恐障碍症状。

(3) 禁忌证　对本品过敏者禁用。伴有遗传性半乳糖不耐症、乳糖分解酶酶缺乏或葡萄糖-半乳糖吸收障碍患者禁用。

以下患者慎用:粒细胞缺乏患者,闭角型青光眼患者,肝功能受损患者,躁狂病史患者,癫痫症患者,易发生低血压症状患者,中重度肾功能损害患者,QT 间期延长患者,妊娠,哺乳期妇女。

(4) 剂量和用法　薄膜衣片随水吞服,不能嚼碎。

用于抑郁症:起始剂量 15 mg 或 30 mg,每日一次,宜临睡前服用。通常剂量每日 15~45 mg,一般 1~2 周起效。服药 2~4 周效果不明显,可以加大剂量。若加大剂量 2~4 周仍无作用,应停用本药。充分治疗至少 6 个月,以维持疗效。

用于预防慢性紧张型头痛或惊恐障碍:每日 1 次 15 mg 睡前口服,根据应答和耐受性一周后增加至 30 mg。

(5) 不良反应　代谢和营养异常(体重增加、口渴等);精神障碍(梦异常、意识紊乱、焦虑等);神经系统障碍(嗜睡、头痛、健忘等);血管紊乱(直立性低血压、高血压等);胃肠紊乱(口干、恶心、腹泻、便秘等);皮肤组织异常(瘙痒、药疹);肌肉骨骼结缔组织异常(关节痛、肌痛等);全身症状(疲乏、腹痛等);局部症状(水肿等);泌尿系统(尿路感染)。

(6) 注意事项　① 接受米氮平治疗的患者,都应当进行适当监督,密切观察患者是否出现症状恶化、自杀等异常行为。如有出现,需要及时就医。② 米氮平有镇静作用,可能对判断、思维、运动造成损伤，导致困倦嗜睡，因此服药期间应避免驾驶、操作机器等工作。③ 连续用药4～6周后发现患者有发烧、喉痛或其他感染症状时，应立即停止用药并做周围血象检查。④ 米氮平虽无成瘾性，但长期服用后突然停药有可能引起恶心、头痛及不适。⑤ 老年患者服药剂量与成人相同，但应在医生密切观察下逐渐加量，以使达到满意的疗效。⑥ 米氮平可加重酒精对中枢的抑制作用，因此在治疗期间应禁止饮酒。⑦ 2周之内或正在使用单胺氧化化酶抑制剂的患者不宜使用米氮平。⑧ 米氮平可能加重苯二氮䓬类的镇静作用，两药合用时应予以注意。

27.3 常用的抗抑郁药使用剂量汇总(表27-3)

表 27-3 常用的抗抑郁药

药理作用分类机制	通用名	主要药效学作用机制	继发的药效学作用机制	附加效应作用机制	起始剂量(mg)	常用标准剂量(mg/d)
SSRI	西酞普兰	SRI(++)			20	20～60
SSRI	艾司西酞普兰	SRK(+++)			5～10	10～20
SSRI	氟西汀	SRI(++)	5-HT$_{2C}$		20	20～80
SSRI	氟伏沙明	SRI(+++)			50～100	100～300
SSRI	帕罗西汀	SRK(+++)		(M$_1$)	20	20～60
SSRI	舍曲林	SRI(+++)		DRI	50	50～200
SNRI	文拉法新	SRI/NRI(+/+)			75	75～375
SNRI	度洛西汀	SRI/NRI			30～60	60～120
SNRI	米那普仑	SRI/NRI			50	100～200
NaSSA	米氮平	α$_2$	5-HT$_{2,3}$,+5-HT$_1$	H$_1$,α$_1$,α$_2$	15	30～45
DNRI	安非他酮	DNRI(+)	NRI		100	200～300
SMA	曲唑酮	SMA	5-HT$_3$,SRI		50～100	200～600
MT	阿戈美拉汀	MT$_1$/MT$_2$,5-HT$_{2c}$			25	25～50
NARI	瑞波西汀	NARI		(M$_1$)	4	8～12
(NARI)	维洛沙嗪	NARI			100	200～500
MAOI	吗氯贝胺	MAI		(M1)	150～300	300～600
MAOB1	司来吉兰	MBI		MAI,APDD	5～10	10
MAOI	苯乙肼	MAI			15	30～90
MAOI	异卡波肼	MAI/MBI			20	20～60

药理作用分类机制	通用名	主要药效学作用机制	继发的药效学作用机制	附加效应作用机制	起始剂量（mg）	常用标准剂量（mg/d）
MAOI	反苯环丙胺	MAI/MB1	APD		10	20～40
DA	曲米帕明	DA	5-HT$_2$	H$_1$，M$_1$，α$_1$，α$_2$	25～50	150～400
GM	噻奈普汀	GM	SRS		12.5	25～37.5
S-TCA	氯丙咪嗪	SRI	NRI，D$_2$	M$_1$，α$_1$	25～50	100～250
S/N-TCA	阿米替林	SRI/NRI		H$_1$，M$_1$，α$_1$	25～75	150～300
S/N-TCA	氧阿米替林	SRI/NRI		H$_1$，M$_1$，α$_1$，α$_2$	30～60	180～300
S/N-TCA	多塞平	SRI/NRI		H$_1$，M$_1$，α$_1$	25～75	150～300
S/N-TCA	丙米嗪	SRI/NRI		M$_1$，α$_1$	25～75	150～300
N-TCA	地昔帕明	NR1		（M$_1$）	25～75	100～300
N-TCA	去甲替林	NRI	SRI	M$_1$，α$_1$	25～50	75～300
S-TCA	米安舍林	SRI	NAR	H$_1$，M$_1$，α$_1$	30	60～120
N-TCA	阿莫沙平	NRI			50	100～400
N-TCA	马普替林	NRI		H$_1$，（M$_1$），α$_1$	25～75	150～225

注：SSRI，选择性5-HT再摄取抑制剂；NaSSA，去甲肾上腺素及特异性5-HT能抗抑郁药；DNRI，去甲肾上腺素及多巴胺再摄取抑制剂；SMA，5-HT平衡抗抑郁剂；MT，褪黑素；NARI，去甲肾上腺素再摄取抑制剂；MAOI，单胺氧化酶抑制剂；MAOBI，选择性B型MAOI；DA，多巴胺；GM，5-HT摄取促进剂；TCA，三环类抗抑郁药。

主要参考：肖泽萍，于欣，徐一峰译.抑郁障碍的抗抑郁治疗和其他治疗.北京：人民卫生出版社，2009.

27.4　抗抑郁药物与其他药物相互作用

由于抗抑郁症药物抗抑郁作用机制，在应用时，与其他一些药物，如心血管药物、阿片类药物等存在相互作用，在临床使用的时候需要关注。下表列举了一些抗抑郁药临床应用时与其他药物的相互作用关系。

对于准备实施麻醉的服用抗抑郁症药物治疗的患者，需要了解患者服药的种类、剂量、疗效，以及与准备应用的麻醉药物之间的相互关系，制定相应的麻醉方案与备案。

表 27-4　抗抑郁药与其他药物相互作用

药　物	相互作用的药物	相互作用的结果
丙米嗪	拟肾上腺素类药物	合用药物的升压作用被增强
氯米帕明	乙醇、单胺氧化酶抑制剂	合用药物的作用被增强

药　物	相互作用的药物	相互作用的结果
阿米替林	单胺氧化酶抑制剂	增强阿米替林的不良反应
	中枢神经系统抑制药、乙醇、胆碱药	合用药物的作用被增强
	胍乙啶	阻断胍乙啶的降压作用
	甲状腺素、吩噻嗪类	阿米替林的作用被增强
	肾上腺素受体激动剂	引起严重高血压与高热
马普替林	单胺氧化酶抑制剂	增强马普替林的不良反应
吗氯贝胺	西咪替丁	吗氯贝胺的代谢被减少
	芬太尼、布洛芬、哌替啶、可待因、5-HT 摄取抑制剂、麻黄碱、亚麻黄碱	合用药物的作用被增强
托洛沙酮	乙醇、全身麻醉药	合用药物的作用被增强
氟伏沙明	β受体阻断药、华法林、抗维生素 K 类凝血药	合用药物经肝代谢被抑制
	单胺氧化酶抑制剂	相互增强
帕罗西丁、舍曲林	单胺氧化酶抑制剂	相互增强
米塔扎平	乙醇、地西泮、中枢抗抑郁药、单胺氧化酶抑制剂	相互增强

精神障碍患者用药

由于抗精神病药物起效时间较慢,多数需要 2 周以上,一般不建议术前停药。越来越多的精神疾病患者开始接受正规的药物治疗,但是由于社会偏见,有相当多的一部分患者会隐瞒自己的病史,这部分精神疾病患者的围术期处理应格外引起重视。

28.1 常见精神病药物分类

抗精神病药包括抗精神分裂症药物、抗躁狂药、抗抑郁药及抗焦虑药。

28.1.1 抗精神分裂症药物

精神分裂症的治疗药物包括典型抗精神病药物,包括氯丙嗪、氟哌啶醇等吩噻嗪类药物和非典型抗精神分裂症药物,包括氯氮平、利培酮、奥氮平等。后者治疗剂量较小,不良反应较少,疗效较传统抗精神病药好。药物抗精神病作用主要通过以下一些受体阻滞发挥作用:

(1)多巴胺受体阻断作用 主要是阻断 D_2 受体。脑内多巴胺能系统有四条投射通路,其中中脑边缘和中脑皮质通路与抗精神病作用有关;黑质纹状体通路与锥体外系副作用有关;下丘脑-垂体的结节漏斗通路与催乳素水平升高导致的副作用有关。

(2)5-羟色胺受体阻断作用 主要是阻断 $5-HT_{2A}$ 受体。5-HT 阻断剂具有潜在的抗精神病作用,$5-HT_2/D_2$ 受体阻断比值高者,锥体外系症状发生率低并能改善阳性症状。

(3)肾上腺素能受体阻断作用 主要是阻断 α_1 受体。可产生镇静作用以及体位性低血压、心动过速、性功能减退、射精延迟等副作用。

(4)胆碱能受体阻断 主要阻断 M_1 受体,可产生多种抗胆碱能副作用,如口干、便秘、排尿困难、视物模糊等。

(5)组胺受体阻断作用 主要是阻断 H_1 受体,可产生镇静作用和体重增加的不良反应。

常用抗精神分裂症药物见表 28 - 1。

表 28-1　常用抗精神分裂症药物

药　名	商品名	规格（mg/片）	起始剂量（mg/d）	常用治疗量（mg/d）	用药途径
氯丙嗪片	氯丙嗪	25	25～50	200～600	口服
氟哌啶醇片	氟哌啶醇	2	2～4	10～20	口服
奋乃静片	奋乃静	2	4～6	20～60	口服
舒必利片	舒必利	100	100～200	600～1 400	口服
硫利哒嗪片	硫利哒嗪	25	25～50	200～600	口服
氯氮平片	氯氮平	25	25～50	400～600	口服
利培酮片	思利舒	1	1～2	4～6	口服
喹硫平片	启维	100	50～100	400～750	口服
阿立哌唑片	博思清	5	10～15	10～30	口服
奥氮平片	欧兰宁	2.5～5	5～10	10～20	口服
齐拉西酮片	思贝格	20	40～80	80～160	口服
五氟利多片	五氟利多	20	30～60/周		口服
氟奋乃静癸酸酯	氟葵酯	25 mg/支	12.5～50 mg/2～3 周		肌肉注射
氟哌啶醇癸酸酯	苄环烷	50 mg/支	50～200 mg/4 周		肌肉注射

28.1.2　抗抑郁药（详见第 27 章）

临床常用抗抑郁药按作用机制可分为 3 类：选择性 5-HT 再摄取抑制剂、单胺氧化酶抑制剂和 5-HT 和去甲肾上腺素再摄取抑制剂。

28.1.3　抗躁狂药

主要是锂制剂，锂盐可通过影响 G 蛋白的表达而发挥作用。

心境稳定剂是 2019 年确定的命名，对躁狂发作具有治疗作用，并对躁狂和抑郁发作具有预防复发作用而不引起躁狂与抑郁转相和导致快速循环的药物。主要有碳酸锂和一些抗癫痫药，如丙戊酸钠（表 28-2）。

表 28-2　常用心境稳定剂药物

药　名	商品名	规格（mg/片）	常用治疗量（mg/d）	用药途径
丙戊酸钠片	丙戊酸钠	200 mg/片	600～1 200	口服
碳酸锂片	碳酸锂	250 mg/片	500～1 000	口服
卡马西平	卡马西平	100 mg/片	600～800	口服

28.1.4　抗焦虑药

抗焦虑药又称弱安定剂,是消除紧张和焦虑症状的药物。抗焦虑药分为苯二氮䓬类(表28-3)、氨甲酸酯类(如甲丙氨酯、卡立普多)、二苯甲烷类(如定泰乐)、其他(如芬那露、谷维素等)4类。

表 28-3　常用苯二氮䓬类抗焦虑药物

药　名	商品名	规格(mg/片)	常用治疗量(mg/d)	用药途径
艾司唑仑片	艾司唑仑	1	1~2	口服
氯硝西泮片	氯硝西泮	2	2~6	口服
阿普唑仑片	阿普唑仑	0.4	0.4~2	口服
地西泮片	安定	2.5	5~20	口服
劳拉西泮片	劳拉	1	1~4	口服

28.2　抗精神病药的不良反应

精神疾病患者服用抗精神病药物时间长、剂量大、不良反应多,麻醉前必须询问患者使用抗精神病药物史,注意这些药的不良反应及合用麻醉药的相互作用。全面评估患者的状态,为合理选择麻醉方式、麻醉药物、术后处理策略提供参考。

抗精神病药物的不良反应主要包括:神经系统、心血管系统和其他一些器官系统。

28.2.1　神经系统

锥体外系反应:① 急性肌张力障碍。② 静坐不能。③ 类帕金森症。④ 迟发性运动障碍。

其他神经系统反应包括:① 抗精神病药恶性综合征(neuroleptic malignant syndrome, NMS)。② 癫痫发作。

NMS是一种少见却可能致命的并发症。它通常由服用抗精神病药诱发,临床表现以高热、肌强直、意识障碍、锥体外系症状、自主神经功能紊乱为特征。实验室检查特点是血肌酸激酶升高和白细胞增多。此症状与恶性高热较为类似,因此长期服药患者术中应加强体温的监测。

28.2.2　心血管系统

心血管系统方面的不良反应主要是:体位性低血压、心动过速、心电图异常、猝死、血栓形成、静脉炎等。常见的心电图改变有 QT 间期延长、PR 间期延长及 T 波改变。

发生低血压时,如果使用兼具有 α 受体和 β 受体兴奋作用的升压药物时,由于 α 受体被阻滞,而因 β 受体作用增强引起血管扩张导致更严重低血压。所以麻醉中血压下降最好使用单纯 α 受体兴奋剂如去甲肾上腺素。

28.2.3　其他器官系统

不同抗精神病药物引起的反应略有差异,较多见的有:① 过度镇静,由于阻断中枢 H_1 受体和(或)α_1 受体而导致。② 过量中毒。③ 肝损伤。④ 血液系统障碍。⑤ 皮疹。⑥ 口干、视力模糊、排尿困难、便秘。⑦ 催乳素分泌增加、男性乳房增大。⑧ 体重增加。

常用抗精神病药的不良反应见表 28 - 4。

表 28 - 4　常用抗精神病药的不良反应

药物	镇静	抗胆碱能效应	低血压	QT 间期延长	糖耐量受损	体重增加
氨磺必利	−	−	−	−	−	+
阿立哌唑	−	+/−	+	−	−	+
氯丙嗪	+++	++	+++	++	++	++
氯氮平	+++	+++	+++	+	+++	+++
氟哌噻吨	+	++	+	+	?	
氟奋乃静	+	++	+	+	+	
氟哌啶醇	+	+	+	+	+	+
奥氮平	++	+	+	+	+++	+++
喹硫平	++	+	++	++	+	++
利培酮	+	+	++	+	+	++
舒必利	−	−	−	+	?	
三氟拉嗪	+	+/−	+	?	++	
珠氯噻醇	++	++	+	?	?	

28.3　抗精神病药物与围术期处理

28.3.1　吩噻嗪类药

长期服用氯丙嗪等吩噻嗪类药物的患者,因其为中枢多巴胺受体的拮抗药,氯丙嗪有明显阻断 α 受体的作用,抑制血管运动中枢,而大多数全身麻醉药及镇静镇痛药均有不同程度的血管扩张作用,椎管内麻醉时血管扩张作用更加明显,可出现严重的低血压。此外,氯丙嗪可强化其他麻醉药的作用,可能会引起全身麻醉后苏醒延迟。

氯丙嗪与甲硫哒嗪均有较强的抗胆碱能作用,单用或与抗帕金森药物合用时,患者术前可不用抗胆碱药物(阿托品、东莨菪碱)。

氯丙嗪类与巴比妥类静脉麻醉药合用,可降低惊厥阈值,产生肌颤现象。因此,对于长期服用此类药物者,应避免使用恩氟烷麻醉。

28.3.2　三环抗抑郁药

如阿米替林、去甲替林、地昔帕明、丙米嗪和多塞平,具有抑制去甲肾上腺素和5-羟色胺再摄取的作用,使其药效更强。由此所致的不良反应,诸如体位性低血压、镇静、口干、尿潴留及心动过速等,限制了其在治疗抑郁症方面的长期应用。应用三环抗抑郁药的患者,麻醉和电抽搐治疗(ECT)治疗常诱发 ECG 改变,包括 PR 间期延长、QRS 波群增宽以及 T 波改变。

28.3.3　单胺氧化酶抑制剂

长期使用单胺氧化酶抑制剂(MAOIs)的精神障碍患者,由于抑制单胺氧化酶,此类药物可增加细胞内胺类神经递质(多巴胺、肾上腺素、去甲肾上腺素和5-羟色胺)的浓度,并可提高去甲肾上腺素在突触后受体的利用率。此类药物的不良反应有血流动力学不稳定。饮食中的胺与其相互作用可导致高血压危象或直立性低血压。因此长期使用单胺氧化酶抑制剂的精神障碍患者,术中应禁用哌替啶、多巴胺和肾上腺素,降压药用量宜小,以免循环大的波动。

28.3.4　卡马西平

卡马西平是一种抗癫痫药,也用于双相情感障碍患者的预防治疗。因其疗效较锂弱,所以只作为一种二线治疗用药,也可用于降低患者的攻击性及愤怒。卡马西平可导致眩晕、困倦、共济失调及恶心。它也是一种强效的肝药酶诱导剂,可降低苯二氮䓬类药、甲状腺素、茶碱及雌激素等药物的血浆浓度。卡马西平可造成慢性白细胞减少症,约 20 000 名患者中有 1 名会发展为粒细胞缺乏症或再生障碍性贫血。此外,卡马西平还可引起肝酶紊乱(碱性磷酸酶和谷丙转氨酶升高)及药物诱导性肝炎,同时使用卡马西平和利尿剂会增加低钠血症的发生。

28.3.5　锂

是一种无机离子,主要作为一种治疗双相情感障碍患者的预防用药,偶尔也用于增强复发性抑郁症患者的抗抑郁治疗。锂是可兴奋细胞的细胞膜上钠离子的拟似物,并能减少神经递质的释放。它的治疗安全范围较窄,必须控制血浆浓度在 0.6～1.0 mmol/L 之内。锂主要经肾排泄,因此肾功能受损及脱水的时候,其血药浓度会显著升高。在治疗剂量范围内不良反应即很常见,当血药浓度高于 1 mmol/L 时不良反应大大增加。主要包括手颤、肌无力、恶心、烦渴及多尿。心电图可能会出现 T 波倒置等改变,但极少引起显著的有临床症状的心脏效应。锂也有可能会导致甲状腺肿大及甲状腺功能减退。当血药浓度＞1.5 mmol/L 时,患者即会出现中毒症状,低钠血症、脱水、利尿剂及肾功能受损均会加重患者的毒性反应。

噻嗪类利尿药会降低锂的经肾清除率,襻利尿剂也有相似作用,但药效较弱。NSAIDs 可使锂的血药浓度上升 40% 从而引起中毒症状,其机制目前尚不清楚,可能是因为 NSAIDs 影响了患者的液体平衡。ACEI 不仅减少锂的排泄,同时也会导致肾功能衰竭。伍用锂及血管紧张素 2 受体拮抗剂时也要小心。

接受小手术的患者不必停用锂,之前一直建议大手术术前停药 24～48 h,但目前仍然有争议。从精神病医生的角度来看,已有确凿的证据证明相比于未经治疗的情感障碍的患者,中断锂的治疗会加重患者的病情。锂可延长去极化及非去极化肌肉松弛药的阻滞效果,因而应该使用肌肉松弛监测。它还会阻断脑干释放去甲肾上腺素和多巴胺,因而患者对麻醉药的需要量减少。如上文所提到的 NSAIDs 等可能会损害肾功能的药物会增加锂的血药浓度,因而使用时要小心,此外要密切关注患者体液及电解质平衡。若围术期中断锂的治疗,应在术后 24 h 重新恢复给药。

28.3.6　氯胺酮

氯胺酮可能会引起大量错觉、幻觉。另外精神疾病患者可能对血管活性药物的反应有较大的差异。与单胺氧化酶抑制剂合用时,可引起显著的高血压及心律失常。

28.3.7　曲马多

曲马多本身可导致精神症状如情绪紊乱(情绪高涨或恶劣心境)、幻觉、意识混乱、睡眠障碍及噩梦等,因此,同时服用曲马多及抗精神病药的患者一直是人们研究的热点。正如前文所述:给已服用可升高神经递质浓度的抗抑郁药的患者使用曲马多能促发 5 羟色胺综合征。当与抗精神病药、选择性 5 羟色胺再摄取抑制剂或三环类抗抑郁药合用时,曲马多可降低患者的惊厥阈值。卡马西平可诱导曲马多的代谢,因而复合使用时可导致曲马多药效减弱。围术期应继续服用抗精神病药,突然停药会导致患者精神病症状复发,同时也会使原本术后谵妄发生率就高的精神分裂症患者发病率进一步升高。抗精神病药可加强麻醉药所致的低血压及镇静状态,因此麻醉诱导时要格外小心。

28.3.8　氟哌啶醇

氟哌啶醇可引起锥体外系症状,患者可出现强直、不能自主运动。

28.4　精神病患者围术期用药注意点

28.4.1　术前用药

此类患者多数长期服用抗精神病药物,对麻醉药的需求量较大(注意各种精神药品与麻醉药的相互作用,围术期应做好保护肝肾功能的准备及防治麻醉后苏醒延迟),因此术前谈话时一定要详细了解病史,对稳定期意识合作的患者,除予必要的心理疏导外,可按常规术前给药,如咪达唑仑等,使患者在入手术室前处于半睡眠状态,避免突发过分兴奋躁动。对发病期患者应在病房内加大镇静剂用药量,必要时采取妥善的保护措施,以防意外。

28.4.2　术中用药

精神病患者全身麻醉诱导量往往较其他患者偏大,最好有麻醉深度监测如 BIS 监测。计划椎管内阻滞或神经阻滞完成手术的患者需要权衡诱导期及术中患者能否配合。

精神类药物都能够阻断外周 α 受体,表现为外周血管扩张,血压下降,大剂量时可引起体位性低血压。因此,在出现低血压时,应注意选择合适的药物进行纠正,在纠正有效循环血容量不足的基础上,谨慎选用直接缩血管为主的去氧肾上腺素;如高血压发作,则应使用酚妥拉明。

术前长期服用抗精神类药物可对肝肾功能有不同程度的损害,因此术中麻醉药物应选用对肝肾功能影响较小且半衰期较短的药物,如丙泊酚、瑞芬太尼、阿曲库铵等。

28.4.3　术后苏醒

精神病患者术后常出现苏醒延迟,但一般不主张使用催醒药物,应在维持其镇静、镇痛的基础上,缓慢递减麻醉深度,使之平稳苏醒。

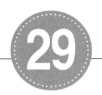

儿科患者麻醉用药

小儿不是成人缩小版本,用药时应考虑到不同年龄段的特殊性,合理用药,以达到围术期麻醉的安全。

29.1 小儿药代学特点

29.1.1 药物的分布

（1）小儿的体液与体重之比大于成人,新生儿的总体液量占体重80%。细胞外液约占体重的40%,而婴儿的细胞外液约占体重的50%,早产儿到1周岁细胞内液由29%增加到35%～40%。由于药物在体内主要分布于细胞外液中,故水溶性药物在细胞外液稀释后浓度降低,新生儿对某些药物的实际需要量大于成人按体重计算量。早产儿还因脂肪含量低,脂溶性药物不能充分结合,以致血中游离药物浓度增高。

（2）新生儿期脑血流量占体重的12%,成人仅占2%,与心输出量的比率相对较大。所以给少量的麻醉药物可很快进入脑内,而低血容量时心输出量减少,供应肌肉的血流减少,所以肌肉松弛药用量需要增加。婴儿肌肉和脂肪组织摄取药物少,脂溶性药物不容易蓄积,使血浆内能保持较高的药物浓度。

（3）新生儿期神经髓鞘的形成和血脑屏障的发育不完善,所以和较大婴儿相比,胆红素容易进入脑内。刚出生数天的新生儿不应给硫喷妥钠,即使较大的新生儿,也应慎用。婴儿血脑屏障的通透性比成人高,因而许多药物脑内的浓度高于成人,另外脑灌注的局部差异也影响到药物在脑内的分布和脑对药物的摄取。

（4）新生儿和幼儿血浆白蛋白浓度低,尤其在早产儿更低（29～40 g/L）,药物蛋白结合率也比成人低,容易产生过高的游离血药浓度,导致不良反应。

29.1.2　药物的代谢和排泄

（1）不同年龄小儿药物代谢特点　新生儿期体内代谢药物的酶系统和肾功能等随日龄而迅速变化。婴幼儿较新生儿显著成熟，对药物代谢能力增强。小儿的肝肾功能发育不全，药物的代谢和排泄能力均较低。肝脏的体积与体重的比例从出生到成年逐渐减少。新生儿的肝药酶活性较低，在肝脏代谢的药物如安定、苯妥英钠、洋地黄苷等，在新生儿体内的半衰期较长，因此，新生儿及幼儿期应慎用或减量使用。而学龄期儿童对某些药物的肝脏代谢能力增强，如茶碱、苯二氮䓬类和苯妥英钠等血浆半衰期较成人短。

（2）药物的排泄　小儿肾小球滤过率（GFR）较成人低，在新生儿体内，近端肾小管的分泌功能比儿童差，新生儿尿液 pH 偏低，对弱酸性药物的重吸收增加。婴幼儿的肾小球滤过功能与近端肾小管的分泌功能随年龄的增长逐步完善，因而各年龄组的药物排泄率不同，药物的半衰期差异很大。

29.2　小儿给药途径

（1）静脉注射　静脉注射是小儿最常用的给药途径。首选外周静脉通路；心胸外科等大手术时选择中心静脉通路，如颈内、颈外静脉或股静脉入路。术中需要监测脑血流灌注时应避免颈内静脉置管。

（2）肌内注射　小儿肌内注射给药吸收的快慢主要依赖于组织血流灌注的情况，如灌注良好，则小儿比成人的吸收速率更快；低血压或低血容量时，肌内注射的效果不肯定。

（3）口服或直肠灌注　对不合作小儿口服片剂或胶囊有误入气管的危险。婴幼儿胃肠道尚处于发育时期，胃酸偏低，胃排空时间较长，肠蠕动缓慢，口服给药时某些药物的吸收速率比成人低，尤其是酸性药物，新生儿口服苯巴比妥或苯妥英钠等吸收明显减少。

（4）气管内注射　在行紧急心肺复苏，建立静脉通路困难时，气管内注射肾上腺素是有效的给药途径。

（5）骨髓腔给药　对于创伤休克患儿，在病情不稳定、不能迅速建立静脉通路时，可选择骨髓腔穿刺进行输液。此为暂时性措施，应及时寻找建立静脉通路。

29.3　小儿麻醉用药特点

29.3.1　静脉麻醉药

（1）丙泊酚　丙泊酚不溶于水，以脂肪乳剂作为溶剂，脂肪乳剂可能诱发合并哮喘的儿童支气管痉挛,过敏样反应在两种制剂均有发生。诱导剂量为 2.5～5 mg/kg;小的婴儿和未用麻醉前用药的患儿需要较大剂量,睡眠剂量(2.5～3.5 mg/kg)的丙泊酚对呼吸和心血管影响与硫喷妥钠相似,可能发生短暂的呼吸暂停和血压轻度下降。丙泊酚注射痛明显,可选择粗大的肘前静脉注射,在丙泊酚内加入 1% 利多卡因可有效减轻注射部位疼痛,可能与改变 pH 有关。丙泊酚可持续输注用于小儿全凭静脉麻醉。对于短小手术,单次静脉注射丙泊酚亦方便有效,如 MRI、放疗或有创操作时、烧伤换药或内窥镜检查,丙泊酚有强大的止吐作用,术后恶心呕吐发生少。

(2)咪达唑仑 咪达唑仑是水溶性的苯二氮䓬类化合物,已经用于小儿麻醉前用药,在内窥镜检查时镇静(静脉注射 0.2～0.3 mg/kg)和全身麻醉。可维持通气和循环稳定,也可为儿童重症监护提供满意的镇静[使用负荷量 0.2 mg/kg 后,给予 2 μg/(kg·min)维持输注]。咪达唑仑不是小儿麻醉诱导的有效药物,因为需要大剂量且反应不一。临床常使用口服药作为麻醉前用药。

(3)依托咪酯 依托咪酯主要经肝脏代谢,麻醉诱导的推荐剂量为 0.3～0.4 mg/kg,在小儿和婴儿中应用的经验尚不足,10 岁以上小儿的用量可参照成人。房间隔缺损小儿心导管介入治疗时,应用依托咪酯诱导,对血流动力学无明显影响。有研究发现:0.3 mg/kg 依托咪酯静脉诱导,可明显抑制小儿手术应激相关的糖皮质激素水平升高。依托咪酯诱导后可发生肌阵挛及癫痫样活动,所以癫痫患儿禁用。依托咪酯麻醉时局部注射痛发生率较高,使用苯二氮䓬类药物预先注射可能减少其发生。主要不良反应为肾上腺皮质功能抑制,单次用药后的抑制作用可持续数小时,反复用药可进一步加重。因此,对肾上腺皮质功能不全、免疫功能低下、卟啉症及器官移植术后的患儿不宜应用。

(4)氯胺酮 ① 氯胺酮可产生良好的镇痛,意识消失,木僵状态和遗忘,增加脑血流量、ICP 和脑代谢率,但容易发生气道梗阻或喉痉挛。诱导后可能发生短暂的呼吸抑制甚至呼吸暂停,因保护性咽喉反射被抑制,胃内容物容易反流,导致误吸。② 可增加心率和平均动脉压,心输出量增加,外周血管阻力变化很小。③ 氯胺酮可引起恶心呕吐,苏醒期并发症有幻觉、噩梦和精神异常。④ 常用于烧伤植皮及表皮小手术,具有早期恢复正常营养的优势。⑤ 氯胺酮可用于心内右向左分流儿童麻醉和休克病儿。

(5)右美托咪定 尽管 FDA 尚未批准右旋美托咪定用于儿科人群,但目前的研究结果支持在小儿临床中使用,包括机械通气期间的镇静、预防围术期焦虑、预防谵妄以及麻醉后肌颤。主要不良心血管反应是心动过缓和低血压,有窦性停顿或心脏骤停的风险;快速静脉推注可导致高血压;尽管对心肌功能没有直接影响,但心率减慢和(或)后负荷增加可能导致心输出量降低。静脉注射的负荷剂量为 1 μg/kg,可持续输注速度 0.5 μg/(kg·h),持续输注 10 min 以上。如果在使用过程中出现心动过缓和低血压等不良反应,可通过减慢输注速度缓解。右旋美托咪定滴鼻给药目前常用于儿童的术前镇静、手术室外镇静,以及减少七氟烷麻醉的苏醒期躁动的发生率等,通常剂量为 $1 \sim 3 \, \mu g/kg$ 滴鼻。

29.3.2　吸入麻醉药

29.3.2.1　吸入麻醉药有两个优点

（1）通过呼吸有效地调节血中麻醉药浓度,特别是能迅速将吸入麻醉药从体内"洗出"。

（2）测定呼气末浓度可估计麻醉深度,且具有镇痛和肌肉松弛作用。

（3）吸入麻醉药的 MAC 在婴幼儿大于新生儿和成人。年龄越小,麻醉药肺泡摄取越迅速。吸入麻醉物过量是严重并发症,尤其在行控制通气时,高浓度的强效吸入麻醉药可引起婴幼儿严重低血压。

表 29 - 1　国内不同年龄小儿的吸入麻醉药血/气分配系数

年　龄	地氟烷	七氟烷	异氟烷	安氟烷	氟　烷
新生儿(出生～29 天)	0.51 ± 0.04	0.59 ± 0.03	1.20 ± 0.09	1.73 ± 0.11	2.11 ± 0.13
幼儿(1～3 岁)	0.62 ± 0.05	0.71 ± 0.08	1.32 ± 0.06	1.90 ± 0.13	2.23 ± 0.09
学龄前儿童(4～6 岁)	0.62 ± 0.06	0.72 ± 0.03	1.39 ± 0.10	2.03 ± 0.08	2.43 ± 0.14
学龄儿童(7～14 岁)	0.59 ± 0.05	0.73 ± 0.05	1.39 ± 0.13	2.07 ± 0.17	2.37 ± 0.23

（4）小儿吸入麻醉药肺泡浓度增加的速度快于成人。婴儿肺泡浓度达到吸入浓度最迅速。不同年龄小儿吸入麻醉药血/气分配系数见表 29 - 1,由于婴儿吸入麻醉药血气分配系数较低,麻醉诱导更迅速。

（5）吸入麻醉药的排泄在婴幼儿也很迅速,且不抑制通气。在停止吸入 2 min 后,氧化亚氮肺泡浓度可降低至 10%。所有吸入麻醉药的肺泡气最低有效浓度（MAC）婴儿均高于较大的儿童和成年人,但在足月新生儿却偏低,尤其在早产儿,原因尚不清楚。

29.3.2.2　常用吸入麻醉药用于儿科的特点

（1）氧化亚氮　氧化亚氮具有良好的镇痛和遗忘作用。可加速麻醉诱导。氧化亚氮的镇痛作用可用于辅助麻醉维持。氧化亚氮轻度抑制婴儿的心输出量和收缩压,对肺动脉压或肺血管阻力影响较小,可用于合并有肺血管疾病的患者。在婴儿和较小儿童,氧化亚氮＋异氟烷 1.5 MAC 对心血管影响与氟烷或异氟烷＋氧气相似。氧化亚氮可迅速分布于体内含气空腔,禁用于肺囊肿、气胸、大脑叶硬化症、坏死性小肠炎和肠梗阻等患者。

（2）异氟烷　是比较稳定的化合物,在体内代谢率低于 0.2%。几乎完全以原形从肺排出,麻醉恢复比较完全。

尽管其溶解度较低,异氟烷由于刺激性气味可诱发气道反应（咳嗽、喉痉挛、呼吸暂停、血氧饱和度降低）,并不适用于小儿麻醉诱导。异氟烷麻醉时可扩张血管,从而降低血压,可用于控制性降压。异氟烷也可抑制新生儿的压力感受器反射,从而削弱对血压变化的代偿能力和对低血容量的反应。

(3) 地氟烷 地氟烷是一种氟化醚,溶点23℃,血/气分配系数极低(PC,0.42)。性质非常稳定,体内代谢低于0.02%。1 MAC地氟烷对心血管系统的影响与其他醚类吸入麻醉药相似。地氟烷对呼吸道的刺激性较强,常见呼吸暂停和喉痉挛,不适合用于儿童的麻醉诱导,而适合于静脉麻醉诱导后的麻醉维持。地氟烷麻醉后苏醒非常迅速,但可引起谵妄,尤其在并发疼痛时。

(4) 七氟烷 ① 七氟烷是氟化醚衍生物,血/气分配系数低(PC,0.63),对气道无刺激性。七氟烷是不刺激气道的吸入麻醉药;对气道反射的影响与氟烷相似,是理想的麻醉诱导药,合用高浓度 N_2O 时可加速诱导。6岁以上儿童吸入8%七氟烷可进行平稳且迅速的诱导。对呼吸和循环系统的其他作用均与异氟烷相似。② 七氟烷体内代谢为无机氟约5%,停止吸入后2 h达最高水平,其浓度在儿童下降迅速。七氟烷麻醉恢复平稳且迅速,在恢复期需保证良好的镇痛可降低恢复期谵妄的发生。

29.3.3 肌肉松弛药

小儿的神经肌肉接头储量比成人少,在高频率刺激后容易发生衰退,婴儿表现为肌无力反应,且对非去极化肌肉松弛药敏感。产生相同程度的阻滞,婴儿和成人需要相同公斤体重剂量的肌肉松弛药,与小儿分布容积大和蛋白浓度较高有关。婴儿使用肌肉松弛药的平均剂量变化更大。

(1) 琥珀胆碱 给药途径有静脉注射、肌内注射或舌内途径。静脉注射琥珀胆碱(2 mg/kg)后20~29 s起效,在40 s达最大效应;肌内注射(4 mg/kg)与静脉注射相比起效稍慢;舌内给药仅在其他途径无法建立的紧急情况下使用。尽管6个月内的婴儿血浆胆碱酯酶活性较低,但比成人需要琥珀胆碱的相对剂量大(分别为2 mg/kg和1 mg/kg),各年龄组琥珀胆碱的ED值见表29-2。心律失常如心动过缓常发生于儿童单次注射琥珀胆碱,可提前给予阿托品(0.01~0.02 mg/kg)预防,肌内注射琥珀胆碱(4 mg/kg)对心率和心律影响

表 29-2 琥珀胆碱各年龄组的 ED 值

年　龄	ED_{50}($\mu g/kg$)	ED_{95}($\mu g/kg$)	ED_{50}($\mu g/m^2$)	ED_{95}($\mu g/m^2$)
新生儿	250	625	3 952	9 881
婴　儿	317	729	6 277	14 436
年长儿	184	423	4 416	10 154
成　人	—	290	—	11 940

均较小。合并肌病的患儿(如杜兴肌营养不良)容易发生严重的横纹肌溶解、肌红蛋白尿,甚至心搏骤停。有报道在氟烷诱导后静脉注射琥珀胆碱可致咬肌痉挛,发生率为1/100。琥珀胆碱引起眼外肌张力增高,可导致短暂眼内压增高,如果眼外伤伴有较大的破口、青光眼或斜视手术,应避免使用琥珀胆碱。儿童烧伤超过24 h、大面积创伤、神经病变或合并肾衰时使用琥珀胆碱可导致血清钾升高,禁止使用。

(2) 罗库溴铵 ① 儿童使用丙泊酚麻醉诱导后,给予0.6 mg/kg罗库溴铵后60 s时达到的插管条件与给予1 mg/kg琥珀胆碱相似(在婴儿和儿童分别是50 s和80 s)。增加罗库溴铵的剂量可较早提供满意的插管条件,婴儿使用罗库溴铵的效能高于儿童。② 罗库溴铵的恢复时间儿童均较成人迅速。罗库溴铵的ED_{50}和ED_{95}婴儿<儿童<成人。在平衡麻醉时,婴儿和儿童的肌肉松弛恢复却相似,在4~11岁儿童罗库溴铵肌松的维持时间,较婴儿和成人缩短。神经肌肉功能T_{25}的恢复时间,小于10个月的婴儿大约是1~5岁儿童的两倍(分别是45.1 min和26.7 min)。给予新斯的明拮抗罗库溴铵后,其肌肉松弛作用的消退速度儿童比成人迅速。③ 使用1~2倍ED_{95}的罗库溴铵后有11%~18%儿童出现短暂的心率增快,但收缩压或舒张压均无明显改变。有报道使用罗库溴铵后可引起过敏样反应。

(3) 顺阿曲库铵 顺阿曲库铵用于小儿麻醉可产生有效、安全、均一的肌肉松弛作用。顺阿曲库铵的效能约为阿曲库铵的6倍,顺式阿曲库铵(0.1 mg/kg)在国人的作用时效见表29-3。已有发现儿童使用该药后发生严重的过敏反应。

表 29-3 顺阿曲库铵(0.1 mg/kg)在国人的作用时效(min)

时 效 参 数	小 儿	成 人
起效时间	3.25±0.3	5.6±0.9
TOF 无反应期	20±4	
临床作用时间(T_{25}恢复)	34±4	40±2.5
恢复指数	8.5±2.1	10.8±1.1

(4) 米库氯铵 儿童使用米库氯铵的ED_{95}值大于成人,达到相同程度的肌肉松弛,儿童用药量较成人大,儿科患者使用米库氯铵时肌肉松弛维持时间很短,仅为15~20 min,因此要维持较深的神经肌肉阻滞需要多次重复给药,也可持续输注维持肌松。儿童的持续输注量10~20 μg/(kg·min)是成人的2倍,可能与儿童的血浆胆碱酯酶活性较高有关。米库氯铵对小儿的血流动力学影响比成人小,可安全用于心脏外科手术。

(5) 肌肉松弛药的拮抗剂 肌肉松弛药拮抗剂使用是否适当较难判断,可行TOF刺激监测,对拮抗程度存在疑惑时都需要持续控制通气,并定期评估神经肌肉功能。在婴儿和儿童合用抗生素可增强肌肉松弛药作用且不容易拮抗,尤其在使用氨基糖甙类抗生素(如新霉素、庆大霉素或托普霉素)。常用于婴儿和儿童非去极化肌肉松弛药拮抗药物有:① 新斯的明(0.05 mg/kg)与阿托品(0.02~0.025 mg/kg)混合使用,有效且心动过缓发生少。② 依氯酚胺(腾喜龙)1 mg/kg,可先给予阿托品(0.02 mg/kg)。依氯酚胺起效比新斯的明快,其迷走紧张作用出现早,因此应提前给以阿托品预防。依氯酚胺起效快,但 6~8 min 后优势消失,拮抗后的恢复时间变异度是新斯的明的 2 倍。③ 舒更葡萄钠:一项入选 6 项研究的荟萃分析对 253 名 2~18 岁儿童进行分析,评估在儿童患者中舒更葡糖钠逆转肌松的有效性和安全性。使用舒更葡糖钠 2 mg/kg 与新斯的明拮抗 TOFr 恢复至 0.9 的时间对比,发现舒更葡糖钠对儿童患者的拮抗效果优于新斯的明。另一项随机双盲研究则显示:舒更葡糖钠应用于儿童术中不良反应发生情况与新斯的明两组无差异。舒更葡萄钠并不影响心率、血压以及校正 QT 间期;剂量足够,不会发生肌肉松弛残余或再箭毒化,2 岁以上小儿舒更葡萄钠拮抗剂量同成人,2 岁以下资料不多,需慎用。

29.3.4　局部麻醉药

29.3.4.1　药代学特点

(1) 局部麻醉药在婴儿和小儿童的药物代谢动力学不同。药物吸收迅速,心输出量和局部组织血流量较高,硬膜外腔脂肪含量低,摄取少,通过气道给药吸收也非常迅速,药物分布容积较大,消除半衰期延长。

(2) 由于新生儿血浆白蛋白和 α_1-糖蛋白水平较低,故蛋白结合较少,胆红素可进一步减少蛋白结合,因此局部麻醉应慎用于黄疸新生儿。

(3) 局部麻醉药代谢率在小婴儿较低,血浆胆碱酯酶活性低下可延长酯类局部麻醉药的代谢。如普鲁卡因和氯普鲁卡因的血浆半衰期在新生儿明显延长,酰胺类局部麻醉药的肝内结合能力在小儿尚不成熟,新生儿对丁哌卡因的代谢能力低。

29.3.4.2　常用局部麻醉药

(1) 普鲁卡因　普鲁卡因主要由血浆假性胆碱酯酶水解,由于该酶在小儿含量低,可使作用增强。大剂量普鲁卡因时可延长琥珀胆碱的作用时间,抗胆碱酯酶药物可抑制普鲁卡因的代谢,使其毒性增加,普鲁卡因水解后产生的对氨苯甲酸偶可引起变态反应,并能削弱磺胺类药物的作用。

(2) 丁卡因　小儿表面麻醉常用 1‰ 浓度。该药与神经组织结合快且牢固,脊麻时平面固定较快,禁忌静脉注射或点滴。主要由血浆假性胆碱酯酶水解,代谢速度较慢。

(3) 利多卡因　利多卡因主要由肝脏微粒体的氧化酶降解,新生儿肝脏微粒体酶缺乏,作用延长。

(4) 丁哌卡因　小儿对药物的反应个体差异很大,用药时最大剂量要减少至 80%,采用最低有效浓度,缓慢分次给药。

（5）罗哌卡因　罗哌卡因在新生儿及小于 6 个月的婴儿中的血浆蛋白结合率及清除率均降低,持续硬膜外阻滞时宜适当减少剂量。

（6）小儿臂丛神经阻滞药物容量见表 29 - 4,骶管阻滞各年龄局部麻醉药浓度(％)见表 29 - 5。

表 29 - 4　小儿臂丛神经阻滞药物容量表

年龄(岁)	药量(mL)
<1	3
1～3	6～9
4～6	9～11
7～9	14～20
10～12	21～25
13～15	28～35

局部麻醉药常用利多卡因 10 mg/kg,浓度为 0.75％～1.5％,于药液中加入肾上腺素 5 μg/mL。只要穿刺部位正确,阻滞完善,利多卡因的镇痛药效时间可超过 2 h。丁哌卡因 3 mg/kg,浓度 0.25％～0.5％,起效时间较长。在实施臂丛神经阻滞过程中,如果不慎损伤血管,就有可能由于短期内较大剂量药液进入血液而发生局部麻醉药毒性反应。损伤动脉可引起血肿,神经直接受损可引起神经痛。

表 29 - 5　骶管阻滞各年龄局部麻醉药浓度(％)

年　龄	利多卡因	丁卡因	丁哌卡因
<3 岁	0.50	0.1	0.125
3～5 岁	0.75～1.0	0.15	0.2
6～10 岁	1.0	0.2	0.25
>10 岁	1.2～1.5	0.2	0.375

29.3.5　阿片类药物

（1）吗啡　新生儿对吗啡的通气抑制作用比哌替啶敏感,新生儿药物清除率慢,血药浓度较高,停药后血药浓度下降可能在小婴儿产生延迟作用。但在新生儿吗啡也可持续输注,应给予密切监测和降低输注率,停止输注后应监测 24 h。

（2）芬太尼　芬太尼在婴儿代谢为年龄依赖性,新生儿尤其早产儿,芬太尼的代谢比较大的婴儿慢。12～15 μg/kg 可预防手术所致的心血管反应,60～90 min 内可不必再追加剂量。小婴儿术后不能给予太大剂量,除非已有通气支持或具备密切监护。芬太尼血药浓度可达二次高峰从而引起通气抑制,如果给予了大剂量,必须密切监护。3个月以上的婴儿对通气抑制敏感性低,且药物代谢更迅速。芬太尼可致心动过缓,需要给予迷走神经阻断药物(阿托品)。伴随强大的镇痛作用可产生肌肉僵直,但在婴儿和儿童较少。

(3)阿芬太尼　阿芬太尼在小婴儿尤其是早产儿药物清除率低且不稳定,在较大婴儿及儿童,其药物代谢动力学与成人相似,心血管影响小。儿童推荐使用负荷量为 $35~\mu g/kg$,以后每 $10\sim15~min$ 追加 $10~\mu g/kg$,亦可持续输注。阿芬太尼作用恢复非常迅速且完全,然而,该药作用强度高,用于儿童均应密切观察,注意其残余作用及再发呼吸抑制。阿芬太尼常引起呕吐,应预防性使用止吐药。

(4)舒芬太尼　大于1个月的婴儿其清除时间更长。大剂量舒芬太尼用于婴儿心脏手术,心血管功能稳定,对通气功能抑制小。在婴儿大的心血管手术中,大剂量舒芬太尼可影响代谢和内分泌反应。

(5)瑞芬太尼　新生儿表观分布容积最大,清除率最高,随年龄增长而降低。而瑞芬太尼的最大血药浓度(C_{max})随年龄增长而降低,半衰期各年龄组相似。

(6)阿片类药不良反应的处理(表 29-6)。

表 29-6　阿片类药不良反应的处理

不 良 反 应	治 疗	处 理
瘙痒	纳洛酮静脉注射 $0.5/kg$,输注 $1~\mu g/(kg \cdot h)$	减慢速率 $10\%\sim20\%$ 或降低阿片类药物浓度
恶心、呕吐	禁食 24 h; 托烷司琼 $0.1\sim0.15~mg/kg$ q6～8 h　静脉注射 纳洛酮静脉注射 $0.5~\mu g/kg$,输注 $0.25~\mu g/(kg \cdot h)$	减慢速率 $10\%\sim20\%$ 或降低阿片类药物浓度
尿潴留	导尿; 纳洛酮静脉注射 $0.5~\mu g/kg$	降低阿片类药物浓度
镇静过度,呼吸频率减慢,但能被唤醒,有反应	纳洛酮静脉注射 $0.5~\mu g/kg$	减慢速率 $20\%\sim50\%$ 或降低阿片类药物浓度
呼吸抑制,不能被唤醒	面罩吸氧,必要时辅助通气 纳洛酮静脉注射 $0.5~\mu g/kg$	

表 29-7　静脉麻醉药和阿片类药的输注剂量

药 物	负荷量	维 持 量	备 注
丙泊酚(成人)	1 mg/kg	$10~mg/(kg \cdot h)$　10 min,8 mg/$(kg \cdot h)$　10 min,6 mg/$(kg \cdot h)$	成人可达血浆浓度 $3~\mu g/mL$、小儿低至 $2~\mu g/mL$

药 物	负 荷 量	维 持 量	备 注
丙泊酚（小儿）	1 mg/kg	13 mg/(kg·h) 10 min, 11 mg/(kg·h) 10 min, 9 mg/(kg·h)	
阿芬太尼	10～50 μg/kg	0.5～1.5 μg/(kg·min)	血浆浓度达 50～200 ng/mL
瑞芬太尼	0.5 μg/kg, 3 min	0.25 μg/(kg·min)	血浆浓度达 6～9 ng/mL
瑞芬太尼	0.5～1.0 μg/kg, 1 min 以上	0.1～0.5 μg/(kg·min)	血浆浓度达 5～10 ng/mL
舒芬太尼	0.1～0.5 μg/kg	0.005～0.01 μg/(kg·min)	血浆浓度达 0.2 ng/mL 镇静和镇痛
舒芬太尼	1～5 μg/kg	0.01～0.05 μg/(kg·min)	血浆浓度达 0.6～3.0 ng/mL 的麻醉状态
芬太尼	1～10 μg/kg	0.1～0.2 μg/(kg·min)	
氯胺酮	1～2 mg/kg	0.1～2.5 μg/(kg·h)	低剂量产生镇静镇痛、高剂量产生麻醉状态
咪达唑仑	0.05～0.1 mg/kg	0.1～0.3 mg/(kg·h)	

29.4 小儿常用麻醉和围术期用药剂量

29.4.1 术前期

假如可能的话尽量避免肌肉给药。肌肉注射会引起疼痛，患儿极不喜欢这种方法。假如有肌肉给药的必要性，而且药物不止一种，则尽可能将药物混合在一起给药。

29.4.1.1 抗胆碱能药

阿托品：静脉注射—诱导 0.02 mg/kg（最大剂量 0.4 mg）；肌内注射—术前 29～60 min 0.02 mg/kg（最大剂量 0.6 mg）；或者是相同剂量术前 60～90 min 口服。

格隆溴铵：0.01 mg/kg 静脉注射或肌内注射。

29.4.1.2 镇静药

咪达唑仑：0.5～0.75 mg/kg 口服，或 0.2 mg/kg 鼻内给药，或 0.3 mg/kg 直肠内给药，或 0.08 mg/kg 肌内注射，或在监测的情况下静脉注射 0.1 mg/kg。

劳拉西泮：青少年的剂量为 1～2 mg 口服。

芬太尼口服剂：可达到 15 μg/kg。

抗酸药，H_2 受体阻滞剂。

西咪替丁：10 mg/kg 口服，或 29 mg/kg 直肠内给药，或 5 mg/kg 静脉注射。

雷尼替丁：2.0 mg/kg 口服或 1.0 mg/kg 静脉注射或肌内注射。

29.4.1.3　加速胃排空的药物

甲氧氯普胺：0.15 mg/kg 静脉注射（注意：阿托品能阻滞甲氧氯普胺的作用，麻醉诱导前要防止这种情况出现）。

29.4.2　手术期

29.4.2.1　诱导药

硫喷妥钠：新生儿（小于 1 个月）剂量为 3～4 mg/kg；婴儿（1 个月到 1 岁）剂量为 7～8 mg/kg；普通儿童剂量可达到 5～6 mg/kg。

美索比妥：静脉注射可达到 2 mg/kg 或 15 mg/kg 直肠用药（1％浓度）。

丙泊酚：2.5～3.5 mg/kg。

氯胺酮：静脉注射 2 mg/kg 或 4～8 mg/kg 肌肉注射。

29.4.2.2　插管药

琥珀胆碱：婴儿 2 mg/kg 静脉注射；儿童 1 mg/kg 静脉注射或 2 mg/kg 肌内注射。

米库氯铵：0.2 mg/kg 静脉注射。

罗库溴铵：0.6～1.2 mg/kg 静脉注射。

维库溴铵：0.1 mg/kg 静脉注射。（注意：不要在注射硫喷妥钠后立即注射罗库溴铵或维库溴铵，否则会产生混浊沉淀）

顺阿曲库铵：0.1 mg/kg 静脉注射。

潘库溴铵：0.1 mg/kg 静脉注射。

喉部局部喷射利多卡因：总剂量可达到 4 mg/kg。

29.4.2.3　维持药

芬太尼：1～2 μg/kg 静脉注射镇痛，重大手术的负荷剂量为 5 μg/kg，持续输注 2～4 μg/(kg・h)。

哌替啶：0.2～0.4 mg/kg 静脉注射或 1.5 mg/kg 肌内注射。

吗啡：10～29 μg/kg 静脉注射，或持续静脉注射（于 5 岁儿童）；负荷剂量为 100 μg/kg，推注时间要超过 5 min，然后 40～60 μg/(kg・h)维持。

29.4.2.4　肌肉松弛药

这些药物必须静脉给药。最好用神经肌肉刺激器确定起始剂量和重复剂量，尤其对婴儿来说（婴儿对这些药物的个体差异较大）。记住挥发性吸入麻醉药（特别是异氟烷）会减少非去极化肌肉松弛药的剂量。推荐的剂量仅仅作为参考，具体用量要根据神经肌肉阻滞监测来确定。

顺阿曲库铵：起始剂量 0.1 mg/kg，重复剂量 0.3 mg/kg。或静脉滴注负荷剂量 0.1 mg/kg，维持剂量 2～3 μg/(kg·min)。

右旋筒剑毒碱：其始剂量 0.3～0.5 mg/kg，重复剂量不能超过起始剂量一半。

米库氯铵：0.2 mg/kg，追加剂量 0.1 mg/kg。静脉滴注 15～29 μg/(kg·min)。

潘库溴铵：起始剂量 0.06～0.1 mg/kg；重复剂量不能超过起始剂量的 1/6。

罗库溴铵：起始剂量 0.6～1 mg/kg，追加剂量为 0.15 mg/kg；持续静脉滴注为 10～12 μg/(kg·min)。

维库溴铵：负荷剂量为 0.1 mg/kg，追加剂量为 0.02 mg/kg。

29.4.2.5　肌肉松弛药拮抗药

阿托品 0.02 mg/kg 或甘罗溴胺 0.01 mg/kg 和新斯的明 0.05 mg/kg 混合，缓慢注射，然后用神经肌肉刺激器监测其效果；或阿托品 0.02 mg/kg，然后注射依氯酚胺 1 mg/kg。

29.4.3　术后期

29.4.3.1　镇痛药

对乙酰氨基酚：10～40 mg/kg 口服或直肠内给药［不能超过 100 mg/(kg·24 h)］。

哌替啶：1～1.5 mg/kg 肌内注射，0.2～0.5 mg/kg 静脉注射。

吗啡肌肉或静脉注射的剂量：儿童 0.05～0.1 mg/kg，婴儿 0.05 mg/kg。吗啡静脉滴注：儿童剂量 10～40 μg/(kg·h)；婴儿的剂量为 5～15 μg/(kg·h)。

硬膜外吗啡用量：50～75 μg/kg 单次注射。

蛛网膜下腔吗啡用量：10 μg/kg 单次注射。

29.4.3.2　麻醉性镇痛药拮抗剂

纳洛酮：10～100 μg/kg 静脉注射或肌肉注射，用药量要逐步递加直到麻醉性镇痛药的不良效应被逆转。过量纳洛酮快速注射会导致镇痛效果的缺失，疼痛和极端的烦躁。

29.4.3.3　止吐药

茶苯海明：1 mg/kg 静脉注射或 2 mg/kg 直肠内给药。

氟哌利多：可达到 75 μg/kg 静脉注射（可能会引起过度镇静）。

甲氧氯普胺：0.15 mg/kg。

昂丹司琼：0.15 mg/kg 缓慢静脉注射。

丙氯拉嗪：0.05～0.1 mg/kg 静脉注射（2 岁以下患儿禁忌使用，5 岁以下尽量避免使用）。

29.4.4　辅助药

29.4.4.1　抗生素

下述所列的剂量是术中单次给药的剂量。小于一周的新生儿给予的剂量应该更低（新生儿的肝肾功能低下）。患儿的最大剂量如括号中所示。抗生素给药时间要几分钟，避免快速给药，这样做可以使抗生素的不良反应最小化。

氨苄西林：50～100 mg/kg（290 mg/kg）。

头孢唑啉：20～40 mg/kg（100 mg/kg）。

头孢西丁：20～40 mg/kg（160 mg/kg）。

头孢呋辛：20～50 mg/kg（240 mg/kg）。

克林霉素：5～10 mg/kg（29 mg/kg）。

氯唑西林：12～25 mg/kg（100 mg/kg）。

红霉素：2.5～5 mg/kg（20 mg/kg）。

庆大霉素：2.0 mg/kg（7.5 mg/kg）。

苄基青霉素：29 000～50 000 IU/kg（250 000 IU/kg）。

万古霉素：10 mg/kg（60 mg/kg）（注药时间必须超过 1 h）。

29.4.4.2 肾上腺皮质激素

地塞米松：0.2～0.5 mg/kg 静脉注射（最大量，10 mg）。

甲泼尼松龙：5～25 mg/kg，缓慢静脉注射超过 10 min。

琥珀酸氢化可的松：1～5 mg/kg 静脉注射超过 8～10 min。

29.4.4.3 心血管药物

腺苷：50～100 μg/kg。

胺碘酮：负荷剂量 5 mg/kg（注射时间超过 29～60 min）。

氨力农：负荷剂量 0.75 mg/kg，新生儿静脉滴注维持剂量 3～5 μg/(kg·min)。儿童静脉滴注维持剂量 5～10 μg/(kg·min)。

氯化钙：5 mg/kg。

葡萄糖酸钙：10 mg/kg。

多巴胺：5～15 μg/(kg·min)持续静脉滴注。

多巴酚丁胺：2～20 μg/(kg·min)。

肾上腺素：0.1～1 μg/(kg·min)。

艾司洛尔：100～1 000 μg/kg 静脉注射，50～200 μg/(kg·min)持续静脉滴注。

肼屈嗪：0.1～0.2 mg/kg 静脉注射或肌内注射。

异丙肾上腺素：0.025～0.1 μg/(kg·min)持续静脉滴注。

利多卡因：1～2 mg/kg。

硝酸甘油：1～10 μg/(kg·min)持续静脉滴注。

酚苄明：负荷剂量 0.25 mg/kg 在 2～4 h 内用完；维持剂量 0.25 mg/kg，每 6 h 一次。

酚妥拉明：0.2 mg/kg 静脉注射。

普鲁卡因胺：3～6 mg/kg 静脉注射。

前列腺素 E：0.05～0.1 μg/kg。

硝普钠：0.5～4 μg/(kg·min)。

维拉帕米：0.1～0.3 mg/kg 静脉注射(不用于小于 1 周岁的婴儿)。

29.4.4.4　利尿药

依他尼酸：0.5～1 mg/kg。

呋塞米：1 mg/kg。

甘露醇：0.5～2.0 g/kg。

29.4.4.5　抗惊厥药

苯妥英钠：负荷剂量 15～20 mg/kg 缓慢静脉注射；维持剂量 2.5～5 mg/kg,每日 3 次静脉注射或口服。

苯巴比妥钠：负荷剂量 120 mg/kg 静脉注射；维持剂量 1.5～2.5 mg/kg,每日 2 次静脉注射。

29.4.4.6　支气管扩张药

沙丁胺醇：负荷剂量 5～6 μg/kg 静脉注射；0.1～1.0 μg/(kg·min)静脉滴注；吸入喷雾剂 100 μg,每 6 h 1 次。

氨茶碱：负荷剂量 5 mg/kg 静脉注射,时间要超过 29 min；静脉滴注 1 mg/(kg·h)(假如近来没有用过氨茶碱)。监测氨茶碱的血药浓度(治疗浓度范围在 10～20 μg/mL)。

29.4.4.7　局部麻醉药

以下是推荐的最大安全剂量：

普通利多卡因：5 mg/kg。

含肾上腺素利多卡因：10 mg/kg。

注意：在氟烷吸入麻醉状态下混入的肾上腺素最大推荐剂量是 10 μg/kg。

丁哌卡因：3 mg/kg。

罗哌卡因：3 mg/kg。

丁卡因：蛛网膜下腔用量普通儿童 0.2 mg/kg,婴儿 0.4～0.6 mg/kg。

29.4.5　婴儿和小患儿的药物注射方法

下列的用药方法能达到输注药物的同时而不输入过多的液体。药物总量以患儿的公斤体重表示(乘 3 倍数法)。

(1) 多巴胺和多巴酚丁胺　体重(kg)×3 的药物总量(mg)稀释成 50 mL 溶液,1 mL/h 输注速度相当于 1 μg/(kg·min)。

(2) 肾上腺素　体重(kg)×0.6 的药物总量(mg)稀释成 100 mL 溶液,1 mL/h 输注速度相当于 0.1 μg/(kg·min);剂量范围为 0.1～1 μg/(kg·min)。

（3）硝普钠或硝酸甘油　体重(kg)×6 的药物总量(mg)稀释成 100 mL 溶液,1 mL/h 输注速度相当于 1 μg/(kg·min)。

（4）异丙肾上腺素　体重(kg)×0.15 mg 的药物总量(mg)稀释成 100 mL 溶液,1 mL/h 输注速度相当于 0.025 μg/(kg·min);剂量范围为 0.025～0.1 μg/(kg·min)。

（5）前列腺素　体重(kg)×6 μg 的药物稀释成 20 mL 溶液,1 mL/h 输注速度相当于 0.05 μg/(kg·min);剂量范围为 0.05～0.1 μg/(kg·min)。

29.4.6　止血药

去氨加压素:在血小板减少患者中可能改善血小板的功能和减少出血。剂量:心肺转流结束后 0.3 μg/kg 缓慢推注,时间要超过 20 min。在注射期间要仔细监测心血管参数。

α-氨基己酸:用来治疗纤维蛋白溶解状态。可以减少术后出血,尤其对发绀的患儿。要在胸骨切开之前用药。负荷剂量:100～200 mg/kg,药物要经过稀释,缓慢注射超过 1 h。

老年患者麻醉用药

老年患者脂肪增多，水分和血管内容量减少，脂溶性药物易贮存在脂肪中，使其排泄减慢和作用时间延长。老年患者脏器功能减退，影响药代和药效动力学，用药时必须多方面考虑老年患者用药特点。

30.1 老年药代学和药效学改变的意义

30.1.1 药代学改变对老年患者用药的影响

（1）药物吸收减慢 老年患者胃壁细胞功能降低，使胃酸分泌减少，胃肠蠕动减慢。消化液及消化酶减少，这些变化随着年龄增加而加重，可能影响药物的吸收，但由于增龄后肾排泄药物也减慢，使血药浓度改变不大。老年患者与年轻人在药物吸收方面差异无显著性，但须注意的是老年患者常同时患多种疾病，服多种药物，药物间相互作用可影响吸收。

（2）体液减少，脂肪增加，血浆白蛋白含量降低 ① 水溶性药物易集中于中央室，使分布容积减少，而血药浓度增高。② 脂溶性药物易分布到周边室。主要是分布到脂肪组织中，使分布容积增大，药物作用延长和增强，可影响给药间隔时间。③ 老年患者血浆蛋白减少，多数药物不同程度地与血浆蛋白（主要是白蛋白）结合，特别是血浆蛋白结合率高的药物用于老年患者，如不减少剂量，易产生毒性反应。④ 老年患者随年龄增长，药物与红细胞及血浆中的 α_1-酸性糖蛋白结合减少，使游离型的血药浓度增加。

（3）肝脏的代谢解毒功能降低 老年患者应用主要经肝代谢的药物时应适当调整剂量。必须经过肝脏转化后才有药理活性的药物，如可的松和泼尼松在肝脏转化为氢化可的松和强的松龙后方能发挥作用，老年患者或肝功能不良者应使用氢化可的松或泼尼松龙。

（4）肾功能减退 老年患者的肾血流量仅为成年人的 $30\% \sim 50\%$，肾小球与肾小管的功能减退，药物的清除率降低，其半衰期延长，药物在体内蓄积，增加毒副反应。

30.1.2　药效学改变对老年患者用药的影响

（1）中枢抑制药敏感性增加　老年患者高级神经系统功能减退,脑细胞数、脑血流量和脑代谢均降低,对中枢抑制药很敏感。镇静药、镇痛药、吸入麻醉药作均可引起中枢的过度抑制,可产生过度镇静,出现呼吸抑制和意识模糊,用药剂量应相应减少。

（2）影响内环境稳定的药物作用增强　① 血压调节功能不全,易引起体位性低血压。老年患者压力感受器反应降低,心脏本身和自主神经系统反应障碍,血压调节功能不全,很多药物可引起体位性低血压,如：吩噻嗪类（如氯丙嗪）、α-肾上腺素受体阻断剂（如酚妥拉明）、肾上腺素能神经元阻断剂（如利血平）、亚硝酸盐类血管扩张剂、三环抗抑郁药、普鲁卡因胺、抗高血压药和利尿药等。② 由于老年患者体温调节功能降低,当应用氯丙嗪、巴比妥、安定、三环抗抑郁药、强镇痛药、乙醇等药物时,易引起体温下降。③ 使用胰岛素时,易引起低血糖反应。

（3）对肝素及口服抗凝药非常敏感　老年患者维生素 K 缺乏,血管变性,止血反应减弱,故对口服抗凝药华法林和肝素的作用比青壮年敏感,易产生出血并发症。

（4）对肾上腺素敏感　小剂量肾上腺素对年轻人并不能引起肾血管明显收缩,而同样剂量的肾上腺素却可使老年患者肾血流量降低 50%～60%、肾血管阻力增加 2 倍以上。

（5）药物敏感性降低、反应减弱　老年患者对 β-肾上腺素能受体激动剂及阻断剂的反应均减弱。对阿托品的增加心率作用减弱,青年人用阿托品后,心率可增加 20～25 次/min,而老年患者仅增加 4～5 次/min,其原因可能与老年患者迷走神经对心脏控制减弱有关。

（6）药物耐受性降低　① 多药合用耐受性明显下降：如利尿药、镇静药、安定药同时合用,则患者不能耐受,易出现体位性低血压。所以,合并用药时,要注意调整剂量,尽量减少用药品种。② 对胰岛素和葡萄糖耐受力降低。由于老年患者大脑耐受低血糖的能力较差,故易发生低血糖昏迷。③ 对易引起缺氧的药物耐受性差。因为老年患者呼吸、循环功能降低,应尽量避免使用这类药物。④ 老年患者肝功能下降,对利血平等损害肝脏的药物耐受力下降。⑤ 对排泄慢或易引起电解质失调的药物耐受性下降。老年患者由于肾调节功能和酸碱代偿能力较差,输液时应随时注意调整,对于排泄慢或易引起电解质失调的药物耐受性下降,故使用剂量宜小,间隔时间宜长。通常 50 岁以上的患者,每增加 1 岁,可减少成人用量的 1%。

30.1.3　老年患者用药原则

（1）疗效明确　① 适应证明确。② 受益/风险比＞1。

（2）用药数少　① 用药数少于 5 种,减少药物相互作用,降低不良反应发生率。② 抓住主要矛盾,明确目标用药。

（3）小剂量和个体化用药。

（4）严密监测，及时停药。

30.2 老年患者常用药的药代学和药效学的特点

30.2.1 静脉麻醉药

（1）丙泊酚　丙泊酚用于老年患者麻醉具有起效快、维持时间短、恢复迅速。与青壮年相比，由于中央分布容积减少和清除率下降，老年患者应用同等剂量时血药浓度明显偏高，麻醉诱导用药需减量。75 岁以上老年患者的药代学特征与 65～74 岁患者相似，临床用药剂量应更多地考虑患者的全身情况。

（2）咪达唑仑　① 对老年患者中枢神经系统的效应明显增强。消除半衰期延长，临床使用应从小剂量开始。剂量较大时可致低血压，术后苏醒延迟。② 对老年患者血流动力学的影响依次为丙泊酚＞咪达唑仑＞硫喷妥钠＞依托咪酯。BIS＝50 时，老年患者各静脉麻醉药的等效剂量为硫喷妥钠 4 mg/kg、丙泊酚 1.2 mg/kg、咪达唑仑 0.16 mg/kg、依托咪酯 0.34 mg/kg。③ 老年患者咪达唑仑和其他镇静剂合用，可能产生协同效应，更应降低咪达唑仑的剂量。

（3）依托咪酯　① 心功能较差和血容量不足的老年患者全身麻醉诱导，依托咪酯是首选的静脉麻醉诱导药。80 岁老年患者依托咪酯初次分布容积显著降低，诱导需求量可相应减少。② 依托咪酯肝脏清除率较高，老年患者肝脏血流量及肝脏药物代谢酶活性下降，导致依托咪酯清除率随年龄增加而降低。③ 依托咪酯主要的药效动力学参数如 EC_{50} 与年龄无明显相关性。老年患者全身麻醉诱导所需依托咪酯的剂量相对降低，主要是由于年龄相关的药代动力学改变，而非药效动力学改变。

（4）氯胺酮　① 老年患者用氯胺酮后在麻醉苏醒期会引起幻觉、躁动不安、噩梦及谵妄等精神症状，可导致患者康复延迟、并发症增多、住院天数延长、住院费用增加等。② 老年患者的呼吸抑制作用更加明显。③ 氯胺酮对循环系统有交感兴奋作用，能增强心率、心肌收缩力和血压，从而使心肌耗氧量增多，诱发严重高血压、急性心肌缺血以及急性冠脉综合征。④ 老年患者肝血流减少，肝脏微粒体酶活性降低，氯胺酮的清除率减弱，药物作用时间延长。总之，对老年患者应用氯胺酮麻醉时，剂量需要格外谨慎，宜减量分次用药，并加强呼吸循环监测。

（5）右美托咪定　虽然右美托咪定的药代动力学特性不随年龄而改变，研究发现年轻（18～40 岁）、中年（41～65 岁）和老年（≥65 岁）受试者右旋美托咪定的药代动力学无显著差异，然而当其用于老年患者时应注意以下问题。① 右美托咪定引起的血流动力学常呈双相变化,一般先出现短时间升压,随后发生持久性降压,可降至低于基础值15%左右,而老年患者更明显。α_2肾上腺素能受体受体激动药对心血管系统的主要作用是减慢心率,心肌收缩力、心输出量和血压下降。② 持续静脉注射右美托咪定$0.2\sim0.5~\mu g/(kg \cdot h)$用于SICU老年患者镇静时,可引起CI,BP下降和HR减慢。临床试验也证实65岁以上老年患者使用右旋美托咪定后心动过缓和低血压的发生率明显高于年轻人,主要是由于老年患者血容量偏低、血管张力调节能力较弱,而右美托咪定降低了交感神经系统活性,从而导致心动过缓和低血压的发生。因此老年患者使用右美托咪定时需考虑降低剂量。③ 体内右美托咪定主要经肝脏代谢,经肾脏排泄,由于老年患者肝肾血流量及功能比年轻人减低,导致右美托咪定的清除率下降,药效延长,因此老年患者需减少维持阶段的给药剂量。

30.2.2 吸入麻醉药(表 30 - 1)

表 30 - 1 老年患者吸入麻醉药的药理特点

	异 氟 烷	七 氟 烷	地 氟 烷
药理特点	MAC为1.15%,血/气分配系数小,肺泡内浓度很快上升并接近吸入气浓度,吸入后药物浓度在血脑间迅速达到平衡,诱导迅速,苏醒亦快。体内生物转化极少,对肝肾功能无明显损害	血气分配系数低,仅为0.68,诱导迅速,苏醒快。体内代谢率仅为2.89%,不加重肝肾负担	血气分配系数为0.42,是常用吸入麻醉药中最小的,麻醉的诱导及苏醒均非常迅速,可精确地控制肺泡浓度,快速调节麻醉深度。生物转化率仅为异氟烷的1/10,对肝肾功能无损害
老年用药特点	随年龄调整药物剂量:老年患者仅需较低的吸入浓度便可达到预定的麻醉深度,40岁以后,吸入麻醉药的MAC值每10年下降4%~5%	老年患者对七氟烷的敏感性相对较高,老年患者七氟烷MAC为1.4%,比年轻人(1.7%)低。麻醉诱导和维持阶段,七氟烷的吸入浓度应低于年轻人	MAC值随年龄增加而降低。18~30岁年轻人MAC为7.25%,自40岁起每增加10岁,地氟烷的MAC降低约6%
对循环系统的影响	① 对心血管系统影响明显,可引起血管扩张,诱发全身性低血压和心肌血流灌注减少,减少心肌氧供。② 可增强心肌对儿茶酚胺的敏感性,导致剂量依赖性心率增快,心肌氧耗增加	对心率无影响,不增加心脏对儿茶酚胺的敏感性,且对冠脉无明显扩张作用。在老年患者,当吸入浓度过高,由于其心脏抑制、心输出量减少以及外周血管扩张等作用,可导致剂量依赖性低血压	对循环系统的影响比较小,但吸入浓度过高时能剂量依赖性地抑制心血管功能和心肌收缩力,血容量较低且血管调节能力较差的老年患者常常会导致低血压。地氟烷对迷走神经的抑制大于对交感神经的抑制,浓度大于1 MAC时,高龄合并冠状动脉疾病的患者易诱发心肌缺血

续　表

	异　氟　烷	七　氟　烷	地　氟　烷
对呼吸系统的影响	80 岁以上老年患者吸入异氟烷大于 1.0 MAC 可抑制 HPV30% 以上。与传统吸入麻醉药相比，异氟烷更易于诱发心肌缺血，因此当其用于老年患者麻醉时，需适当降低吸入浓度，预防心血管意外事件的发生	与异氟烷相似	与异氟烷相似
对神经系统的影响	异氟烷对术后认知功能障碍的影响存在争议	对老年患者麻醉后认知功能的影响，七氟烷比异氟烷弱	目前结论多为动物实验结果
与肌肉松弛药的协同效应	有肌肉松弛作用，且能明显增强非去极化肌肉松弛药的效应。对长效非去极化肌肉松弛药的协同效应明显，可减少 1/3～1/2 的肌肉松弛药需求量，而对中效非去极化肌肉松弛药的协同效应相对较弱，可减少 1/4 的肌肉松弛药需求量。对于老年患者而言，这种协同效应往往更加明显	与异氟烷相似	有一定的肌肉松弛作用，也能增强非去极化肌肉松弛药的效应。增强非去极化肌肉松弛药的作用从强到弱依次为恩氟烷、异氟烷、七氟烷、地氟烷

　　总之，在老年患者的临床麻醉中，需结合患者的实际情况，如年龄、营养状况、心肺功能、肝肾功能、精神状况、合并内科疾病等，调整吸入麻醉药的浓度，并警惕呼吸、循环以及神经系统的不良反应。

30.2.3　镇痛药

　　(1) 吗啡　目前认为年龄是决定吗啡用量的主要因素，这与其药代动力学及药效动力学相关。① 老年患者中央室和外周室容积减少，吗啡的稳态分布容积仅为年轻患者的 50%。原则上老年患者吗啡需求量仅为年轻人的一半。② 吗啡主要经肝脏代谢为活性代谢产物，后者经肾脏排出。随年龄增长，肝脏血流量和肝脏酶活性降低，同时肾小球滤过率下降，使吗啡的血浆清除率约降低 35%，导致老年患者吗啡平均消除半衰期(约 4.5 h)明显长于年轻人(约 2.9 h)，活性代谢产物堆积，药效增强且作用持久。③ 老年患者对吗啡的敏感性较高，同一剂量的镇痛效应可为年轻人的 3～4 倍，呼吸抑制程度是年轻人的 4 倍。老年患者使用吗啡应谨慎，首次剂量可从年轻人的 1/3 开始(表 30-2)。

表 30-2 老年患者阿片类用药剂量(与年轻患者比较)

药　物	年 轻 患 者	老 年 患 者
芬太尼	$1\sim2~\mu g/kg$	$0.5\sim1~\mu g/kg$
吗啡	$0.03\sim0.06~mg/kg$	$0.02\sim0.03~mg/kg$
舒芬太尼	$0.2\sim0.5~\mu g/kg$	$0.1\sim0.2~\mu g/kg$
瑞芬太尼		
单次	$0.1~\mu g/kg$	$0.05~\mu g/kg$
维持	$0.5\sim2~\mu g/(kg\cdot min)$	$0.3\sim1.5~\mu g/(kg\cdot min)$

(2) 哌替啶　哌替啶主要通过肝脏代谢,而老年患者肝脏代谢率降低,静脉注射哌替啶后清除率下降 45%,清除半衰期由年轻人的 4 h 延长至 7.5 h,从而导致药效增强而作用持久。老年患者使用哌替啶时应从小剂量开始,且剂量需个体化调整。此外,由于哌替啶的代谢产物去甲哌替啶会导致中枢神经系统兴奋、震颤、癫痫发作以及术后谵妄,因此老年患者使用时需特别谨慎。

(3) 芬太尼　① 芬太尼的清除依赖肝脏代谢,而肝血流量和代谢酶的活性随年龄增加而降低,使老年患者芬太尼的清除半衰期延长,由年轻人的 4.5 h 延长至 15 h,芬太尼的血浆清除率下降 75%。因此老年患者的芬太尼需求量相对较低,重复注射容易发生药物蓄积,导致延迟性呼吸抑制。② 芬太尼的血药浓度与年龄呈负相关,达到相同程度脑电抑制时,88 岁患者芬太尼的血药浓度仅为 20 岁患者的 50%,提示老年患者对芬太尼的敏感性明显高于年轻人。老年患者芬太尼的需求量相对较低,一般可减少 50%。③ 中枢神经系统存在退行性或病理学改变的老年患者,在芬太尼麻醉后,其精神状态改变的发生率很高。

(4) 阿芬太尼　年龄对阿芬太尼的药代学影响较小,老年患者诱导所需阿芬太尼剂量偏低,可能是由于高龄对阿芬太尼敏感性增加所致,阿芬太尼的亲脂性较低,血浆蛋白结合率却较高(约为 90%),分布容积小,导致老年患者重复注射或长时间输注阿芬太尼后,其作用维持时间可以延长,并在用药后 3~4 h 出现延迟性呼吸抑制。

老年患者应用阿芬太尼容易出现肌肉僵直、心动过缓、低血压和术后通气功能抑制,老年患者麻醉诱导和维持阶段阿芬太尼的剂量应减半,术后需监测患者呼吸功能,警惕延迟性呼吸抑制。

(5) 舒芬太尼　老年患者初始分布容积下降,静脉注射舒芬太尼后易形成较高的血药峰浓度,导致药效增强。老年患者对舒芬太尼的敏感性比年轻人高 40%,剂量应减少 50%。

(6) 瑞芬太尼　① 80 岁老年患者瑞芬太尼的初始分布容积比 20 岁年轻人降低约 20%,因此血药浓度比年轻人高,药效相对增强。② 老年患者单次静脉注射瑞芬太尼后达到峰效应的时间约为 2 min,比年轻人延长一倍,而长时间输注瑞芬太尼后苏醒时间比年轻人延长 40%。③ 老年患者血浆和组织中非特异性酯酶的数量和性能降低 30%,清除率降低约 30%,药效更持久。④ 老年患者中枢神经系统对瑞芬太尼的作用更敏感,EC_{50} 较年轻人降低 50%。65 岁以上老年患者初始剂量约为成人剂量的一半,维持速率为年轻人的 40% 左右。由于老年患者存在明显个体差异,靶控输注瑞芬太尼需警惕可能出现的呼吸循环抑制。

(7) 地佐辛 老年患者应减少地佐辛的初始剂量(约为年轻人的一半),随后根据临床效果实施剂量个体化调节。地佐辛在体内经过肝脏代谢和肾脏排泄,用药 8 小时内 80% 以上经尿排出。老年患者肝、肾功能比年轻人降低,影响药物代谢,造成药效增强且持久。

(8) 氟比洛芬酯 氟比洛芬酯起效快(10~15 min),疗效持久(8~12 h),老年患者需慎用氟比洛芬酯,从小剂量(20 mg)开始缓慢(≥1 min)给药,如需长期使用,需密切监测血尿常规和肝肾功能。

(9) 曲马多 常规剂量曲马多在成年人无呼吸抑制作用,对血流动力学无明显影响。但老年患者,由于肝、肾功能比年轻人降低,影响药物代谢,造成药效增强且持久,可引起呼吸抑制和循环不稳定,因此应适当降低剂量。

30.2.4 肌肉松弛药

(1) 琥珀胆碱 当琥珀胆碱应用于老年患者时,应特别警惕以下问题:① 老年患者自主神经系统发生退行性改变,常存在交感和副交感系统的不平衡,琥珀胆碱可兴奋心脏毒蕈碱受体,引起窦性心动过缓、心律失常和心脏骤停,尤其是重复大剂量给药后更易发生;② 老年患者常存在食管括约肌松弛、胃排空延迟等伴发病,麻醉诱导期易发生胃内容物反流误吸,而琥珀胆碱所引起的肌痉挛可使胃内压升高,最高可达 40 cmH_2O,从而增加反流误吸的风险;③ 老年患者肝、肾功能降低,血浆胆碱酯酶水平降低,导致琥珀胆碱清除率降低,药物效应延长。因此,对老年患者应降低琥珀胆碱的剂量,并预防心动过缓、反流误吸等不良反应。

(2) 维库溴铵 维库溴铵在老年患者起效延迟,可能是由于老年患者机体含水量下降,肌肉占体重比例减少,药物分布容量减小。维库溴铵在老年患者时效延长,肌肉松弛作用消退时间可比年轻人延迟两倍,可能由于其 80%~85% 经胆汁排泄(其中 30% 左右为肝脏代谢产物,50% 左右为原形),15%~20% 经肾排泄,老年患者肝肾血流量和功能均随年龄增加而减退,使药物清除能力减弱约 30%,导致药物作用强度及维持时间皆增加。另外,老年患者心输出量和肌肉血流减少,药物达到效应部位的时间延长,药物在血浆和效应部位之间存在浓度梯度,这也是造成维库溴铵在老年患者起效和维持时间的延长的重要原因。总之,维库溴铵应用于老年患者时应适当延长诱导时间,维持阶段维库溴铵的剂量应比年轻人减少 30%~40%,拔除气管导管前拮抗残余肌肉松弛作用。

（3）罗库溴铵 老年患者中的药代学的改变与维库溴铵类似,即起效减慢,时效延长和恢复延迟。因此诱导时间应充足,剂量相应减少,拔管前需要拮抗肌肉松弛药残余作用。用于老年患者的优势是起效快,便于快速诱导和气管插管,而且有新型拮抗药舒更葡糖钠。

（4）顺阿曲库铵 顺阿曲库铵是阿曲库铵的一种同分异构体,为强效中时效非去极化肌肉松弛药。顺阿曲库铵的代谢与阿曲库铵类似,主要通过霍夫曼水解代谢（83%）,基本不受年龄和肝肾功能的影响,因此老年患者麻醉维持剂量与年轻人相同,然而在老年患者的起效时间比年轻人有所延长。

（5）米库氯铵 尽管老年患者体内假性胆碱酯酶的活性仍在正常范围内,但是比年轻人低,药物清除率降低,药效持久,麻醉维持所需剂量应低于年轻人。米库氯铵有剂量依赖的组胺释放作用,可诱发短暂性低血压和心动过速,应慎用于老年患者,分次和缓慢静脉注射可减少组胺释放。

30.2.5 局部麻醉药

（1）利多卡因 ① 老年患者脂肪组织含量增加,肝容量降低,肝血流减少,导致脂溶性的利多卡因分布容积增加,清除半衰期随年龄增加而延长。研究发现 22～26 岁健康人利多卡因的半衰期平均为 80 min,而 61～71 岁健康人的半衰期可延长至 138 min;② 利多卡因主要通过肝脏细胞色素 P - 4503A4 代谢为单乙基甘氨酰二甲苯胺,老年患者常伴有肝功能减退,P - 4503A4 的活性随年龄增长而降低,使利多卡因的血浆清除率降低;③ α_1-酸性糖蛋白是利多卡因结合的主要血浆蛋白,其含量随年龄增加而降低,因此老年患者体内呈游离状态有活性的利多卡因的比例较年轻人高;④ 随年龄增长,脊髓背侧和腹侧神经根中有髓神经纤维的直径和数量下降,有髓神经纤维表面可被局部麻醉药阻滞的受体部位增加,神经结缔组织鞘中的黏多糖减少,局部麻醉药通透性增加,导致老年患者对利多卡因的敏感性增加。

（2）丁哌卡因 ① 丁哌卡因的清除半衰期随年龄增加而延长。有研究显示 30～65 岁健康人丁哌卡因的血浆清除半衰期约为 145 min,而 65 岁以上老年患者的血浆清除半衰期约为 210 min。② 随着机体老龄化,肌肉组织减少,脂肪组织增加,体内含水量下降,从而影响亲脂性较强的丁哌卡因的再分布,使其分布容积增加,血浆清除率下降,清除时间延长。③ 丁哌卡因主要经肝肾代谢,老年患者常伴有不同程度肝肾功能减退,易造成药物排泄延迟。重复用药时需减少剂量,否则容易造成药物蓄积,发生中毒反应。④ 丁哌卡因的蛋白结合率高（约为 95%）,由于老年患者常伴有低蛋白血症,因此使用常规剂量丁哌卡因往往导致游离血药浓度偏高,易发生全身性中毒反应。⑤ 丁哌卡因在硬膜外腔和蛛网膜下腔基本不代谢,最终几乎全部被吸收入血。⑥ 老年患者的感觉阻滞（老年患者 390 min,年轻患者 150 min）和运动阻滞作用（老年患者 357 min,年轻患者 150 min）持续时间较长。

（3）罗哌卡因　罗哌卡因是丁哌卡因哌啶环的第三位氮原子被丙基所代替的产物,是第一个纯左旋酰胺类长效局部麻醉药,作用机制与丁哌卡因相同。罗哌卡因的脂溶性比丁哌卡因小,故其效能有所减弱,其神经系统和心脏毒性也比丁哌卡因低。老年患者罗哌卡因的药理学改变与丁哌卡因相似,需根据实际情况,降低药物的浓度和剂量,延长给药间隔时间,预防毒性反应。

肥胖患者麻醉用药

体重指数（body mass index，BMI）的公式为 BMI＝体重/身高^2，即患者的体重（单位为 kg）除以身高（单位为 m）的平方。WHO 定义 BMI≥25 kg/m^2 为超重，BMI≥31 kg/m^2 为肥胖，BMI≥40 kg/m^2 或 BMI≥35 kg/m^2 并伴有代谢综合征等相关并发症为病态肥胖。

随着国人生活质量的提高和饮食结构的改变，临床麻醉中，超重和肥胖患者越来越多。由于此类患者特殊的生理病理改变，用药也需要做出相应的调整。

31.1 常用麻醉药剂量的计算

肥胖相关的生理学变化可导致很多药物在体内的分布、结合及消除发生改变。麻醉药物计算依据详见表 31 - 1。

表 31 - 1 相关药物剂量计算推荐依据

* 瘦体重	** 全体重
丙泊酚（维持剂量）	丙泊酚（负荷剂量）
芬太尼	咪达唑仑
舒芬太尼	琥珀胆碱
瑞芬太尼	泮库溴铵
罗库溴铵	阿曲库铵和顺阿曲库铵（负荷剂量）
阿曲库铵和顺阿曲库铵（维持剂量）	
维库溴铵	
对乙酰氨基酚	
吗啡	
利多卡因	
丁哌卡因	

* 瘦体重（lean body weight，LBW）即去掉脂肪的体重，最常用的计算公式如下：

$$LBW(kg) = \frac{9\ 270 \times TBW(kg)}{6\ 680 + 216 \times BMI(kg/m^2)} （男性）\quad LBW(kg) = \frac{9\ 270 \times TBW(kg)}{8\ 780 + 244 \times BMI(kg/m^2)} （女性）$$

** 全体重（total body weight，TBW）即患者实际体重。

31.2 肥胖患者麻醉药的药代学和药效学

（1）影响因素 ① 心输出量增加：心排量增加会影响给药后第一分钟的药物分配和稀释。肥胖患者心排量的增加比一般体重的人达到相同的血浆峰值浓度所需的剂量高。② 体重增加：肥胖患者的 LBW/TBW 比正常体重的患者低，但是，肥胖患者的 LBW 超过正常患者，心排量和 LBW 之间的相关性高于心排量和脂肪组织之间的相关性，LBW 对确定负荷剂量、维持剂量和诱导剂量具有重要意义。③ 脂肪量增加在体重正常的患者中，流向脂肪的血流量等于心排量的 5%，而在肥胖的患者中，血流仅等于心排量的 2%。脂肪灌注减少，亲脂性药物在脂肪组织中的分布量与（脂肪/体重）比例不成正比。④ 细胞外液量增加脂肪组织的水分几乎完全在细胞外，因此在肥胖患者中，细胞外液量和细胞内液量之比增加，从而增加了肌肉松弛药等亲水性物质的分布量。

（2）药代学变化 ① 分布容积：肥胖患者脂肪组织增加更大，循环血容量和心排量更高，以及体内总水分减少，因此，亲脂性药物的分布容积通常会增加，而亲水性药物受影响较小。② 清除率：肥胖的早期，肝清除率通常不变或增加，但最终可能由于脂肪浸润、肝纤维化和肝硬化以及充血性心力衰竭时肝脏灌注减少而逐渐降低。其次，由于较高的肾血流量和肾小球滤过率，通常肥胖患者的肾清除率相应增加。但由于肥胖可能引起的慢性肾脏疾病而降低肾脏清除率。

（3）药效学变化 睡眠呼吸障碍的患者对镇静剂特别敏感，发生围手术期低血压的风险较高。在麻醉诱导时和麻醉后，肥胖患者更易发生低血压。

31.3 肥胖患者的药理变化

31.3.1 静脉麻醉药

31.3.1.1 丙泊酚

（1）具有很高的亲脂性，它的药理特点是起效快，作用时间短，而且不易蓄积，诱导时推荐使用 ABW。为避免病态肥胖患者以 LBW 为基础估算诱导剂量导致的麻醉深度不足，应在 LBW 的基础上上调一定的比例，男性肥胖患者上调至 1.233 或女性肥胖患者上调至 1.526。

（2）丙泊酚连续输注应用 TBW 计算剂量。肥胖儿童维持麻醉亦可用 TBW 计算剂量。

（3）靶控输注（TCI）：① 使用 ABW 为指标时，Schnider 和 Marsh 模型更适用于肥胖患者的 TCI 输注。② 由 Eleveld 及其同事建立了一个将年龄、性别和体重作为协变量的丙泊酚药代动力学模型，能够覆盖广泛的患者群体。但体重超过 140～150 kg 不适用靶控输注。

31.3.1.2　咪达唑仑

高度亲脂性的苯二氮䓬类药物在肥胖患者的分布容积增大,而清除率与非肥胖患者相似,因此咪达唑仑的消除半衰期在肥胖患者明显长于非肥胖患者(分别是 8.4 h 与 2.7 h)。单一静脉注射给予时,剂量应根据 TBW 成比例增加。当连续给药时,由于清除率不变,剂量要根据 IBW 计算。但也应该考虑合并 OSAS 的肥胖患者,即使小剂量的镇静药物也可能导致上气道塌陷,增加机体缺氧的风险。

31.3.1.3　依托咪酯

在肥胖患者中,依托咪酯的 PK/PD 参数尚未确定,对于体重正常的患者,诱导剂量为 $0.2 \sim 0.3$ mg/kg,而对于肥胖患者,诱导剂量应根据去脂体重(FFM)进行调整,因为其药代动力学和药效学性质与丙泊酚和硫喷妥钠相似。

31.3.1.4　右美托咪定

右美托咪定用于肥胖患者的手术可减少围术期和术后阿片类药剂量,并且缩短腹腔镜减肥手术患者恢复室的停留时间。但病态肥胖患者对右美托咪定 PK/PD 参数的影响还尚待确定。右美托咪定用于腹腔镜减肥手术中,降低了对吸入麻醉药的需求。建议输注速率设为 0.2 μg/(kg·h),以减少心血管不良反应。

31.3.2　吸入麻醉药

31.3.2.1　肥胖患者应用吸入麻醉药的影响

(1)肥胖患者脂肪组织增加,弥散到脂肪组织的吸入麻醉药增加,摄取的药物总量增加。

(2)肥胖对吸入麻醉药的药代学和药效学的影响:① 在快速吸入期,肥胖患者心排量及血容量增大,组织量增多,吸入麻醉药的溶解度增大,增加了摄取分数及需要量,延长效应室浓度,吸入麻醉药浓度肥胖患者高于正常体重患者,肥胖组摄取分数值($1-F_A/F_I$)高于正常体重组。② 肥胖患者的组织量尤其是高灌注器官周围脂肪及无脂肪组织明显高于正常体重者,导致吸入麻醉药需要量的明显增加。③ 长时间吸入麻醉后,肥胖患者有更多的药物蓄积,导致理论上的苏醒延迟。

31.3.2.2　常用吸入麻醉药作用特点

(1)异氟烷　异氟烷的脂溶性更高,肥胖患者吸入麻醉 200 min 后,会有更多的摄取量(F_I/F_A)和蓄积量,对苏醒的影响较大,短时间手术(<2 h)分别应用异氟烷和七氟烷,苏醒时间、清醒肺泡浓度(MAC-awake)差异无统计学意义。但与 3 h 地氟烷的对比发现:① 异氟烷的恢复时间长于地氟烷;② 异氟烷的 F_D/F_A 或 F_I/F_A 增加在一半时间点(尤其是 150 min 后)与 BMI 呈显著正相关性,而地氟烷与 BMI 无相关性。③ 应用溶解度较大的异氟烷时,随着 BMI 增加和持续时间延长,吸入麻醉药摄取量增高,BMI 与 F_I/F_A、和 F_D/F_A 相关性趋势比地氟烷更为明显。

（2）七氟烷　①与异氟烷比较,亲脂性和溶解性更小,在应用于肥胖患者,七氟烷的洗入、洗出、苏醒、麻醉后恢复室的观察时间,均短于异氟烷。②与地氟烷的比较,呈现不同结果,或更慢,或无差异。七氟烷用于病态肥胖患者提示诱导及维持用药高于同龄正常体重成人。③吸入麻醉＞4 h,肥胖患者苏醒和拔管时间长于正常患者。七氟烷在肥胖患者应谨慎应用。

（3）地氟烷　地氟烷亲脂性及脂溶性最低,肥胖者应用地氟烷,诱导和苏醒迅速。

31.3.3　阿片类药

（1）瑞芬太尼　快速达峰,时间约为 1 min,连续输注维持麻醉,停止输注后 5～10 min内作用消除。肥胖患者按 LBW 输注的血浆浓度与正常体重者的血浆浓度相近,但肥胖患者由于心血管和呼吸生理紊乱等因素,更容易受到阿片类药物诱发的上呼吸道阻塞和呼吸抑制的影响,剂量应适当减少。

（2）舒芬太尼　其效价约为芬太尼的 10 倍,达峰时间为 3～5 min。与正常体重者相比,尽管二者血浆清除率相似,但肥胖患者的分布和消除半衰期明显增大。

（3）芬太尼　起效时间为 3～5 min。尚未建立针对肥胖患者的 PK/PD 模型。肥胖个体心排量的增加在早期分布阶段降低了血浆芬太尼的浓度。对肥胖患者用芬太尼给药以LBW 计算剂量。

（4）阿芬太尼　静脉注射后 1.4 min 达到峰值。与芬太尼相比,阿芬太尼的亲脂性较低,并且 Vd 较小。肥胖患者心排量的增加使阿芬太尼在早期分配阶段降低了其血浆浓度,肥胖会增加表观分布容积和终末消除半衰期。

（5）曲马多　通过与其他具有 5-羟色胺能和去甲肾上腺素能活性的 μ 阿片受体结合而介导镇痛作用。另外,通过 CYP2D6 途径代谢为 O-去甲基曲马多,后者与类阿片受体具有更高的亲和力,肥胖患者围手术期疼痛管理中的各种参数报道较少。因此对于肥胖患者,曲马多的最佳剂量、速率和给药途径等均未确定。

31.3.4　肌肉松弛药

31.3.4.1　常用肌肉松弛药

肥胖患者由于咽壁和胸壁脂肪的沉积,导致 OSA 发生率、困难气道发生率和麻醉恢复期呼吸不良事件的发生率增加。保证术中足够的肌肉松弛深度和术后肌肉松弛作用的快速消失,对肥胖患者非常重要。研究表明麻醉诱导时,除了去极化肌肉松弛药琥珀酰胆碱根据TBW 给药,其余非去极化肌肉松弛药应根据标准体重（IBW）给药。

男性标准体重＝[身高(cm)－80]×0.7 kg

女性标准体重＝[身高(cm)－70]×0.6 kg

（1）琥珀酰胆碱　由于肥胖患者安全的呼吸暂停时间短，琥珀酰胆碱起效快、时效短，是肥胖患者首选的气管插管肌肉松弛药。琥珀酰胆碱气管插管的剂量是 1 mg/kg，在肥胖患者中，细胞内外液中假性胆碱酯酶的含量都增加，这会缩短琥珀酰胆碱的作用时间，一般根据 TBW 给药。如果遇到困难气道，可快速恢复自主通气。

（2）罗库溴铵　与正常体重者相比，肥胖患者细胞外液量增加，但尚不完全清楚这是否影响罗库溴铵的用量。TBW 给药组相对 IBW 组，罗库溴铵的作用时间大约增加了 2 倍。而另一项研究显示肥胖组和非肥胖组均以 TBW 为剂量标量给予 0.6 mg/kg 罗库溴铵后，两组恢复的时间相近，且 PK 参数没有差异。基于 TBW 计算剂量给药可能作用时间延长，因此，建议病态肥胖的患者应用标准体重计算剂量。

（3）顺阿曲库铵　插管剂量为 0.15 mg/kg，阿曲库铵的插管剂量为 0.4 mg/kg，平均作用时间为 31～40 min，顺阿曲库铵通过霍夫曼（Hofmann）消除，肥胖患者以 TBW 计算给药剂量较以 IBW 计算给药，肌肉松弛作用时间延长。

31.3.4.2　肌肉松弛药拮抗药

在病态肥胖患者中，术后肌肉松弛作用残余（postoperative residual curarization，PORC）可能对术后呼吸功能产生影响。一般喉和咽部肌肉的功能是最后恢复，需要常规拮抗肌肉松弛药残余作用。

（1）舒更葡糖钠　使用四个成串刺激（TOF）神经肌肉功能监测，按不同肌肉松弛深度，指导临床中舒更葡糖钠的用量。对 31 名接受胃束带手术的肥胖患者进行的研究，计算出舒更葡糖钠的 ED_{90} 为 2.39 mg/kg（95% CI 2.27～2.46 mg/kg）。最近大样本研究得出了舒更葡糖钠用于肥胖患者时建议使用 TBW 剂量给药。拮抗罗库溴铵全身麻醉诱导引起的肌肉松弛效果时舒更葡糖钠比新斯的明起效更快、效果更好。

（2）新斯的明　在病态肥胖患者中，可以用校正体重（ABW）来计算新斯的明给药的剂量。ABW＝IBW＋0.4（TBW－IBW）（kg）。为了避免新斯的明引起心率减慢的副作用，一般使用新斯的明 0.05 mg/kg 与阿托品 0.02 mg/kg 的给药方法。

31.3.5　局部麻醉药

肥胖患者的中毒剂量较小，推荐使用最小有效剂量。局部麻醉药的全身吸收速率与注射部位的血管分布成正比：静脉（或动脉）注射＞气管内注射＞肋间注射＞宫颈旁注射＞硬膜外注射＞臂丛神经阻滞＞坐骨神经阻滞＞皮下注射。无论是蛛网膜下腔还是硬膜外腔注射常规剂量的局部麻醉药都会产生比正常人更广泛的阻滞，因此肥胖患者局部麻醉药的用量只需正常人的 2/3。

31.3.5.1　酯类局部麻醉药

（1）普鲁卡因　普鲁卡因有较高亲脂性，与组织的结合能力高，吸收慢。亲脂性高的药物在肥胖患者分布容积较体重正常者明显增高。普鲁卡因虽然有较高亲脂性,但在肥胖患者其亲脂性与全身作用之间无相关性,其分布容积与体重正常者一致,应该依据理想体重计算药量。

(2)氯普鲁卡因　氯普鲁卡因是普鲁卡因的氯化同类物,用于各种手术麻醉。氯普鲁卡因的全身毒性低于其他局部麻醉药,因为它很快被血浆胆碱酯酶水解,这就缩短了它的血浆半衰期。氯普鲁卡因不适用于表面麻醉,常用于局部浸润麻醉,神经阻滞和硬膜外麻醉而发挥起效快的特点。肥胖患者的硬膜外腔容积以及蛛网膜下隙减少,推荐使用常规用量的75%～80%。曾有报道因意外大量注入蛛网膜下隙后引起神经刺激症状,考虑是药液中含有作为稳定剂的重亚硫酸钠之故,所以在蛛网膜下隙使用需慎重。

(3)丁卡因　丁卡因又名地卡因,化学结构与普鲁卡因相似,为长效局部麻醉药。麻醉效能为普鲁卡因的 10 倍,毒性为普鲁卡因的 10～12 倍,毒性反应率比普鲁卡因高。起效时间为 10～15 min。脂溶性高,穿透性较强,与神经组织结合快而牢固,表面麻醉效果较好。丁卡因主要在肝脏代谢,主要由血浆假性胆碱酯酶水解,但大部分都先须经过氨基脱羟,代谢速度慢,加之吸收速度快,易发生毒性反应。代谢产物由肾脏排泄,仅极少量以原形随尿排出。可用于表面麻醉,神经阻滞,硬膜外阻滞,一般不单独用于浸润麻醉。丁卡因毒性大,麻醉指数小,应严格掌握剂量。只要无禁忌,均应加入肾上腺素以延缓药物的吸收。

31.3.5.2 酰胺类局部麻醉药

(1)利多卡因　研究证明病态肥胖患者的局部气道麻醉,2%或4%的雾化利多卡因是一种有效、快速和安全的方法。

(2)丁哌卡因　脂溶性与蛋白质结合力增加。对 2 629 例原发性全关节置换术进行回顾性分析,其中半数使用丁哌卡因。患者进一步分类为非肥胖(BMI<31 kg/m²)或肥胖(BMI≥31 kg/m²)。记录疼痛评分和麻醉药物使用情况,结果显示:肥胖组和非肥胖组的患者相比,接受丁哌卡因的患者在术后 0 d 和 1 d 所需的麻醉药剂量明显减少。在术后 2 d 时,肥胖者和非肥胖者的麻醉需要量增加,这在肥胖者中更加明显。病态肥胖产妇脊髓麻醉可能需要较少的局部麻醉药。

(3)左旋丁哌卡因　与右旋丁哌卡因是同分异构体。丁哌卡因为左旋(S-)与右旋(R+)两种对映体的等量混合型,其中枢神经系统和心脏毒性主要来源于右旋体。去除右旋体得到左旋丁哌卡因,其麻醉作用与丁哌卡因相仿,但神经和心脏毒性均明显降低,使用更安全,有取代丁哌卡因的趋势。临床应用单次最大剂量为 150 mg。

(4)罗哌卡因　脂溶性大于甲哌卡因、利多卡因而小于丁哌卡因,神经阻滞效能大于利多卡因小于丁哌卡因,但罗哌卡因对 $A_δ$ 和 C 神经纤维的阻滞较丁哌卡因更为广泛,对感觉纤维的阻滞优于运动纤维,有感觉与运动阻滞分离的特点。对心脏兴奋和传导抑制均弱于丁哌卡因,罗哌卡因的心脏和神经毒性均显著低于丁哌卡因。罗哌卡因与左旋丁哌卡因一起,成为当前使用最广泛的两种长效酰胺类局部麻醉药。

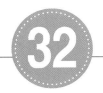

变态反应疾病患者用药

麻醉与围术期发生过敏反应,多见药物引起,如肌肉松弛药、人工胶体和抗生素等。术前有变态反应疾病史的患者容易在术中发生。治疗变态反应疾病的药物共分四类:① 抗组胺药。② 变态反应介质阻释剂。③ 激素类药。④ 调节免疫类药。

32.1 麻醉和围术期变态反应特点和治疗原则

(1)麻醉和围术期因全身麻醉或镇静状态,变态反应的症状不明显,患者没有主诉,或由于身体被手术巾覆盖,荨麻疹等不易发觉。中、重度变态反应可能出现心率增快、血压降低,中心静脉压降低,易误诊为低血容量休克,待到出现皮疹或血管神经性水肿,才被发现。

(2)麻醉和围术期变态反应,多是由药物引起,如肌肉松弛药、人工胶体和抗生素等。Ⅰ型(速发型)变态反应,反应强烈、急性发病,IgE抗体与抗原发生特异结合,使肥大细胞和嗜碱性细胞脱颗粒,快速释放组胺、嗜中性白细胞趋化因子、血小板激活因子、前列腺素和白三烯等。有时非常严重,引发过敏性休克,甚至心搏骤停,是导致过敏反应引起的早期死亡的主要类型,必须立即抢救。

(3)非特异性组胺释放,称为过敏样反应。药物直接作用于肥大细胞和嗜碱性粒细胞表面,导致组胺释放,而无抗体参与。

(4)90%的变态反应涉及循环系统,50%的患者会出现支气管痉挛,原有哮喘患者特别好发,治疗时应有针对性。

(5)麻醉和围术期治疗变态反应的药物主要经静脉途径用药,部分吸入麻醉剂对于过敏反应引起的支气管痉挛有缓解作用。

32.2 麻醉和围术期常用抗变态反应药

32.2.1 常用口服抗过敏药

32.2.1.1 氯雷他定

（1）药理作用 氯雷他定片（商品名开瑞坦）有抗组胺、抗胆碱能和中枢抑制作用，是作用持久的三环类抗组胺药，为选择性外周 H_1 受体拮抗剂。可缓解过敏反应引起的各种症状，如喷嚏、流涕、鼻痒和鼻塞，以及眼部痒及烧灼感，也适用于缓解慢性荨麻疹、瘙痒性皮肤病和其他过敏性皮肤病的症状及体征。

（2）适应证和禁忌证 适用成人及 12 岁以上儿童。孕妇和幼药儿不适宜服用。

（3）剂量和用法 成人及 12 岁以上儿童：一日 1 次，一次 1 片（10 mg）。2～12 岁儿童：体重 30 kg：一日 1 次，一次 1 片（10 mg）。体重≤30 kg：一日 1 次，一次半片（5 mg）。

（4）不良反应 每天 10 mg 的推荐剂量下，未见明显的镇静作用。常见不良反应有乏力、头痛、嗜睡、口干、胃肠道不适等。

（5）注意事项 ① 严重肝功能不全的患者慎用。② 在作皮试前约 48 h 左右应中止用药，因抗组胺药能阻止或降低皮试的阳性反应发生。③ 同时服用酮康唑、大环内酯类抗生素、西咪替丁、茶碱等药物，会提高氯雷他定在血浆中的浓度，应慎用。

32.2.1.2 酮替芬

（1）药理作用 酮替芬使致敏活性细胞（肥大细胞或嗜碱粒细胞）的过敏介质释放抑制剂。具有保护肥大细胞或嗜碱粒细胞的细胞膜，减少膜变构，减少释放过敏活性介质。还有变态反应病的预防及治疗双重功能。并有较强的 H_1 受体拮抗作用，H_1 受体拮抗作用为氯苯那敏的 10 倍，且作用时间较长。并能拮抗钙离子的作用，故可使支气管敏感性降低。抑制白三烯的功能，故除对皮肤，胃肠，鼻部变态反应有效外，对于支气管哮喘亦有较好的作用。酮替芬除对由 IgE 介导的变态反应有抑制作用外，对由抗原抗体复合物引起的 Ⅲ 型变态反应，也可以缓解中性粒细胞炎症浸润，故对血管炎及血管周围炎亦有一定的抑制作用。迅速由胃肠道吸收，1 h 后即可在血中测得药物的原形及其代谢物，3～4 h 达血浆浓度峰值，部分经肝脏代谢，由尿液，粪便及汗液排泄出体外。

（2）适应证 广泛用于多种以 IgE 介导的变态反应病，包括支气管哮喘，喘息性支气管炎，过敏性咳嗽，过敏性鼻炎，过敏性花粉症，过敏性结膜炎，急性或慢性荨麻疹，异位性皮炎，接触性皮炎，光敏性皮炎，食物变态反应，药物变态反应，昆虫变态反应等。对于由免疫复合物引起的血管炎性病变如过敏性紫癜等亦有一定疗效。对外源性、内源性和混合性哮喘均有预防发作效果，总有效率 65%～70%。用药后发作次数减少，症状明显减轻。儿童哮喘的疗效优于成年哮喘。

（3）剂量和用法　口服，成人及 12 岁以上儿童，每日 2 次，每次 1 mg，一般于晨晚各服 1次。对于晚间发作患者亦可改为每晚临睡前 1 次，每次 1 mg。6～12 岁儿童，每日 2 次，每次 0.5 mg。3～6 岁儿童，可按 0.05 mg/(kg·d)给药。3 岁以下儿童不推荐使用本药。

（4）不良反应　① 有与抗组胺药物相类似的中枢抑制作用，服后可出现困倦感、乏力感等。② 少数患者于服药后有口干、恶心、胃肠不适等反应，但随用药时间延长，症状亦可逐渐缓解。③ 个别患者于服药后可出现过敏症状，主要表现为皮疹瘙痒、局部皮肤水肿等。

（5）注意事项　① 起效缓慢，对于支气管哮喘的缓解作用一般需连续用药 2～4 周后方渐出现。② 与镇静安眠药及酒精制剂有一定的协同作用，同时用药可加强困倦、乏力等症状，应予避免。③ 与抗组胺药物亦有一定协同作用。④ 糖尿病患者在口服降糖药期间及早期妊娠妇女及哺乳期妇女免用药。

32.2.2　常用喷雾抗过敏药

32.2.2.1　色甘酸钠和奈多罗米钠

色甘酸钠可稳定肥大细胞的细胞膜，防止细胞脱颗粒，有抗炎性作用。奈多罗米钠对 IgE 依赖的细胞因子产生抑制作用，具有对抗变应原导致支气管哮喘的作用。奈多罗米能抑制支气管黏膜炎症细胞释放多种炎症介质，作用比色甘酸钠强。吸入给药能降低哮喘患者的气道反应，改善呼吸系统症状和肺功能。可预防性治疗哮喘，喘息性支气管炎。这两种药并不是支气管扩张药，需在哮喘发作前使用。色甘酸钠剂量为喷雾剂 2 mg 或粉剂 20 mg 喷吸，每日 4 次；奈多罗米钠剂量为粉剂 4 mg 喷吸，每日 2～4 次。

喷雾吸入可致刺激性咳嗽。对哮喘只起预防作用，提前并保持规律用药非常重要。本品对急性哮喘发作和哮喘持续状态无作用。停药时应逐渐减量，以预防因突然停药致哮喘复发。肾功能不全者及孕期、哺乳期妇女慎用。

剂型和用法：奈多罗米钠临床最常用的是定量吸入器(metereddoseinhaler，MDI)或雾化器(nebulizer)。MDI 以奈多罗米钠制成混悬剂液加稳定剂，灌装入有定量阀门系统的耐压容器内，压入抛射剂而成。欧洲包装为每揿 2 mg，美国包装为每揿 1.75 mg。成人每日用量为每次 2 揿，每日 4 次。雾化器给药的药液浓度为 0.5～20 mg/mL。根据哮喘患者的病情定疗程，可长期应用(6 个月以上)，因其不良反应极少，如患者能接受，也可以考虑终身用药。

32.2.2.2　沙美特罗/替卡松

沙美特罗/替卡松是吸入粉剂，商品名为舒利迭，以联合用药形式(支气管扩张剂和吸入皮质激素)，尚未发现同时吸入沙美特罗与丙酸氟替卡松的药动学相互影响。沙美特罗在肺局部起作用。丙酸氟替卡松经吸入给药的绝对生物利用度仅 10%～30%。用于可逆性阻塞性气道疾病的规则治疗，包括成人和儿童哮喘，包括接受有效维持剂量的长效 β 受体激动剂和吸入性皮质激素治疗的患者;目前使用吸入性皮质激素治疗但仍有症状的患者;接受支气管扩张剂规则治疗但仍然需要吸入性皮质激素的患者。为白色或类白色的微粉,密封在铝箔条内。该铝箔条缠绕在一模制的塑料装置中,这种给药装置称为准纳器。患者通过准纳器吸嘴吸入药物。有 4 种规格 50 μg/100 μg(50 μg/100 μg 规格不适用于患有重度哮喘的成人和儿童患者)、50 μg/250 μg、50 μg/500 μg。成人和 12 岁及 12 岁以上的青少年:每次 1 吸,每日 2 次。

注意事项:① 任何成分或赋形剂有过敏史者禁用。② 氢氧化乳糖为本品的赋形剂(其中含有乳蛋白),对牛奶过敏的患者禁用。③ 不适用于缓解急性哮喘发作,缓解急性哮喘发作需要使用快速短效的支气管扩张剂(如沙丁胺醇)。应建议患者随时携带能够快速缓解哮喘急性发作的药物。④ 不可突然中断治疗。慢性阻塞性肺疾病(COPD)患者如中断治疗,可能会出现呼吸困难等症状。④ 活动期或静止期肺结核患者慎用。孕妇及哺乳期妇女慎用。⑤ 由于存在肾上腺反应不足的可能,患者在由口服皮质激素转为吸入皮质激素时,应特别慎重,并定期检测肾上腺皮质激素功能。⑤ 可逆性气道阻塞性疾病的患者,除非迫不得已,应避免使用选择性及非选择性 β 受体阻滞药。

研究评价了 220 例明确诊断为支气管哮喘的中国成人患者,随机接受舒利迭(沙美特罗/替卡松)准纳器 50 mg/250 mg 1 吸,每日 3 次(舒利迭组 110 例)或沙美特罗准纳器 50 mg 1 吸,每日 3 次联合丙酸氟替卡松准纳器 250 mg 1 吸,每日 3 次(对照组 110 例)治疗 6 周的临床疗效和安全性。在治疗过程中,出现一种或一种以上不良事件的病例数,舒利迭组和对照组分别为 32.7%(110 例患者中有 36 例)和 27.3%(110 例患者中有 30 例),两组间的不良事件发生率无显著差异(p=0.377)(表 32 - 1)。

表 32 - 1　舒利迭与沙美特罗不良事件比较(n)

	舒利迭组(n=110)	沙美特罗组(n=110)
心悸	1	0
口咽部不适	1	0
声嘶	0	2
总计	2	2

32.2.3　常用静脉抗过敏药

32.2.3.1　维生素 C

(1) 药理作用　维生素 C 又名抗坏血酸。为抗体及抗原形成,组织修补(包括某些氧化还原作用)、苯丙氨酸、酪氨酸、叶酸的代谢,铁、碳水化合物的利用,脂肪、蛋白质的合成,维持免疫功能,羟化 5-羟色胺,保持血管的完整,促进非血红素铁吸收等所必需,同时维生素 C 还具备有抗氧化,抗自由基,抑制酪氨酸酶的形成,从而达到美白,淡斑的功效。高浓度的维生素 C 有助于食物蛋白质中的胱氨酸还原为半胱氨酸,进而合成抗体。吃入的维生素 C 通常在小肠上方(十二指肠和空肠上部)被吸收,而仅有少量被胃吸收,同时口中的黏膜也吸收少许。维生素 C 在体内的代谢过程及转换方式,仍无定论,但可以确定维生素 C 最后的代谢物是由尿液排出。如果尿中的维生素 C 的浓度过高时,可让尿液中酸碱度降低,防止细菌滋生,所以有避免尿道感染的作用。维生素 C 能使难以吸收的三价铁还原为易于吸收的二价铁,从而促进了铁的吸收。

(2) 适应证和禁忌证 增强肌体对外界环境的抗应激能力和免疫力。还能使亚铁络合酶等的巯基处于活性状态,以便有效地发挥作用,故维生素 C 是治疗贫血的重要辅助药。维生素 C 以空腹服用为宜,但要注意患有消化道溃疡的患者最好慎用,以免对溃疡面产生刺激。肾功能较差的人不宜多服维生素 C。

(3) 剂量和用法 肌内或静脉注射,成人每日 250~500 mg;小儿每日 100~300 mg,分次注射或静脉持续输注。

(4) 不良反应 ① 长期应用每日 2~3 g 可引起停药后坏血病。② 长期应用大量维生素 C 偶可引起尿酸盐、半胱氨酸盐或草酸盐结石。③ 快速静脉注射可引起头晕、昏厥。

(5) 注意事项 ① 可通过胎盘,可分泌入乳汁。妊娠妇女每日大量摄入可能对胎儿有害。② 对诊断的干扰:如大便隐血可致假阳性、干扰血清乳酸脱氢酶和血清转氨酶浓度的自动分析结果。③ 尿酸盐和半胱氨酸等浓度增高、血清胆红素浓度上升、草酸盐沉积症,引起半胱氨酸盐或草酸盐结石等。④ 大量服用维生素 C 后不可突然停药,应逐渐减量直至完全停药。⑤ 维生素 C 不宜与异烟肼、氨茶碱、链霉素、青霉素及磺胺类药物合用;否则,会使上述药物因酸性环境而疗效降低或失效。⑥ 维生素 C 与阿司匹林肠溶片合用会加速其排泄而降低疗效。⑦ 维生素 C 与叶酸合用也会减弱各自的作用。若治疗贫血必须使用时,可间断使用,不能同时服用。

32.2.3.2 钙剂

主要是通过增加毛细血管的致密度,降低通透性,减少渗出,从而减轻或缓解过敏症状。钙剂可用于荨麻疹、湿疹、接触性皮炎、血清病和血管神经性水肿等过敏性疾病的辅助治疗,有葡萄糖酸钙、氯化钙、乳酸钙、门冬氨酸钙等,通常可采用静脉注射的给药方式,起效迅速。用钙剂治疗过敏时,应注意以下几点:① 注射钙剂时有热感,宜缓慢推注,注射过快或剂量过大时,可引起心律失常,严重的还可能导致心室纤颤或心脏停搏。② 氯化钙有强烈刺激性,不宜作皮下或肌肉注射,静脉注射时应避免漏出。③ 钙剂不宜与洋地黄类药物、苯妥英钠、四环素类、含铝的抗酸药、噻嗪类利尿药等药物合用。④ 大量饮用含酒精和咖啡因饮料以及吸烟,均会抑制钙剂的吸收。⑤ 大量进食富含纤维素的食物会抑制钙的吸收,钙与纤维素易结合成不易吸收的化合物。⑥ 与含钾药物合用时,应注意患者有无心律失常的发生。⑦ 高钙血症、高钙尿症、含钙肾结石或有肾结石病史的患者禁用。氯化钙的用量一般为 7～10 mg/kg,葡萄糖酸钙为 15 mg/kg 缓慢静脉注射,或加入 5% 的葡萄糖注射液 250 mL 中静脉注射。

32.2.3.3 激素

糖皮质激素是一类具有抗炎、免疫抑制、抗过敏功效的药物,按照时间可以分为短效、中效和长效三类。短效药物通常需包括氢化可的松和可的松,中效药物是包括泼尼松、泼尼松龙和甲泼尼龙,长效糖皮质激素类药物主要是指地塞米松、倍他米松,这是按照作用时间进行分类。注射常用的包括甲泼尼龙和氢化可的松和地塞米松(详见第 25 章)。

32.3　麻醉和围术期过敏反应的处理

32.3.1　局部麻醉药过敏反应

酯类局部麻醉药如普鲁卡因、丁卡因易发生过敏反应;酰胺类局部麻醉药较少发生过敏反应,如利多卡因。过敏的发生与麻醉药剂量无关,用药后很快出现皮肤瘙痒、荨麻疹、水疱、剥脱性皮炎、结膜炎及喉头水肿等。严重者出现休克,发生休克者亦称速发型特异免疫反应,是由于患者用药后产生特异性 IgE 抗体,当再次用药时发生抗原抗体反应所致。用药前作皮试仅供参考,对预防起一定作用,但少数人在皮试时即可发生严重过敏反应。皮试(一)不一定不过敏,皮试(＋)不一定过敏。

出现过敏反应的治疗措施:① 立即停止使用局部麻醉药。② 轻症者局部涂搽氟氢松软膏,口服地塞米松,严重者静脉滴注氢化可的松或甲泼尼松。③ 低血压休克,立即按过敏性休克处理。

32.3.2　肌肉松弛药过敏反应

在麻醉期间产生可能有生命危险的过敏或过敏样反应的发生率在 1/25 000 至 1/1 000 之间,其中肌肉松弛药引起的占 80%。这种严重不良反应的死亡率约为 3.4%～6%。

32.3.2.1 过敏反应的类型

(1)变态反应　肌肉松弛药的过敏反应一般属于 Ⅰ 型(速发型)变态反应。患者在反应发生前接触过某种肌肉松弛药的抗原而致敏机体,对抗这种抗原的特异性 IgE 抗体在肥大细胞和嗜碱性细胞表面结合和定位,再次接触抗原时,IgE 抗体与抗原发生特异结合,使肥大细胞和嗜碱性细胞脱颗粒,快速释放组胺、嗜中性白细胞趋化因子、血小板激活因子、前列腺素和白三烯等。IgE 抗体的存在说明以前曾接触过抗原,但大约 80% 的患者发病时为首次使用肌肉松弛药,这可能是由于一些化学品如清洁剂、消毒剂和化妆品等分子特征与肌肉松弛药类似,季铵基团是其共同组成部分,这类抗原产生的 IgE 抗体可与肌肉松弛药发生交叉反应。约20%的患者是曾用过一种肌肉松弛药,与其他肌肉松弛药存在交叉过敏,这可以发生在某一特定类型肌肉松弛药中(氨基甾类或苄异喹啉类),也可以发生在不同化学结构的肌肉松弛药之间,因为过敏源可能就是许多肌肉松弛药共有的季铵基团。过敏反应的诊断依赖于阳性的临床体征和皮肤试验,以及特异性 IgE 抗体(RIA)或血浆纤溶酶的升高。过敏反应的临床表现,包括低血压,心动过速,支气管痉挛和皮肤征象等,并不是特异性的。

(2)化学调节反应 由于药物直接作用于肥大细胞和嗜碱性粒细胞表面,导致组胺释放,而无抗体参与。这与速发型变态反应大不相同,属于非特异性组胺释放。细胞脱颗粒依赖于药物的化学结构、浓度和注药速度、患者状况,以及靶器官的敏感性等。此反应称为过敏样反应,在过敏样反应发生前不需要接触该药物,第一次注射即可发生,而且发生率高得多。其机制取决于肥大细胞内游离钙含量增高,钙从肥大细胞内储中释放或透过肥大细胞膜所致。

(3)非免疫或化学反应 静脉注射药物偶尔可与血浆酶系统如补体直接相互作用,通过非免疫或化学机制使肥大细胞脱颗粒和释放介质,收缩平滑肌和增加毛细血管通透性。但目前为止,有关肌肉松弛药的这一机制尚不清楚。

32.3.2.2 主要临床表现

根据过敏反应的严重程度不同可分为高危肌肉松弛药(>40%):琥珀胆碱和筒箭毒;中危肌肉松弛药(20%～40%):罗库溴铵、顺阿曲库铵、阿曲库铵和米库氯铵;低危肌肉松弛药(10%):泮库溴铵和维库溴铵。上述肌肉松弛药均有发生过敏反应的报告。

(1)皮肤征象 皮肤瘙痒,面部、颈部和躯干部红斑,严重时呈弥漫性,并可出现荨麻疹和黏膜水肿。

(2)循环系统表现 头晕、心悸、出汗、胸骨后压迫感。心率增快,血压下降,有时出现心律失常甚至心力衰竭。还可引起冠状动脉痉挛,当有冠状动脉硬化时,情况更加严重。

(3)呼吸系统表现 肺循环阻力增加,可出现刺激性咳嗽、喘息继之哮喘发作、喉头水肿、支气管痉挛和肺水肿。

(4)消化系统表现 可出现恶心呕吐、腹胀、腹痛和腹泻等。

(5)术后肌肉松弛药残余作用 苏醒延迟、低氧血症、呼吸道梗阻以及心脏骤停。

肌肉松弛药对自主神经作用、组胺释放及对肝肾功能的影响见表32-2。

表32-2 肌肉松弛药对自主神经作用、组胺释放及对肝肾功能的影响

药　　物	植物神经节	M受体	组胺释放	对肝肾功能的影响
琥珀胆碱	兴奋	兴奋	轻度	血浆胆碱酯酶水解
筒箭毒碱	阻滞	无	中度	经肝肾代谢

续　表

药　物	植物神经节	M 受体	组胺释放	对肝肾功能的影响
甲筒箭毒	阻滞弱	无	轻度	主要经肾代谢
潘库溴铵	阻滞	阻滞	轻度	主要经肾代谢
维库溴铵	无	无	偶然发生	主要经肝代谢
阿曲库铵	无	无	轻度	Hofmann 消除及酯酶水解
顺阿曲库铵	无	无	无	Hofmann 消除及酯酶水解
罗库溴铵	无	阻滞弱	轻度	主要经肝代谢
米库氯铵	无	无	轻度	主要由血浆胆碱酯酶水解
加拉碘铵	无	阻滞弱	轻度	全部经肾排出
法扎溴铵	中度	阻滞弱	无	全部经肾排出
阿库氯铵	微弱	阻滞弱	无	主要经肾代谢
多库氯铵	无	无	无	主要经肾代谢
哌库溴铵	无	无	无	主要经肾代谢

32.3.2.3　过敏反应的诊断

（1）皮肤试验　皮肤试验所需肌肉松弛药最大浓度见表 32 - 3。阳性结果对判断过敏原有很高的价值。皮肤试验的反应性需分别以生理盐水及盐酸组胺液做阴性和阳性对照。皮肤点刺试验（SPT）＝10 mg/mL，皮内试验（IDT）＝0.1 mg/mL，15～20 min 后出现直径至少 3 mm（无论有无红晕）的风团且直径大于阳性对照反应的 1/3，即可视为阳性。间隔 15～20 min 后提高注射浓度 10 倍，但不得超过最高浓度。判断肌肉松弛药过敏源应在发生过敏后 2～4 周后进行。

表 32 - 3　皮肤试验所需肌肉松弛药最大浓度

肌肉松弛药	浓度 （mg/mL）	点　刺　试　验		皮　内　试　验	
		稀释倍数	最大浓度 （mg/mL）	稀释倍数	最大浓度 （μg/mL）
顺阿曲库铵	2	未稀释	2	1/100	20
罗库溴铵	10	未稀释	10	1/100	100
维库溴胺	4	未稀释	4	1/10	400
琥珀胆碱	50	1/5	10	1/500	100
阿曲库铵	10	1/10	1	1/1 000	10
米库氯铵	2	1/10	0.2	1/1 000	2
泮库溴铵	2	不稀释	2	1/10	200

（2）特异性 IgE 检测　特异性 IgE 检测变应原位点中包含的季铵或叔铵基团。这有助于诊断不同肌肉松弛药之间交叉反应性的发生。在皮肤试验无法确定时，特异性 IgE 检测可协助诊断。

（3）检测纤溶酶和组胺　通过测定血浆的纤溶酶浓度和组胺浓度，对过敏反应和过敏样反应进行鉴定，但对多种过敏物质的分辨率差。

纤溶酶是肥大细胞的一种蛋白酶，其在过敏反应时浓度升高，是过敏反应的一种标志物。血浆纤溶酶水平超过 25 µg/mL 时即有过敏反应发生，但阴性结果并不能排除无过敏反应。

（4）白细胞组胺释放试验　其诊断敏感性可达 71%。将发生过药物变态反应患者的白细胞与可疑的药物放在一起孵育，如组胺浓度升高，证明此药即是引起反应的物质。但此法昂贵耗时，常规检测时不推荐使用。

32.3.3　人工胶体过敏反应

32.3.3.1　临床表现

（1）皮肤反应瘙痒，可出现荨麻疹及其他皮疹。

（2）过敏性休克为最严重的一种过敏反应，可发生于用药后数秒、数分钟以内，有的出现于半小时以后，也有极少数发生于连续用药过程中。① 呼吸系统症状：胸闷、气促、伴濒危感；如患者主诉咽部堵塞和声嘶，则提示可能出现致命性喉头水肿。② 循环系统症状：面色苍白、冷汗、脉细弱、心音低钝、心动过速或不齐、血压下降、烦躁不安。③ 中枢神经系统症状：头晕、面及四肢麻木，严重者出现意识丧失、抽搐等。④ 其他：少数患者可出现腹痛，过敏性紫癜，便血等症状。

绝大多数患者的症状与体征出现在接触抗原后 60 min 内，症状发作越快，反应一般越严重；50% 因过敏性休克致死的患者均发生在 1 h 内。在初期体征和症状消失后，症状有复发的危险，3%～20% 的患者可发生这种双相现象，该效应是由二期介质释放所致。

32.3.3.2　治疗

（1）立即停药，并迅速监测生命体征，稳定循环。

（2）对于无低血压和呼吸症状的轻度过敏反应，可暂不予药物治疗，或给予抗组胺药物和皮质激素，但应严密监测生命体征。

（3）确保气道通畅，吸入纯氧，如果存在气道水肿或严重呼吸窘迫，应立即予以气管插管。可吸入沙丁胺醇或溴化异丙托铵，以及静脉注射氨茶碱 5～6 mg/kg，同时给予吸入麻醉药加深麻醉。

（4）肾上腺素是治疗过敏反应的最重要药物，如果患者出现严重支气管痉挛、喉头水肿、休克等征象，应在积极控制呼吸的基础上给予肾上腺素，必要时重复给药或持续给药。

如果并存低血压,应同时给予扩容治疗。

（5）可配伍用皮质激素、抗组胺药物、钙剂及平喘药物。

（6）发生呼吸心搏骤停的患者,应立即行有效的心肺脑复苏。

肝肾移植患者用药

提高患者和移植脏器的长期存活率,了解影响移植物存活与功能丧失的相关因素,围术期减低免疫抑制剂毒性作用非常重要。因此,麻醉医师必须了解免疫抑制剂的药理作用,并合理和正确用药,尽可能减轻其毒副反应。

33.1　他克莫司

他克莫司又名 FK506,是钙调磷酸酶抑制剂(calcineurin inhibitors,CNIs)。

33.1.1　药理作用

(1) 他克莫司　与 T 淋巴细胞胞质内的受体 FKBP12 相结合,形成具有活性的 Tac - FKBP12 复合物,该复合体与钙调神经磷酸酶(CaN)结合并抑制后者的活化,导致细胞质内 T 淋巴细胞活化核因子(NF - AT)的去磷酸化被抑制,从而抑制由 NF - AT 所引发的细胞因子(以 IL - 2 为主)的转录过程,使 IL - 2 等淋巴因子转录减低,阻断 T 细胞的活化与增殖,发挥免疫抑制效应,从而预防移植物排斥反应。

(2) 药物的相互作用　由于机体内的他克莫司是通过细胞色素 P450 3A4 酶系统代谢,因此,抑制或诱导该酶的药物,均可不同程度的增加或降低他克莫司浓度。可能会增加免疫抑制剂的血药浓度的药物有:红霉素、酮康唑、氯霉素、克拉霉素、维拉帕米、地尔硫草、硝苯地平、甲氧氯普胺、西咪替丁、甲睾酮等。可能会降低免疫抑制剂的血药浓度的药物有:苯巴比妥、苯妥英钠、利福平、异烟肼等。

33.1.2　适应证和禁忌证

在心、肺、肠、骨髓等移植中应用有很好的疗效。同时在治疗特应性皮炎(AD)、系统性红斑狼疮(SLE)、自身免疫性眼病等自身免疫性疾病中也发挥着积极的作用。

禁忌证包括:孕妇和对他克莫司或其他大环内酯类药物过敏者。

33.1.3   剂量和用法

临床上所使用的他克莫司,一般都是口服剂型,只有在器官移植发展初期、患者无法口服用药而又存在较高的排斥风险等极少数情况下,才会使用静脉剂型的他克莫司。对于成人肝移植患者而言,口服初始剂量为 $0.1\sim0.2\ mg/(kg\cdot d)$(如 60 kg 的成人,其每日的总服用剂量为 $6\sim12\ mg$,即每次 $3\sim6\ mg$)。之后,则需要根据他克莫司的谷值血药浓度进行调整(建议在服药前半小时内抽外周静脉血进行检测,而非服药后采血)。

鉴于药物在各人体内的吸收及代谢等因素不同,不同受者服用他克莫司的剂量也各有不同,都需要根据其谷值血药浓度来调整用量和频率。常规服用频率是 2 次/d,间隔 12 h,建议空腹服用(进食前 1 h 或进食后 2 h)。

目前临床上的他克莫司缓释胶囊(1 次/d)早已得到了成熟的应用。在移植术后早期,尽可能避免漏服药物,但也绝对禁止在下一次服药时擅自增加剂量。一定要养成按时按量服药的习惯,这样才能尽量避免发生因服药不规律而导致的排斥反应。

33.1.4   不良反应

(1)肾功能损伤   由于他克莫司作用于肾血管(血管收缩)或直接抑制近端肾小管细胞增殖而引起,其主要表现在血肌酐水平的升高。

(2)糖代谢异常   尤其是他克莫司与糖皮质激素联用时,对血糖的影响更大,因此,对于肝移植术后新发糖尿病的高危移植患者,可采用无激素方案或早期撤除激素,同时密切监测他克莫司血药浓度及血糖水平,以期早日发现和早期干预。

(3)神经系统功能障碍   尤其是免疫抑制剂及其他药物用量较大,且较为多样的移植术后早期,神经系统功能障碍的发生率也会明显增高。轻者,可出现失眠、震颤、头痛和感觉异常。重者,则可出现精神错乱、精神病、癫痫发作、昏迷和失语等。但是大多数他克莫司导致的神经系统异常,程度均较轻微,且与他克莫司血药浓度偏高有关,在予以他克莫司减量或停药后,一般都可获得逆转。

(4)胃肠道不良反应   腹泻、恶心及消化不良等。当然,与其他免疫抑制剂相比,他克莫司导致骨髓抑制、血脂异常或牙龈增生等不良反应相对较为少见,而且,他克莫司是为数不多的怀孕前可继续使用的免疫抑制剂之一。

33.1.5   注意事项

(1)在服用他克莫司的同时,也应该避免服用具有"加重不良反应"的药物,如庆大霉素、新霉素、多黏菌素、呋喃妥因、万古霉素和环孢素等。

(2)血药浓度监测原则:由于他克莫司血药浓度的影响因素比较多,其不良反应的发生与血药浓度又密切相关,因此,需要密切监测其谷值血药浓度(C_{min})与移植物功能,并据此结果酌情调整服用剂量。谷值血药浓度(C_{min})的监测原则:其监测频率,应需根据临床的需要而定,如移植后的前1~2周,每周平均监测1~2次;以后提倡"个体化、精准化及最小化"原则,根据原发疾病、合并用药、肾功能及其他不良反应等具体情况决定监测频率。

33.2 环孢素 A

33.2.1 药理作用

(1) 环孢素 A(CsA)与细胞内受体 cyclophilin-1 形成复合物,从而阻断 T 细胞活化的第一信号,进而结合钙调磷酸酶,并防止活化 T 细胞核因子(NFAT)的活化;选择性抑制 T 辅助细胞的产生和释放,该作用可逆,在停药后消失。

(2) 在转录水平,通过抑制转录因子 NFAT 活性、阻止白细胞介素和抑制 T、B 淋巴细胞活性方面,类似于 FK506。与环孢素相比,FK506 与 FKBP-12 的结合能力更强,FK506 选择性抑制和对肝脏的亲和作用更好,也比 CsA 更容易进入细胞,从而,使得目前临床上 FK506 的使用率高于 CsA。

(3) CsA 经肝脏代谢,主要以代谢物经胆汁及粪便排泄,尿中仅 0.1% 以原药形式排出,胆汁中的 CsA 将随着胆道引流被排出体外,而未能经由肠道吸收入门静脉再次进入肝脏,其血药浓度可能比关闭胆道引流管时更低,因此,应当注意及时检测药物浓度并调整剂量。

(4) 环孢素消除 一般为两相,终末半衰期约为 8.4 h(5~18 h)。静脉给药后,肾或肝同种移植成年患者的环孢素血中清除率(采用 HPLC 测定)为 5~7 mL/(kg·min)。心脏移植患者的环孢素血中清除率似乎稍慢。在治疗剂量范围内,给药剂量和暴露量(浓度-时间曲线下面积,AUC)呈线性关系。肾移植患者给予环孢素胶囊,生物利用度更高。估计肝移植患者低于 10%,肾移植患者能达到 89%。环孢素血峰浓度(C_{max})约高 40%~106%。

分布:环孢素很大程度上分布于血管外。实质器官移植受者静脉给药期间的稳态分布容积为 3~5 L/kg。在血液中,分布取决于浓度。约 33%~47% 在血浆内,4%~9% 在淋巴细胞内,5%~12% 在粒细胞内,41%~58% 在红细胞内。代谢:环孢素在肝脏经细胞色素 P-450 3A 酶系广泛代谢,以较小比例在胃肠道和肾脏代谢。排泄:仅 0.1% 环孢素以原形自尿液排泄。主要经胆管消除,仅 6% 剂量(母体药物和代谢物)经尿排泄。透析和肾衰均不能显著改变环孢素的消除率。

(5) 相互作用 由于机体内的 CsA 和 FK506 都是通过细胞色素 P450 3A4 酶系统代谢,因此,抑制或诱导该酶的药物,均可不同程度的增加或降低 CsA 的血药浓度,增加 CsA 的血药浓度的药物有:红霉素、酮康唑、氯霉素、克拉霉素、维拉帕米、地尔硫草、硝苯地平、甲氧氯普胺、西咪替丁和甲睾酮等。降低 CsA 的血药浓度的药物有：苯巴比妥、卡马西平、苯妥英钠、利福平和异烟肼等。此外，由于 CsA 本身具有肾功能损伤、神经系统损伤及胃肠道反应等不良反应，也应该避免使用具有"加重不良反应"的药物，如庆大霉素、新霉素、多黏菌素、呋喃妥因和万古霉素等。

33.2.2 适应证和禁忌证

主要用于肝、肾以及心脏移植的抗排异反应，可与肾上腺皮质激素同用，以提高疗效；也可用于一些免疫性疾病的治疗。

禁忌：病毒感染时禁用该品，如水痘、带状疱疹等。对环孢素过敏者禁用。严重肝、肾损害、未控制的高血压、感染及恶性肿瘤者忌用或慎用。

33.2.3 用法用量

临床上所使用的 CsA，一般都是胶囊或软胶囊，此外，还有口服液和静脉制剂的剂型，由于 CsA 具有较强的免疫抑制效果以及较为广泛的应用范围，临床上还有乳膏和滴眼液等特殊剂型。成人肝移植受者，CsA 的起始剂量为每日 10～15 mg/kg，分 2 次给药，之后，可根据药物浓度，逐渐减量至每日 2～6 mg/kg。间隔 12 h，每天的固定时间服用，以免影响药物浓度的检测。CsA 的浓度监测其服药前浓度（即谷值血药浓度，C_{min}）和服药后 2 h 浓度（即峰值血药浓度，C_{max}），以此来调整剂量。

33.2.4 不良反应

（1）常见厌食、恶心、呕吐等胃肠道反应，牙龈增生伴出血、疼痛、约 1/3 用药者有肾毒性，可出现血清肌酐、尿素氮增高、肾小球滤过率减低等肾功能损害、高血压等。牙龈增生一般可在停药 6 个月后消失。慢性、进行性肾中毒多于治疗后约 12 个月发生。

（2）不常见有惊厥，其原因可能为肾脏毒性及低镁血症有关。此外尚可引起氨基转移酶升高、胆汁郁积、高胆红素血症、高血糖、多毛症、手震颤、高尿酸血症伴血小板减少、微血管病性溶血性贫血、四肢感觉异常、下肢痛性痉挛等。

（3）罕见有过敏反应、胰腺炎、白细胞减少、雷诺综合征、糖尿病、血尿等。

33.2.5 注意事项

（1）经动物实验证明有增加致癌的危险性。在人类虽也有并发淋巴瘤、皮肤恶性肿瘤的报告，但尚无导致诱变性的证据。

（2）可以通过胎盘。应用 2～5 倍于人类的剂量对鼠、兔胚胎及胎儿可产生毒性，但按人类常规剂量用药，未见到该类动物的胚胎有致死或致畸的发生。

（3）下列情况慎用　肝功能不全、高钾血症、感染、肠道吸收不良、肾功能不全、对服该品不耐受等。

（4）对诊断的干扰　① 用药最初几日，血尿素氮及肌酐可升高，这并不一定表明是肾脏移植的排斥反应。② 该药对肝脏的毒性，可能升高 ALT(SGPT)、AST(SGOT)、淀粉酶、碱性磷酸酶、血胆红素。③ 血清镁浓度可减低，此与该品的肾毒性有关。④ 血清钾、血尿酸可能升高。

（5）引起肾功能不全或有持续负氮平衡，应立即减量或至停用。若发生感染，应立即用抗生素治疗，该品亦应减量或停用。

（6）在预防治疗器官或组织移植排斥反应及治疗自身免疫性疾病方面，剂量常因治疗的疾病、个体差异、用该药后的血药浓度不相同而并不完全相同，小儿对该药的清除率较快，故用药剂量可适当加大。

33.3　硫唑嘌呤

硫唑嘌呤(Aza)是常用的抗代谢类药。

33.3.1　药理作用

硫唑嘌呤(依木兰)在谷胱甘肽的存在下会迅速还原，分解为 6－巯基嘌呤(6－MP)而发挥作用；硫唑嘌呤的作用具有嘌呤拮抗作用，由于免疫活性细胞在抗原刺激后的增殖期需要嘌呤类物质，此时给以嘌呤拮抗即能竞争性抑制 DNA、RNA 及蛋白质的合成，从而抑制淋巴细胞的增殖，即阻止抗原敏感淋巴细胞转化为免疫母细胞而产生免疫抑制作用，主要作用于细胞免疫，抑制 T 淋巴细胞效果强于抑制 B 细胞。

33.3.2　适应证和禁忌证

除了在器官移植领域有所应用之外，硫唑嘌呤还常用于自身免疫性肝炎、类风湿性关节炎、系统性红斑狼疮、溃疡性结肠炎、重症肌无力及硬皮病等自身免疫性疾病和慢性肾炎及肾病综合征等肾病领域。

33.3.3　剂量和用法

推荐的起始剂量为最大可达 5 mg/(kg·d)，之后的维持剂量则要根据临床需要和不良反应而调整，一般为 1～4 mg/(kg·d)。

33.3.4　不良反应

（1）骨髓抑制　尤其是与别嘌醇或者利巴韦林联合使用时。

（2）胃肠道功能紊乱　抗代谢类药物的"通病"。

（3）脱发、黏膜溃疡、皮肤损害　浅表组织的生长代谢受到抑制所致。

（4）胆汁淤积、肝损害、胰腺炎　肝胆胰系统受损的临床表现。

（5）感染和致癌和致畸作用等。

33.3.5　注意事项

（1）硫唑嘌呤可能与别嘌呤醇（降尿酸药物）、复方新诺明（磺胺类抗菌药，尤其是防治器官移植后卡氏肺孢子虫感染的首选药物）及血管紧张素转化酶抑制剂（ACEI，一类降压药物）等存在相互作用，可增加不良反应的发生率。

（2）硫基嘌呤甲基转移酶（TPMT）是硫嘌呤类药的代谢中最主要的酶之一，其活性会影响使用此类药物时不同患者对药物的敏感性和毒性反应，因此，TPMT基因的缺陷会让人体无法将硫唑嘌呤灭活，使代谢的药物在体内大量累积，引起严重甚至致命的骨髓抑制，表现为贫血、血小板减少症（导致出血）和白细胞减少症（导致感染）等，因此，建议所有患者在使用硫唑嘌呤之前，最好都接受血TPMT水平或基因型检测以降低其使用风险。

33.4　吗替麦考酚酯

33.4.1　药理作用

吗替麦考酚酯能延长同种异体移植物的存活期（包括肾脏、心脏、肝脏、大肠、肢体、小肠、胰岛和骨髓移植），也能逆转狗肾脏和大鼠心脏移植模型中的急性排斥反应。在大鼠的主动脉和心脏同种移植模型和猿类心脏异种移植模型中，吗替麦考酚酯也能抑制增殖性动脉血管病。在动物模型中吗替麦考酚酯表现出抑制免疫介导的炎性反应，在鼠类的肿瘤转移模型中还可抑制肿瘤的生长和延长生存期。

吗替麦考酚酯口服后可迅速吸收并水解为MPA的形式，是活性代谢产物。MPA是强效的、选择性的、非竞争性和可逆性的次黄嘌呤单核苷酸脱氢酶（IMPDH）抑制剂，有抑制T和B淋巴细胞增殖的作用，还可以抑制B淋巴细胞产生抗体，抑制白细胞进入炎症和移植物排斥反应的部位。吗替麦考酚酯不能抑制外周血单核细胞活化的早期反应，如白介素-1和白介素-2的产生等，但可以抑制这些早期反应所导致的DNA合成和增殖反应。

33.4.2　适应证和禁忌证

吗替麦考酚酯适用于接受同种异体肾脏或肝脏移植的患者中预防器官的排斥反应。吗替麦考酚酯应该与环孢素 A 或他克莫司和皮质类固醇同时应用。吗替麦考酚酯静脉制剂禁用于对聚山梨醇酯 80(吐温)有超敏反应的患者。

33.4.3　剂量和用法

（1）肾脏移植成人　推荐口服剂量为 1 g,每日 3 次。

（2）肝脏移植成人　推荐口服剂量为 0.5～1 g,每日 3 次(每日剂量 1～2 g)。

（3）老年患者合适的推荐剂量肾脏移植患者　为 1 g,每日 3 次,肝脏移植患者为 0.5～1 g,每日 3 次。

（4）剂量调整,对于有严重慢性肾功能损害(肾小球滤过率小于 $25\ mL/min/1.73\ m^2$)的肾移植患者,在术后早期后,应避免使用大于每次 1 g,每日 3 次的剂量,而且这些患者需要严密观察。肾移植后移植物功能延迟恢复的患者,无需调整剂量。

严重慢性肾功能不全的患者同时接受心脏或肝脏移植的资料暂缺。如果潜在的益处大于潜在的危害,严重慢性肾功能不全的患者同时接受心脏或肝脏移植后可以使用吗替麦考酚酯。如果出现中性粒细胞减少(绝对中性粒细胞计数 $<1.3\times10^3/\mu L$),吗替麦考酚酯应暂停或减量,进行相应的诊断性检查和适当的治疗。

33.4.4　不良反应

（1）消化系统,恶心、呕吐、胃肠道不适、胃出血、腹痛、腹泻等。

（2）血液系统,轻度贫血和血小板减少。

（3）诱发和加重感染,机会性感染轻度增高。

（4）诱发肿瘤,淋巴细胞增生症或淋巴瘤的发生率增高。

（5）肝功能损害,少数可出现氨基转移酶升高。

（6）可发生胎儿畸形以及流产。

33.4.5　注意事项

（1）与其他免疫抑制药物联合应用,会增加皮肤癌发生的概率,若与磺吡酮联合应用会增加毒性。联合应用免疫抑制药物时,有增加淋巴瘤和其他恶性肿瘤(特别是皮肤瘤)发生的危险。

（2）若使用松果菊会降低本药的药效,与能够干扰肝肠循环的药物同时使用也会降低本药的药效。

（3）免疫系统的过度抑制也可能导致对感染的易感性增加。

孕产妇麻醉用药

熟悉麻醉药对产妇和新生儿的影响，了解妊娠常见并发症（子痫、妊娠高血压及产科出血等）治疗药的药理，有助于产科麻醉安全和合理用药。

34.1 药物的胎盘转运

对药物胎盘转运的特点有所了解才能更好地选择围术期产妇所用的药物，促进母体和新生儿的安全。

（1）渗透性分为扩散/转运受限或是流量受限　高渗透性的药物受到胎盘血流量的限制，而渗透性差的药物则很少依赖于胎盘血流转运。胎盘通透性取决于胎盘屏障的特点以及所转运物质的特点。胎盘通透性的影响因素：① 分子量：大分子量的分子（＞1 000 Da）不太可能通过扩散的方式穿过绒毛膜进入胎儿循环。但是，低分子量的分子（＜500 Da）却可以轻易通过扩散的方式通过胎盘，而中分子量的药物通过胎盘是不完全的。② 脂溶性：高脂溶性药物可以自由地通过胎盘，而脂溶性差的药物却不可以。③ 离子化/电荷：药物的电离特性取决于 Henderson-Hasselbalch 方程。$pH = pKa + log[碱]/[酸]$，离子化程度高的药物如肌肉松弛药及其拮抗药、肝素均不能通过胎盘。胎儿血浆 pH 影响转运速率，是因为混合胎儿血浆 pH 与母体血浆相比，约低 0.1 个 pH 单位。胎儿酸血症有利于弱碱性药物（如局部麻醉药和阿片类）的转运，因此胎儿宫内窘迫时更易出现碱性药物的蓄积。药物的空间结构（如空间位阻）也会影响到药物的转运。与球形分子相比较，线性分子更加不容易通过胎盘。

（2）胎儿与母体血浆浓度比（F/M）　可用于评估麻醉药从母体向胎儿的转运。母体到胎儿药物稳态清除率的测定，可用来评估麻醉药的胎盘转运。在麻醉药长时间持续输注时，血药浓度升高，该药的 F/M 无法完整反映其在胎儿体内的蓄积。

（3）药物的浓度梯度　① 母体动脉血中游离药物浓度、胎儿循环中的游离药物浓度及母体和胎儿胎盘循环的血流量是首要决定因素。② 药物与蛋白结合：母体和胎儿的蛋白结合影响胎盘屏障两侧游离的药物量，母体药物结合蛋白量增加，减慢药物的转运；而胎儿中药物结合蛋白量增加则促进药物的转运。因为妊娠过程中母体白蛋白浓度下降，胎儿血浆蛋白浓度增加，所以在不同孕周，游离药物的浓度可能受到影响。

（4）麻醉药透过胎盘的比较（表 34 - 1）

表 34 - 1　麻醉药透过胎盘的比较

易通过胎盘的药物	不易通过胎盘的药物
● 麻醉药 　■ 静脉诱导药 　■ 吸入麻醉药 　■ 阿片类 　■ 苯二氮䓬类 　■ 麻黄碱 　■ 除氯普鲁卡因外的局部麻醉药 　■ 阿托品 ● 昂丹司琼 ● 华法林 ● 索他洛尔 ● 普萘洛尔 ● 美托洛尔 ● 阿替洛尔 ● 甲基多巴 ● 肼屈嗪 ● 可乐定 ● 右美托咪啶 ● 酚苄明 ● 硝普钠	● 麻醉药 　■ 格隆溴铵 　■ 肌肉松弛药 　■ 去氧肾上腺素 　■ 抗胆碱酯酶药 ● 肝素 ● 低分子肝素 ● 格列苯脲 ● 二甲双胍 ● 硝酸甘油 ● 拉贝洛尔 ● 艾司洛

34.2　麻醉药对孕产妇和新生儿的影响

34.2.1　丙泊酚

与硫喷妥钠相比，单次静脉注射丙泊酚在产妇和新生儿的消除更迅速。丙泊酚麻醉后苏醒快，目前没有证据表明使用丙泊酚后加重子宫出血。丙泊酚仍然广泛用于产科麻醉。丙泊酚持续输注产妇,血中丙泊酚浓度升高会导致其透过胎盘,在胎儿体内积聚,可致新生儿呼吸循环抑制。

34.2.2　吸入麻醉药

吸入麻醉药在胎儿娩出后很快通过肺排出,与丙泊酚相比较,应该是胎儿娩出前麻醉维持的更佳选择。但由于吸入麻醉药有浓度依赖性抑制子宫平滑肌收缩的作用。因此,胎儿娩出后,应降低吸入麻醉药浓度至 0.5 MAC 或以下,也可以停用吸入麻醉药,改为丙泊酚输注维持麻醉,并增加阿片类药剂量,以减少因宫缩不良而引起的出血。

34.2.3　瑞芬太尼

在产科全身麻醉中,出于对新生儿呼吸抑制的考虑,胎儿娩出后才应用阿片类药。但子痫或合并心脑血管疾病的产妇选用全身麻醉气管插管时,应用对新生儿影响最小的是超短效的瑞芬太尼,可以减少血压和心率波动。瑞芬太尼起效快、代谢快,但仍可能引起新生儿呼吸抑制,只是这种抑制轻微而短暂,仍需做好复苏准备,诱导时单次静脉注射瑞芬太尼 $0.5\sim1.0\ \mu g/kg$。经典的快速诱导不用麻醉性镇痛药,因为阿片类药可能对新生儿产生呼吸抑制作用。一般在胎儿娩出后使用以加强镇痛。而短效的阿片类镇痛药改变了这种状态,联合应用阿芬太尼($20\sim30\ \mu g$)或瑞芬太尼($0.5\sim1.0\ \mu g$)行气管插管,可减低应激反应,使产妇循环更稳定,对于胎儿呼吸的抑制(并不能排除其他药物单独或协同引起)较轻,由于伦理等问题,至今还没有大样本随机对照研究给出全身麻醉药物的最佳选择和最优剂量。

瑞芬太尼可应于静脉分娩镇痛(椎管内阻滞禁用)。小剂量静脉持续输注,新生儿或者产妇的不良事件发生率较低,Apgar 评分在正常范围内。但必需强调操作规程中注意保障安全:① 应用瑞芬太尼患者自控镇痛(patient controlled analgesia,PCA)时不建议背景输注,不允许同时使用氧化亚氮或其他镇痛药;② 持续监测产妇 SpO_2,并始终提供 1:1 的助产护理;③ 瑞芬太尼 PCA 的推荐剂量为 $10\sim34\ \mu g$,最大不超过 $34\ \mu g$,PCA 的时间间隔为 2 min;④ 产妇 $SpO_2<94\%$ 即需要吸氧;⑤ 应用其他阿片类药物后若再实施瑞芬太尼 PCA,其间隔时间应大于 4 h;⑥ 脐带夹闭前终止瑞芬太尼 PCA 的时间应大于 $5\sim10$ min。

34.3　围产期治疗用药

34.3.1　硫酸镁

(1)药理作用　① 镁在细胞中的主要作用是调节钙离子、钠离子及钾离子的跨膜转运,调节和阻断钙泵,活化成百上千种与 ATP 相关的酶促反应。正常血清镁浓度为 0.75~

1.0 mmol/L(1.5~2.5 mmol/L)。62％的硫酸镁以离子形式存在,33％与血浆蛋白结合,5％结合形成阴离子复合物。② 镁可抑制中枢神经系统,松弛骨骼肌,具有镇静、抗痉挛以及降低颅内压等作用。在产科中的应用包括抗惊厥、抗高血压以及抑制子宫收缩。大量的证据支持应用镁处理子痫时的惊厥发作。硫酸镁可能还通过作用于血脑屏障,限制脑水肿的形成,硫酸镁可能也具有中枢性抗惊厥作用。③ 硫酸镁可以明显降低新生儿脑瘫的风险,降低大肌肉运动功能障碍的发生率。④ 镁还可以促进血管内皮细胞释放前列环素,从而可能抑制了血小板聚集和血管收缩。⑤ 镁离子能够迅速经肾排出,在肾功能正常的患者中,镁离子的半衰期为 4 h,输注后 24 h 可排出 90％。肾功能不良的患者应当减少用量,并且监测血清镁离子的浓度。

(2) 适应证 ① 治疗孕妇早产。② 治疗妊娠高血压。③ 控制子痫引发的惊厥。

(3) 禁忌证 ① 有心肌损害、呼吸疾患、严重肾功能不全、心脏传导阻滞。② 肾功能不全者,无尿者,注射用量应酌减。③ 老年患者。

(4) 剂量和用法 ① 控制惊厥:静脉注射负荷剂量 4~6 g 持续 20 min,之后 1~2 g/h 维持。肌内注射 4 g/4 h(1 g 硫酸镁＝98 mg/4.06 mmol/8.12 mEq 镁元素)。建议重度子痫前期患者血清镁离子的靶浓度为 2~3.5 mmol/L(4~7 mEq/L 或 4.8~8.4 mg/dL)。② 治疗妊娠高血症:2.5~4 g,用 25％葡萄糖注射液 20 mL 稀释后,5 min 内缓慢静脉注射,以后 1~2 g/h 静脉滴注维持。24 h 总量为 34 g。③ 治疗早产(保胎):首次负荷量为 4 g;用 25％葡萄糖注射液 20 mL 稀释后 5 min 内缓慢静脉注射,以后用 25％硫酸镁注射液 60 mL,加于 5％葡萄糖注射液 1 000 mL 中静脉滴注,速度为 2 g/h,直到宫缩停止后 2 h,以后口服肾上腺受体激动药维持。

(4) 不良反应 ① 镁离子中毒可引起肌无力、腱反射消失(4.0~5.0 mmol/L)以及呼吸麻痹(>7.5 mmol/L)等。PR 间期、QT 间期和 QRS 波持续时间的延长会导致窦房和房室传导阻滞(>7.5 mmol/L),以及舒张期心搏骤停(>12.5 mmol/L)。小剂量静脉注射钙剂可以治疗镁离子中毒。② 其他不良反应还包括出血增加、宫颈扩张延迟及肺水肿等。镁离子还能够穿过胎盘导致新生儿疲软和呼吸抑制。尽管镁离子可以降低全身血管阻力,但心输出量通常是增加的,而且降压效果相对温和。

(5) 注意事项 ① 硫酸镁的使用使麻醉管理复杂化。镁离子减少神经肌肉接头突触前膜乙酰胆碱的释放量。肌震颤可能减少,非去极化肌肉松弛药的作用时间延长,琥珀胆碱作用时间不受影响。② 如果镁离子浓度已经达到了治疗水平,惊厥仍然持续,那么可以使用苯妥英钠。

34.3.2 缩宫素

34.3.2.1 药理作用

(1) 缩宫素是一种激素和神经递质。是与血管加压素类似的九肽环(分子质量 1 007 道尔顿,1 U 相当于 2 μg),催产素受体在妊娠末期孕妇的乳腺上皮细胞、子宫肌层和子宫内膜上表达,也广泛分布于中枢神经系统。心脏中的催产素受体与心房钠尿肽的释放相关。

(2) 分娩时宫颈和阴道扩张以及乳头受刺激时催产素会大量释放,以协助分娩和哺乳。小剂量缩宫素可使子宫平滑肌张力增高、收缩力加强、收缩频率增加,但仍然保持节律性、对称性和极性,临床上主要用于引产;缩宫素剂量增大,将引起子宫肌张力持续增高,乃至舒张不完全,最后发生强直性收缩,临床上用于产后止血。静脉注射即刻起效,半衰期 3～10 min,20 min 后效应渐减退。肌内注射 2～3 min 起效,维持 0.5 h。临床应用效果评价:宫颈注射＜肌内注射＜宫体注射≤静脉注射。有效使 90% 剖宫产妇女子宫完全收缩的负荷剂量(ED_{90})的缩宫素是 0.35 U。

(3) 刺激乳腺的平滑肌收缩,有助于乳汁排出,但不增加乳腺的乳汁分泌量。

34.3.2.2　适应证和禁忌证

(1) 适用于　引产、催产、产后及流产后因宫缩无力或缩复不良而引起的子宫出血;了解胎盘储备功能(催产素激惹试验)。

(2) 禁用于　骨盆过窄、产道受阻、明显头盆不称及胎位异常、有剖腹产史、子宫肌瘤剥除术史及脐带先露或脱垂、前置胎盘、胎儿窘迫、宫缩过强、子宫收缩乏力长期用药无效、产前出血(包括胎盘早剥)、多胎妊娠、子宫过大(包括羊水过多)、严重的妊娠高血压综合征。特发肺动脉高压(中-重度)Eisenmenger 综合征。

(3) 下列情况应慎用　① 心脏病、临界性头盆不称、曾有宫腔内感染史、宫颈曾经手术治疗、宫颈癌、早产、胎头未衔接、孕妇年龄已超过 35 岁者,用药时应警惕胎儿异常及子宫破裂的可能。② 骶管阻滞时用缩宫素,可发生严重的高血压,甚至脑血管破裂。

34.3.2.3　剂量和用法

(1) 引产或催产　静脉注射,一次 2.5～5 U,用氯化钠注射液稀释至每 1 mL 中含有 0.01 U,静脉滴注开始时不超过 0.001～0.002 U/min,每 15～34 min 增加 0.001～0.002 U,达到宫缩与正常分娩期相似,最快不超过 0.02 U/min,通常为 0.002～0.005 U/min。

(2) 择期剖宫产　产妇在胎儿娩出后缓慢静脉注射缩宫素 1～2 U(5 s),然后根据宫缩情况用生理盐水或林格液 500 mL 加入 5～9 U 静脉注射,如产科医师认为子宫收缩欠佳可再静脉注射 2～3 U。如宫缩仍不满意,可应用二线药物如麦角新碱。

(3) 控制产后出血　每分钟静脉注射 0.02～0.04 U,胎盘排出后可肌肉注射 5～10 U。

34.3.2.4　不良反应

(1) 偶有恶心、呕吐、头痛和面色潮红等,大剂量应用时可引起高血压或水滞留。

(2) 催产素常用来预防或治疗产后出血。大剂量长时间的催产素暴露会导致循环系统不稳定(低血压、心动过速、心肌缺血和心律失常)。与血管加压素的结构类似,所以催产素也有抗利尿作用,在使用低渗性液体时可以导致低钠血症。低血压合并大出血的剖宫产患者,静脉注射大剂量的缩宫素可造成严重低血压,甚至心搏骤停。

(3) 妊娠期末潴留于子宫血窦近 500 mL 血液回流入体循环,使回心血量骤然增加,代偿性心率加快,心肌耗氧量剧增;血压升高,心脏后负荷突然增加,孕前和(或)孕期患心脏病孕妇极易诱发心力衰竭。

34.3.2.5　注意事项

(1) 用药前及用药时需检查及监护　① 子宫收缩的频率、持续时间及强度;② 孕妇脉搏及血压;③ 胎儿心率;④ 静止期间子宫肌张力;⑤ 胎儿成熟度;⑥ 骨盆大小及胎先露下降情况;⑦ 出入液量的平衡(尤其是长时间使用者)。

(2) 对循环影响　快速静脉注射容易引起外周血管扩张、血压骤降,在循环血容量不足或合并心脏疾病的产妇中有致死的报道。因此即使需要单次静脉注射也应注意控制剂量和速度。专家共识推荐:对于择期剖宫产的产妇,单次静脉注射催产素 1 U 后以 2.5～7.5 U/h 持续输注维持,而对于临产后(催产素暴露史)转剖宫产的产妇,静脉注射催产素 4 U 后以 7.5～15 U/h 维持。缩宫素可诱导的心肌缺血可能是由于冠状血管收缩和外周血管扩张,因此应尽可能缓慢静脉注射缩宫素。心脏病及心功能差的产妇,应用小剂量缓慢静脉注射。

(3) 使用吸入全身麻醉药时　缩宫素可导致产妇出现低血压,窦性心动过缓或(和)房室节律失常。恩氟烷浓度>1.5%,氟烷浓度>1.0%吸入全身麻醉时,子宫对缩宫素的效应减弱。恩氟烷浓度>3.0%可消除反应,并可导致子宫出血。其他宫缩药与缩宫素同时用,可使子宫张力过高,产生子宫破裂或(和)宫颈撕裂。

(4) 长时间的催产使催产素受体(oxytocin receptor,OTR)脱敏感　要预防 OTR 脱敏,产程中应用催产素就需采用最小有效剂量,并尽可能减少催产素应用时间,一旦产程进入活跃期,即停用催产素。

34.3.3　麦角新碱

(1) 药理作用　麦角新碱为子宫收缩药。可直接作用于子宫平滑肌,作用强而持久。大剂量可使子宫肌强直收缩,能使胎盘种植处子宫肌内血管受到压迫而止血,在妊娠后期子宫对缩宫药的敏感性增加。马来酸麦角新碱注射液(ergometrine maleate injection)1 mL:0.2 mg。

(2) 适应证　预防和治疗产后或流产后由于子宫收缩无力或缩复不良所致的子宫出血;也用于产后子宫复原不全,加速子宫复原。

(3) 禁忌证　胎儿娩出前使用可能发生子宫强直性收缩,以致胎儿缺氧或颅内出血;胎盘未剥离娩出前使用可使胎盘嵌留宫腔内。

(3) 剂量和用法　肌肉或静脉注射一次 0.2 mg,必要时可 2～4 h 重复注射 1 次,最多 5 次。静脉注射时需稀释后缓慢注入。

（4）不良反应　由于产后或流产后子宫出血的用药时间较短,药物的某些不良反应较其他麦角生物碱少见。但静脉给药时,可出现头痛、头晕、耳鸣、腹痛、恶心、呕吐、胸痛、心悸、呼吸困难、心率过缓;也有可能突然发生严重高血压,在用氯丙嗪后可以有所改善甚至消失。如使用不当,可能发生麦角中毒,表现为持久腹泻、手足和下肢皮肤苍白、发冷、心跳弱、持续呕吐、惊厥。

（5）注意事项　① 下列情况应慎用:冠心病、血管痉挛时,可造成心肌梗死;肝功能损害;严重的高血压,包括妊娠高血压综合征;低血钙;可能加重闭塞性周围血管病;肾功能损害;脓毒症。② 交叉过敏反应,患者不能耐受其他麦角制剂,同样也不能耐受麦角新碱。③ 避免与其他麦角碱同用;不得与血管收缩药(包括局部麻醉药液中含有的)同用;与升压药同用,有出现严重高血压甚至脑血管破裂的危险。

肿瘤手术患者用药

放疗、化疗与手术为癌症的三大治疗手段,均可干扰免疫系统,抑制免疫功能。放疗、化疗影响肝肾等主要脏器功能,多种麻醉和围术期用药受到一定影响,同时,麻醉用药有时也影响到肿瘤患者病理和生理状态的改变。

35.1　麻醉药对肿瘤患者的影响

35.1.1　阿片类药物

阿片类药物是麻醉和疼痛治疗的主要用药,也是免疫抑制剂。免疫系统的很多细胞表面都发现了阿片受体,如多核白细胞、巨噬细胞、T 淋巴细胞、脾细胞等,阿片类药物具有免疫抑制作用。曲马多不仅是 μ 受体激动剂,还可以抑制神经元对去甲肾上腺素和 5 - 羟色胺的重摄取,具有双重镇痛机制。动物实验发现曲马多可以减轻手术应激引起的 NK 细胞活性下降并减少肿瘤的肺转移。通过研究曲马多和吗啡作为子宫内膜癌患者术后镇痛药物对T 细胞增殖抑制作用的影响,发现给予曲马多对术后细胞免疫抑制有改善作用。

35.1.2　吸入麻醉药

吸入麻醉药可以抑制机体细胞免疫。体外实验也发现,暴露在氟烷、异氟烷、七氟烷和地氟烷中的人外周血淋巴细胞可出现剂量相关性的 DNA 损伤。此外,吸入麻醉药还可以上调低氧诱导因子(hypoxia-inducible factors,HIF)的表达,HIF 的高表达与肿瘤形成和不良预后相关。

35.1.3　静脉麻醉药

丙泊酚对细胞免疫功能的抑制作用较小。丙泊酚还可以通过激活环氧化酶(cyclooxygenase,COX)来抑制单核细胞产生前列腺素 - 2(prostaglandin E_2,PGE_2),而肿瘤组织具有较强的

分泌 PGE_2 的能力,PGE_2 还可以促进肿瘤血管生成,抑制肿瘤细胞凋亡,因此肿瘤患者可能因此受益。其他静脉麻醉药如氯胺酮、硫喷妥钠等,在动物实验中发现可以抑制 NK 细胞活性并促进肿瘤细胞转移。

35.1.4 环氧化酶

目前发现环氧化酶有 COX-1 和 COX-2 两种同工酶,前者为结构型,主要参与血管舒缩、血小板聚集、胃黏膜血流及肾功能等的调节;后者为诱导型,当细胞受到各种刺激因素作用时,其表达迅速上调。在结直肠癌、乳腺癌、膀胱癌、宫颈癌等多种肿瘤中可以出现 COX-2 高表达的现象。流行病学研究发现,长期使用 COX 抑制剂的患者结肠癌的发病率降低 69%。

35.1.5 局部麻醉药

体外实验表明,局部麻醉药可以通过抑制表皮生长因子来抑制肿瘤细胞的增殖作用。此外,利多卡因、丁哌卡因和罗哌卡因也可以抑制间质干细胞增殖和转录通路来减少肿瘤形成和转移。然而,还有体外实验发现,局部麻醉药对 T 淋巴细胞具有细胞毒作用,并且不同麻醉药物,根据其亲脂性和作用强度的不同,细胞毒作用的程度也不相同。

35.2 化疗药常见的毒副反应

依据传统分类,化疗药物通常被分为六大类:烷化剂、抗代谢药、抗生素、植物类、激素类与其他的杂类。其中前四类药物(烷化剂、抗代谢药、抗生素、植物类)又可细分为多个种类,其主要的毒副作用见下表(表 35-1)。

表 35-1　常用化疗药物及其常见的毒副反应

分　　类		代 表 药 物	毒 副 反 应
烷化剂	典型	环磷酰胺、异环磷酰胺、白消安、氮芥	骨髓抑制、恶心呕吐、脱发、出血性膀胱炎
	非典型	铂类:顺铂、卡铂、奥沙利铂	外周神经毒性;顺铂具有恶心呕吐、肾毒性、耳毒性;卡铂具有血小板减少
		亚硝脲类:卡莫司汀、洛莫司汀	肺毒性;静脉炎
抗代谢药	抗叶酸类	甲氨蝶呤、培美曲塞	骨髓抑制、黏膜炎
	抗嘌呤类	巯嘌呤、硫鸟嘌呤	骨髓抑制
	抗嘧啶类	5-氟尿嘧啶、阿糖胞苷、吉西他滨	骨髓抑制;此外阿糖胞苷具有小脑毒性

分　类		代 表 药 物	毒 副 反 应
抗生素	蒽环类	柔红霉素、多柔比星	心脏毒性
	其他	博来霉素	肺毒性：肺纤维化、间质性肺炎
植物类	微管抑制剂	长春碱类：长春新碱	外周神经毒性、骨髓抑制
		紫杉类：紫杉醇、多西紫杉醇	骨髓抑制、外周神经毒性、过敏反应
	拓扑异构	喜树碱类：羟喜树碱,伊立替康	骨髓抑制
	酶抑制剂	依托泊苷、替尼泊苷	骨髓抑制、黏膜炎、第二原发肿瘤

休克治疗用药

休克患者的治疗目标：MAP>60 mmHg,HR 80~120 次/min,SaO$_2$≥90％,PCWP 维持在 10~18 mmHg 之间,CI 在非感染性休克时达到 2.2 L/(min·m^2),在感染性休克中达到大于 4 L/(min·m^2)等,也有建议 DO$_2$ 持续>600 mL/min,使血乳酸、碱缺失、pH 恢复正常。上述目标可用药物治疗逐步达到。

36.1 休克患者的药物治疗

36.1.1 液体

(1) 血容量高、低的判断见表 36-1。

表 36-1 血容量高、低的判断

CVP	PAWP	MAP	原 因 判 断	处 理 原 则
低	低	低	严重血容量不足	充分补液
低	低	正常	血容量不足	适当补液
高	高	低	心功能不全或血容量相对过多	给正性肌力药,纠酸、血管扩张剂
高	高	正常	容量血管过度收缩	扩张血管
正常	正常	低	心功能不全或血容量不足	补液试验

(2) 液体选择　基本原则是尽可能恢复有效血容量,液体补充的速度及用量比液体选择更为重要。此外,应考虑到出血时细胞外液的减少。① 晶体溶液:不宜单纯使用晶体液,小剂量高张晶-胶体溶液能够迅速恢复血容量、改善循环功能、减轻组织水肿并改善组织和器官的氧供。② 胶体溶液:较晶体有效,仅需晶体液的 1/3~1/4 即可。但受到一些因素的影响,如过敏、凝血、肾功能等因素的影响。③ 目前认为两种液体应同时使用,晶胶比为 3~

4∶1。如 Hct<25%,应尽早输血,将 Hct 维持在 30% 以上,大量输血后的患者应及时补充血小板和新鲜全血或新鲜冰冻血浆。并应根据血气分析及时纠正酸中毒。

(3)目标导向液体治疗　创伤性及失血性休克应评估失血量,并在心率、血压和 CVP 监测下输液,尽量达到血 pH 和乳酸值在正常范围。有时需反复"滴定",正确应用"液体负荷试验"非常重要。必要时按 CVP 小于 8 cmH$_2$O,10 min 内可补充 200 mL 液体;CVP8∼14 cmH$_2$O,可补充 100 mL;CVP 大于 14 cmH$_2$O,可一次性补充 50 mL。如 CVP 升高大于 5 cmH$_2$O,输液暂停或减慢;如 CVP 升高>2 cmH$_2$O,可继续冲击补液。心源性休克和心功能不全的患者,需监测 PAWP,如小于 12 mmHg,可 10 min 内补液 200 mL;如小于 16 mmHg,可输100 mL;如小于 17 mmHg,可输 50 mL。输液后如 PAWP 升高大于 7 mmHg,应停止输液;如升高大于 3 mmHg 而小于 7 mmHg,应等待 10 min,如仍大于 3 mmHg,应继续等待;如升高小于 3 mmHg,应继续输液。在补液期间,应使用正性肌力药物或降低后负荷的扩血管药,改善心功能,在监测下继续输液。输液同时,应注意一些重要脏器的水肿和右心功能。对重度和难治性休克患者监测 SV 和 CO 以及 S$_V$O$_2$ 或 S$_{cv}$O$_2$>65%。容量正常或者较高的患者,其 SVV 均>13%,在 15 min 内给予 200 mL 的容量补充;SVV 8%∼13%,观察每搏量的增加值,如果每搏量增加值>10%,继续补液;<8%,继续监测 SVV 及 SV。

(4)调整前负荷和药物治疗兼用　在调整前负荷的同时常需联合应用心血管活性药物,增加心脏功能、维持适当的后负荷。低血压和低外周阻力的患者推荐用去甲肾上腺素 0.2∼0.4 μg/(kg·min),一般小于 0.8 μg/(kg·min)。传统用小剂量的多巴胺 2∼5 μg/(kg·min)和心肌收缩减弱时用多巴酚丁胺 2∼10 μg/(kg·min);合并左心力衰竭急性肺水肿的患者还可加用硝酸甘油或硝普钠 0.1∼2 μg/(kg·min),还可应用氨力农或米力农以强心和降低外周阻力。

36.1.2　改善微循环

在液体治疗和充分容量复苏的基础上,应用小剂量糖皮质激素、维生素 C 及扩血管药,改善微循环,以维持脏器灌注压。酚妥拉明能解除去甲肾上腺素所引起的小血管收缩和微循环淤滞并增强左室收缩力。因此,当血压稳定需要改善微循环状态时可选择小剂量扩血管药,如酚妥拉明。多巴酚丁胺对心肌的正性肌力作用较多巴胺强,能增加 CO,降低 PCWP,改善心泵功能,适合于心源性休克患者。皮质类固醇可用于感染性休克和顽固性休克患者,能起到一定作用。山莨菪碱和东莨菪碱可以扩张血管,改善微循环,保护细胞膜和细胞膜酶的活性,提高氧化酶活性,稳定溶酶体和线粒体等。东莨菪碱是 M 胆碱受体的拮抗剂,因此能够解除乙酰胆碱所导致的平滑肌痉挛,山莨菪碱是抗胆碱药,可明显使平滑肌松弛,解除微小血管的痉挛,并具有镇痛的作用,能使平滑肌松弛,解除血管痉挛,从而改善微循环,常被用来治疗感染中毒性休克。

36.1.3 纠正酸中毒

休克患者早期可表现为呼吸性酸中毒,随病情进展,引起代谢性酸中毒。轻度酸中毒可在改善组织灌注后恢复,重症酸中毒,应用 5% 碳酸氢钠,用量的计算公式为:$NaHCO_3^-$ 需要量(mL)=实测 BE×2×体重(kg),pH 大于 7.20 和碳酸氢根大于 10 mmol/l 对机体影响不大。一般先给计算量的 1/3～1/2。注意在给碳酸氢钠时应保证足够的通气,又因 5% 碳酸氢钠的渗透浓度为 1 190 mmol/l,应注意大量快速输入时,可发生致命高钠和高渗血症。首次剂量应小于 100 mL。

36.1.4 血管活性药的应用

(1)去氧肾上腺素 选择性激动 α_1 受体,主要作用是引起外周血管收缩,作用时间很短,单次给药后持续约 15 min。

(2)麻黄碱 是一种非儿茶酚胺拟交感神经药,它的心血管的作用类似于肾上腺素。也是一种支气管扩张剂。

(3)多巴胺 是一种内源性非选择性的直接和间接的肾上腺素能和多巴胺受体激动剂,其临床效应随剂量不同而有显著差异。用于休克治疗,能增加心输出量,维持血压和肾功能。

(4)去甲肾上腺素 能直接激活 α_1 受体,而不激活 β_2 受体,因此可引起动静脉血管的强烈收缩。激活 β_1 受体可引起心肌收缩力增强。去甲肾上腺素提升休克患者血压的效果好,但调整适当剂量至关重要,才能起到良好的治疗效果。

(5)肾上腺素 是一种内源性儿茶酚胺,可直接兴奋 β_1 受体增强心肌收缩力和加快心率。兴奋 α_1 受体和 β_2 受体,后者兴奋后可以舒张支气管平滑肌。现已认为是抢救过敏性休克的一线临床用药,其他升压药物无效时可以使用。

(6)血管加压素 对于儿茶酚胺类药物无效的感染性休克患者,可考虑应用小剂量血管加压素。

(7)多巴酚丁胺 在感染性休克治疗中一般用于经过充分液体复苏后心脏功能仍未见改善的患者。

36.1.5 糖皮质激素

对于感染性休克患者,血管活性药物的应用必须建立在液体复苏治疗的基础上,最好是通过深静脉通路输注。对于依赖血管活性药的感染性休克患者,可应用小剂量糖皮质激素。

36.2 其它抗休克的治疗

(1)改善血液流变学和疏通微循环 包括降低血液黏稠度、防止血栓形成。常用药物有抗血小板聚集药,抗 TXA_2 合成药及防止 DIC 的肝素等。

(2)保护血管内皮细胞　包括 PGI_2 替代物,可增强 PGI_2 的作用,以及 NO 供体、PAF 拮抗药、氧自由基清除剂等,但尚无明确疗效。

(3)肾上腺皮质激素　目前认为在感染性休克的早期,在应用足够抗生素的前提下,大量短时间内应用,即在发生休克后 $4\sim6\ h$,用氢化可的松 $2\sim6\ g/24\ h$ 或甲泼尼松 $30\ \mu g/kg$,共用药 $2\sim3\ d$。

(4)抗休克药　纳洛酮、钙通道阻滞剂、促甲状腺激素、极化液等也在抗休克治疗中有一定的应用价值。

36.3　各类休克治疗原则

根据病因、病理生理和血流动力学变化,可将休克分为低血容量性、心源性和再分布性休克。后者包括感染性、神经源性和过敏性休克。

36.3.1　低血容量性休克

(1)去除病因。

(2)扩容治疗,补足丧失的血液和液体,注意第三间隙失液量。

(3)综合治疗措施。

(3)根据全身情况、心率、血压、CVP 和尿量及时调整血容量和用药方法。

36.3.2　感染性休克

(1)消除感染病灶,必要时进行外科手术。

(2)全身和局部使用抗生素。

(3)应用综合抗休克措施,尤其是维持水电解质和酸碱平衡。

(4)支持呼吸和循环功能,根据高排低阻或低排高阻的特点进行血流动力学调控。

(5)防治呼吸和肾脏功能衰竭等并发症,提高组织氧供和增加组织摄氧。

36.3.3　心源性休克

(1)治疗原发病。

(2)调整前负荷,增强心肌收缩力。

(3)加强心功能监测,维持心率和血压稳定,减少心肌氧耗,增加心肌供氧。

(4)应用心肌保护药物。

36.3.4 过敏性休克

（1）去除致敏源，支持呼吸和循环功能。

（2）使用肾上腺素。

（3）应用血管收缩药物如去氧肾上腺素和间羟胺等，必要时用去甲肾上腺素和血管加压素。

（4）激素和抗组胺药物。

（5）扩容。

（6）氯化钙 $5\sim10$ mg、碳酸氢钠 $1\sim2$ mL/kg。

37

麻醉与围术期特发疾病用药

麻醉与围术期有急性发作的常见疾病,如哮喘及抽搐等,需备常用的急救药物,如氨茶碱、沙丁胺醇及硫酸镁等。而突发的罕见疾病,如恶性高热,需备特殊用药丹曲林。

37.1 丹曲林

丹曲林是治疗恶性高热(malignant hyperthermia,MH)有效药物。

37.1.1 药理作用

丹曲林是一种乙内酰脲类衍生物,通过结合 RyR_1 受体通道抑制肌浆网内钙离子释放,在骨骼肌兴奋-收缩耦联水平上发挥作用,使骨骼肌松弛。丹曲林不影响神经肌肉接头功能和骨骼肌纤维膜电活动。该药在体内通过肝微粒体酶降解,代谢物经尿和胆汁排出,另有 4% 以原形从尿中排出。其消除半衰期为 6~12 h。

37.1.2 适应证和禁忌证

治疗和预防恶性高热。丹曲林胶囊用于各种原因引起的上运动神经元损伤所遗留的痉挛性肌张力增高状态,如脑卒中、脑外伤、脊髓损伤、脑性瘫痪、多发性脑血管硬化等。

37.1.3 剂量和用法

临床所用的丹曲林是冻干制剂,每瓶含有丹曲林钠 20 mg、甘露醇 3 g 和一定量的氢氧化钠,pH 9.5。使用时每瓶丹曲林钠需用 60 mL 注射用水溶解。首次剂量为 2.5 mg/kg,每 5 min 可追加 1 次,直至患者呼气末二氧化碳分压开始下降、肌肉僵直缓解和心率下降,最大剂量可达 10~20 mg/kg,一般不超过 40 mg/kg。丹曲林应根据临床表现个体化给药。如果患者出现持续的肌肉收缩和僵直,有时需要超过 10 mg/kg 的剂量。MH 复发率接近50%,常发生在 6.5 h 内。为防止复发在用药后的 24~72 h 内继续使用丹曲林,每隔 6 h 给予

1 mg/kg 丹曲林,因为 1/4 的患者度过开始的危险期后在数小时后会再次发生高热,如果不及时输注丹曲林还有死亡的危险。丹曲林钠新剂型(Ryanodex)每瓶含有 250 mg 丹曲林,用时 5 mL 无菌注射用水溶化稀释,不可以用 5％葡萄糖水或 0.9％生理盐水代替,充分混匀成橘色不透明混悬液。每瓶 250 mg 丹曲林含有 125 mg 甘露醇。该药具有副作用,故一般情况不常规预防性用药。如确需预防性用药,可在麻醉诱导前 10～15 min 静脉注射 2 mg/kg。另外此药价格昂贵,且保质期短(仅 1 年左右)。

37.1.4　不良反应

丹曲林的副作用包括肌无力、高血钾、消化功能紊乱及血栓性静脉炎等,其与维拉帕米合用可产生显著的心肌抑制作用。该药最严重的不良反应为全身性肌无力甚至会导致呼吸无力和吸入性肺炎。

37.1.5　注意事项

(1) 丹曲林只是抢救 MH 的治疗措施之一,无论是否应用丹曲林,均应根据患者的具体情况及现有条件,立即停用诱发药物,积极进行物理降温,纠正内环境紊乱,保护肾功能等对症抢救处理措施。

(2) 大孔径通路静脉注射丹曲林,首次剂量 2.5 mg/kg,必要时,丹曲林应用可能超过 10 mg/kg,一般不超过 40 mg/kg。重复应用,直至 MH 体征消退。

(3) 建立动脉置管,中心静脉置管,留置导尿管,抽取血样测量 K^+,CK,肌红蛋白,血糖,动脉血气,肝功、肾功及凝血功能,留取尿样测肌红蛋白含量,检查是否有骨筋膜室综合征相关体征,在重症监护室严密监护至少 24 h。

(4) 丹曲林最好从中心静脉给药,以免造成外周静脉的静脉炎。慎与维拉帕米合用,因为可加重高钾血症和产生显著的心肌抑制作用。

37.2　抗胆碱能药

胆碱能神经是一类释放递质乙酰胆碱(acetylcholine,ACh)的传出神经,包括全部副交感神经的节前和节后纤维、全部交感神经的节前纤维和极少数交感神经节后纤维、运动神经以及支配肾上腺髓质的内脏大神经分支。能选择性地与 ACh 结合的受体称为胆碱能受体(cholinergic receptor)。副交感神经节后纤维所支配的效应器细胞膜的胆碱能受体,对以毒蕈碱为代表的拟胆碱药较敏感,称为毒蕈碱型受体(muscarinic receptor,M 受体);位于神经节细胞和骨骼肌细胞上的胆碱能受体,对烟碱较敏感,称为烟碱型受体(nicotinic receptor,N 受体)。目前已确定 M 受体亚型共有 5 种(M_1、M_2、M_3、M_4 和 M_5):M_1、M_3 和 M_5 受体与

Gq 蛋白耦联,当 Ach 与受体结合时激活磷脂酶 C,增加细胞内钙离子水平,表现为兴奋效应;M_2 和 M_4 受体与 Gi 蛋白耦联,当 Ach 与受体结合时抑制腺苷酸环化酶,表现为抑制效应。不同亚型体内分布部位及功能不同。M_1 受体主要位于中枢神经系统、外周神经元和胃壁细胞,介导兴奋作用。M_2 受体主要位于心脏和突触前末梢,调节心率。M_3 受体主要位于腺体、平滑肌,刺激腺体分泌,引起平滑肌收缩;位于气道上皮细胞的 M_3 受体可能对纤毛摆动有促进作用,而位于血管内皮细胞的 M_3 受体则主要促进内皮细胞释放一氧化氮,介导肺血管舒张。M_4 和 M_5 受体主要存在于中枢神经系统,参与调节大脑中多巴胺的释放。部分 M 受体亚型代表性分布与效应见表 37－1。

表 37－1 部分 M 受体亚型代表性分布与效应

器 官 与 功 能	受 体	效 应
眼		
虹膜环状肌	M_3	收缩
睫状肌	M_3	收缩
心脏		
窦房结	M_2	减慢
收缩	M_2	减弱
内皮	M_3	释放内皮依赖性舒张因子
支气管平滑肌	M_3	收缩
胃肠道平滑肌		
胃肠壁	M_3	收缩
括约肌	M_3	舒张
分泌	M_3	分泌增加
肠肌丛	M_1	激活
泌尿生殖道平滑肌		
膀胱肌	M_3	收缩
括约肌	M_3	舒张
子宫(妊娠)	M_3	收缩
阴茎、精囊	M_2 和 M_3	勃起

注:M受体:毒蕈碱型受体

37.2.1　东莨菪碱

东莨菪碱为叔胺抗毒蕈碱药。其作用类似阿托品,对中枢和外周均有作用。

(1)药理作用　① 抑制唾液分泌的作用比阿托品更强,通常会减缓心率而不是加速心率,特别是在使用小剂量时。② 对中枢的作用与阿托品不同,能抑制大脑皮质,产生嗜睡和健忘,为显著的镇静作用。③ 对眼平滑肌和腺体分泌的抑制作用比阿托品强。④ 外周抗胆碱药:除对平滑肌有解痉作用外,尚有阻断神经节及神经-肌肉接头的作用。⑤ 散瞳、调节麻痹及抑制分泌的作用较阿托品强 1 倍,但持续时间短。

东莨菪碱口服后迅速从胃肠道吸收。几乎在肝内完全被代谢,仅有极小一部分以原药随尿排出。它可透过血-脑脊液屏障和胎盘。0.5%本品溶液点眼,20 min 产生最大散瞳作用,持续 90 min,3～7 d 恢复点眼前水平。最大睫状肌麻痹作用在 40 min 产生,持续约 90 min,72 h 后逐渐恢复。注入药物后 0.5～1 h,血浆量约为总量的 0.5%,达到峰值后浓度迅速下降,消除半衰期为 1.35 h,30 min 的尿排出量已达总量的 27.15%,1 h 达 49.5%,2 h 达 75.88%,48 h 达 92.8%。

(2)适应证 ① 麻醉前给药、晕动病、帕金森病。② 缓解平滑肌痉挛(尤指胃肠道)和扩瞳。③ 解救有机磷农药中毒。④ 主要用于对阿托品过敏的患者,也用于轻度虹膜睫状体炎。⑤ 用于支气管哮喘和哮喘型支气管炎。⑥ 改善休克患者微循环。

(3)禁忌证 禁用于青光眼、前列腺肥大、重症肌无力、严重心脏病、器质性幽门狭窄、胃肠道梗阻性疾病、反流性食管炎、溃疡性结肠炎或中毒性巨结肠患者。中毒者可用拟胆碱药解救及对症处理。

(4)用法用量 ① 用于呕吐,每次可给予 0.3～0.6 mg,静脉注射应以注射用水稀释。② 东莨菪碱 0.2～0.6 mg 常合并阿片类药皮下或肌内注射,作为全身麻醉前给药(于麻醉诱导前 30～60 min)。③ 支气管哮喘和哮喘型支气管炎:每次 0.3～0.5 mg 静脉注射,必要时于数小时后重复,以后每日 1 次即可。

(5)不良反应 ① 心动过速是常见的不良反应。② 大剂量使用时,可引起眩晕、坐立不安、震颤、疲乏和运动困难,也可引起嗜睡、记忆障碍、幻觉和混乱。有引起昏迷、高热、惊厥的报道。③ 口干、便秘。④ 排尿困难和尿潴留,老年患者尤应注意。⑤ 有散瞳作用,可引起视力模糊和畏光。较大剂量时,还可发生睫状体麻痹。眼睛干涩、发红或瘙痒,还可导致急性闭角型青光眼。偶见引起瞳孔大小不等及内斜视。⑥ 皮肤贴剂可引起皮疹、红斑、接触性皮炎等。

(6)注意事项 ① 毒扁豆碱,催醒剂,可解除颠茄类药物中毒反应,可作为解毒剂应用。② 安定和苯巴比妥钠,可拮抗莨菪类的中枢兴奋作用,可用于莨菪类药物中毒治疗。③ 莨菪类药物有升压作用,可降低抗高血压药物的疗效。

37.2.2　山莨菪碱

(1)药理作用 山莨菪碱有明显的外周抗胆碱作用,能对抗乙酰胆碱引起的肠及膀胱平滑肌收缩和血压下降,使在体肠张力降低,作用强度与阿托品近似。其抑制唾液分泌的作

用是阿托品 $1/20\sim1/10$，扩瞳作用较阿托品弱 10 倍。从对脑电活动、条件反射及用震颤素引起的震颤等中枢作用指标表明，其中枢作用较阿托品弱 $6\sim20$ 倍。能对抗或缓解不同有机磷毒剂在动物中引起的中毒症状，并提高有机磷化合物的 LD_{50}。临床治疗过敏性休克、急性肾炎合并心力衰竭、高血压脑病、肺部疾患及敌敌畏中毒等均取得了较好疗效，治疗美尼尔氏综合征、炮震性耳聋、妊娠中毒症、胰腺炎、视网膜脉络膜炎、颅脑外伤等疾患亦均有不同程度的疗效，还能治疗哮喘。

山莨菪碱口服吸收较差，口服 30 mg 后组织内药物浓度与肌内注射 10 mg 者相近。静脉注射后 $1\sim2$ min 起效。半衰期约 40 min。注射后很快从尿中排出，无蓄积作用。其排泄比阿托品快。

（2）适应证　① 用于胃肠道、胆管、胰管、输尿管痉挛引起的绞痛。② 暴发型脑膜炎、球菌性脑膜炎、中毒性痢疾等（需与抗菌药物合用）。③ 血管痉挛和栓塞引起的循环障碍：脑血栓形成、脑梗死、瘫痪、脑血管痉挛、血管神经性头痛、闭塞性血栓性脉管炎等。④ 各种神经痛，如三叉神经痛、坐骨神经痛等。④ 眩晕。⑤ 眼底疾病：中心性视网膜炎、原发性视网膜色素变性、视网膜动脉血栓等。⑥ 突发性耳聋。配合新针疗法可治疗其他耳聋（小剂量穴位注射）。⑦ 用于有机磷农药中毒，但效果不如阿托品好。⑧ 可拮抗去甲肾上腺素和腺上腺素所致的血管痉挛。

（3）禁忌证　① 颅内压增高、脑出血急性期患者。② 青光眼患者。③ 前列腺肥大者。④ 新鲜眼底出血者。⑤ 恶性肿瘤患者。⑥ 孕妇。

（4）剂量和用法　口服：$5\sim10$ mg/次，3 次/d。肌内注射：① 治疗严重的三叉神经痛：必要时可加大剂量至 $5\sim20$ mg/次。② 治疗腹痛：$5\sim10$ mg/次。③ 治疗血栓闭塞性脉管炎：静脉注射 $10\sim15$ mg，1 次/d。④ 严重神经痛：肌内注射 $5\sim20$ mg。静脉注射：① 抢救感染中毒性休克：根据病情决定剂量。$10\sim40$ mg/次静脉注射。需要时每隔 $10\sim30$ min 重复给药，情况不见好转可加量。病情好转应逐渐延长间隔时间，直至停药。② 治疗血栓闭塞性脉管炎：静脉注射 $10\sim15$ mg/次，1 次/d。③ 治疗脑血栓：$30\sim40$ mg/d，加入 5% 葡萄糖液 500 mL 中静脉滴注。

（5）不良反应　山莨菪碱不良反应与阿托品相似，但毒性较低。可有口干、面红、心率增快、轻度扩瞳、视近物模糊等。个别患者有心率加快及排尿困难等，多在 $1\sim3$ h 内消失。用量过大时亦有阿托品样中毒症状，可用新斯的明或氢溴酸加兰他敏解除症状。但山莨菪碱排泄快（半衰期为 40 min），无蓄积作用，对肝肾无损害。极少病例在 1 次肌内注射 5 mg 后，扩瞳作用特别敏感，视力极度模糊，持续时间接近 10 d。

（6）注意事项　① 不宜与地西泮在同一注射器中应用，为配伍禁忌。② 若口干明显时可口含酸梅或维生素 C，症状即可缓解。③ 静脉滴注过程中，若排尿困难，可肌内注射新斯的明 $0.5\sim1$ mg 或氢溴酸加兰他敏 $2.5\sim5$ mg 以解除症状。④ 严重肺功能不全慎用。

37.2.3　格隆溴铵

37.2.3.1　药理作用

（1）药效学　格隆溴铵为长效季铵类抗胆碱能药，是选择性 M 受体拮抗剂，对不同 M 受体亚型选择性顺序为 $M_1 > M_3 > M_2/M_4 > M_5$，对 M_3 和 M_1 受体选择性是 M_2 受体的 3～5 倍。格隆溴铵的外周抗胆碱作用强而持久，抗毒蕈碱效力是阿托品的 5～6 倍，作用维持时间是阿托品的 3～4 倍；抑制胃酸分泌作用较强，胃肠道解痉作用温和；镇静作用较东莨菪碱轻，其加快心率、视力模糊、发热等不良反应较阿托品轻。由于格隆溴铵的季铵基团（不同于阿托品及东莨菪碱的叔胺结构）限制了其通过血脑屏障，因此其中枢神经系统相关的不良反应发生极少，目前临床常用的抗胆碱能药物血脑屏障通过率从低到高依次为格隆溴铵＜阿托品＜东莨菪碱＜戊乙奎醚。格隆溴铵作为术前用药，可减少咽部、气管和支气管腺体的过度分泌，减少胃分泌物的量和酸度，减轻诱导和气管插管时心脏迷走神经反射。和新斯的明合用以逆转非去极化肌肉松弛药作用时，与阿托品相比，格隆溴铵引起心动过速较少、抗唾液分泌作用较强，还可拮抗新斯的明引起的外周毒蕈碱样症状（如腺体分泌增加、支气管痉挛、心动过缓、肠蠕动增强等）。

（2）药代学　格隆溴铵静脉注射后 1 min 显效，作用维持时间 2～4 h，迷走神经阻滞作用持续 2～3 h，抗唾液分泌作用持续 7 h。成年人单次静脉注射的平均分布容积为（0.42±0.22）L/kg，稳态分布容积为 83 L，清除率和半衰期（$t_{1/2}$）分别为（0.54±0.14）$L \cdot kg-1 \cdot h-1$ 和 0.83±0.13 h，蛋白结合率 24%～45%；成年人单次肌内注射后 15～30 min 显效，30～45 min 达峰，作用时间持续 6～8 h，$t_{1/2}$ 为 0.55～1.25 h。格隆溴铵主要通过肝脏 CYP2D6 羟基化反应产生多种单羟基化和双羟基化代谢物，并直接水解成羧酸衍生物2（RS）2 环戊基 2 羟基 2 苯乙酸（M9）。静脉注射 24 h 后 60%，48 h 后 85% 以原形从肾脏排泄，少量经胆汁排泄（约 5%）。格隆溴铵不易透过血脑屏障及胎盘屏障，在脑脊液和胎盘中浓度低。肾衰竭患者格隆溴铵体内消除受到严重影响。婴儿和儿童静脉注射 5 $\mu g/kg$ 格隆溴铵的 $t_{1/2}$ 分别为 21.6～130.0 min 和 19.2～99.2 min，平均分布容积 1.31～1.83 L/kg 和清除率（1.01～1.41）$L \cdot kg-1 \cdot h-1$ 高于成年人。

（3）围术期常用抗胆碱能药比较见表 37-2。

表 37-2　围术期常用抗胆碱能药药动学参数及药理作用比较

特　性		格隆溴铵	阿托品	东莨菪碱	戊乙奎醚
起效时间	iv	1～2 min	30 s～1 min	2～4 min	—
	im	15～30 min	15～20 min	8～10 min	1～2 min

特　性		格隆溴铵	阿托品	东莨菪碱	戊乙奎醚
作用时效	iv	2～4 h	15～30 min	30～60 min	—
	im	6～8 h	2～4 h	4～6 h	6～8 h
半衰期		0.83 h	3.75 h	10.34 h	2.91 h
中枢神经系统		0	++	+++	++++
胃肠道张力		———	——	—	—
胃酸		———	—	—	—
气道分泌		———	—	———	———
心率		+	+++	+/0	0
血脑屏障		不易通过	较易通过	较易通过	较易通过
胎盘屏障		不易通过	较易通过	较易通过	较易通过

注：—：抑制及其程度；+：兴奋及其程度；0：无作用；iv：静脉注射；im：肌内注射；—：无数据

37.2.3.2　适应证

（1）麻醉前应用　① 术前 30～60 min 肌内或静脉注射格隆溴铵，可以减少唾液腺、支气管及咽部分泌物的分泌，减少胃分泌物量和游离酸度，预防及减弱麻醉诱导和气管插管时心脏迷走神经反射，预防恶心呕吐，扩张支气管，减少支气管痉挛等并发症，降低围手术期风险。② 减少口咽部分泌物：麻醉诱导前肌内注射格隆溴铵 5 μg/kg 可减少口腔分泌物，为气管插管提供更好的视野，且血流动力学稳定。③ 预防眼科手术眼心反射：麻醉诱导前 5 min 静脉注射格隆溴铵 5.0～7.5 μg/kg，可有效预防小儿斜视矫正术中的眼心反射。行白内障摘除手术或小梁切除术的老年患者，麻醉诱导前静脉注射格隆溴铵 0.2 mg 可有效预防眼心反射，其对眼压的影响小于阿托品，且心律失常发生率低。但该药禁用于闭角型青光眼患者。④ 预防自主神经系统功能紊乱：格隆溴铵 0.2 mg 肌内注射可减少老年患者蛛网膜下腔麻醉期间的低血压反应、减少麻黄碱需求量、降低恶心呕吐的发生率。⑤ 剖宫产产妇麻醉前静脉注射格隆溴铵 0.2～0.4 mg 可有效预防蛛网膜下腔麻醉引起的心率减慢。⑥ 静脉注射 0.3 mg 格隆溴铵可降低腹腔镜手术患者术后疼痛评分，且术后吗啡用量减少、恶心呕吐发生率及止吐药需求也有所降低。⑦ 格隆溴铵 10 μg/kg 静脉注射可使泌尿外科手术后，患者导管相关性膀胱不适发生率和曲马多需求量明显降低。⑧ 术前预防性给予格隆溴铵能明显减少颈动脉支架成形术患者术后心动过缓和低血压反应的发生。

（2）手术麻醉期间的应用　格隆溴铵可用于预防/治疗术中因手术或药物诱发的迷走神经反射，有较好的预防和治疗心动过缓作用。

（3）麻醉恢复期应用　研究发现格隆溴铵具有较阿托品更优的临床作用，每 1 mg 新斯的明联合 0.2 mg 格隆溴铵（5∶1 剂量配比）同时给药的效果最佳且不良反应最少，有更优的心血管稳定性。

（4）特殊患者的应用 ① 老年患者：格隆溴铵不易透过血脑屏障，因此对术后谵妄、术后认知功能障碍的影响较其他抗胆碱能药更小。格隆溴铵作用于心脏 M_2 受体弱，不增加心肌耗氧量，同时能抑制心率变异性，降低心律失常的发生率，从而稳定患者术中血流动力学，尤其对老年患者具有一定的优势。但老年患者的剂量选择应谨慎，通常从低剂量开始或酌情降低剂量。抗胆碱能药可能使自主神经病变、肝病、溃疡性结肠炎、前列腺肥大、食管裂孔疝病情加重，因此有患上述疾病者及老年患者需慎用。② 儿童患者：阿托品对于儿童的心率影响较大，在静脉注射 25 s 后起效，1～3 min 作用达峰；而格隆溴铵在静脉注射 1～2 min 起效，3～7 min 作用达峰。与阿托品相比，格隆溴铵止涎作用更佳，心率和血压更平稳，心律失常发生率更低，具有更优的心血管稳定性。③ 孕产妇：格隆溴铵不易透过胎盘屏障，不产生临床效应。与阿托品不同，常规剂量格隆溴铵不会影响胎儿的心率或心率变异性，也不影响新生儿 Apgar 评分。④ 二尖瓣疾病及冠心病患者：二尖瓣狭窄患者围手术期应保持心率相对稳定。

（5）其他作用 ① 支气管舒张作用：气道高反应性及肺部疾患患者气道 M_1 受体和 M_3 受体数目增加、功能亢进，M_2 受体数目减少、功能低下，格隆溴铵可选择性作用于 M_1 受体和 M_3 受体，对 M_2 受体作用不明显，不仅能有效减少黏液分泌及血管渗出，且可松弛舒张中重度 COPD 患者支气管平滑肌、扩张支气管、增加肺顺应性，不会发生乙酰胆碱过多释放而引起气道反常性收缩，从而降低气道高反应性，改善患者肺通气、肺顺应性及肺功能，预防围手术期肺部并发症。② 联合新斯的明用于促进肠排空：联合静脉注射 2 mg 新斯的明和 0.4 mg 格隆溴铵可促进肠蠕动及肠排空，且减少心律失常的发生并改善气道受阻。③ 预防右美托咪定导致的心率减慢：麻醉诱导前静脉注射 5 μg/kg 格隆溴铵可缓解右美托咪定的心动过缓和血压下降效应。④ 减少反流误吸：抗胆碱能药等能降低全身麻醉诱导时发生反流误吸的概率。⑤ 支气管镜检查：肌内注射 5 μg/kg 格隆溴铵可减少口咽部分泌物，预防手术操作引起的迷走神经反射，减少心律失常发生。

37.2.3.3 使用方法

（1）格隆溴铵围手术期使用 多为静脉注射或肌内注射，气道高反应性及 COPD 患者还有吸入给药方式。

（2）非去极化神经肌肉阻滞逆转 按照每 1 mg 新斯的明联合 0.2 mg 格隆溴铵（或按 40 μg/kg 新斯的明联合 8 μg/kg 格隆溴铵）应用，两药可在同一注射器内给药。格隆溴铵与新斯的明通过同一注射器同时给药具有更好的心血管稳定性。推荐格隆溴铵剂量不超过 10 μg/kg。抗唾液分泌及预防自主神经功能紊乱：术前 30～60 min 肌内注射/静脉注射格隆溴铵 4～8 μg/kg（或 0.2～0.4 mg）。

（3）预防和减轻迷走神经反射　术中单次静脉注射 0.1 mg,必要时可间隔 2～3 min 重复一次。

（4）小儿术前　1 个月至 2 岁小儿推荐剂量为 9 μg/kg 肌内注射,2 岁以上小儿推荐剂量为 4 μg/kg 肌内注射,在诱导前 30～60 min 或与镇静药物同时给予。术中：由于该药持续效应长,术中增用可能性较小,如需要,建议静脉注射剂量为 4 μg/kg,单次给药不超过 0.1 mg。

37.2.3.4　不良反应

格隆溴铵大部分不良反应是其药理学作用的延伸。围手术期应用推荐剂量时最常见的不良反应多是一过性口干,多为轻度而非重度,无需特殊处理或增加饮水即可。其他常见不良反应包括消化道反应（肠胃炎和消化不良）、局部不良反应（喉炎、鼻咽炎、鼻炎和窦炎）、眼问题（瞳孔扩大、视力模糊）、心悸和心律失常（心房颤动等）、泌尿系统症状（尿路感染、排尿困难和尿潴留）以及四肢疼痛、胸痛、龋齿、皮疹、头痛、失眠和认知功能损害等。

37.2.3.5　注意事项

（1）格隆溴铵与乳酸林格液不相容。

（2）唐氏综合征、儿童和老年患者应慎用（因副作用风险增加）。

（3）因可能导致心率加快,注射前需确认患者是否有心动过速。

（4）冠状动脉疾病、充血性心力衰竭、心律失常、高血压和甲状腺功能亢进症患者应慎用。

（5）因肾脏损害,患者对格隆溴铵的排泄能力减弱,故肾病患者需慎用,必要时需调整剂量。

（6）与阿托品相比,格隆溴铵对迷走神经的阻滞作用时间明显延长。

（7）目前尚不清楚格隆溴铵是否经乳汁分泌,应该综合考虑哺乳对婴儿的获益和使用格隆溴铵对母亲的获益。

（8）老年患者易出现肝、肾、心脏功能下降及伴随疾病等,因此老年患者的剂量选择应谨慎,通常从剂量范围的下限开始使用。

（9）注意格隆溴铵的药物相互作用：与普鲁卡因胺合用可对房室结传导产生相加的抗迷走神经效应,与西沙比利合用可减弱其促胃肠动力作用,与利托君合用可导致室上性心动过速。

37.2.4　戊乙奎醚

戊乙奎醚选择性作用于 M_1、M_3 和 N_1、N_2 亚型受体,对于 M_2 亚型无明显作用,能够通过血脑屏障进入脑内,作用于中枢神经系统。治疗剂量的戊乙奎醚能较好地拮抗有机磷毒物中毒引起的中枢中毒症状和外周的毒蕈碱样中毒症状,但是由于对 M_2 受体无明显作用,因而无心率增快的不良反应。

戊乙奎醚常用于麻醉前以抑制腺体分泌,特别是呼吸道黏液分泌。用于有机磷(农药)中毒急救治疗和中毒后期或胆碱酯酶(ChE)老化后维持阿托品化。主要用于要求口腔、呼吸道分泌物减少的手术。青光眼、眼内压升高患者禁用,老年人慎用。

用量适当时常常伴有口干、面红和皮肤干燥等。如用量过大,可出现头晕、尿潴留、谵妄和体温升高等。一般不须特殊处理,停药后可自行缓解。儿童对本类药物较敏感,应慎用;伴有高热的患者更应慎用。对前列腺肥大的老年患者可加重排尿困难,用药时应严密观察。如与其他抗胆碱药(阿托品、东莨菪碱和山莨菪碱等)伍用时有协同作用,应酌情减量。

常用剂量和用法:术前 30 min 成人肌内注射剂量为 0.5 mg,或麻醉诱导前静脉注射 0.3～0.5 mg。小儿 10 μg/kg。如剂量太大(＞1 mg)则术后易发生躁动。

37.3　支气管扩张药

37.3.1　氨茶碱

(1) 药理作用　氨茶碱为茶碱与二乙胺复盐,基药理作用主要来自茶碱,乙二胺使其水溶性增强。① 松弛支气管平滑肌,也能松弛肠道、胆道等多种平滑肌,对支气管黏膜的充血、水肿也有缓解作用。② 增加心排出量,扩张输出和输入肾小动脉,增加肾小球滤过率和肾血流量,抑制远端肾小管重吸收钠和氯离子。③ 增加离体骨骼肌的收缩力;在慢性阻塞性肺疾患情况下,改善肌收缩力。茶碱增加缺氧时通气功能不全被认为是因为它增加膈肌的收缩,而它在这一方面的作用超过呼吸中枢的作用结果。氨茶碱扩张支气管的机制有三个方面,① 促进肾上腺髓质和其他嗜铬组织释放肾上腺素,提高血浆肾上腺素水平;② 抑制磷酸二酯酶的作用,阻止环磷腺苷逆转为 5'-磷腺苷,提高环磷腺苷水平;③ 有腺苷受体的拮抗作用。氨茶碱是茶碱的水溶性盐,常用于支气管痉挛的治疗。

口服、由直肠或胃肠道外给药均能迅速被吸收。在体内氨茶碱释放出茶碱,后者的蛋白结合率为 60%。分布容积(Vd)约为 0.5 L/kg。半衰期为 3～9 h。在 30 min 内静脉注射 6 mg/kg 氨茶碱,其血药浓度可达 10 mg/L,它在体内的生物转化率有个体间的差异。空腹状态下口服本品,2 h 血药浓度达峰值。本品的大部分以代谢产物形式通过肾排出,10% 以原形排出。

(2) 适应证　① 支气管哮喘和哮喘样支气管炎,与 β 受体激动剂合用可提高疗效。在哮喘持续状态,常选用氨茶碱与肾上腺皮质激素配伍进行治疗。② 治疗急性心功能不全和心力衰竭的哮喘(心源性哮喘)。

(3) 剂量和用法　① 口服:0.1～0.2 g/次,0.3～0.6 g/d;极量:0.5 g/次,1 g/d。小儿常用量口服,按体重 4～6 mg/(kg·d),分 2～3 次。② 静脉滴注:注射剂剂型为 0.25 g(10 mL)/

支;0.25~0.5 g/次,0.5~1 g/d,以 5%~10%葡萄糖液稀释后缓慢静脉滴注。静脉注射:一次按体重 2~4 mg/kg,以 5%~25%葡萄糖注射液稀释,缓慢静脉注射。维持输注剂量为 0.5~1.9 mg/(kg·h),维持血药浓度 10~20 μg/mL。氨茶碱的治疗剂量和中毒剂量比较接近,有时在最大治疗剂量以下就出现毒性反应。

(4)不良反应 ① 常见:恶心、胃部不适、呕吐、食欲减退,也可见头痛、烦躁、易激动。② 中毒表现:为心律失常、心率增快、肌肉颤动或癫痫。由于胃肠道受刺激,可见血性呕吐物或柏油样便。③ 心血管系统:心动过速是中毒的常见症状,呼吸困难者易发生室颤。有报告血清浓度超过 35 μg/mL,半数患者发生危及生命的室性心律失常。④ 呼吸系统:氨茶碱有时可使支气管痉挛加重。⑤ 神经系统:应用双盲交叉法一次服氨茶碱 500 mg 治疗部分可逆性气道梗阻 12 例,其中 8 例发生神经过敏、恶心、呕吐、头晕及心悸。一般的剂量常见有颤抖、头昏、焦虑、激动、失眠、视力紊乱、癫痫发作外,还可出现抑郁、精神错乱及中毒性精神病。⑥ 消化系统:成人静脉注射或肛门内给予氨茶碱,最常见的不良反应为恶心及胃肠道激惹现象。⑦ 过敏反应:氨茶碱所致的过敏反应是乙二胺所致,可引起危及生命的血管神经性水肿。有报告可发生延缓型过敏反应。

(5)注意事项 ① 用药过量处理,其中枢兴奋作用可使少数患者发生激动不安、失眠等。② 剂量过大时可发生谵妄、惊厥。③ 不可露置空气中,以免变黄失效。④ 静脉滴注时,应避免与维生素 C、促皮质素、去甲肾上腺素、四环素族盐酸盐配伍。

37.3.2 沙丁胺醇

(1)药理作用 沙丁胺醇是一种短效 β₂肾上腺素能受体激动剂,用作平喘药,能有效地抑制组胺等致过敏性物质的释放、防止支气管痉挛。吸入沙丁胺醇后,10%~20%药物到达气道下部,其余部分残留于给药系统或沉积在咽喉部。沉积在气道部分的药物被肺组织吸收进入肺循环,但并不在肺部代谢。该药可通过肝脏代谢,以原形或以酚磺酸盐形式主要在尿中排泄。

部分药物吞咽后经肠道吸收,通过肝脏首过效应代谢成酚磺酸盐,原形药物及结合物主要从尿中排除。无论是静脉给药,还是口服或吸入给药,给药量的绝大部分都在 72 h 内排泄。沙丁胺醇与血浆蛋白结合率约为 10%。吸入本品 0.20 mg,血药浓度峰值为 2.95~3.57 mmol/L,吸入 0.40 mg 则为 1.41~5.69 mmol/L。峰浓度出现于吸入后的 3~4 h,平均半衰期为 4.6 h,48 h 从尿排出 77.5%~96.8%,代谢物和原形物各半。

(2)适应证和禁忌证 用于预防和治疗支气管哮喘或喘息型支气管炎等伴有支气管痉挛(喘鸣)的呼吸道疾病。对其他 β₂受体激动剂、酒精和氟利昂过敏者禁用。

(3)剂量和用法 每瓶 14 g,含沙丁胺醇 28 mg,药液浓度为 0.2%(g/g),每揿沙丁胺醇 0.14 mg,每瓶 200 揿。一般作为临时用药,有哮喘发作预兆或哮喘发作时,气雾吸入。剂量：吸入 0.14～0.28 mg/次，即 1～2 揿，必要时可每隔 4～8 h 吸入一次，但 24 h 内最多不宜超过 8 揿。用法：① 使用时除去罩壳帽，配套安装。② 使用时，瓶身倒置。③ 缓慢呼气，将罩壳口含在口中，对准咽喉，在深吸气的同时立即揿压阀门，使药雾充分吸入。气管插管患者可经气管导管喷雾吸入。

（4）不良反应　少数病例可见肌肉震颤，外周血管舒张及代偿性心率加速，头痛，不安，过敏反应。

（5）注意事项　① 高血压、冠心病、糖尿病、甲状腺功能亢进等患者应慎用。② 长期使用可形成耐药性。③ 首次使用或用后放置一周以上再使用时，应先向空气中试喷；如遇喷不出情况，确认使用是否正确或检查喷孔是否堵塞。

37.4　抗惊厥药

37.4.1　硫酸镁

（1）药理作用　硫酸镁是很多酶的辅助因子，与肌肉收缩、神经传导等有重要关系。它具有抗惊厥（缓解子痫、破伤风），扩张血管，快而强地降低血压，纠正低镁血症作用，还用于导泻、利胆（见消化系统用药）。目前也用于心律失常及减轻心力衰竭时洋地黄的毒性的治疗。主要作用除消浆、利胆及导泻作用外，对中枢神经系统作用有：抑制中枢神经系统，阻断外周神经肌肉接头而产生镇静、解痉、松弛骨骼肌作用，也可降低颅内压。对心血管系统的作用：注射过量的镁离子可直接舒张周围血管平滑肌，使血管扩张，血压下降。肌内注射后 20 min 起效，静脉注射几乎立即起作用。作用持续 30 min，治疗先兆子痫和子痫有效血镁浓度为 2～3.5 mmol/L，治疗早产的有效血镁浓度为 2.1～2.9 mmol/L，个体差异较大。肌内注射和静脉注射，药物均由肾脏排出，排出的速度与血镁浓度和肾小球滤过率相关。

（2）适应证与剂量和用法　① 治疗中重度妊娠高血压征、先兆子痫和子痫首次剂量为 2.5～4 g，用 25％葡萄糖注射液 20 mL 稀释后，5 min 内缓慢静脉注射，以后每小时 1～2 g 静脉滴注维持。24 h 总量为 30 g，根据膝腱反射、呼吸次数和尿量监测。② 治疗早产与治疗妊娠高血压用药剂量和方法相似，首次负荷量为 4 g；用 25％葡萄糖注射液 20 mL 稀释后 5 min 内缓慢静脉注射，以后用 25％硫酸镁注射液 60 mL，加于 5％葡萄糖注射液 1 000 mL 中静脉滴注，速度为 2 g/h，直到宫缩停止后 2 h。③ 治疗小儿惊厥肌内注射或静脉用药，每次 0.1～0.15 g/kg，以 5％～10％葡萄糖注射液将本品稀释成 1％溶液，静脉滴注或稀释成 5％溶液，缓慢静脉注射。25％溶液可作深层肌内注射。④ 硫酸镁在心肌梗死治疗中精密点滴，硫酸镁可以使细胞外的镁浓度的增加，来解除冠状动脉的痉挛，增加冠脉的血流，缩小梗死的范围，改善心肌的供血供氧，促进心肌细胞的代谢，所以硫酸镁在临床上应用治疗心律失常是比较安全的。硫酸镁为治疗室上性快速心律失常的一种有效药物。

（3）禁忌证和不良反应　① 静脉注射硫酸镁常引起潮红、出汗、口干等症状，快速静脉注射时可引起恶心、呕吐、心慌、头晕，个别出现眼球震颤，减慢注射速度症状可消失。② 肾功能不全，用药剂量大，可发生血镁积聚，血镁浓度达 5 mmol/L 时，可出现肌肉兴奋性受抑制，感觉反应迟钝，膝腱反射消失，呼吸开始受抑制，血镁浓度达 6 mmol/L 时可发生呼吸停止和心律失常，心脏传导阻滞，浓度进一步升高，可使心跳停止。③ 持续使用硫酸镁可引起便秘，部分患者可出现麻痹性肠梗阻，停药后好转。④ 极少数血钙降低，出现低钙血症。⑤ 镁离子可自由透过胎盘，造成新生儿高血镁症，表现为肌张力低，吸吮力差，不活跃，哭声不响亮等，少数有呼吸抑制现象。⑥ 少数孕妇出现肺水肿。

（4）注意事项　① 应用硫酸镁注射液前须查肾功能，如肾功能不全应慎用，用药量应减少。② 有心肌损害、心脏传导阻滞时应慎用或不用。③ 每次用药前和用药过程中，定时做膝腱反射检查，测定呼吸次数，观察排尿量，抽血查血镁浓度。出现膝腱反射明显减弱或消失，或呼吸次数少于 14～16 次/min，尿量少于 25～30 mL/h 或少于 600 mL/24 h，应及时停药。④ 用药过程中突然出现胸闷、胸痛、呼吸急促，应及时听诊，必要时胸部 X 线摄片，以便及早发现肺水肿。⑤ 如出现急性镁中毒现象，可用钙剂静脉注射解救，常用的为 10％葡萄糖酸钙注射液 10 mL 缓慢注射。⑥ 保胎治疗时，不宜与肾上腺素受体激动药，如利托君（ritodrine）同时使用，否则容易引起心血管的不良反应。

37.4.2　苯妥英钠

（1）药理作用　苯妥英钠对大脑皮层运动区有高度选择性抑制作用，一般认为是通过稳定脑细胞膜的功能及增加脑内抑制性神经递质 5 -羟色胺（5-HT）和 γ -氨基丁酸（GABA）的作用，来防止异常放电的传播而具有抗癫痫的作用。抗神经痛的作用机制可能与本品作用于中枢神经系统，降低突触传递或降低引起神经元放电的短暂刺激有关。还可对心房与心室的异位节律有抑制作用，也可加速房室的传导，降低心肌自律性，具有抗心律失常作用。

（2）适应证　① 主要适用于治疗复杂部分性癫痫发作（颞叶癫痫、精神运动性发作）、单纯部分性发作（局限性发作）、全身强直阵挛性发作和癫痫持续状态。在脑组织中达到有效浓度较慢，因此疗效出现缓慢，需要连续多次服药才能有效。② 治疗三叉神经痛和坐骨神经痛、发作性舞蹈手足徐动症、发作性控制障碍、肌强直症及隐性营养不良性大疱性表皮松解。③ 用于治疗室上性或室性早搏，室性心动过速，尤适用于强心苷中毒时的室性心动过速，室上性心动过速也可用。

（3）禁忌证　禁用于对乙内酰脲类药有过敏史者及有阿斯综合征、Ⅱ～Ⅲ°房室传导阻滞、窦房结阻滞、窦性心动过缓者。

（4）剂量和用法　口服：每日 250～300 mg，分 2～3 次服用，极量每次 300 mg，500 mg/d；

静脉注射：100～250 mg/次(不超过 50 mg/min)，总量不超过 500 mg/d。用于三环类抗抑郁药过量时心脏传导障碍和洋地黄中毒所致的室性及室上性心律失常，口服：每日 100～300 mg，分 1～3 次服用；静脉注射治疗心律失常 100 mg/次，10～15 min 后可重复至心律失常中止或出现不良反应，总量不超过每日 500 mg。小儿开始 5 mg/(kg·d)，分 2～3 次使用，最大量每日不超过 250 mg；维持量为每日 4～8 mg/kg，分 2～3 次使用。

（5）不良反应　较常见的不良反应有行为改变、笨拙或步态不稳，思维混乱，发音不清，手抖、神经质或烦躁易怒，这些反应往往是可逆的，一旦停药很快就消失。另外，较常见有齿龈肥厚、出血，面容粗糙，毛发增生。偶见有颈部或腋部淋巴结肿大(IgA 减少)，发热或皮疹(不能耐受或过敏)、白细胞减少、紫癜。罕见致双眼中毒性白内障，闭经，小脑损害、萎缩。美国 FDA 发布苯妥英钠可能引起潜在的严重的皮肤病变如 S-J 综合征和中毒性表皮坏死性松解症(TEN)，特别是在亚洲人群当中，包括中国的汉族人。

（6）注意事项　用药过量可出现视力模糊或复视等。久用骤停可使癫痫加剧或诱发癫痫持续状态。

37.4.3　地西泮

（1）药理作用　地西泮是抗焦虑药，随用药量增大而具有抗焦虑、镇静、催眠、抗惊厥、抗癫痫及中枢性肌肉松弛作用。① 抗焦虑作用选择性很强，是氯氮草的 5 倍，这可能与其选择性地作用于大脑边缘系统，与中枢 BDZ 受体结合而促进 γ-氨基丁酸(GABA)的释放或促进突触传递功能有关。BDZ 类还作用在 GABA 依赖性受体，通过刺激上行性网状激活系统内的 GABA 受体，提高 GABA 在中枢神经系统的抑制，增强脑干网状结构受刺激后的皮层和边缘性觉醒反应的抑制和阻断。② 较大剂量时可诱导入睡，与巴比妥类催眠药比较，它具有治疗指数高、对呼吸影响小、对快波睡眠(REM)几无影响，对肝药酶无影响，以及大剂量时亦不引起麻醉等特点，是目前临床上最常用的催眠药。③ 具有较好的抗癫痫作用，对癫痫持续状态极有效，静脉注射时可使 70%～80% 的癫痫得到控制，但对癫痫小发作及小儿阵挛性发作不如硝西泮。④ 中枢性肌肉松弛作用比氯氮草强，为其 5 倍，而抗惊厥作用很强，为氯氮草的 10 倍。口服吸收快且完全，生物利用度约 76%。约 1 h 达血浓度高峰。本品有肝肠循环，长期用药有蓄积作用。肌内注射后吸收不规则而慢。血浆半衰期为 20～50 h，属长效药。经肝脏代谢，主要代谢酶为 CYP2C19，主要代谢产物为去甲西泮，还有替马西泮和奥沙西泮，仍有生物活性，故连续应用可蓄积。可透过胎盘屏障进入胎儿体内。主要自肾脏排出，亦可从乳汁排泄。

（2）适应证　① 焦虑症及各种功能性神经症。② 失眠，尤对焦虑性失眠疗效极佳。③ 可与其他抗癫痫药合用，治疗癫痫大发作或小发作，控制癫痫持续状态时应静脉注射。④ 各种原因引起的惊厥，如子痫、破伤风、小儿高烧惊厥等。⑤ 脑血管意外或脊髓损伤性中枢性肌强直或腰肌劳损、内镜检查等所致肌肉痉挛。⑥ 其他：偏头痛、肌紧张性头痛、呃逆、炎症引起的反射性肌肉痉挛、惊恐症、酒精戒断综合征，还可治疗家族性、老年性和特发性震颤，可用于麻醉前给药。地西泮注射液可用于抗癫痫和抗惊厥；治疗癫痫持续状态，对破伤风轻度阵发性惊厥也有效；也可用于心肺复苏后脑缺氧引起的全身抽搐。

（3）禁忌证　① 孕妇、妊娠期妇女、新生儿禁用。本品含苯甲醇，禁止用于儿童肌肉注射。② 对苯二氮䓬类药物过敏者。

（4）剂量和用法　① 癫痫持续状态和严重频发性癫痫，开始静脉注射 5～10 mg，每隔 10～15 min 可按需增加甚至达最大限用量。破伤风可能需要较大剂量。静脉注射宜缓慢，2～5 mg/min。② 心肺复苏后脑缺氧引起的全身抽搐先缓慢静脉注射，2～5 mg/min，然后持续输注 5～8 mg/h。③ 小儿常用量：抗癫痫、癫痫持续状态和严重频发性癫痫，出生 30 d～5 岁，静脉注射为宜，0.2～0.5 mg/2～5 min，最大限用量为 5 mg。5 岁以上 1 mg/2～5 min，最大限用量 10 mg。如需要，2～4 h 后可重复治疗。重症破伤风解痉时，出生 30 天到 5 岁 1～2 mg，必要时 3～4 h 后可重复注射，5 岁以上注射 2～5 mg。小儿缓慢静脉注射，3 min 内不超过 0.25 mg/kg，间隔 15～30 min 可重复。新生儿慎用。

（5）不良反应　① 常见嗜睡，头昏、乏力等，大剂量可有共济失调、震颤。罕见的有皮疹，白细胞减少。个别患者发生兴奋，多语，睡眠障碍，甚至幻觉。② 长期连续用药可产生依赖性和成瘾性，停药可能发生撤药症状，表现为激动或忧郁。③ 静脉注射剂量大和注速快可发生明显血压降低和呼吸抑制。

（6）注意事项　① 肝肾功能损害者能延长本药清除半衰期。② 癫痫患者突然停药可引起癫痫持续状态。③ 避免长期大量使用而成瘾，如长期使用应逐渐减量，不宜骤停。④ 耐受量小的患者初用量宜小，逐渐增加剂量。⑤ 以下情况慎用：严重的急性乙醇中毒，可加重中枢神经系统抑制作用、重度重症肌无力；加重急性或隐性发生闭角型青光眼病情；低蛋白血症时，可导致易嗜睡难醒；严重慢性阻塞性肺部病变，可加重呼吸衰竭；长期卧床患者，咳嗽反射可受到抑制。

37.5　降低血糖药-胰岛素

37.5.1　药理作用

胰岛素为降血糖药。胰岛素的主要药效为降血糖，同时影响蛋白质和脂肪代谢，包括以下多方面的作用：① 抑制肝糖原分解及糖原异生作用，减少肝输出葡萄糖。② 促使肝摄取葡萄糖及肝糖原的合成。③ 促使肌肉和脂肪组织摄取葡萄糖和氨基酸，促使蛋白质和脂肪的合成和贮存。④ 促使肝生成极低密度脂蛋白并激活脂蛋白脂酶，促使极低密度脂蛋白的分解。⑤ 抑制脂肪及肌肉中脂肪和蛋白质的分解，抑制酮体的生成并促进周围组织对酮体的利用。

37.5.2 适应证

（1）Ⅰ型糖尿病和Ⅱ型糖尿病有感染、外伤、大手术等严重应激情况，以及合并心、脑血管并发症、肾脏或视网膜病变等。

（2）糖尿病酮症酸中毒，高血糖非酮症性高渗性昏迷。

（3）对严重营养不良、消瘦、顽固性妊娠呕吐、肝硬化初期可同时静脉滴注葡萄糖和小剂量胰岛素，以促进组织利用葡萄糖。

37.5.3 剂量和用法

（1）治疗糖尿病酮症酸中毒、高血糖高渗性昏迷可静脉持续滴入，成人 4～6 单位/h，小儿按每小时 0.1 单位/kg，根据血糖变化调整剂量；也可首次静脉注射 10 单位加肌内注射 4～6 单位，根据血糖变化调整。病情较重者，可先静脉注射 10 单位，继之以静脉滴注，当血糖下降到 13.9 mmol/L（250 mg/mL）以下时，胰岛素剂量及注射频率随之减少。在用胰岛素的同时，还应补液纠正电解质紊乱及酸中毒，并注意机体对热量的需要。不能进食的糖尿病患者，在静脉输葡萄糖液的同时应静脉滴注胰岛素。胰岛素的主要作用是预防高血糖和抑制脂肪分解代谢，避免酮体大量生成。

（2）糖尿病患者麻醉和围术期应用　胰岛素依赖性糖尿病（IDDM）和非胰岛素依赖性糖尿病（NIDDM）在病因和病理生理学有很大不同。IDDM 患者因胰岛素的绝对缺乏，术中必需应用胰岛素。NIDDM 患者血糖控制较好的，施行小手术术中可不用胰岛素治疗，但要严密监测血糖变化，如果行中、大型手术术中仍需使用胰岛素。NIDDM 患者常伴胰岛素抵抗，手术应激会增加胰岛素抵抗，多数患者虽然本身有高胰岛素血症，术中仍需大剂量胰岛素来防止高血糖，应用胰岛素的效果不如 IDDM 患者。

胰岛素的连续静脉注射方案：① 将 10 u 胰岛素加入 100 mL 生理盐水中（0.1 u/mL）；② 最初静脉内注入 0.5～1 u，然后维持输注 0.5～1 u/h；③ 测定血糖浓度（每 30 min）和调节胰岛素输注速率；④ 血糖低于 4.5 mmol/L（80 mg/dL）停止 30 min，使用 50% 葡萄糖 20 mL，30 min 内重复测定血糖浓度；⑤ 血糖 4.5～6.7 mmol/L（80～120 mg/dL）减少胰岛素 0.3 u/h；⑥ 血糖 6.7～10.0 mmol/L（120～180 mg/dL）胰岛素输注速率不变；⑦ 血糖 10.0～12.2 mmol/L（180～220 mg/dL）增加胰岛素 0.3 u/h；⑧ 血糖大于 12.2 mmol/L（220 mg/dL）增加胰岛素 0.5 u/h。

（3）GIK 液　GIK 液是葡萄糖、胰岛素和氯化钾按一定的比例配制而成，无论输液速度的快慢，液体中胰岛素和葡萄糖的比例是不变的，可避免单一胰岛素或葡萄糖过多输入而造成的严重低血糖或高血糖,使用较方便,适用于大多数患者。缺点是手术应激强度、持续时间、麻醉类型、药物种类和体温等会影响每单位胰岛素代谢葡萄糖的量,术中血糖有波动,因此GIK 液中胰岛素和葡萄糖配制比例应在术中不断按血糖监测结果而调整。配制 GIK 液一般每克葡萄糖需胰岛素 0.32 u,手术开始时常用的 GIK 液配制方法是在 10% 葡萄糖 500 mL中加胰岛素 16 u 和氯化钾 10 mmol/L。术中监测患者血糖维持在 5～10 mmol/L 时,无需增减胰岛素用量,监测血糖大于 10 mmol/L,应增加胰岛素 4 u,监测血糖小于 5 mmol/L,则应减少胰岛素 4 u。

(4)可变速的胰岛素静脉滴注 为了避免 GIK 液的缺点,胰岛素和葡萄糖分两路静脉输入。可根据患者血糖监测结果,随时调整胰岛素的剂量,这一方法设备要求较高,需开放两路静脉,有两个输液泵,而且要求持续血糖监测,一路静脉输液被阻断时,就会发生可危及生命的严重高血糖或低血糖。

(5)糖尿病患者术中胰岛素的需要量 1 g 葡萄糖,在正常体重的患者需胰岛素 0.25～0.40 u;肥胖、肝病、激素治疗或脓毒症的患者需胰岛素 0.4～0.8 u;体外循环心脏手术的患者需 0.8～1.2 u。另外,胰岛素的需要量随手术创伤增大而增加,胰岛素的效能随年龄增加而减小,老年患者的胰岛素需要量较大,因此胰岛素的剂量应个体化。

37.5.4 不良反应

(1)过敏反应、注射部位红肿、瘙痒、荨麻疹、血管神经性水肿。

(2)低血糖反应,出汗、心悸、乏力,重者出现意识障碍、共济失调、心动过速甚至昏迷。

(3)胰岛素抵抗,日剂量需超过 200 u 以上。

(4)注射部位脂肪萎缩、脂肪增生。眼屈光失调。

37.5.5 注意事项

(1)低血糖反应,严重者出现低血糖昏迷,在有严重肝、肾病变的患者应密切观察血糖。

(2)患者伴有下列情况,胰岛素需要量减少 肝功能不正常,甲状腺功能减退,恶心呕吐,肾功能不正常,肾小球滤过率 10～50 mL/min,胰岛素的剂量减少到 95%～75%;肾小球滤过率减少到 10 mL/min 以下,胰岛素剂量减少到 50%。

(3)患者伴有下列情况,胰岛素需要量增加 高热、甲状腺功能亢进、肢端肥大症、糖尿病酮症酸中毒、严重感染外伤、重大手术等。

(4)用药期间应定期检查血糖、尿常规、肝肾功能、视力、眼底视网膜血管、血压及心电图等,以了解病情及糖尿病并发症情况。

(5)糖尿病孕妇在妊娠期间对胰岛素需要量增加,分娩后需要量减少;如妊娠中发现的糖尿病为妊娠糖尿病,分娩后应终止胰岛素的治疗;随访其血糖,再根据有无糖尿病决定治疗。

（6）儿童易产生低血糖,血糖波动幅度较大,调整剂量应 0.5～1 U,逐步增加或减少;青春期少年适当增加剂量,青春期后再逐渐减少。

（7）老年患者易发生低血糖,需特别注意饮食、体力活动的情况。

（8）注意药物相互作用　① 糖皮质类固醇、促肾上腺皮质激素、胰高血糖素、雌激素、口服避孕药、肾上腺素、苯妥英钠、噻嗪类利尿剂、甲状腺素等可不同程度地升高血糖浓度,同用时应调整这些药或胰岛素的剂量。② 抗凝血药、水杨酸盐、磺胺类药及抗肿瘤药甲氨蝶呤等可与胰岛素竞争和血浆蛋白结合,从而使血液中游离胰岛素水平增高。非甾体消炎镇痛药可增强胰岛素降血糖作用。③ β受体阻滞剂如普萘洛尔可阻止肾上腺素升高血糖的反应,干扰肌体调节血糖功能,与胰岛素同用可增加低血糖的危险,而且可掩盖低血糖的症状,延长低血糖时间。合用时应注意调整胰岛素剂量。④ 中等量至大量的酒精可增强胰岛素引起的低血糖的作用,可引起严重、持续的低血糖,在空腹或肝糖原贮备较少的情况下更易发生。⑤ 升血糖药物如某些钙通道阻滞剂、可乐定、丹那唑、二氮嗪、生长激素、肝素、H_2受体拮抗剂、大麻、吗啡、尼古丁、磺吡酮等可改变糖代谢,使血糖升高,因此胰岛素同上述药物合用时应适当加量。⑥ 血管紧张素转换酶抑制剂、溴隐亭、茶碱等可通过不同方式直接或间接致血糖降低,胰岛素与上述药物合用时应适当减量。⑦ 吸烟可通过释放儿茶酚胺而拮抗胰岛素的降血糖作用,吸烟还能减少皮肤对胰岛素的吸收,应考虑是否需适当减少胰岛素用量。

37.6　纳洛酮和纳美芬在重症昏迷患者中的应用

37.6.1　药理治疗基础

（1）可以拮抗内啡肽应激性的升高,从而逆转 β-EP 所介导的心肺脑功能抑制,使内脏神经放电,儿茶酚胺释放增加,升高平均动脉压、心输出量、左室收缩力等,使血压回升,促进复苏成功。

（2）具有促进自主呼吸的作用。

（3）抑制钙离子内流,保护细胞膜完整性,减少自由基的产生,减轻再灌注损伤的程度。

（4）可拮抗内啡肽,减轻脑水肿,并直接扩张血管,改善中枢神经组织血供,增加脑缺血区血流量,促进脑血管再生,防止脑缺血引起的梗死。

（5）能促进神经细胞蛋白质合成,延长受损神经存活时间。

（6）临床疗效研究报告盐酸纳洛酮与盐酸钠美芬治疗重型颅脑损伤后迁延性昏迷患者,纳美芬治疗患者的呼吸循环较快恢复稳定,呼吸异常较对照组明显减少,伤后 1 周内观察组患者生命体征较快恢复稳定,颅内压及头颅 CT 改善情况均优于对照组;GCS 评分和 GOS 评分均明显优于纳洛酮。纳美芬治疗重型颅脑损伤更安全、更有效、值得临床推广。

37.6.2 剂量和用法

(1)急性酒精中毒 轻度中毒(表现为兴奋症状),纳洛酮 0.4~0.8 mg 加入 5% 葡萄糖 20~40 mL 静脉注射。重度中毒,纳洛酮 0.8~1.2 mg 加入 5% 葡萄糖液静脉注射,1 h 后再给 0.4~0.8 mg,直至清醒。

(2)脑梗死的治疗 脑梗死时可产生 P 内啡肽,纳洛酮可以拮抗。方法为 0.8~1.2 mg 溶于生理盐水 250 mL 静脉注射,每日 1 次,一个疗程为 15 次。

(3)心肺脑复苏 应用越早越好,剂量为首次静脉注射 0.8~2 mg,随后每 30 min 重复 1 次,直至心肺复苏成功。

(4)术后使用 纳美芬逆转阿片类药物过度的抑制作用,初始剂量为 0.25 μg/kg,2~5 min 后可增加剂量 0.25 μg/kg,当达到了预期的阿片类药物逆转作用后立即停药。

(5)纳美芬对阿片类药物耐受或躯体依赖的患者能引起急性戒断症状。在初次或持续用药时应密切观察,至少 2~5 min 后再次用药,以增加剂量达到最大疗效。累积剂量大于 1.0 μg/kg 不会增加疗效。

心肺脑复苏用药

心肺脑复苏时用药包括增强心肌收缩药、血管收缩药和扩张药、抗心律失常药、治疗心肌缺血药和利尿药以及抗惊厥药和改善脑缺血药等。其中许多药物已在有关章节中叙述，本章重点介绍心肺脑复苏中的药理特点。二期复苏应用药物治疗的目的是：① 增加心肌和脑血流，提高心肌灌注压，使心跳尽早恢复；② 提高室颤阈，为电击除颤创造条件；③ 纠正酸中毒；④ 治疗心律失常；⑤ 增加心肌兴奋性和传导性；⑥ 保护大脑，减轻长时间和严重缺氧的影响。

38.1　心肺脑复苏时的用药途径

（1）静脉给药快速安全有效，易于掌握给药剂量。研究指出外周静脉给药，药物到达心脏明显延迟，故应选用颈外静脉或中心静脉途径。心跳停止犬模型中，中心静脉注药左心室药物峰值时间是 118 ± 54 s，而经外周静脉注药峰值时间是 258 ± 142 s，前者比后者缩短 1/2。但中心静脉穿刺要求中断胸外心脏按压，且操作要求较高，可能产生并发症，股静脉穿刺不影响心肺复苏操作，且用药后很快进入心脏，可以选用，但穿刺置管应插至横膈以上，以保证效果。无中心静脉而必须选用外周静脉时，应尽量用肘部静脉而不用肢体远端静脉。静脉用药后，应快速静脉点滴输液 30 mL，以加速药液进入心脏。

（2）经气管内导管途径注药方法是将 30 cm 长的细塑料管，经气管导管插入气管隆突或支气管内，将药液用 0.9%NaCl 液稀释至 10 mL 注入，并行加压张肺 5～6 次，使药液迅速进入支气管及肺泡内，该处黏膜吸收迅速。气管支气管的血液直接回流至左心房，故注入气管内的药物迅速吸收后在心脏可达到很高的浓度。据研究最快注药后 11～16 s 即产生心脏效应。肾上腺素、阿托品、利多卡因等均可经气管内给药，但碳酸氢钠因容量大，不能经气管内途径给药。注入气管内的药物剂量是静脉内用药的 2～2.5 倍。药物吸收可能受肺不张、肺水肿的影响。肾上腺素局部血管收缩作用也可能减少支气管内吸收。气管内用药后因通气/血流比率改变，以及分流的增加，P_AO_2 可能下降，应注意监测。

（3）骨髓腔内给药特别适宜于小儿无静脉途径时。常选用胫骨远端穿刺,因该处骨皮质较薄,在胫骨内踝处旋转进针,至髓腔时阻力消失,回抽有血,提示已进入骨髓腔,注入药物后迅速被静脉窦吸收至中心循环,其吸收及分布方式与静脉注射相同。

（4）心内注射仅适用于其他途径用药无效时,自胸骨左缘第4肋间进针,或在剑突下左肋缘进针,回抽有血,提示针已进入右心室内,据统计仅72%心内注射进入心脏,并发症有气胸、血胸、心肌冠状血管损伤、心包出血等,其最大缺点是中断心肺复苏,不利于心脑供血,应尽量避免应用。

38.2　心肺脑复苏常用药

38.2.1　肾上腺素

（1）肾上腺素在心肺复苏时的主要作用　① 提高灌注压。② 使心室细颤变为粗颤。③ 刺激自发的或增强心肌收缩,适用于心室纤颤、心脏停搏和电机械分离。④ 尽早给予肾上腺素可以增加心肺复苏术后自主呼吸循环恢复（return of spontaneous circulation,ROSC)、存活出院率和神经功能完好存活率。

（2）剂量　肾上腺素 1 mg 静脉注射,5 min 一次。大剂量肾上腺素 0.1～0.2 mg/kg,可提高心肺复苏率,但不一定能提高存活率。肾上腺素 1 mg 稀释于 5% 葡萄糖液 250 mL 中,成人以 2～8 μg/min 开始持续输注,根据效果及时调整。复苏指南介绍了三种剂量模式:① 推荐常规用量 1 mg 周围静脉推注,随之 20 mL 生理盐水推注确保药物直达中心循环,3～5 min 重复 1 次。② 大剂量递增法:即每次 1 mg、3 mg、5 mg 递增至总量 15 mg 或 5 mg 起始量,间隙使用至总量 15 mg 或 0.1 mg/kg。

38.2.2　去甲肾上腺素

兴奋 α 受体,升高血压,增加 SVR,但也增加冠脉血流;用于治疗自主心跳恢复后低血压,尤其适用于外周阻力降低的低血压,对心率和心律影响小。剂量为单次静脉注射 5～15 μg,持续输注 0.02～0.4 μg/(kg·min)。注意给药时不能在同一输液管道内给予碱性液体,后者可以使药物失活。如果发生药物渗漏,尽快给予含 5～10 mg 酚妥拉明的盐水 10～15 mL,以免发生坏死和组织脱落。

38.2.3　多巴胺

兴奋 α 受体、β 受体和多巴胺受体,当用量在 10 μg/min 以下,主要是兴奋 β 受体,使心输出量增加;超过 10 μg/min 以上,则外周血管收缩,肺毛细血管楔压显著升高,以 α 受体的兴奋为突出。初始量以 $2\sim5\ \mu g/(kg \cdot min)$ 进行静脉点滴,调节速率以达到最佳的血流动力学效应。

38.2.4 多巴酚丁胺

以兴奋 β 受体为主,增强心肌收缩力,引起反射性外周血管扩张,适于治疗心力衰竭或低心输出量综合征。与硝普钠并用有协同作用。常用量为 $2\sim10\ \mu g/(kg \cdot min)$,用大剂量时,需行血流动力学的监测。老年人对多巴酚丁胺反应性差,剂量大于 $20\sim40\ \mu g/(kg \cdot min)$ 时增加心率 10% 以上,由此可能导致心肌缺血。

38.2.5 异丙肾上腺素

适用于心动过缓且对阿托品疗效差的患者,在置起搏器治疗之前,采用的临时性措施。不适用于缺血性心脏病患者,有加重心肌缺血和心律失常的可能。也不适用心脏停搏的患者。常用异丙肾上腺素 1 mg 加于 5% 葡萄糖液 250 mL 中,静脉滴注速率为 $2\sim10\ \mu g/min$,依据心率和心律的反应加以调节,需要床旁监测。

38.2.6 钙剂

除非证实有严重高血钾、低血钙或钙拮抗药过量引起的心脏停搏外,一般不用主张钙剂。纠正低钙血症,以氯化钙 $5\sim10$ mg/kg 用量就能达到治疗的目的。

38.2.7 碳酸氢钠

注意:① 应慎用,一般在 $15\sim20$ min 内复苏者不需应用。② 应用前先要建立人工通气。③ 只适用有显著的酸血症存在时,或更长时间的复苏,不应快速静脉推注。④ 首次量为 1 mmol/L,以后隔 10 min 再给药时,不要超过此量的 1/2。⑤ 必须测定动脉血 pH 和 $PaCO_2$ 来指导此药应用。

38.2.8 利多卡因

为治疗室性心动过速和心室纤颤的首选药物。它对血流动力学影响小,可逆转缺血或梗死引起的室颤阈值下降,但也增大除颤阈值。利多卡因需达到并维持有效的血浓度,静脉注射量 1 mg/kg,需要时可每 $8\sim10$ min 再给予 0.5 mg/kg,直至总量达 3 mg/kg。复苏成功后可以 2 mg/min 速率静脉维持。24 h 后应减量或监测血浓度。

38.2.9 胺碘酮

2018 年 AHA 心肺复苏指南认为可考虑将胺碘酮用于治疗对除颤无反应的室颤/无脉

性室性心动过速。另有研究证明胺碘酮可改善室颤和室速对除颤的反应。心搏骤停室颤和室速患者,初始剂量为 300 mg,溶于 20～30 mL 生理盐水或葡萄糖液内静脉注射。对不稳定或反复顽固性的室颤和室速,应增加剂量再静脉注射 150 mg,随后按 1 mg/min 的速度静脉滴注 6 h,再减至 0.5 mg/min,最大剂量不超过 2 g/d。胺碘酮的主要不良反应是低血压和心动过缓,预防的方法是减慢给药速度,也可通过补液,给予升压药等治疗。

38.2.10　血管加压素

血管加压素用于 CPR 的前瞻性研究,有 40 名院外发生室颤的患者除颤无效,使用肾上腺素(1 mg iv)或血管加压素(40 U iv)治疗。结果显示使用血管加压素组复苏成功及存活超过 24 h 的病例数超过肾上腺素组。200 名在住院期间进行 CPR 的患者随机分为 2 组,分别接受肾上腺素(1 mg iv)或血管加压素(40 U iv)治疗,并没有发现两者在维持自主循环及生存率方面的差异。冠心病患者用血管加压素不增加心肌耗氧、但增加冠脉灌注、重要脏器血流和大脑氧供。一次用 20～40 U 或 0.8 U/kg。血管加压素可能对心跳停搏和电机械分离有效,可作为除肾上腺素外的另一种备选药物,40 U 即可替代首剂量或第二次剂量的肾上腺素。但是,2015 版的心肺复苏指南又指出联合使用加压素和肾上腺素,相比使用标准剂量的肾上腺素在治疗心脏骤停时没有优势。心脏骤停时给予肾上腺素和加压素都可以改善 ROSC。对现有证据的审查显示,这两种药物的效果类似,联合使用肾上腺素和血管加压素,相比单独使用肾上腺素没有优势。为了简单起见,已从成人心脏骤停复苏流程中删除使用血管加压素。

另外,血管加压素副作用很多,主要表现皮肤苍白、恶心、肠痉挛、口渴、支气管收缩和子宫收缩。大样本双盲对照研究表明,血管加压素与肾上腺素比并未增加出院存活率。血管加压素和硝酸甘油合用比单用血管加压素能更好改善心内膜的灌注,减少不良反应的发生。

38.2.11　硝酸甘油

硝酸甘油是急性冠脉综合征首选药物。是冠心病患者心搏骤停复苏后常用药物。开始时以 0.5～10 μg/(kg·min)速率静脉滴注,然后根据血压水平调节用药,通常低剂量 30～40 μg/min 主要扩张静脉。心肺复苏期间合适剂量需要仔细评估和个体化用药。

38.2.12　阿托品

对窦性心动过缓和发生在窦房结的房室传导阻滞治疗有效,对室性心搏停顿者可以试用,有急性心肌缺血或梗死时慎用。窦性心动过缓治疗以 0.5 mg 静脉注射,随之每 5 min 注射一次,直至达到疗效或总量 2 mg。阿托品经稀释后,也可行气管内给药。

38.2.13　溴苄铵

能降低缺血和正常心肌间的信号折返,静脉注射可引起去甲肾上腺素释放(延迟性),其优点是能逆转缺血引起的室颤值降低,但不改变除阈值。由于可能产生低血压,所以不作 CPR 一线用药。只用于利多卡因和电除颤不能逆转的心室纤颤,利多卡因不能控制的再发性室颤患者。用法:① 静脉注射溴苄铵 5~10 mg/kg 或连续点滴 2 mg/(kg·min)。② 无反应性室颤,可静脉注射溴苄铵 5 mg/kg 后再行电除颤;仍未达到疗效时,可增到 10 mg/kg,并相隔 15~30 min 再次注射。

38.2.14　纳洛酮

用于心肺脑复苏的作用:① 能逆转 β-EP 所介导的心肺脑功能抑制,儿茶酚胺释放增加,使复苏中外源性肾上腺素效应更好发挥作用;同时能增加脑缺血区血流量、减轻脑水肿,促进复苏成功;② 具有抗氧化作用;③ 稳定溶酶体膜,减少生物活性因子(如心肌抑制因子)的释放;④ 抑制花生四烯酸代谢,减少血栓素 A_2 和白三烯的合成和释放,抑制血小板聚集,防止 DIC 的发生;⑤ 恢复膜泵 Na^+-K^+-ATP 酶功能,使离子转运正常进行,解除细胞内钙离子超载,减少或避免细胞死亡;⑥ 直接加强心脏肾上腺素 β 受体的效应。可分次静脉注射 0.4~2.0 mg。纳美芬可安全地用于有心脏病患者,生物利用度高,不良反应小。

围术期抗生素的合理使用

　　抗生素是治疗感染性疾病的主要药物,很多手术由于各种原因也主张在围术期使用。但抗生素种类很多,临床应用也存在指证过松或"经验性使用"的问题;同时,麻醉医生对于抗生素的特点、给药方式、潜在不良反应并不很清楚,所以本章主要介绍抗生素合理使用的原则和一些临床常用的抗生素。

39.1　抗生素使用总则

39.1.1　选择抗生素的原则

　　选择抗生素治疗的前提是明确病因诊断,目前用药偏滥、针对性差,主要是病因诊断做得不够造成的。明确致病菌,熟悉原发病的临床特点是合理应用抗生素的基础。对一些严重感染的患者,应尽一切努力寻找病原菌,在细菌培养及药敏结果未获得前,可根据病史和体格检查、病情变化和感染来源作出临床诊断,并根据临床经验选用抗生素。致病菌确定后,应根据药敏试验,及时调整抗生素。在选择抗生素时,应了解该药的抗菌作用、药代动力学及副作用,结合患者的具体情况选用,有条件的医院,在治疗过程中,可测定血药浓度及进行血药浓度监测,以指导临床合理应用抗生素。

39.1.2　严格掌握适应证

　　抗生素的应用必须根据临床诊断,严格掌握适应证,凡属可用可不用的尽量不用。对已确诊为病毒感染者,除重症乙型脑炎、重症肝炎、流行性出血热、麻疹等需预防继发感染而适当用抗生素外,其他病毒感染一般不必用抗生素。

39.1.3　熟悉抗生素药代和药效学特点

　　熟悉体内药物代谢动力学和原发病的临床特点,注意个体差异及遗传特征差异,选择用药。所谓恰当是指选择适当的剂量与给药方法。在临床使用抗生素时,应尽早使用,剂量要恰当,避免长期使用。在肝肾功能减退的情况下,用药要更加慎重。

39.1.4 用药过程灵活调整

用药过程中要根据病情变化,尽可能结合药物监测来调整用法和用量,做到剂量个体化和浮动化。同时要严密观察药物进入体内的反应,密切注意各种药源性疾病警告症状的出现,及早进行适当处理。

39.1.5 慎重配伍

临床上常采用多种药物同时并用或联合用药,但配伍不当或盲目联合用药,会降低疗效,产生严重的不良反应。在联合或合并用药时,要注意抗生素之间或抗生素与其他药物之间的配伍禁忌问题。目前主张抗生素最好单独静脉滴注,避免与其他药物配伍。

39.1.6 注意抗生素围术期使用的不良反应

围术期使用抗生素主要的不良反应包括:过敏反应,特异性反应,影响神经肌肉组织作用,毒性反应,顽固性低血压,与其他药物产生相互作用等。

对于过敏反应等不良反应,需要麻醉医生在给予抗生素后严密观察,及时发现,果断对症处理。

抗生素产生肌肉阻滞作用往往被麻醉医生忽视,短时程手术术后苏醒延迟时不能忘记抗生素的作用。氨基糖苷类、克林霉素、林可霉素、四环素类、多粘菌素类抗生素常产生肌肉松弛作用。抗生素肌肉松弛作用不仅仅是自身的神经肌肉松弛作用,也是其对某些肌肉松弛药、吸入麻醉药作用的增强。

39.1.7 肝肾功能异常患者

肾功能减退患者应用抗生素时,尽量避免使用肾毒性抗菌药物,根据患者肾功能减退程度以及抗菌药物体内代谢排出途径,调节给药剂量与方法。两性霉素 B、新霉素、林可霉素、氨基糖苷类抗生素应避免在此类患者中使用。

肝功能减退患者,也要在选用抗生素时注意药物代谢是否受到影响,避免使用肝毒性大和完全依赖肝代谢的药物。

39.2　围术期抗生素的合理使用

39.2.1　围术期抗菌药物的预防性应用

39.2.1.1　预防用药目的

主要是预防手术部位感染,包括浅表切口感染、深部切口感染和手术所涉及的器官/腔隙感染,但不包括与手术无直接关系的、术后可能发生的其他部位感染。

预防用药应保证手术切口暴露时,局部组织中已达到足以杀灭手术过程中入侵切口细菌的药物浓度。

39.2.1.2　预防用药原则

(1) 清洁手术通常不需要预防使用抗菌药物,主要应加强消毒、灭菌和无菌操作。

卫生部规定:Ⅰ类切口手术患者预防使用抗菌药物比例不超过30%;其中,腹股沟疝修补术(包括补片修补术)、甲状腺疾病手术、乳腺疾病手术、关节镜检查手术、颈动脉内膜剥脱手术、颅骨肿物切除手术和经血管途径介入诊断手术患者原则上不预防使用抗菌药物。

清洁手术仅在下列情况时可考虑预防应用抗菌药物:① 手术范围大、时间长(超过3小时)、污染机会增加。② 手术涉及重要脏器,一旦发生感染会造成严重后果者,如头颅手术、心脏手术、眼内手术等。③ 异物植入手术,如人工心脏瓣膜植入、永久性心脏起搏器放置、人工关节置换等。④ 年龄大于70岁。⑤ 糖尿病控制不佳。⑥ 恶性肿瘤放、化疗中。⑦ 免疫缺陷或营养不良。

(2) 清洁-污染手术(Ⅱ类切口)　手术部位存在大量人体寄殖菌群,手术时可能污染手术部位导致感染,故此类手术通常需预防用抗菌药物。

(3) 污染手术(Ⅲ类切口)　已造成手术部位严重污染的手术。此类手术需预防用抗菌药物。

(4) 污秽-感染手术(Ⅳ类切口)　在手术前即已开始治疗性应用抗菌药物,术中、术后继续,此不属预防应用范畴。

39.2.1.3　抗菌药物选择

可参照卫生部办公厅《关于抗菌药物临床应用管理有关问题的通知》(卫办医政发〔2009〕39号)中"常见手术预防用抗菌药物表"选用抗菌药物(表39-1)。

表39-1　常见手术预防用抗菌药物表

手术名称	抗菌药物选择
颅脑手术	第一、第二代头孢菌素;头孢曲松
颈部外科(含甲状腺)手术	第一代头孢菌素

续　表

手　术　名　称	抗　菌　药　物　选　择
经口咽部黏膜切口的大手术	第一代头孢菌素,可加用甲硝唑
乳腺手术	第一代头孢菌素
周围血管外科手术	第一、第二代头孢菌素
腹外疝手术	第一代头孢菌素
胃十二指肠手术	第一、第二代头孢菌素
阑尾手术	第二代头孢菌素或头孢噻肟;可加用甲硝唑
结、直肠手术	第二代头孢菌素或头孢曲松或头孢噻肟;可加用甲硝唑
肝胆系统手术	第二代头孢菌素,有反复感染史者可选头孢曲松或头孢哌酮或头孢哌酮/舒巴坦
胸外科手术(食管、肺)	第一、第二代头孢菌素,头孢曲松
心脏大血管手术	第一、第二代头孢菌素
泌尿外科手术	第一、第二代头孢菌素,环丙沙星
一般骨科手术	第一代头孢菌素
应用人工植入物的骨科手术(骨折内固定术、脊柱融合术、关节置换术)	第一、第二代头孢菌素,头孢曲松
妇科手术	第一、第二代头孢菌素或头孢曲松或头孢噻肟;涉及阴道时可加用甲硝唑
剖宫产	第一代头孢菌素(结扎脐带后给药)

注:1. Ⅰ类切口手术常用预防抗菌药物为头孢唑啉或头孢拉定。
　　2. Ⅰ类切口手术常用预防抗菌药物单次使用剂量:头孢唑啉 1~2 g;头孢拉定 1~2 g;头孢呋辛 1.5 g;头孢曲松 1~2 g;甲硝唑 0.5 g。
　　3. 对 β-内酰胺类抗菌药物过敏者,可选用克林霉素预防葡萄球菌、链球菌感染,可选用氨曲南预防革兰氏阴性杆菌感染。必要时可联合使用。
　　4. 耐甲氧西林葡萄球菌检出率高的医疗机构,如进行人工材料植入手术(如人工心脏瓣膜置换、永久性心脏起搏器置入、人工关节置换等),也可选用万古霉素或去甲万古霉素预防感染。

　　(1) 根据手术切口类别、可能的污染菌种类及其对抗菌药物敏感性、药物能否在手术部位达到有效浓度等综合考虑。

　　(2) 选用对可能的污染菌针对性强、有充分的预防有效的循证医学证据、安全、使用方便及价格适当的品种。

　　(3) 应尽量选择单一抗菌药物预防用药,避免不必要的联合使用。

　　(4) 头孢菌素过敏者,针对革兰阳性菌可用万古霉素、去甲万古霉素、克林霉素;针对革兰阴性杆菌可用氨曲南、磷霉素或氨基糖苷类。

　　(5) 对某些手术部位感染会引起严重后果者,如心脏人工瓣膜置换术、人工关节置换术等,若术前发现有耐甲氧西林金黄色葡萄球菌(MRSA)定植的可能或者该机构 MRSA 发生率高,可选用万古霉素、去甲万古霉素预防感染,但应严格控制用药持续时间。

(6)不应随意选用广谱抗菌药物作为围术期预防用药。鉴于国内大肠埃希菌对氟喹诺酮类药物耐药率高,应严格控制氟喹诺酮类药物作为外科围手术期预防用药。

39.2.2　给药方法

(1)围术期给药途径大部分为静脉注射,仅有少数为口服给药。静脉注射应在皮肤、黏膜切开前 0.5~1 h 内或麻醉开始时给药,在输注完毕后开始手术,保证手术部位暴露时局部组织中抗菌药物已达到足以杀灭手术过程中沾染细菌的药物浓度。万古霉素或氟喹诺酮类等由于需输注较长时间,应在手术前 1~2 h 开始给药。

(2)预防用药维持时间　抗菌药物的有效覆盖时间应包括整个手术过程。手术时间较短(≤2 h 的清洁手术)术前给药一次即可。如手术时间超过 3 h 或超过所用药物半衰期的 2 倍以上,或成人出血量超过 1 500 mL,术中应追加一次。清洁手术的预防用药时间不超过 24 h,心脏手术可视情况延长至 48 h。清洁-污染手术和污染手术的预防用药时间亦为 24 h,污染手术必要时延长至 48 h。过度延长用药时间并不能进一步提高预防效果,且预防用药时间超过 48 h,耐药菌感染机会增加。

39.2.3　围术期预防用药操作流程

39.2.3.1　择期手术

医生手术前一日开临时医嘱(注明术前 0.5 h 用),填写术中临时医嘱单并打印,由病房领药。需做皮试者由病房护士完成,并在病历上记录皮试结果。手术当日病房护士将药品和已打印的术中临时医嘱单交付手术室接患者人员。由手术室护士在手术开始前 30 min(或麻醉诱导期)执行医嘱,同时在术中临时医嘱单执行栏记录执行时间并签名。

若手术时间超过 3 h 或失血量>1 500 mL,可追加一次剂量。各科应根据本科手术特点或预计手术时间,提前将第二剂抗菌药物提交手术室备用(操作程序同上)。若术中未用,手术结束后随患者带回病房。

39.2.3.2　急诊手术

紧急情况可由手术室做皮试。各病区可根据本科特点,必要时备用一定数量术前常规应用的抗菌药物,或建立急诊患者领药绿色通道。其余程序与择期手术同。

39.2.3.3　剖宫产手术

为了避免胎儿接受抗菌药物,剖宫产手术应在钳夹脐带或断脐后给药。其余程序同外科手术。

39.2.4 围术期常用预防性抗生素(表 39 - 2)

表 39 - 2 围术期常用预防性抗生素

手 术 名 称	切口类别	可能的污染菌	抗菌药物选择
脑外科手术(清洁,无植入物)	I	金黄色葡萄球菌,凝固酶阴性葡萄球菌	第一、第二代头孢菌素,MRSA 感染高发医疗机构的高危患者可用(去甲)万古霉素
脑外科手术(经鼻窦、鼻腔、口咽部手术)	II	金黄色葡萄球菌,链球菌属,口咽部厌氧菌(如消化链球菌)	第一、第二代头孢菌素±甲硝唑,或克林霉素＋庆大霉素
脑脊液分流术	I	金黄色葡萄球菌,凝固酶阴性葡萄球菌	第一、第二代头孢菌素,MRSA 感染高发医疗机构的高危患者可用(去甲)万古霉素
脊髓手术	I	金黄色葡萄球菌,凝固酶阴性葡萄球菌	第一、第二代头孢菌素
眼科手术(如白内障、青光眼或角膜移植、泪囊手术、眼穿通伤)	I、II	金黄色葡萄球菌,凝固酶阴性葡萄球菌	局部应用妥布霉素或左氧氟沙星等
头颈部手术(恶性肿瘤,不经口咽部黏膜)	I	金黄色葡萄球菌,凝固酶阴性葡萄球菌	第一、第二代头孢菌素
头颈部手术(经口咽部黏膜)	II	金黄色葡萄球菌,链球菌属,口咽部厌氧菌(如消化链球菌)	第一、第二代头孢菌素±甲硝唑,或克林霉素＋庆大霉素
颌面外科(下颌骨折切开复位或内固定,面部整形术有移植物手术,正颌手术)	I	金黄色葡萄球菌,凝固酶阴性葡萄球菌	第一、第二代头孢菌素
耳鼻喉科(复杂性鼻中隔鼻成形术,包括移植)	II	金黄色葡萄球菌,凝固酶阴性葡萄球菌	第一、第二代头孢菌素
乳腺手术(乳腺癌、乳房成形术,有植入物如乳房重建术)	I	金黄色葡萄球菌,凝固酶阴性葡萄球菌,链球菌属	第一、第二代头孢菌素
胸外科手术(食管、肺)	II	金黄色葡萄球菌,凝固酶阴性葡萄球菌,肺炎链球菌,革兰阴性杆菌	第一、第二代头孢菌素
心血管手术(腹主动脉重建、下肢手术切口涉及腹股沟、任何血管手术植入人工假体或异物,心脏手术、安装永久性心脏起搏器)	I	金黄色葡萄球菌,凝固酶阴性葡萄球菌	第一、第二代头孢菌素,MRSA 感染高发医疗机构的高危患者可用(去甲)万古霉素

手 术 名 称	切口类别	可能的污染菌	抗菌药物选择
肝、胆系统及胰腺手术	Ⅱ、Ⅲ	革兰阴性杆菌，厌氧菌（如脆弱拟杆菌）	第一、第二代头孢菌素或头孢曲松±甲硝唑，或头霉素类
胃、十二指肠、小肠手术	Ⅱ、Ⅲ	革兰阴性杆菌，链球菌属，口咽部厌氧菌（如消化链球菌）	第一、第二代头孢菌素，或头霉素类
结肠、直肠、阑尾手术	Ⅱ、Ⅲ	革兰阴性杆菌，厌氧菌（如脆弱拟杆菌）	第一、第二代头孢菌素±甲硝唑，或头霉素类，或头孢曲松±甲硝唑
经直肠前列腺活检	Ⅱ	革兰阴性杆菌	氟喹诺酮类
泌尿外科手术；进入泌尿道或经阴道的手术（经尿道膀胱肿瘤或前列腺切除术、异体植入及取出，切开造口、支架的植入及取出）及经皮肾镜手术	Ⅱ	革兰阴性杆菌	第一、第二代头孢菌素，或氟喹诺酮类
泌尿外科手术：涉及肠道的手术	Ⅱ	革兰阴性杆菌，厌氧菌	第一、第二代头孢菌素，或氨基糖苷类＋甲硝唑
有假体植入的泌尿系统手术	Ⅱ	葡萄球菌属，革兰阴性杆菌	第一、第二代头孢菌素＋氨基糖苷类，或万古霉素
经阴道或经腹腔子宫切除术	Ⅱ	革兰阴性杆菌，肠球菌属，B组链球菌，厌氧菌	第一、第二代头孢菌素（经阴道手术加用甲硝唑），或头霉素类
腹腔镜子宫肌瘤挖除术（使用举宫器）	Ⅱ	革兰阴性杆菌，肠球菌属，B组链球菌，厌氧菌	第一、第二代头孢菌素±甲硝唑，或头霉素类
羊膜早破或剖宫产术	Ⅱ	革兰阴性杆菌，肠球菌属，B组链球菌，厌氧菌	第一、第二代头孢菌素±甲硝唑
人工流产-刮宫术 引产术	Ⅱ	革兰阴性杆菌，肠球菌属，链球菌，厌氧菌（如脆弱拟杆菌）	第一、第二代头孢菌素±甲硝唑，或多西环素
会阴撕裂修补术	Ⅱ、Ⅲ	革兰阴性杆菌，肠球菌属，链球菌属，厌氧菌（如脆弱拟杆菌）	第一、第二代头孢菌素±甲硝唑
皮瓣转移术（游离或带蒂）或植皮术	Ⅱ	金黄色葡萄球菌，凝固酶阴性葡萄球菌，链球菌属，革兰阴性菌	第一、第二代头孢菌素
关节置换成形术、截骨、骨内固定术、腔隙植骨术、脊柱术（应用或不用植入物、内固定物）	Ⅰ	金黄色葡萄球菌，凝固酶阴性葡萄球菌，链球菌属	第一、第二代头孢菌素，MRSA感染高发医疗机构的高危患者可用（去甲）万古霉素

手 术 名 称	切口类别	可能的污染菌	抗菌药物选择
外固定架植入术	Ⅱ	金黄色葡萄球菌,凝固酶阴性葡萄球菌,链球菌属	第一、第二代头孢菌素
截肢术	Ⅰ、Ⅱ	金黄色葡萄球菌,凝固酶阴性葡萄球菌,链球菌属,革兰阴性菌,厌氧菌	第一、第二代头孢菌素±甲硝唑
开放骨折内固定术	Ⅱ	金黄色葡萄球菌,凝固酶阴性葡萄球菌,链球菌属,革兰阴性菌,厌氧菌	第一、第二代头孢菌素±甲硝唑

39.2.5 术后预防用药原则

术后预防手术部位感染宜选择与术前相同的药物。Ⅰ类切口术后用药时间不应超过24 h,特殊情况可延长至48 h,但必须在病程录中说明理由。Ⅱ类切口用药时间不超过48 h,必要时可延长至72 h。Ⅲ类切口可根据实际情况应用3～7天。

39.2.6 术后治疗性用药

术后如发生手术部位感染属治疗性用药,应及时采集标本送细菌学检验,根据药敏试验结果选用敏感药物进行治疗。

39.3 围术期常用抗生素简介

39.3.1 青霉素类

39.3.1.1 适应证

(1)青霉素G适用于A组溶血性链球菌、肺炎链球菌等革兰阳性球菌所致的感染,包括血液感染、脑膜炎、肺炎、咽炎、扁桃体炎、中耳炎、猩红热、丹毒等,也可用于治疗草绿色链球菌和肠球菌心内膜炎,以及破伤风、气性坏疽、炭疽、白喉、流行性脑脊髓膜炎、李斯特菌病、鼠咬热、梅毒、淋病、雅司病、回归热、钩端螺旋体病、樊尚咽峡炎、放线菌病等。青霉素尚可用于风湿性心脏病或先天性心脏病患者进行某些操作或手术时,预防心内膜炎发生。

(2)普鲁卡因青霉素抗菌谱与青霉素G基本相同,供肌内注射,对敏感细菌的有效浓度可持续24 h。适用于敏感细菌所致的轻症感染。

(3)苄星青霉素抗菌谱与青霉素G相仿,为长效制剂,肌内注射120万单位后血中低浓度可维持 4 周。本药用于治疗 A 组溶血性链球菌咽炎及扁桃体炎,预防 A 组溶血性链球菌感染引起的风湿热;本药亦可用于治疗梅毒。

(4)青霉素 V 对酸稳定,可口服。抗菌作用较青霉素 G 为差,适用于敏感革兰阳性球菌引起的轻症感染。

(5)耐青霉素酶青霉素类的抗菌谱与青霉素 G 相仿,但抗菌作用较差,对青霉素酶稳定;因产酶而对青霉素耐药的葡萄球菌敏感,但甲氧西林耐药葡萄球菌对本类药物耐药。主要适用于产青霉素酶的甲氧西林敏感葡萄球菌感染,如血液感染、心内膜炎、肺炎、脑膜炎、骨髓炎、皮肤及软组织感染等。肺炎链球菌、A 组溶血性链球菌或青霉素敏感葡萄球菌感染则不宜采用。

(6)广谱青霉素类如氨苄西林与阿莫西林的抗菌谱较青霉素 G 为广,对革兰阳性球菌作用与青霉素 G 相仿,对部分革兰阴性杆菌亦具抗菌活性。本类药物适用于敏感细菌所致的呼吸道感染、尿路感染、胆道感染、皮肤及软组织感染、脑膜炎、血液感染、心内膜炎等。氨苄西林为肠球菌、李斯特菌感染的首选用药。哌拉西林、阿洛西林和美洛西林对革兰阴性杆菌的抗菌谱较氨苄西林为广,抗菌作用也较强。除对部分肠杆菌科细菌外,对铜绿假单胞菌亦有良好抗菌作用,适用于肠杆菌科细菌及铜绿假单胞菌所致的呼吸道感染、尿路感染、胆道感染、腹腔感染、皮肤及软组织感染等。

39.3.1.2 注意事项

(1)对青霉素 G 或青霉素类抗菌药物过敏者禁用。

(2)无论采用何种给药途径,用青霉素类抗菌药物前必须详细询问患者有无青霉素类过敏史。

(3)其他药物过敏史及过敏性疾病史,须先做青霉素皮肤试验。

(4)青霉素钾盐不可快速静脉注射。

(5)青霉素可安全地应用于孕妇;少量本品可经乳汁排出,哺乳期妇女应用青霉素时应停止哺乳。

(6)老年人肾功能呈轻度减退,本品主要经肾脏排出,故治疗老年患者感染时宜适当减量应用。

39.3.2 头孢菌素类

头孢菌素类根据其抗菌谱、抗菌活性、对 β-内酰胺酶的稳定性以及肾毒性的不同,目前分为四代。第一代头孢菌素主要作用于需氧革兰阳性球菌,仅对少数革兰阴性杆菌有一定抗菌活性;常用的注射剂有头孢唑啉、头孢拉定等,口服制剂有头孢拉定、头孢氨苄和头孢羟氨苄等。第二代头孢菌素对革兰阳性球菌的活性与第一代相仿或略差,对部分革兰阴性杆菌亦具有抗菌活性;注射剂有头孢呋辛、头孢替安等,口服制剂有头孢克洛、头孢呋辛酯和头孢丙烯等。第三代头孢菌素对肠杆菌科细菌等革兰阴性杆菌具有强大抗菌作用,头孢他啶和头孢哌酮除肠杆菌科细菌外,对铜绿假单胞菌亦具较强抗菌活性;注射品种有头孢噻肟、头孢曲松、头孢他啶、头孢哌酮等,口服品种有头孢克肟和头孢泊肟酯等,口服品种对铜绿假单胞菌均无作用。第四代头孢菌素常用者为头孢吡肟,对肠杆菌科细菌作用与第三代头孢菌素大致相仿,其中对阴沟肠杆菌、产气肠杆菌、柠檬酸菌属等部分菌株作用优于第三代头孢菌素,对铜绿假单胞菌的作用与头孢他啶相仿,对革兰阳性球菌的作用较第三代头孢菌素略强。

39.3.2.1 适应证

(1)第一代头孢菌素注射剂代表品种为头孢唑啉。主要适用于甲氧西林敏感葡萄球菌、A组溶血性链球菌和肺炎链球菌等所致的上、下呼吸道感染,尿路感染,血液感染,心内膜炎,骨、关节感染及皮肤及软组织感染等;亦可用于流感嗜血杆菌、奇异变形杆菌、大肠埃希菌敏感株所致的尿路感染以及肺炎等。头孢唑啉常作为外科手术预防用药。头孢拉定、头孢氨苄等口服制剂的抗菌作用较头孢唑啉为差,主要适用于治疗敏感菌所致的轻症病例。

(2)第二代头孢菌素注射剂代表品种为头孢呋辛。主要用于治疗甲氧西林敏感葡萄球菌、链球菌属、肺炎链球菌等革兰阳性球菌,以及流感嗜血杆菌、大肠埃希菌、奇异变形杆菌等敏感株所致的呼吸道感染、尿路感染、皮肤及软组织感染、血流感染、骨关节感染和腹腔、盆腔感染。用于腹腔感染和盆腔感染时需与抗厌氧菌药合用。头孢呋辛也是常用围手术期预防用药物。头孢克洛、头孢呋辛酯、头孢丙烯等口服制剂,主要适用于上述感染中的轻症病例。

(3)第三代头孢菌素主要品种有头孢噻肟、头孢曲松、头孢他啶、头孢哌酮。适用于敏感肠杆菌科细菌等革兰阴性杆菌所致严重感染,如下呼吸道感染、血液感染、腹腔感染、肾盂肾炎和复杂性尿路感染、盆腔炎性疾病、骨关节感染、复杂性皮肤及软组织感染、中枢神经系统感染等。治疗腹腔、盆腔感染时需与抗厌氧菌药(如甲硝唑)合用。头孢噻肟、头孢曲松尚可用于A组溶血性链球菌、草绿色链球菌、肺炎链球菌、甲氧西林敏感葡萄球菌所致的各种感染。头孢他啶、头孢哌酮尚可用于铜绿假单胞菌所致的各种感染。第三代口服头孢菌素主要用于治疗敏感菌所致轻、中度感染,也可用于经第三代头孢菌素注射剂治疗后的序贯治疗;但需注意第三代口服头孢菌素均不宜用于铜绿假单胞菌和其他非发酵菌的感染。

(4)第四代头孢菌素抗菌谱和临床适应证与第三代头孢菌素相似,可用于对第三代头孢菌素耐药而对其敏感的产气肠杆菌、阴沟肠杆菌、沙雷菌属等细菌所致感染,亦可用于中性粒细胞缺乏伴发热患者的经验治疗。

(5)所有头孢菌素类对甲氧西林耐药葡萄球菌、肠球菌属抗菌作用均差,故不宜选用于治疗上述细菌所致感染。

39.3.2.2 注意事项

(1)禁用于对任何一种头孢菌素类抗菌药物有过敏史及有青霉素过敏性休克史的患者。

(2)用药前必须详细询问患者既往有否对头孢菌素类、青霉素类或其他药物的过敏史。有青霉素类、其他β-内酰胺类及其他药物过敏史的患者,有明确应用指征时应谨慎使用本类药物。在用药过程中一旦发生过敏反应,须立即停药。如发生过敏性休克,须立即就地抢救并予以肾上腺素等相关治疗。

(3)本类药物多数主要经肾脏排泄,中度以上肾功能不全患者应根据肾功能适当调整剂量。中度以上肝功能减退时,头孢哌酮、头孢曲松可能需要调整剂量。

(4)氨基糖苷类和第一代头孢菌素注射剂合用可能加重前者的肾毒性,应注意监测肾功能。

(5)头孢哌酮可导致低凝血酶原血症或出血,合用维生素 K 可预防出血;本药亦可引起戒酒硫样反应,用药期间及治疗结束后 72 h 内应戒酒或避免摄入含酒精饮料。

39.3.3 头霉素类

头霉素类品种包括头孢西丁、头孢美唑、头孢米诺等。其抗菌谱和抗菌作用与第二代头孢菌素相仿,但对脆弱拟杆菌等厌氧菌抗菌作用较头孢菌素类强。头霉素类对大多数超广谱 β-内酰胺酶(ESBLs)稳定,但其治疗产 ESBLs 的细菌所致感染的疗效未经证实。

39.3.3.1 适应证

(1)肺炎链球菌及其他链球菌属、甲氧西林敏感金黄色葡萄球菌、大肠埃希菌等肠杆菌科细菌、流感嗜血杆菌以及拟杆菌属引起的下呼吸道感染,血液感染,骨、关节感染,以及皮肤及软组织感染。

(3)大肠埃希菌等肠杆菌科细菌、拟杆菌属等厌氧菌引起的腹腔感染。

(4)大肠埃希菌、淋病奈瑟菌、拟杆菌属等厌氧菌以及 B 组链球菌所致的盆腔感染,疑有沙眼衣原体感染者应合用抗衣原体药。

(5)也可用于胃肠道手术、经阴道子宫切除、经腹腔子宫切除或剖宫产等手术前的预防用药。

39.3.3.2 注意事项

(1)禁用于对头霉素类及头孢菌素类抗菌药物有过敏史者。

(2)有青霉素类过敏史患者确有应用指征时,必须充分权衡利弊后在严密观察下慎用。如以往曾发生青霉素休克的患者,则不宜再选用本品。

(3)有胃肠道疾病病史的患者,特别是结肠炎患者应慎用本品。

(4)不推荐头孢西丁用于<3 m 的婴儿。

(5)使用头孢美唑、头孢米诺期间,应避免饮酒,以免发生戒酒硫样反应。

39.3.4 β-内酰胺类/β-内酰胺酶抑制剂

目前临床应用的主要品种有阿莫西林/克拉维酸、氨苄西林/舒巴坦、头孢哌酮/舒巴坦、替卡西林/克拉维酸和哌拉西林/他唑巴坦。阿莫西林/克拉维酸、氨苄西林/舒巴坦对甲氧西林敏感葡萄球菌,粪肠球菌,流感嗜血杆菌,卡他莫拉菌,淋病奈瑟菌,脑膜炎奈瑟菌,大肠埃希菌、沙门菌属等肠杆菌科细菌,脆弱拟杆菌、梭杆菌属等厌氧菌具良好抗菌作用。头孢哌酮/舒巴坦、替卡西林/克拉维酸和哌拉西林/他唑巴坦对甲氧西林敏感葡萄球菌,流感嗜血杆菌,大肠埃希菌、克雷伯菌属、肠杆菌属等肠杆菌科细菌,铜绿假单胞菌以及拟杆菌属等厌氧菌具有良好抗菌活性。氨苄西林/舒巴坦、头孢哌酮/舒巴坦对不动杆菌属具有抗菌活性。头孢哌酮/舒巴坦、替卡西林/克拉维酸对嗜麦芽窄食单胞菌亦具抗菌活性。

39.3.4.1　适应证

(1) 本类药物适用于因产 β-内酰胺酶而对 β-内酰胺类药物耐药的细菌感染,但不推荐用于对复方制剂中抗菌药物敏感的细菌感染和非产 β-内酰胺酶的耐药菌感染。

(2) 阿莫西林/克拉维酸口服制剂适用于流感嗜血杆菌和卡他莫拉菌所致鼻窦炎、中耳炎和下呼吸道感染;大肠埃希菌、克雷伯菌属和肠杆菌属所致的尿路、生殖系统感染;甲氧西林敏感金黄色葡萄球菌、大肠埃希菌和克雷伯菌属所致皮肤及软组织感染。阿莫西林/克拉维酸和氨苄西林/舒巴坦注射剂除上述适应证的较重病例外,还可用于上述细菌所致腹腔感染,血液感染和骨、关节感染。

(3) 头孢哌酮/舒巴坦、哌拉西林/他唑巴坦和替卡西林/克拉维酸适用于肠杆菌科细菌、铜绿假单胞菌敏感株和甲氧西林敏感金黄色葡萄球菌所致血液感染、下呼吸道感染、皮肤及软组织感染、尿路感染、腹腔感染、盆腔感染和骨、关节感染。

(4) 氨苄西林/舒巴坦、头孢哌酮/舒巴坦尚可用于不动杆菌属所致感染。

(5) 舒巴坦可与其他药物联合治疗多重耐药不动杆菌属所致感染。

39.3.4.2　注意事项

(1) 应用阿莫西林/克拉维酸、氨苄西林/舒巴坦、替卡西林/克拉维酸和哌拉西林/他唑巴坦前必须详细询问药物过敏史并进行青霉素皮肤试验,对青霉素类药物过敏者或青霉素皮试阳性患者禁用。对以上复合制剂中任一成分过敏者亦禁用该复合制剂。

(2) 有头孢菌素类或舒巴坦过敏史者禁用头孢哌酮/舒巴坦。有青霉素类过敏史的患者确有应用头孢哌酮/舒巴坦的指征时,必须在严密观察下慎用,但有青霉素过敏性休克史的患者,不可选用头孢哌酮/舒巴坦。

(3) 应用本类药物时如发生过敏反应,须立即停药;一旦发生过敏性休克,应就地抢救,并给予吸氧及注射肾上腺素、肾上腺皮质激素等抗休克治疗。

(4) 中度以上肾功能不全患者使用本类药物时应根据肾功能减退程度调整剂量。

39.3.5　碳青霉烯类

碳青霉烯类抗菌药物分为具有抗非发酵菌和不具有抗非发酵菌两组,前者包括亚胺培南/西司他丁(西司他丁具有抑制亚胺培南在肾内被水解作用)、美罗培南、帕尼培南/倍他米隆(倍他米隆具有减少帕尼培南在肾内蓄积中毒作用)、比阿培南和多立培南;后者为厄他培南。亚胺培南、美罗培南、帕尼培南、比阿培南等对各种革兰阳性球菌、革兰阴性杆菌（包括铜绿假单胞菌、不动杆菌属）和多数厌氧菌具强大抗菌活性，对多数 β-内酰胺酶高度稳定，但对甲氧西林耐药葡萄球菌和嗜麦芽窄食单胞菌等抗菌作用差。厄他培南与其他碳青霉烯类抗菌药物有两个重要差异：血中半衰期较长，可一天一次给药；对铜绿假单胞菌、不动杆菌属等非发酵菌抗菌作用差。近年来非发酵菌尤其是不动杆菌属细菌对碳青霉烯类抗菌药物耐药率迅速上升，肠杆菌科细菌中亦出现部分碳青霉烯类耐药，严重威胁碳青霉烯类抗菌药物的临床疗效，必须合理应用这类抗菌药物，加强对耐药菌传播的防控。

39.3.5.1　适应证

（1）多重耐药但对本类药物敏感的需氧革兰阴性杆菌所致严重感染，包括肺炎克雷伯菌、大肠埃希菌、阴沟肠杆菌、柠檬酸菌属、黏质沙雷菌等肠杆菌科细菌、铜绿假单胞菌、不动杆菌属等细菌所致血液感染、下呼吸道感染、肾盂肾炎和复杂性尿路感染、腹腔感染、盆腔感染等；用于铜绿假单胞菌所致感染时，需注意在疗程中某些菌株可出现耐药。厄他培南尚被批准用于社区获得性肺炎的治疗。

（2）脆弱拟杆菌等厌氧菌与需氧菌混合感染的重症患者。

（3）病原菌尚未查明的免疫缺陷患者中重症感染的经验治疗。

（4）美罗培南、帕尼培南/倍他米隆则除上述适应证外，尚可用于年龄在 3 m 以上的细菌性脑膜炎患者。

39.3.5.2　注意事项

（1）禁用于对本类药物及其配伍成分过敏的患者。

（2）本类药物不宜用于治疗轻症感染，更不可作为预防用药。

（3）本类药物所致的严重中枢神经系统反应，多发生在原本患有癫痫等中枢神经系统疾病患者，及肾功能减退患者未减量用药者，因此在上述基础疾病患者应慎用本类药物。中枢神经系统感染患者不宜应用亚胺培南/西司他丁，有指征可应用美罗培南或帕尼培南/倍他米隆时，仍需严密观察抽搐等严重不良反应。

（4）肾功能不全者及老年患者应用本类药物时应根据肾功能减退程度减量用药。

（5）碳青霉烯类抗菌药物与丙戊酸或双丙戊酸联合应用，可能导致后两者血药浓度低于治疗浓度，增加癫痫发作风险，因此不推荐本品与丙戊酸或双丙戊酸联合应用。

39.3.6　青霉烯类

青霉烯类抗菌药物目前临床应用仅有口服品种法罗培南。法罗培南对链球菌属、甲氧西林敏感葡萄球菌、流感嗜血杆菌、卡他莫拉菌和大肠埃希菌、克雷伯菌属等多数肠杆菌科细菌具有良好抗菌活性，对不动杆菌属、铜绿假单胞菌抗菌活性差，对拟杆菌属等厌氧菌亦有良好抗菌活性。法罗培南对超广谱 β-内酰胺酶等多数 β-内酰胺酶稳定。

39.3.6.1 适应证

适用于敏感链球菌属、甲氧西林敏感葡萄球菌等革兰阳性菌,流感嗜血杆菌、肠杆菌科细菌和拟杆菌属等厌氧菌所致的急性细菌性鼻窦炎、慢支急性细菌性感染加重、社区获得性肺炎以及单纯性皮肤及软组织感染。

39.3.6.2 注意事项

禁用于青霉烯类药物过敏者。

39.3.7 单环 β-内酰胺类

单环 β-内酰胺类对肠杆菌科细菌、铜绿假单胞菌等需氧革兰阴性菌具有良好抗菌活性,对需氧革兰阳性菌和厌氧菌无抗菌活性。该类药物具有肾毒性低、免疫原性弱以及与青霉素类、头孢菌素类交叉过敏少等特点。现有品种为氨曲南。

39.3.7.1 适应证

适用于敏感需氧革兰阴性菌所致尿路感染、下呼吸道感染、血液感染、腹腔感染、盆腔感染和皮肤、软组织感染。用于治疗腹腔和盆腔感染时需与甲硝唑等抗厌氧菌药物合用,用于病原菌未查明患者的经验治疗时宜联合抗革兰阳性菌药物。本品尚可与其他药物联合治疗产金属 β-内酰胺酶革兰阴性菌感染,但应注意细菌可能同时产水解氨曲南的 β-内酰胺酶。可用于替代氨基糖苷类药物与其他抗菌药物联合治疗肾功能损害患者的需氧革兰阴性菌感染;并可在密切观察情况下用于对青霉素类、头孢菌素类过敏的患者。

39.3.7.2 注意事项

禁用于对氨曲南过敏的患者。

39.3.8 氧头孢烯类

氧头孢烯类对肠杆菌科细菌、流感嗜血杆菌、脑膜炎奈瑟菌、链球菌属、甲氧西林敏感葡萄球菌和拟杆菌属等厌氧菌具有良好抗菌活性,但对铜绿假单胞菌活性较弱。现有品种为拉氧头孢和氟氧头孢。

39.3.8.1 适应证

适用于敏感菌所致的血液感染、细菌性脑膜炎、下呼吸道感染、腹腔感染、盆腔感染和尿路感染。拉氧头孢有 N-甲基四氮唑侧链,可导致凝血酶原缺乏、血小板减少和功能障碍而引起出血,并可出现戒酒硫样反应,很大程度限制了其临床应用。氟氧头孢无 N-甲基四氮唑侧链,未发现致凝血功能障碍和戒酒硫样反应。

39.3.8.2 注意事项

本类药物禁用于对氧头孢烯类药物过敏的患者,对头孢菌素类药物过敏者慎用。应用拉氧头孢期间应每日补充维生素 K 以减少凝血功能障碍和出血等不良反应,并应在治疗期间及治疗结束后 1 周内禁酒。

39.3.9 氨基糖苷类

临床常用的氨基糖苷类抗菌药物主要有：① 对肠杆菌科和葡萄球菌属细菌有良好抗菌作用,但对铜绿假单胞菌无作用者,如链霉素、卡那霉素等。其中链霉素对葡萄球菌等革兰阳性球菌作用差,但对结核分枝杆菌有强大作用。② 对肠杆菌科细菌和铜绿假单胞菌等革兰阴性杆菌具强大抗菌活性,对葡萄球菌属亦有良好作用者,如庆大霉素、妥布霉素、奈替米星、阿米卡星、异帕米星、小诺米星、依替米星。③ 抗菌谱与卡那霉素相似,由于毒性较大,现仅供口服或局部应用者有新霉素与巴龙霉素,后者对阿米巴原虫和隐孢子虫有较好作用。此外尚有大观霉素,用于单纯性淋病的治疗。所有氨基糖苷类药物对肺炎链球菌、A 组溶血性链球菌的抗菌作用均差。本类药物为浓度依赖性杀菌剂。

39.3.9.1 适应证

（1）中、重度肠杆菌科细菌等革兰阴性杆菌感染。

（2）中、重度铜绿假单胞菌感染。治疗此类感染常需与具有抗铜绿假单胞菌作用的 β - 内酰胺类或其他抗菌药物联合应用。

（3）治疗严重葡萄球菌属、肠球菌属或鲍曼不动杆菌感染的联合用药之一（非首选）。

（4）链霉素或庆大霉素亦可用于土拉菌病、鼠疫及布鲁菌病,后者的治疗需与其他抗菌药物联合应用。

（5）链霉素、阿米卡星和卡那霉素可用于结核病联合疗法。

（6）口服新霉素可用于结肠手术前准备,或局部用药。

（7）巴龙霉素可用于肠道隐孢子虫病。

（8）大观霉素仅适用于单纯性淋病。

39.3.9.2 注意事项

（1）对氨基糖苷类过敏的患者禁用。

（2）氨基糖苷的任何品种均具肾毒性、耳毒性（耳蜗、前庭）和神经肌肉阻滞作用,因此用药期间应监测肾功能（尿常规、血尿素氮、血肌酐）,严密观察患者听力及前庭功能,注意观察神经肌肉阻滞症状。一旦出现上述不良反应先兆时,须及时停药。需注意局部用药时亦有可能发生上述不良反应。

（3）氨基糖苷类抗菌药物对社区获得上、下呼吸道感染的主要病原菌肺炎链球菌、A 组溶血性链球菌抗菌作用差,又有明显的耳、肾毒性,因此对门急诊中常见的上、下呼吸道细菌性感染不宜选用本类药物治疗。由于其耳、肾毒性反应,本类药物也不宜用于单纯性上、下尿路感染初发病例的治疗。

（4）肾功能减退患者应用本类药物时,需根据其肾功能减退程度减量给药,并应进行血药浓度监,调整给药方案,实现个体化给药。

（5）新生儿应尽量避免使用本类药物。确有应用指征时,应进行血药浓度监测,根据监测结果调整给药方案。婴幼儿、老年患者应慎用该类药物,如确有应用指征,有条件亦应进行血药浓度监测。

（6）妊娠期患者应避免使用。哺乳期患者应避免使用或用药期间停止哺乳。

（7）本类药物不宜与其他肾毒性药物、耳毒性药物、神经肌肉阻滞剂或强利尿剂同用。与注射用第一代头孢菌素类合用时可能增加肾毒性。

（8）本类药物不可在眼内或结膜下给药,因可能引起黄斑坏死。

39.3.10 四环素类

四环素类抗菌药物包括四环素、金霉素、土霉素及半合成四环素类多西环素、美他环素和米诺环素。四环素类具广谱抗菌活性,对葡萄球菌属、链球菌属、肠杆菌科（大肠埃希菌、克雷伯菌属）、不动杆菌属、嗜麦芽窄食单胞菌等具有抗菌活性,且对布鲁菌属具有良好抗菌活性。

39.3.10.1 适应证

（1）四环素类作为首选或可选药物用于下列疾病的治疗：① 立克次体病,包括流行性斑疹伤寒、地方性斑疹伤寒、洛矶山热、恙虫病、柯氏立克次体肺炎和 Q 热。② 支原体感染如支原体肺炎、解脲支原体所致的尿道炎等。③ 衣原体属感染,包括肺炎衣原体肺炎、鹦鹉热、性病淋巴肉芽肿、宫颈炎及沙眼衣原体感染等。④ 回归热螺旋体所致的回归热。⑤ 布鲁菌病（需与氨基糖苷类联合应用）。⑥ 霍乱。⑦ 土拉弗朗西斯杆菌所致的兔热病。⑧ 鼠疫耶尔森菌所致的鼠疫。

（2）四环素类亦可用于对青霉素类抗菌药物过敏患者的破伤风、气性坏疽、雅司病、梅毒、淋病和钩端螺旋体病的治疗。

（3）也可用于炎症反应显著的痤疮治疗。

（4）近年来,鲍曼不动杆菌对各类抗菌药的耐药性高,治疗困难,米诺环素可作为治疗多重耐药鲍曼不动杆菌感染的联合用药之一。

39.3.10.2 注意事项

（1）禁用于对四环素类过敏的患者。

（2）牙齿发育期患者（胚胎期至 8 岁）使用四环素类可产生牙齿着色及牙釉质发育不良,故妊娠期和 8 岁以下患者不可使用该类药物。

（3）哺乳期患者应避免应用或用药期间暂停哺乳。

（4）四环素类可加重氮质血症,已有肾功能损害者应避免应用四环素,但多西环素及米诺环素仍可谨慎应用。

（5）四环素类可致肝损害,肝病患者不宜应用,确有指征使用者减少剂量。

39.3.11　甘氨酰环素类

替加环素为甘氨酰环素类抗菌药物,通过抑制细菌蛋白质合成发挥抗菌作用。替加环素对葡萄球菌属(甲氧西林敏感及耐药株)、糖肽类中介金黄色葡萄球菌、粪肠球菌、屎肠球菌和链球菌属具高度抗菌活性。棒状杆菌、乳酸杆菌、明串珠菌属、单核细胞增生李斯特菌等其他革兰阳性菌也对替加环素敏感。对大肠埃希菌、肺炎克雷伯菌等肠杆菌科细菌具有良好的抗菌作用,对鲍曼不动杆菌、嗜麦芽窄食单胞菌体外具抗菌活性,但铜绿假单胞菌和变形杆菌属对其耐药。对碳青霉烯类耐药肠杆菌科细菌和不动杆菌具有良好抗菌活性。对于拟杆菌属、产气荚膜梭菌及微小消化链球菌等厌氧菌有较好作用。对支原体属、快速生长分枝杆菌亦具良好抗菌活性。

39.3.11.1　适应证

(1)本品适用于18岁以上患者由敏感菌所致各类感染的治疗。

(2)肠杆菌科细菌、粪肠球菌(仅限于万古霉素敏感菌株)、金黄色葡萄球菌(包括MRSA)、咽峡炎链球菌族、拟杆菌属、产气荚膜梭菌和微小消化链球菌等所致复杂性腹腔感染。

(3)大肠埃希菌、粪肠球菌(仅限于万古霉素敏感菌株)、金黄色葡萄球菌(包括MRSA)、B组链球菌、咽峡炎链球菌族、A组溶血性链球菌以及脆弱拟杆菌所致复杂性皮肤和软组织感染。

(4)青霉素敏感肺炎链球菌(包括合并菌血症者)、流感嗜血杆菌(β-内酰胺酶阴性株)以及嗜肺军团菌所致社区获得性肺炎。

39.3.11.2　注意事项

(1)对替加环素过敏者禁用,对四环素类抗菌药物过敏的患者慎用。

(2)轻至中度肝功能损害患者无需调整剂量,重度肝功能损害患者慎用替加环素,必须使用时首剂剂量不变,维持剂量减半,并密切监测肝功能。

(3)使用替加环素后怀疑引发胰腺炎者应停药。

(4)本品属美国FDA妊娠期用药D类,孕妇避免应用。

(5)18岁以下患者不推荐使用本品。

(6)替加环素能轻度降低地高辛的血药浓度,可能使华法林血药浓度增高,导致口服避孕药作用降低。

39.3.12　糖肽类

糖肽类抗菌药物有万古霉素、去甲万古霉素和替考拉宁等。所有的糖肽类抗菌药物对革兰阳性菌有活性,包括甲氧西林耐药葡萄球菌属、JK棒状杆菌、肠球菌属、李斯特菌、链球菌属、梭状芽孢杆菌等。去甲万古霉素、替考拉宁的化学结构、作用机制及抗菌谱与万古霉素相仿。本类药物为时间依赖性杀菌剂,但其PK/PD评价参数为AUC/MIC。目前国内肠球菌属对万古霉素等糖肽类的耐药率<5%,尚无对万古霉素耐药葡萄球菌的报道。

39.3.12.1 适应证

(1)耐药革兰阳性菌所致的严重感染,包括 MRSA 或 MRCNS、氨苄西林耐药肠球菌属及青霉素耐药肺炎链球菌所致感染;也可用于对青霉素类过敏患者的严重革兰阳性菌感染。替考拉宁不用于中枢神经系统感染。

(2)粒细胞缺乏症并高度怀疑革兰阳性菌感染的患者。

(3)万古霉素尚可用于脑膜炎败血黄杆菌感染治疗。

(4)口服万古霉素或去甲万古霉素,可用于重症或经甲硝唑治疗无效的艰难梭菌肠炎患者。

(5)万古霉素或去甲万古霉素通常不用于手术前预防用药。但在 MRSA 感染发生率高的医疗单位一旦发生感染后果严重的情况,如某些脑部手术、心脏手术、全关节置换术,也有主张(去甲)万古霉素单剂预防用药。

39.3.12.2 注意事项

(1)禁用于对糖肽类过敏的患者。

(2)不宜用于:① 外科手术前常规预防用药;中心或周围静脉导管留置术的预防用药;持续腹膜透析或血液透析的预防用药;低体重新生儿感染的预防。② MRSA 带菌状态的清除和肠道清洁。③ 粒细胞缺乏伴发热患者的经验治疗。④ 单次血培养凝固酶阴性葡萄球菌生长而不能排除污染可能者。⑤ 不作为治疗假膜性肠炎的首选药物。⑥ 局部冲洗。

(3)本类药物具一定肾、耳毒性,用药期间应定期复查尿常规与肾功能,监测血药浓度,注意听力改变,必要时监测听力。

(4)有用药指征的肾功能不全者、老年患者、新生儿、早产儿或原有肾、耳疾病患者应根据肾功能减退程度调整剂量,同时监测血药浓度,疗程一般不超过 14 d。

(5)糖肽类属妊娠期用药 C 类,妊娠期患者应避免应用。确有指征应用时,需进行血药浓度监测,据以调整给药方案。哺乳期患者用药期间应暂停哺乳。

(6)应避免将本类药物与各种肾毒性、耳毒性药物合用。

(7)与麻醉药合用时,可能引起血压下降。必须合用时,两药应分瓶静脉滴注,并减缓静脉滴注速度,注意观察血压。

39.3.13 喹诺酮类

临床上常用者为氟喹诺酮类,有诺氟沙星、氧氟沙星、环丙沙星、左氧氟沙星、莫西沙星等。其中左氧氟沙星、莫西沙星对肺炎链球菌、A 组溶血性链球菌等革兰阳性球菌、衣原体属、支原体属、军团菌等细胞内病原或厌氧菌的作用强。

39.3.13.1 适应证

(1)泌尿生殖系统感染 本类药物可用于肠杆菌科细菌和铜绿假单胞菌等所致的尿路

感染；细菌性前列腺炎和非淋菌性尿道炎以及宫颈炎。诺氟沙星限用于单纯性下尿路感染或肠道感染。但应注意，目前国内尿路感染的主要病原菌大肠埃希菌中，耐药株已达半数以上，应尽量参考药敏试验结果选用。本类药物已不再推荐用于淋球菌感染。

（2）呼吸道感染　环丙沙星、左氧氟沙星等主要适用于肺炎克雷伯菌、肠杆菌属、假单胞菌属等革兰阴性杆菌所致的下呼吸道感染。左氧氟沙星、莫西沙星等可用于肺炎链球菌和 A 组溶血性链球菌所致的急性咽炎和扁桃体炎、中耳炎和鼻窦炎等，及肺炎链球菌、支原体、衣原体等所致社区获得性肺炎，此外亦可用于敏感革兰阴性杆菌所致下呼吸道感染。

（3）伤寒沙门菌感染　在成人患者中本类药物可作为首选。

（4）志贺菌属、非伤寒沙门菌属、副溶血弧菌等所致成人肠道感染。

（5）腹腔、胆道感染及盆腔感染　需与甲硝唑等抗厌氧菌药物合用。莫西沙星可单药治疗轻症复杂性腹腔感染。

（6）甲氧西林敏感葡萄球菌属感染。MRSA 对本类药物耐药率高。

（7）部分品种可与其他药物联合应用，作为治疗耐药结核分枝杆菌和其他分枝杆菌感染的二线用药。

39.3.13.2　注意事项

（1）对喹诺酮类药物过敏的患者禁用。

（2）18 岁以下未成年患者避免使用本类药物。

（3）制酸剂和含钙、铝、镁等金属离子的药物可减少本类药物的吸收，应避免同用。

（4）依诺沙星、培氟沙星等与咖啡因、丙磺舒、茶碱类、华法林和环孢素同用可减少后面数种药物的清除，使其血药浓度升高。

（5）妊娠期及哺乳期患者避免应用本类药物。

（6）本类药物偶可引起抽搐、癫痫、意识改变、视力损害等严重中枢神经系统不良反应，在肾功能减退或有中枢神经系统基础疾病的患者中易发生，因此本类药物不宜用于有癫痫或其他中枢神经系统基础疾病的患者。肾功能减退患者应用本类药物时，需根据肾功能减退程度减量用药，以防发生由于药物在体内蓄积而引起的抽搐等中枢神经系统严重不良反应。

（7）本类药物可能引起皮肤光敏反应、关节病变、肌腱炎、肌腱断裂（包括各种给药途径，有的病例可发生在停药后）等，并偶可引起心电图 QT 间期延长等，加替沙星可引起血糖波动，用药期间应注意密切观察。

（8）应严格限制本类药物作为外科围手术期预防用药。

39.3.14　磺胺类

本类药物属广谱抗菌药，对革兰阳性菌和革兰阴性菌均具抗菌作用，但目前细菌对该类药物的耐药现象普遍存在。磺胺类药体外对下列病原微生物亦具活性：星形诺卡菌、恶性疟原虫和鼠弓形虫。根据药代动力学特点和临床用途,本类药物可分为:① 口服易吸收可全身应用者,如磺胺甲噁唑、磺胺嘧啶、磺胺多辛、复方磺胺甲噁唑(磺胺甲噁唑与甲氧苄啶,SMZ/TMP)、复方磺胺嘧啶(磺胺嘧啶与甲氧苄啶,SD/TMP)等;② 口服不易吸收者如柳氮磺吡啶(SASP);③ 局部应用者,如磺胺嘧啶银、醋酸磺胺米隆、磺胺醋酰钠等。

39.3.14.1 适应证

(1)全身应用的磺胺类药 本类药物适用于大肠埃希菌等敏感肠杆菌科细菌引起的急性单纯性尿路感染,敏感大肠埃希菌、克雷伯菌属等肠杆菌科细菌引起的反复发作性、复杂性尿路感染,敏感伤寒和其他沙门菌属感染,肺孢菌肺炎的治疗与预防,小肠结肠炎耶尔森菌、嗜麦芽窄食单胞菌、部分耐甲氧西林金黄色葡萄球菌感染,以及星形奴卡菌病等。磺胺多辛与乙胺嘧啶等抗疟药联合可用于氯喹耐药虫株所致疟疾的治疗和预防。

(2)局部应用磺胺类药 磺胺嘧啶银主要用于预防或治疗Ⅱ、Ⅲ度烧伤继发创面细菌感染,如肠杆菌科细菌、铜绿假单胞菌、金黄色葡萄球菌、肠球菌属等引起的创面感染。醋酸磺胺米隆适用于烧伤或大面积创伤后的铜绿假单胞菌感染。磺胺醋酰钠则用于治疗结膜炎、沙眼等。柳氮磺吡啶口服不易吸收,主要用于治疗溃疡性结肠炎。

39.3.14.2 注意事项

(1)禁用于对任何一种磺胺类药物过敏以及对呋塞米、砜类(如氨苯砜、醋氨苯砜等)、噻嗪类利尿药、磺脲类、碳酸酐酶抑制剂过敏的患者。

(2)本类药物引起的过敏反应多见,可表现为光敏反应、药物热、血清病样反应等,偶可表现为严重的渗出性多形红斑、中毒性表皮坏死松解型药疹等。因此过敏体质及对其他药物有过敏史的患者应尽量避免使用本类药物。

(3)本类药物可致粒细胞减少、血小板减少及再生障碍性贫血,用药期间应定期检查周围血象变化。红细胞中缺乏葡萄糖-6-磷酸脱氢酶患者易发生溶血性贫血及血红蛋白尿,在新生儿和儿童中较成人多见。

(4)本类药物可致肝脏损害,引起黄疸、肝功能减退;严重者可发生肝坏死,用药期间需定期监测肝功能。肝病患者应避免使用本类药物。

(5)本类药物可致肾损害,用药期间应监测肾功能。肾功能减退、失水、休克及老年患者应用本类药物易加重或出现肾损害,应避免使用。

(6)本类药物可引起脑性核黄疸,因此禁用于新生儿及2月龄以下婴儿。

(7)妊娠期、哺乳期患者应避免用本类药物。

(8)用药期间应多饮水,维持充分尿量,以防结晶尿的发生,必要时可服用碱化尿液的药物。

40

消　毒　剂

外用消毒剂的基本概念：① 消毒（disinfection）指杀灭或清除传播媒介上病原微生物，使其达到无害化的处理。② 灭菌（sterilization）是指杀灭或清除传播媒介上一切微生物的处理。③ 消毒剂（disinfector）是用于杀灭传播媒介上的微生物，使其达到消毒或灭菌要求的制剂。④ 灭菌剂（sterilant）指可杀灭一切微生物（包括细菌芽孢）使其达到灭菌要求的制剂。⑤ 抗菌（antibacterial）指采用化学或物理方法杀灭细菌或妨碍细菌生长繁殖及其活性的过程。⑥ 抑菌（bacteriostasis）指采用化学或物理方法抑制或妨碍细菌生长繁殖及其活性的过程。

外用消毒药一般均具有腐蚀性及毒性，绝不可以口服、注射等方式进入人体内。仅用于人体体表、周围环境、物品、手术与诊疗器械等消毒。

40.1　乙醇

乙醇的分子式为 C_2H_5OH，分子量是 46.07。常温下为无色透明液体，沸点为 78.3℃，具有较强的芳香气味，室温下易挥发，挥发后无任何残留，能与水、丙三醇、氯仿或乙醚以任意比例互溶。

40.1.1　药理作用

（1）抗菌机制　① 使蛋白质变性；② 破坏细菌细胞壁；③ 破坏微生物酶系统，或抑制细菌繁殖所需的酶，从而抑制了细菌的主要代谢产物，影响细菌繁殖，使细菌死亡。

（2）抗菌性能　乙醇是一种应用广泛、效果可靠的中效消毒剂，60％～90％的酒精对物体表面的细菌均有杀灭作用，临床上以 75％乙醇的消毒效果及稳定性最佳。高浓度的乙醇消毒效果并不好，需要含一定量的水分才能明显提高其杀菌水平。

（3）抗菌类别　乙醇对细菌繁殖体（革兰阳性菌和革兰阴性菌）、分枝杆菌（结核分子杆菌和肺结核分子杆菌）、酵母菌、真菌及部分病毒，有良好的杀灭作用，但对甲型肝炎病毒（HAV）、乙型肝炎病毒的杀灭效果尚有争议,对细菌芽孢无效。

40.1.2 剂量与用法

常用皮肤擦拭法,以消毒部位为中心,用棉签蘸取 70%～75%乙醇,由内向外缓慢旋转涂擦,涂擦范围的直径应≥5 cm,涂擦 2～3 遍。

40.1.3 注意事项

个别患者对乙醇过敏,接触后可引起皮疹、红斑等,应避免使用。乙醇易挥发,保存时应放于有盖容器,用后即盖紧盖子。

40.2 碘

碘的分子式为 I_2,分子量为 253.8,相对密度为 4.68。在常温下为灰黑色或蓝黑色有金属光泽的片状结晶或块状物,有异臭,易挥发。碘在乙醇、乙醚或二硫化碳中易溶,在氯仿、四氯化碳、甘油、丙酮、醚等有机溶剂以及碘化物的水溶液中溶解。临床上常用剂型有碘酊、碘液(一般有效碘含量为 2%)、碘甘油(常用浓度为 1%～3%)、碘仿粉及其复合制剂等。碘酊因易挥发而不稳定,碘仿和碘甘油稳定性良好。

40.2.1 药理作用

碘的渗透性和氧化性很强,碘能迅速穿透细胞壁,氧化病原微生物原浆蛋白质使其变性沉淀,致使微生物死亡。

碘的杀菌谱非常广,杀菌效果好,速度快,碘制品因其配方和组成不同,而产生了不同的杀灭微生物的效果;碘的消毒水平高于有效氯、银离子、季铵盐、氯己定等;碘对细菌繁殖体的杀灭率高,有效碘含量 300 mg/L 的碘液作用 5 min,或 1 000 mg/L 的碘液作用 2 min 可完全杀灭细菌芽孢。

碘对真菌有较强的杀灭和抑制作用,但对藻类杀灭效果差;杀灭细菌繁殖体;能灭活脊髓灰质炎病毒、流感病毒、肝炎病毒、艾滋病毒、疱疹病毒、牛痘病毒和狂犬病毒。

40.2.2 适应证

(1)皮肤黏膜及创面的消毒　2%～2.5%的碘酊可应用于注射前、穿刺前、手术前的皮肤消毒,并用 75%的乙醇脱碘。对黏膜刺激性强,不适宜用于眼、口腔、阴道、宫颈黏膜及新生儿皮肤黏膜的消毒。

(2)外科器械的消毒　游离碘消毒剂可做外科器械紧急消毒剂。一般采用 2%有效碘浓度的碘液,一般消毒 4 h 可达灭菌要求。

40.2.3　不良反应

高浓度碘酊对黏膜、皮肤也有强烈的刺激作用,使用后必须脱碘干净,否则可引起局部红肿、脱皮及化学性烧伤。

40.3　碘伏

碘伏为各种有机化合物与碘经络合反应而制得的一类含碘复合消毒剂,当载体的化学成分不同,其物理性状各不相同,载体的化学性质可增加碘的稳定性和协同增效作用。常用的有非离子表面活性碘,如聚乙烯吡咯烷酮碘;阳离子表面活性碘;阴离子表面活性碘。

40.3.1　药理作用

碘伏属广谱、速效、低毒、稳定、高效、渗透性强、药效持久的杀菌剂,使用时无需脱碘、对皮肤、黏膜刺激小,腐蚀性小、气味小、水中溶解度高。

碘伏主要的杀菌因子是游离碘,其中 $80\%\sim90\%$ 的结合碘可解离成游离碘,碘伏中的碘以络合物或复合物形式与表面活性剂所形成的胶束中心结合而被运载。碘伏释放出游离碘,同时络合的表面活性剂提供与细菌的亲和力,使碘易与细菌结合,穿透氧化细胞壁,破坏细胞膜,氧化或碘化蛋白质、肽、脂质、酶和巯基化合物等,使病原体内的蛋白质变性沉淀,微生物可因代谢障碍而死亡。另外,表面活性剂还能增加碘的水溶性,延长有效时间,表面活性剂自身也有消毒作用,能形成一层保护膜,利于单质碘发挥作用,提高碘伏的杀菌效果。

40.3.2　适应证

在医用碘伏中,最常用的是 PVP‑I(聚乙烯吡咯烷酮与碘的络合物)。

(1)外科术前手的消毒和术野皮肤消毒。

(2)注射、穿刺部位皮肤消毒。

(3)眼科皮肤黏膜消毒。

(4)口腔黏膜消毒。

(5)泌尿生殖及新生儿皮肤黏膜的消毒。

(6)烧伤、伤口创面的消毒。

(7)医疗器械及物品消毒:含 $0.5\%\sim1.0\%$ 有效碘的碘伏溶液可用于医疗器械的浸泡消毒,作用时间一般为 30 min。

40.3.3 注意事项

（1）临床上也有报道，用碘伏偶尔引起过敏反应，应用碘伏消毒前应首先询问有无碘过敏史。

（2）碘伏长时间浸泡金属制品，会产生腐蚀，浸泡消毒时要注意浸泡时间，消毒后需要用无菌水冲洗去碘。

40.4 氯己定

氯己定分子结构式分子式 $C_{22}H_{30}N_{10}C$，分子量为 578.4。其性状为白色或几乎白色的结晶粉末，无臭、味苦，为碱性物质，难溶于水，能溶于乙醇，熔点为 $150\sim154℃$，多制成盐酸盐、乙酸盐和葡萄糖酸盐使用。葡萄糖酸盐氯己定为无色或为浅黄色水溶液，无臭、味苦，能与水、醇、甘油等互溶，性能稳定，耐储存。

40.4.1 药理作用

（1）抗菌机制 ① 易吸附于菌体细胞膜上，破坏细胞膜，使胞浆成分渗漏；② 抑制细菌脱氢酶的活性；③ 高浓度时可凝聚胞浆成分。

（2）抗菌性能 有机物有减弱氯己定杀菌作用，与阴离子表面活性剂有对抗作用。

（3）抗菌类别 氯己定属于低效消毒剂，可有效杀灭细菌繁殖体。乙酸氯己定能杀灭金黄色葡萄球菌、大肠杆菌及霉菌，对结核杆菌、真菌及细菌芽孢有抑制作用。葡萄糖酸氯己定对大肠杆菌、绿脓杆菌、金黄色葡萄球菌、枯草杆菌有很好的杀灭作用。

40.4.2 适应证

氯己定属于低效消毒剂，一般用于手、皮肤和黏膜的消毒，也可用于环境表面和物品的消毒。英国《中枢神经阻滞皮肤消毒安全指南》推荐 0.5% 氯己定乙醇溶液作为中枢神经阻滞的皮肤消毒液。

40.4.3 注意事项

不宜与阴离子表面活性剂、碘酊、升汞、高锰酸钾等同时使用；不可用于脑、脑膜、中耳等敏感组织，麻醉医师应谨慎操作，避免氯己定乙醇溶液接触脑脊液；尽量避免与眼睛接触；易被微生物污染，污染菌常为假单胞菌，该微生物的耐药性比金黄色葡萄球菌与绿脓杆菌更强。由于不能杀灭结核杆菌和芽孢，对真菌杀灭效果也不理想，不能作为灭菌剂使用，不宜作为器械消毒剂；氯己定溶液及涂有氯己定的辅料等不宜高压灭菌。

40.5　苯扎溴铵

苯扎溴铵是一种阳离子表面活性剂。苯扎溴铵称为十二烷基二甲苯甲基溴化铵,分子式为 $C_{21}H_{38}NBr$,分子量为 384.46。

苯扎溴铵常温下为淡黄色胶状体,低温时逐渐形成蜡状固体,有芳香气,味极苦。强力振荡时能产生大量泡沫。密度(25℃)为 0.96～0.98 g/cm^3,溶于水与乙醇。其水溶液无色透明,呈弱碱性,富有泡沫,挥发性低,性能较稳定,对物品腐蚀性小,刺激性轻微,毒性低,耐光,可长期储存。由于纯品黏稠,使用不便,所以市面上消毒用的多为 5％苯扎溴铵水溶液。

40.5.1　药理作用

(1) 抗菌机制　作为一种阳离子表面活性剂类杀菌剂,苯扎溴铵能改变细胞浆膜通透性,使菌体胞质外渗,阻碍其代谢而起杀灭作用。

(2) 抗菌性能　苯扎溴铵是一种低效消毒剂,对化脓性病原菌、肠道菌与部分病毒有较好的杀灭能力;对结核杆菌与真菌的杀灭效果甚微;不能灭活乙型肝炎病毒;对细菌芽孢只能起到抑制作用,对革兰阳性细菌的杀灭能力要比对革兰阴性细菌强。

(3) 抗菌类别　对革兰阳性细菌繁殖体杀灭作用较强,对铜绿假单胞菌、抗酸杆菌和细菌芽孢无效。

40.5.2　剂量与用法

常用 0.1％～0.5％苯扎溴铵溶液浸泡、喷洒或擦拭物体表面,作用时间 10～60 min;也可以使用 1∶5 000～1∶10 000(V/V)的稀释液用于妇产科、泌尿科黏膜冲洗;过去曾用 1∶1 000 苯扎溴铵溶液术前泡手消毒。近年来发现,细菌对该消毒剂产生了抗药性,其消毒效果已有下降,目前已较少使用。

40.5.3　注意事项

(1) 配置消毒液时,需用新鲜蒸馏水,现配现用,容器要清洁并加盖。

(2) 不可与肥皂、洗衣粉类的阴离子表面活性剂混用,也不可与其拮抗物质配伍使用。

(3) 不适合处理含大量有机物污染的物品。

(4) 由于苯扎溴铵不能杀灭结核杆菌和细菌芽孢,因此不能用作灭菌剂来浸泡医疗器械以及被其污染的物品。

(5) 苯扎溴铵对铝制品有腐蚀性,可使其生锈,故不能用铝制品作为存放容器。

40.6　环氧乙烷

环氧乙烷分子式为 C_2H_4O，分子量为 44.05。环氧乙烷是一种广谱、高效、穿透力强、对消毒物品损害轻微的消毒、灭菌剂。近年来国内外广泛使用环氧乙烷对医疗器械、各种织物、塑料制品、毛皮制品等消毒灭菌，但由于环氧乙烷具有易燃、易爆、对人有毒性和要求特定的设备条件等缺点，故应引起注意。环氧乙烷是一种简单的环氧化合物。

在 4℃时比重为 0.884，沸点为 10.8℃，冰点为—111.3℃。在常温常压下，环氧乙烷是无色气体，比空气重，其密度为 1.52，具有芳香的酸味。当温度低于 10.8℃，气体液化，其液体无色透明。环氧乙烷蒸气压比较大，在 25℃时为 173.32 KPa，30℃时为 207.98 KPa，因此对物品的穿透力很强，扩散性可以穿透微孔而达到物品的深部，有利于物品的消毒与灭菌。环氧乙烷易燃易爆。当空气中含有 3％～80％环氧乙烷气体时，则形成爆炸性混合气体，遇明火时发生燃烧或爆炸。

40.6.1　药理作用

（1）抗菌机制　环氧乙烷能与细菌的蛋白质、DNA 和 RNA 发生非特异性烷基化作用，蛋白质上的羧基、氨基、硫氨基和羟基被烷基化，使蛋白质失去了在基本代谢中需要的反应基，阻碍了细菌蛋白质正常化的化学反应和新陈代谢过程，从而导致细菌死亡。

（2）抗菌性能　常温下 550 mg/L 环氧乙烷作用 2 h 可杀灭金黄色葡萄球菌，作用 1 h 可杀灭链球菌、大肠杆菌和绿脓杆菌；室温下 0.1 mL/L 环氧乙烷对布片上细菌繁殖体的杀灭时间分别为：金黄色葡萄球菌 6 h，四链球菌 4 h，黏质沙雷菌 3 h，大肠杆菌 2 h，克雷伯菌 2 h。环氧乙烷可以杀灭多种细菌芽孢，当环氧乙烷浓度为 442 mg/L 作用 4 h，对枯草杆菌黑色变种芽孢的杀灭率为 98.98％，当环氧乙烷浓度为 884 mg/L 和 1 326 mg/L 作用 1 h，杀灭率为 99.98％和 100％。对多种病毒也具有灭活作用。在环氧乙烷灭菌柜内，温度 45～55℃，相对湿度 50％～60％，250 mg/L 环氧乙烷作用 6 h 可完全破坏 HBV - DN 聚合物，但不能破坏 HBsAg，完全灭活甲型肝炎病毒。160 mg/L 环氧乙烷作用 3 h 可灭活真菌和酵母菌。

（3）抗菌类别　环氧乙烷是一种广谱消毒剂，它的液体和气体均有较强的杀菌作用，可以杀灭各种微生物，包括细菌繁殖体、芽胞、病毒、真菌孢子。细菌芽胞对环氧乙烷抗力最强，但不同细菌芽胞表现不同。

40.6.2　剂量和用法

（1）环氧乙烷易燃易爆，对人有毒，故须在密闭的容器内进行灭菌。常用集中式大型环氧乙烷灭菌站或中小型环氧乙烷灭菌器,这类设备自动化程度极高,可自动完成抽真空、加药、控温控湿等工作。

(2) 对中小型环氧乙烷灭菌器的要求　有较好的耐压性能和密闭性能,应能承受 1.25 倍工作压力的水压试验,无变性和渗漏,可以抽真空至 399.78 mmHg(53.3 KPa)以上,加药量准确,保温性能好,可以调节消毒器内的温度和相对湿度;消毒后用外环境空气冲洗时,输入的空气经过高效过滤器,可滤除≥0.3 μm 粒子的 99.6％以上;排除的残余环氧乙烷经无害化处理,灭菌物品中残余量应低于 15.2 mg/m³;灭菌环境中环氧乙烷的浓度应低于 2 mg/m³。

(3) 灭菌前的物品准备与包装　需灭菌物品必须彻底清洗干净,清洗后必须干燥,以免造成环氧乙烷稀释和水解。

40.6.3　注意事项

(1) 保证环氧乙烷灭菌器及气瓶远离火源和静电。

(2) 环氧乙烷存放处,应无火源,无日晒,通风良好,温度低于 40℃,但不能将其放置冰箱内。严格按照国家制定的有关易燃易爆物品储存要求进行处理。

(3) 投药及开瓶时不能用力过猛,以免药液喷出。

(4) 每年对环氧乙烷工作环境进行空气浓度的监测。

(5) 过度接触环氧乙烷后,迅速将患者移离中毒现场,立即吸入新鲜空气;皮肤接触后,用水冲洗接触处至少 15 min,同时脱去脏衣服;眼部接触液态环氧乙烷或高浓度环氧乙烷气体至少冲眼 10 min,尽快就诊。

(6) 按照生产厂商要求定期对环氧乙烷灭菌设备进行清洁维修和调试。

(7) 环氧乙烷不能用于食品和药品的灭菌、其水解后可产生少量有毒的乙二醇,也不能血液灭菌,它可导致细胞溶解、补体灭活和凝血酶破坏。

(8) 不适用于液体、油脂类、滑石粉。

(9) 不能用于环氧乙烷灭菌的包装材料有金属箔、聚氯乙烯、玻璃纸、尼龙、聚酯、聚偏二氯乙烯、不能通透的聚丙烯。

40.7　过氧化氢

过氧化氢是一种过氧化物类灭菌剂,是强氧化剂,弱酸性,其分子式为 H_2O_2,分子量为 34.014,熔点为 $-89℃$,沸点为 $151.4℃$,其熔点会随着其分子结构的改变而发生变化,凝固时固体密度为 1.71 g/cm³,密度随温度升高而减小。溶于水、醇、醚,不溶于苯、石油醚。过氧化氢具有活泼的过氧基"—O—O—"以及特殊的二面角分子空间结构,分解后产生氧气和水,具有强氧化性、还原性、弱酸性,对金属、软木、橡胶等有腐蚀性,对纤维具有漂白作用。纯过氧化氢是一种无色无味的透明液体,很稳定,加热到153℃或更高时便会发生爆炸性分解。

40.7.1 药理作用

(1)过氧化氢可破坏微生物的通透性。过氧化氢可使细菌细胞壁分子或原子发生电离,引起细胞壁上的脂链断裂,从而破坏细胞壁,然后可作为一种信号分子诱导并调节细胞膜的变化,导致微生物的屏障结构被破坏,细胞膜渗透性改变从而引起菌体死亡。同时,过氧化氢能够破坏微生物的蛋白质、氨基酸、酶和DNA。过氧化氢产生的羟基自由基可氧化分解含有C—C及C—H键的蛋白质、氨基酸等有机物,氧化巯基使微生物中的酶功能丧失,造成微生物的细胞分裂繁殖障碍。另外,过氧化氢进入菌体后可与核酸中金属离子或大分子上转换型金属离子反应,形成毒性—OH,可抑制细菌DNA合成代谢作用,引起DNA的裂解。

(2)抗菌性能 用浓度为3%的过氧化氢可将葡萄球菌、肠球菌等在5~120 min内全部杀灭;浓度为1.5%的过氧化氢作用5 min,可杀灭99.86%的金黄色葡萄球菌、大肠杆菌和铜绿假单胞菌;浓度为3%的过氧化氢作用30 min可杀灭活结核杆菌;在20℃,浓度为7.5%的过氧化氢,作用20 min对分枝杆菌的杀灭率达99.9%。浓度为20%的过氧化氢对各种细菌芽孢的D值为0.8~7.3 min;在20℃,10%的过氧化氢对枯草杆菌黑色变种芽孢的D值为12.04 min,全部杀灭需要70 min。3%的过氧化氢对病毒的D值为2.42 min;用3%的过氧化氢浸泡5 min,可有效杀灭丙型肝炎病毒(HCV),作用1~3 min能杀灭流感病毒、流行性腮腺炎病毒和鼻病毒。对空气中的病毒也有良好的杀灭作用。

(3)杀菌类别 过氧化氢属于高效消毒剂,具有广谱、高效、速效、无毒的特点,是一种对环境无害的消毒剂。可杀灭细菌繁殖体、细菌芽孢、真菌、病毒、分子杆菌等各种微生物。

40.7.2 剂量和用法

一般有浸泡法、擦拭法、干雾法、熏蒸法,其他使用方法如漱口、冲洗等。近年来医院消毒灭菌中,采用过氧化氢等离子灭菌技术用于微创、腔镜手术器械、内窥镜的灭菌。

40.7.3 注意事项

因过氧化氢是一种强氧化剂,对金属、织物有腐蚀作用,对有色织物具有漂白作用。使用浓溶液时,谨防溅入眼内或皮肤黏膜上,一旦溅上,即时用清水冲洗。稀释液不稳定,现用现配。配制时,忌与还原剂、碱、碘化物、高锰酸钾等强氧化剂相混合。消毒被血液、脓液污染的物品时,需适当延长作用时间。过氧化氢应储存于阴凉处,用前测定有效含量。使用过氧化氢等离子灭菌技术前,应先认真阅读生产方的说明书,严格按照说明书进行灭菌物品把控及灭菌技术的操作。

40.8 戊二醛

纯的戊二醛是带有刺激性特殊臭味的无色透明油状液体。纯的戊二醛不易溶于水,但溶于热水,易溶于乙醚、乙醇等有机溶剂。凝固点－14℃,沸点188℃,蒸汽压186 Pa(20℃),不易燃,无闪点,相对蒸汽密度3.4.在室内挥发时,下层空气中戊二醛的浓度,可为上层的10倍左右。纯的戊二醛不易保存,故常见的商品是其25%或50%水溶液。消毒学上使用的戊二醛是1,5戊二醛(简称戊二醛),分子式$C_5H_8O_2$,相对分子量100.13。

戊二醛具有醛类的典型化学反应,经加成或缩合反应可形成乙缩醛、氰醛、肟、腙等,在交联反应中戊二醛两个活泼的醛基可与蛋白质发生反应。戊二醛的水溶液呈弱酸性(pH4～5),在酸性条件下保持相对稳定状态。在碱性水溶液中,戊二醛可以聚合成丁间醇醛型不饱和多聚体,聚合作用是不可逆的。

40.8.1 药理作用

(1) 抗菌机制 戊二醛是一种饱和五碳双醛,它的两个醛基在适当的条件下可与微生物的蛋白质及某些其他成分发生反应;戊二醛和细胞蛋白质及酶的相互作用;戊二醛和肽聚糖的作用,细胞壁肽聚糖含有许多能与戊二醛反应的化学基团;戊二醛对细胞质成分和细胞膜的作用。戊二醛对细胞繁殖体、芽孢、病毒、真菌等微生物的作用机制是不完全一样的。

(2) 抗菌性能 20 g/L戊二醛水溶液浸泡作用2～10 min可杀灭细菌繁殖体99.9%～100%。20 g/L碱性或酸性戊二醛水溶液作用10～30 min可杀灭白色念珠菌的实验株和临床分离株,60 min内可杀灭各种真菌。在自动清洗消毒机上,用20 g/L戊二醛消毒剂冲洗作用5 min,对内镜外壁上污染的指标菌清除率达到100%,20 g/L戊二醛消毒剂浸泡消毒支气管镜30 min,现场消毒与使用后消毒合格率为100%。

(3) 抗菌类别 戊二醛具有广谱、高效和速效的杀菌作用,对细菌繁殖体、芽孢、结核杆菌、病毒、真菌等均有很好的杀菌作用,可达到灭菌。是各种肝炎病毒污染有效的消毒剂之一,对致病性真菌有较强的杀灭作用。

40.8.2 剂量与用法

(1) 灭菌处理常用的浸泡法。将清洗干净并干燥后的物品,立即浸没于装有戊二醛的容器中,完全浸没于液面下,加盖浸泡10 h,无菌操作前取出,用无菌水冲洗干净,并无菌擦干后使用。

（2）消毒处理用的浸泡法。将清洗干燥后物品浸没于装有戊二醛的容器中,完全浸没于液面下,加盖浸泡 20～45 min,取出后用灭菌水冲洗干净并擦干。

40.8.3 注意事项

（1）根据杀灭微生物的种类确定消毒作用时间。未经碱化的戊二醛杀灭芽孢作用很弱,当 pH 由 7 增加到 8.5 时杀灭芽孢灭菌效果明显增强,但 pH 超过 8.5 时,其杀灭芽孢效果逐渐下降直至消失。

（2）戊二醛在常温范围(15～30℃)影响效果不明显,温度低于 15℃,杀菌效果下降。

（3）戊二醛对手术器械等金属物品有腐蚀性,使用前应先加入亚硝酸钠防锈。

（4）使用过的戊二醛应加强浓度检测,在常温下最多可连续使用 14 天。

（5）戊二醛对皮肤和黏膜有刺激性,对人体有毒性,配制与使用时应注意个人防护,防止接触皮肤、溅入眼内或吸入体内。

（6）盛有戊二醛消毒液的容器应加盖,放于通风良好处。

40.9 含氯消毒剂

含氯消毒剂是指能在水中产生具有杀菌活性的次氯酸的一类化学消毒剂。主要分为有机和无机两大类,前者以二氯异氰尿酸钠、二(三)氯异氰尿酸为主;后者以次氯酸盐为主,主要有漂白粉、漂白粉精、次氯酸钠等,作用效果快,但稳定性差。含氯消毒剂产品是近年发展最快的品种,各种制剂、剂型、品牌大量进入市场,现使用较多的以三氯异氰尿酸、二氯异氰尿酸钠为主要成分压成的泡腾片剂。

二氯异氰尿酸钠分子结构式分子式为 $C_3O_3N_3Cl_2Na$,分子量为 219.95。白色晶粉,有浓厚的氯气味,含有效氯 60%～64.5%。性能稳定,易溶于水,25℃时在水中的溶解度可达25%。水溶液含有次氯酸,呈弱酸性,其 1‰水溶液的 pH 值变化很小,最高 pH 为 5.8～6.0。随着浓度的增高,pH 变化很小,最高 pH 不超过 6.4。水溶液的稳定性较差,20℃左右时,1 周内有效氯约丧失 20%;30℃左右时,可丧失 50%。

40.9.1 药理作用

（1）抗菌机制 氯消毒一般认为主要通过次氯酸(HClO)起作用。当氯加入水中时会先水解,解离,主要形成 HClO、ClO⁻ 等物质,生成的次氯酸通过与微生物的细胞壁作用,以及侵入微生物细胞内与蛋白质发生氧化作用或破坏磷酸脱氢酶,致使糖代谢失调而使微生物死亡。氯对菌体内蛋白质引起氯化作用,氯能使细胞壁、细胞膜的通透性发生改变,甚至使细胞膜发生机械性破裂,从而引起细胞死亡;也能与细胞膜蛋白质结合,形成氮-氯化合物,从而干扰细胞的新陈代谢;也对细菌的酶具有氧化作用,从而干扰细菌的新陈代谢。

(2) 抗菌性能　杀菌谱广,能杀死一切微生物,包括细菌、结核杆菌、真菌、芽胞和病毒,其杀菌能力较其他氯胺类化合物强。与次氯酸盐类消毒剂相比较,在低浓度下,其杀菌作用较慢,在高浓度下,因其溶液可保持弱酸性,同样浓度下,杀菌效果优于次氯酸盐类。

有效氯含量 100 mg/L 的二氯异氰尿酸钠作用 1 min 对嗜肺军团菌的杀灭率为 100%,含有效氯 1 000 mg/L 的溶液对枯草杆菌黑色变种芽孢作用 20 min,含有效氯 1 000 mg/L 的溶液对大肠杆菌和金黄色葡萄球菌作用 1 min,杀灭率达 100%,含有效氯 1 000 mg/L 的溶液作用 30 min,能有效破坏 HBsAg 的抗原性。

(3) 抗菌类别　在适宜的条件下能有效杀灭细菌、结核杆菌、真菌、病毒、藻类。

40.9.2　剂量与用法

(1) 用水溶液进行喷洒、浸泡、擦拭等方法。

(2) 用干粉直接消毒排泄物、呕吐物或血液,用量为排泄物的 1/5,处理时搅拌均匀。对细菌芽孢污染物作用 12 h,对肝炎及人类免疫缺陷病毒(HIV)以及结核杆菌作用 6 h,对其他微生物作用 2~4 h,相对湿度>80% 时,可直接用干粉喷洒地面进行消毒。气温高时,用药 10~20 g/m²,作用 2~4 h 以上。

(3) 消毒饮用水时,加氯量为 4 mg/L,作用时间 30 min。

40.9.3　注意事项

(1) 应置于有盖容器中保存,及时更换。

(2) 勿用于血、脓、粪便等有机物污染表面的消毒。物品、物体表面消毒前,应先将表面黏附的有机物清除。

(3) 浸泡消毒时,物品勿带过多水分。

(4) 勿用于手术器械的消毒灭菌。

(5) 勿用于手术缝合线的灭菌。

麻醉前皮肤消毒药的推荐及注意点:临床常用的皮肤消毒液主要包括聚维酮碘、安尔碘(0.2% 或 0.5% 有效碘)、氯己定溶液及乙醇等,推荐使用葡萄糖酸氯己定。不管使用何种消毒液,都必须待其干燥后方可开始穿刺操作,消毒药液不得溅入麻醉药液中,尤其应避免消毒液误入脑脊液造成粘连性蛛网膜炎。

附录 1

麻醉药品品种目录和精神药品品种目录

根据 2016 年 2 月 6 日《国务院关于修改部分行政法规的决定》第二次修订麻醉药品和精神药品管理条例中的麻醉药品品种目录(表 1)和精神药品品种目录(表 2)。

表 1　麻醉药品品种目录(2013 年版)

序号	中 文 名	英 文 名	CAS 号	备　注
1	醋托啡	Acetorphine	25333 - 77 - 1	
2	乙酰阿法甲基芬太尼	Acetyl-*alpha*-methylfentanyl	101860 - 00 - 8	
3	醋美沙多	Acetylmethadol	509 - 74 - 0	
4	阿芬太尼	Alfentanil	71195 - 58 - 9	
5	烯丙罗定	Allylprodine	25384 - 17 - 2	
6	阿醋美沙多	Alphacetylmethadol	17199 - 58 - 5	
7	阿法美罗定	Alphameprodine	468 - 51 - 9	
8	阿法美沙多	Alphamethadol	17199 - 54 - 1	
9	阿法甲基芬太尼	Alpha-methylfentanyl	79704 - 88 - 4	
10	阿法甲基硫代芬太尼	Alpha-methylthiofentanyl	103963 - 66 - 2	
11	阿法罗定	Alphaprodine	77 - 20 - 3	
12	阿尼利定	Anileridine	144 - 14 - 9	
13	苄替啶	Benzethidine	3691 - 78 - 9	
14	苄吗啡	Benzylmorphine	36418 - 34 - 5	
15	倍醋美沙多	Betacetylmethadol	17199 - 59 - 6	
16	倍他羟基芬太尼	Beta-hydroxyfentanyl	78995 - 10 - 5	
17	倍他羟基-3-甲基芬太尼	Beta-hydroxy-3-methylfentanyl	78995 - 14 - 9	
18	倍他美罗定	Betameprodine	468 - 50 - 8	
19	倍他美沙多	Betamethadol	17199 - 55 - 2	

续　表

序号	中文名	英文名	CAS号	备注
20	倍他罗定	Betaprodine	468 - 59 - 7	
21	贝齐米特	Bezitramide	15301 - 48 - 1	
22	大麻和大麻树脂与大麻浸膏和酊	Cannabis and Cannabis Resin and Extracts and Tinctures of Cannabis	8063 - 14 - 7 6465 - 30 - 1	
23	氯尼他秦	Clonitazene	3861 - 76 - 5	
24	古柯叶	Coca Leaf		
25	可卡因*	Cocaine	50 - 36 - 2	
26	可多克辛	Codoxime	7125 - 76 - 0	
27	罂粟浓缩物*	Concentrate of Poppy Straw		包括罂粟果提取物*，罂粟果提取物粉*
28	地索吗啡	Desomorphine	427 - 00 - 9	
29	右吗拉胺	Dextromoramide	357 - 56 - 2	
30	地恩丙胺	Diampromide	552 - 25 - 0	
31	二乙噻丁	Diethylthiambutene	86 - 14 - 6	
32	地芬诺辛	Difenoxin	28782 - 42 - 5	
33	二氢埃托啡*	Dihydroetorphine	14357 - 76 - 7	
34	双氢吗啡	Dihydromorphine	509 - 60 - 4	
35	地美沙多	Dimenoxadol	509 - 78 - 4	
36	地美庚醇	Dimepheptanol	545 - 90 - 4	
37	二甲噻丁	Dimethylthiambutene	524 - 84 - 5	
38	吗苯丁酯	Dioxaphetyl Butyrate	467 - 86 - 7	
39	地芬诺酯*	Diphenoxylate	915 - 30 - 0	
40	地匹哌酮	Dipipanone	467 - 83 - 4	
41	羟蒂巴酚	Drotebanol	3176 - 03 - 2	
42	芽子碱	Ecgonine	481 - 37 - 8	
43	乙甲噻丁	Ethylmethylthiambutene	441 - 61 - 2	
44	依托尼秦	Etonitazene	911 - 65 - 9	
45	埃托啡	Etorphine	14521 - 96 - 1	
46	依托利定	Etoxeridine	469 - 82 - 9	
47	芬太尼*	Fentanyl	437 - 38 - 7	
48	呋替啶	Furethidine	2385 - 81 - 1	
49	海洛因	Heroin	561 - 27 - 3	
50	氢可酮*	Hydrocodone	125 - 29 - 1	

续　表

序号	中文名	英文名	CAS号	备注
51	氢吗啡醇	Hydromorphinol	2183 - 56 - 4	
52	氢吗啡酮*	Hydromorphone	466 - 99 - 9	
53	羟哌替啶	Hydroxypethidine	468 - 56 - 4	
54	异美沙酮	Isomethadone	466 - 40 - 0	
55	凯托米酮	Ketobemidone	469 - 79 - 4	
56	左美沙芬	Levomethorphan	125 - 70 - 2	
57	左吗拉胺	Levomoramide	5666 - 11 - 5	
58	左芬啡烷	Levophenacylmorphan	10061 - 32 - 2	
59	左啡诺	Levorphanol	77 - 07 - 6	
60	美他佐辛	Metazocine	3734 - 52 - 9	
61	美沙酮*	Methadone	76 - 99 - 3	
62	美沙酮中间体	Methadone Intermediate	125 - 79 - 1	4-氰基-2-二甲氨基-4,4-二苯基丁烷
63	甲地索啡	Methyldesorphine	16008 - 36 - 9	
64	甲二氢吗啡	Methyldihydromorphine	509 - 56 - 8	
65	3-甲基芬太尼	3 - Methylfentanyl	42045 - 86 - 3	
66	3-甲基硫代芬太尼	3 - Methylthiofentanyl	86052 - 04 - 2	
67	美托酮	Metopon	143 - 52 - 2	
68	吗拉胺中间体	Moramide Intermediate	3626 - 55 - 9	2-甲基-3-吗啉基-1,1-二苯基丁酸
69	吗哌利定	Morpheridine	469 - 81 - 8	
70	吗啡*	Morphine	57 - 27 - 2	包括吗啡阿托品注射液*
71	吗啡甲溴化物	Morphine Methobromide	125 - 23 - 5	包括其他五价氮吗啡衍生物,特别包括吗啡-N-氧化物,其中一种是可待因-N-氧化物
72	吗啡-N-氧化物	Morphine-N-oxide	639 - 46 - 3	
73	1-甲基-4-苯基-4-哌啶丙酸酯	1 - Methyl - 4 - phenyl - 4 - piperidinol propionate（ester）	13147 - 09 - 6	MPPP
74	麦罗啡	Myrophine	467 - 18 - 5	
75	尼可吗啡	Nicomorphine	639 - 48 - 5	
76	诺美沙多	Noracymethadol	1477 - 39 - 0	
77	去甲左啡诺	Norlevorphanol	1531 - 12 - 0	
78	去甲美沙酮	Normethadone	467 - 85 - 6	

序号	中 文 名	英 文 名	CAS号	备 注
79	去甲吗啡	Normorphine	466 - 97 - 7	
80	诺匹哌酮	Norpipanone	561 - 48 - 8	
81	阿片*	Opium	8008 - 60 - 4	包括复方樟脑酊*、阿桔片*
82	奥列巴文	Oripavine	467 - 04 - 9	
83	羟考酮*	Oxycodone	76 - 42 - 5	
84	羟吗啡酮	Oxymorphone	76 - 41 - 5	
85	对氟芬太尼	*Para*-fluorofentanyl	90736 - 23 - 5	
86	哌替啶*	Pethidine	57 - 42 - 1	
87	哌替啶中间体 A	Pethidine Intermediate A	3627 - 62 - 1	4-氰基-1-甲基-4-苯基哌啶
88	哌替啶中间体 B	Pethidine Intermediate B	77 - 17 - 8	4-苯基哌啶-4-羧酸乙酯
89	哌替啶中间体 C	Pethidine Intermediate C	3627 - 48 - 3	1-甲基-4-苯基哌啶-4-羧酸
90	苯吗庚酮	Phenadoxone	467 - 84 - 5	
91	非那丙胺	Phenampromide	129 - 83 - 9	
92	非那佐辛	Phenazocine	127 - 35 - 5	
93	1-苯乙基-4-苯基-4-哌啶乙酸酯	1 - Phenethyl - 4 - phenyl - 4 - piperidinol acetate（ester）	64 - 52 - 8	PEPAP
94	非诺啡烷	Phenomorphan	468 - 07 - 5	
95	苯哌利定	Phenoperidine	562 - 26 - 5	
96	匹米诺定	Piminodine	13495 - 09 - 5	
97	哌腈米特	Piritramide	302 - 41 - 0	
98	普罗庚嗪	Proheptazine	77 - 14 - 5	
99	丙哌利定	Properidine	561 - 76 - 2	
100	消旋甲啡烷	Racemethorphan	510 - 53 - 2	
101	消旋吗拉胺	Racemoramide	545 - 59 - 5	
102	消旋啡烷	Racemorphan	297 - 90 - 5	
103	瑞芬太尼*	Remifentanil	132875 - 61 - 7	
104	舒芬太尼*	Sufentanil	56030 - 54 - 7	
105	醋氢可酮	Thebacon	466 - 90 - 0	
106	蒂巴因*	Thebaine	115 - 37 - 7	
107	硫代芬太尼	Thiofentanyl	1165 - 22 - 6	
108	替利定	Tilidine	20380 - 58 - 9	

序号	中文名	英文名	CAS号	备注
109	三甲利定	Trimeperidine	64 - 39 - 1	
110	醋氢可待因	Acetyldihydrocodeine	3861 - 72 - 1	
111	可待因*	Codeine	76 - 57 - 3	
112	右丙氧芬*	Dextropropoxyphene	469 - 62 - 5	
113	双氢可待因*	Dihydrocodeine	125 - 28 - 0	
114	乙基吗啡*	Ethylmorphine	76 - 58 - 4	
115	尼可待因	Nicocodine	3688 - 66 - 2	
116	烟氢可待因	Nicodicodine	808 - 24 - 2	
117	去甲可待因	Norcodeine	467 - 15 - 2	
118	福尔可定*	Pholcodine	509 - 67 - 1	
119	丙吡兰	Propiram	15686 - 91 - 6	
120	布桂嗪*	Bucinnazine		
121	罂粟壳*	Poppy Shell		

注：1. 上述品种包括其可能存在的盐和单方制剂（除非另有规定）。

　　2. 上述品种包括其可能存在的异构体、酯及醚（除非另有规定）。

　　3. 品种目录有 * 的麻醉药品为我国生产及使用的品种。

表 2　精神药品品种目录（2013 年版）

第一类

序号	中文名	英文名	CAS号	备注
1	布苯丙胺	Brolamfetamine	64638 - 07 - 9	DOB
2	卡西酮	Cathinone	71031 - 15 - 7	
3	二乙基色胺	3 -[2 -(Diethylamino)ethyl]indole	7558 - 72 - 7	DET
4	二甲氧基安非他明	(±)- 2,5 - Dimethoxy-*alpha*-methylphenethylamine	2801 - 68 - 5	DMA
5	(1,2 -二甲基庚基)羟基四氢甲基二苯吡喃	3 -(1,2 - dimethylheptyl)- 7,8,9,10 - tetrahydro - 6,6,9 - trimethyl - 6*H*dibenzo[*b*,*d*]pyran - 1 - ol	32904 - 22 - 6	DMHP
6	二甲基色胺	3 -[2 -(Dimethylamino)ethyl]indole	61 - 50 - 7	DMT
7	二甲氧基乙基安非他明	(±)- 4 - ethyl - 2,5 - dimethoxy - α - methylphenethylamine	22139 - 65 - 7	DOET
8	乙环利定	Eticyclidine	2201 - 15 - 2	PCE
9	乙色胺	Etryptamine	2235 - 90 - 7	

序号	中 文 名	英 文 名	CAS号	备　注
10	羟芬胺	（±）- N -［alpha - methyl - 3, 4 - (methylenedioxy)phenethyl］ hydroxylamine	74698 - 47 - 8	N-hydroxy MDA
11	麦角二乙胺	（+）- Lysergide	50 - 37 - 3	LSD
12	乙芬胺	（±）- N-ethyl-alpha-methyl - 3, 4 - (methylenedioxy)phenethylamine	82801 - 81 - 8	N-ethyl MDA
13	二亚甲基双氧安非他明	（±）- N, alpha-dimethyl - 3, 4 - (methylene-dioxy)phenethylamine	42542 - 10 - 9	MDMA
14	麦司卡林	Mescaline	54 - 04 - 6	
15	甲卡西酮	Methcathinone	5650 - 44 - 2（右旋体），49656 - 78 - 2(右旋体盐酸盐)，112117 - 24 - 5(左旋体)，66514 - 93 - 0(左旋体盐酸盐)	
16	甲米雷司	4 - Methylaminorex	3568 - 94 - 3	
17	甲羟芬胺	5 - methoxy-α-methyl - 3, 4 - (methylenedioxy) phenethylamine	13674 - 05 - 0	MMDA
18	4 -甲基硫基安非他明	4 - Methylthioamfetamine	14116 - 06 - 4	
19	六氢大麻酚	Parahexyl	117 - 51 - 1	
20	副甲氧基安非他明	P-methoxy-alpha-methylphenethylamine	64 - 13 - 1	PMA
21	赛洛新	Psilocine	520 - 53 - 6	
22	赛洛西宾	Psilocybine	520 - 52 - 5	
23	咯环利定	Rolicyclidine	2201 - 39 - 0	PHP
24	二甲氧基甲苯异丙胺	2, 5 - Dimethoxy-*alpha*, 4 - dimethylphenethylamine	15588 - 95 - 1	STP
25	替苯丙胺	Tenamfetamine	4764 - 17 - 4	MDA
26	替诺环定	Tenocyclidine	21500 - 98 - 1	TCP
27	四氢大麻酚	Tetrahydrocannabinol		包括同分异构体及其立体化学变体
28	三甲氧基安非他明	（±）- 3, 4, 5 - Trimethoxy-alpha-methylphenethylamine	1082 - 88 - 8	TMA
29	苯丙胺	Amfetamine	300 - 62 - 9	
30	氨奈普汀	Amineptine	57574 - 09 - 1	
31	2, 5 -二甲氧基-4 -溴苯乙胺	4 - Bromo - 2, 5 - dimethoxyphenethylamine	66142 - 81 - 2	2 - CB

序号	中 文 名	英 文 名	CAS号	备 注
32	右苯丙胺	Dexamfetamine	51－64－9	
33	屈大麻酚	Dronabinol	1972－08－3	δ－9－四氢大麻酚及其立体化学异构体
34	芬乙茶碱	Fenetylline	3736－08－1	
35	左苯丙胺	Levamfetamine	156－34－3	
36	左甲苯丙胺	Levomethamfetamine	33817－09－3	
37	甲氯喹酮	Mecloqualone	340－57－8	
38	去氧麻黄碱	Metamfetamine	537－46－2	
39	去氧麻黄碱外消旋体	Metamfetamine Racemate	7632－10－2	
40	甲喹酮	Methaqualone	72－44－6	
41	哌甲酯*	Methylphenidate	113－45－1	
42	苯环利定	Phencyclidine	77－10－1	PCP
43	芬美曲秦	Phenmetrazine	134－49－6	
44	司可巴比妥*	Secobarbital	76－73－3	
45	齐培丙醇	Zipeprol	34758－83－3	
46	安非拉酮	Amfepramone	90－84－6	
47	苄基哌嗪	Benzylpiperazine	2759－28－6	BZP
48	丁丙诺啡*	Buprenorphine	52485－79－7	
49	1－丁基－3－(1－萘甲酰基)吲哚	1－Butyl－3－(1－naphthoyl) indole	208987－48－8	JWH－073
50	恰特草	Catha edulis Forssk		Khat
51	2,5－二甲氧基－4－碘苯乙胺	2,5－Dimethoxy－4－iodophenethylamine	69587－11－7	2C－I
52	2,5－二甲氧基苯乙胺	2,5－Dimethoxyphenethylamine	3600－86－0	2C－H
53	二甲基安非他明	Dimethylamfetamine	4075－96－1	
54	依他喹酮	Etaqualone	7432－25－9	
55	［1－(5－氟戊基)－1H－吲哚－3－基］(2－碘苯基)甲酮	(1－(5－Fluoropentyl)－3－(2－iodobenzoyl) indole)	335161－03－0	AM－694
56	1－(5－氟戊基)－3－(1－萘甲酰基)－1H－吲哚	1－(5－Fluoropentyl)－3－(1－naphthoyl)indole	335161－24－5	AM－2201
57	γ－羟丁酸*	Gamma-hydroxybutyrate	591－81－1	GHB
58	氯胺酮*	Ketamine	6740－88－1	

续　表

序号	中 文 名	英 文 名	CAS号	备 注
59	马吲哚*	Mazindol	22232 - 71 - 9	
60	2-(2-甲氧基苯基)-1-(1-戊基-1H-吲哚-3-基)乙酮	2 - (2 - Methoxyphenyl) - 1 - (1 - pentyl - 1H - indol - 3 - yl) ethanone	864445 - 43 - 2	JWH - 250
61	亚甲基二氧吡咯戊酮	Methylenedioxypyrovalerone	687603 - 66 - 3	MDPV
62	4-甲基乙卡西酮	4 - Methylethcathinone	1225617 - 18 - 4	4 - MEC
63	4-甲基甲卡西酮	4 - Methylmethcathinone	5650 - 44 - 2	4 - MMC
64	3,4-亚甲二氧基甲卡西酮	3,4 - Methylenedioxy - N - methylcathinone	186028 - 79 - 5	Methylone
65	莫达非尼	Modafinil	68693 - 11 - 8	
66	1-戊基-3-(1-萘甲酰基)吲哚	1 - Pentyl - 3 - (1 - naphthoyl) indole	209414 - 07 - 3	JWH - 018
67	他喷他多	Tapentadol	175591 - 23 - 8	
68	三唑仑*	Triazolam	28911 - 01 - 5	

第二类

序号	中 文 名	英 文 名	CAS号	备 注
1	异戊巴比妥*	Amobarbital	57 - 43 - 2	
2	布他比妥	Butalbital	77 - 26 - 9	
3	去甲伪麻黄碱	Cathine	492 - 39 - 7	
4	环己巴比妥	Cyclobarbital	52 - 31 - 3	
5	氟硝西泮	Flunitrazepam	1622 - 62 - 4	
6	格鲁米特*	Glutethimide	77 - 21 - 4	
7	喷他佐辛*	Pentazocine	55643 - 30 - 6	
8	戊巴比妥*	Pentobarbital	76 - 74 - 4	
9	阿普唑仑*	Alprazolam	28981 - 97 - 7	
10	阿米雷司	Aminorex	2207 - 50 - 3	
11	巴比妥*	Barbital	57 - 44 - 3	
12	苄非他明	Benzfetamine	156 - 08 - 1	
13	溴西泮	Bromazepam	1812 - 30 - 2	
14	溴替唑仑	Brotizolam	57801 - 81 - 7	
15	丁巴比妥	Butobarbital	77 - 28 - 1	
16	卡马西泮	Camazepam	36104 - 80 - 0	

序号	中 文 名	英 文 名	CAS号	备 注
17	氯氮䓬	Chlordiazepoxide	58－25－3	
18	氯巴占	Clobazam	22316－47－8	
19	氯硝西泮*	Clonazepam	1622－61－3	
20	氯拉䓬酸	Clorazepate	23887－31－2	
21	氯噻西泮	Clotiazepam	33671－46－4	
22	氯噁唑仑	Cloxazolam	24166－13－0	
23	地洛西泮	Delorazepam	2894－67－9	
24	地西泮*	Diazepam	439－14－5	
25	艾司唑仑*	Estazolam	29975－16－4	
26	乙氯维诺	Ethchlorvynol	113－18－8	
27	炔己蚁胺	Ethinamate	126－52－3	
28	氯氟䓬乙酯	Ethyl Loflazepate	29177－84－2	
29	乙非他明	Etilamfetamine	457－87－4	
30	芬坎法明	Fencamfamin	1209－98－9	
31	芬普雷司	Fenproporex	16397－28－7	
32	氟地西泮	Fludiazepam	3900－31－0	
33	氟西泮*	Flurazepam	17617－23－1	
34	哈拉西泮	Halazepam	23092－17－3	
35	卤沙唑仑	Haloxazolam	59128－97－1	
36	凯他唑仑	Ketazolam	27223－35－4	
37	利非他明	Lefetamine	7262－75－1	SPA
38	氯普唑仑	Loprazolam	61197－73－7	
39	劳拉西泮*	Lorazepam	846－49－1	
40	氯甲西泮	Lormetazepam	848－75－9	
41	美达西泮	Medazepam	2898－12－6	
42	美芬雷司	Mefenorex	17243－57－1	
43	甲丙氨酯*	Meprobamate	57－53－4	
44	美索卡	Mesocarb	34262－84－5	
45	甲苯巴比妥	Methylphenobarbital	115－38－8	
46	甲乙哌酮	Methyprylon	125－64－4	
47	咪达唑仑*	Midazolam	59467－70－8	
48	尼美西泮	Nimetazepam	2011－67－8	
49	硝西泮*	Nitrazepam	146－22－5	
50	去甲西泮	Nordazepam	1088－11－5	
51	奥沙西泮*	Oxazepam	604－75－1	

序号	中　文　名	英　文　名	CAS号	备　注
52	奥沙唑仑	Oxazolam	24143－17－7	
53	匹莫林*	Pemoline	2152－34－3	
54	苯甲曲秦	Phendimetrazine	634－03－7	
55	苯巴比妥*	Phenobarbital	50－06－6	
56	芬特明	Phentermine	122－09－8	
57	匹那西泮	Pinazepam	52463－83－9	
58	哌苯甲醇	Pipradrol	467－60－7	
59	普拉西泮	Prazepam	2955－38－6	
60	吡咯戊酮	Pyrovalerone	3563－49－3	
61	仲丁比妥	Secbutabarbital	125－40－6	
62	替马西泮	Temazepam	846－50－4	
63	四氢西泮	Tetrazepam	10379－14－3	
64	乙烯比妥	Vinylbital	2430－49－1	
65	唑吡坦*	Zolpidem	82626－48－0	
66	阿洛巴比妥	Allobarbital	58－15－1	
67	丁丙诺啡透皮贴剂*	Buprenorphine Transdermal patch		
68	布托啡诺及其注射剂*	Butorphanol and its injection	42408－82－2	
69	咖啡因*	Caffeine	58－08－2	
70	安钠咖*	Caffeine Sodium Benzoate		CNB
71	右旋芬氟拉明	Dexfenfluramine	3239－44－9	
72	地佐辛及其注射剂*	Dezocine and Its Injection	53648－55－8	
73	麦角胺咖啡因片*	Ergotamine and Caffeine Tablet	379－79－3	
74	芬氟拉明	Fenfluramine	458－24－2	
75	呋芬雷司	Furfenorex	3776－93－0	
76	纳布啡及其注射剂	Nalbuphine and its injection	20594－83－6	
77	氨酚氢可酮片*	Paracetamol and Hydrocodone Bitartrate Tablet		
78	丙己君	Propylhexedrine	101－40－6	
79	曲马朵*	Tramadol	27203－92－5	
80	扎来普隆*	Zaleplon	151319－34－5	
81	佐匹克隆	Zopiclone	43200－80－2	

注：1. 上述品种包括其可能存在的盐和单方制剂（除非另有规定）。
　　2. 上述品种包括其可能存在的异构体（除非另有规定）。
　　3. 品种目录有 * 的精神药品为我国生产及使用的品种。

药物通用名、商品名、英文名检索

药物通用中文名称	商 品 名	英 文 名 称	所在章节	页码
β-内酰胺		β-lactam	39	414
阿芬太尼		alfentanil	7,29,30,31	81,326,338,345
阿立哌唑	安律凡,奥派	aripiprazole	28	312
阿利吉仑	锐思力(rasilez)	aliskiren	16	187
阿米洛利	武都力、蒙达清、奥力奇	amiloridum	19	224
阿普唑仑	佳静安定	alprazolam	26	296
阿曲库铵	卡肌宁	atracurium	10	124
阿瑞吡坦	意美	aprepitant	24	275
阿司咪唑	息斯敏	asimidazole	25	289
阿司匹林	巴米尔、拜阿司匹灵	aspirin	8	95
阿托品		atropine	11,17,38	132,207,402
阿扎司琼	感苏、万唯、欧立康定、依琼、丁悦	azasetron	24	274
艾司氯胺酮		esketamine	27	305
艾司洛尔		esmolol	16,17	194,201,205
艾司洛尔	爱络、雅丹聚、欣洛平	esmolol	17	201,205
艾司唑仑	舒乐安定	estazolam	26	296
安非他酮	芬美同、乐孚亭、悦亭、舒虑	bupropion hydrochloridesustained-release tablets	27	305

药物通用中文名称	商　品　名	英　文　名　称	所在章节	页码
氨苯蝶啶(三氨蝶呤)		phenylpteridine	19	223
氨茶碱		aminophylline	37	389
氨基己酸(6-氨基己酸,氨己酸)		aminocaproic acid	21	242
氨基糖苷		aminoglycoside	39	418
氨甲苯酸(羧基苄胺,止血芳酸,抗血纤溶芳酸)	安本	aminomethyl benzoic acid	21	241
氨力农		amrinone	13	151
氨氯地平	络活喜	amlodipine	16	196
胺碘酮	可达龙、益欣、嘉林	amiodarone	17,38	202,206,401
昂丹司琼	枢复宁、恩丹西酮、欧贝、枢丹、奥一麦	ondansetron	24	273
奥氮平	奥夫平、欧兰宁、再普乐、奥兰之、喜奥宁、枢贝	olanzapine	28	312
奥美沙坦酯	傲坦	olmesartan medoxomil	16	186
巴特罗酶	立止血	batroxobin/defibrase	21	246
白蛋白		albumin	20	235
贝那普利	洛汀新、信达怡	benazepril	16	185
倍他米松	得保松、倍松、迪安松、斯瑞、乐炎消	betamethasone	25	287
苯海拉明	伊畅纾、君福安	diphenhydramine	25	289
苯妥英钠		phenytoin sodium	17,37	205,392
苯茚胺		benzidine	25	289
苯扎溴铵	新洁尔灭	benzalkonium bromide	40	428
比索洛尔	康忻	bisoprolol	16	195
吡苄明		pyribramine	25	289
吡啶斯的明(溴吡斯的明)		pyridostigmine	11	130

续 表

药物通用中文名称	商 品 名	英 文 名 称	所在章节	页码
冰冻血浆		frozen plasma	20	234
丙泊酚（丙泊酚）	得普利麻、力蒙欣、静安、迪施宁	propofol	6,29,30,31,34	60, 319, 335, 343,366
丙咪嗪（丙米嗪、米帕明）		imipramine	27	300
丙戊酸钠	宝庆,德巴金	sodium valproate	28	312
布地奈德	普米克令舒、雷诺考特、吉舒、普米克都保、沐而畅茜乐	budesonide	25	287
布可立嗪		buclizine	25	289
布洛芬	芬必得	ibuprofen	8	98
布美他尼（丁尿胺）	利了、安舒稳、美雅聪、抒彤、欣畅苏	bumetanide	19	225
布托啡诺	诺扬	butorphanol	7	87
垂体后叶素		pituitrin	21	246
醋酸林格液		sodium acetate Ringer's injection	18	215
达肝素钠	法安明、吉派林	dalteparin	22	252
丹曲林	泰稳	dantrium/revonto	37	380
单环 β-内酰胺		single ring β-lactam	39	417
低分子肝素		low molecular weight heparin(LMWH)	22	250
低分子肝素钙（那曲肝素钙）	速碧林、立迈青、万脉舒、赛博利	nadroparin calcium	22	251
低分子肝素钠	克赛、希弗全、活多史、苏可诺、齐征	low molecular weight heparin sodium	22	252
地尔硫䓬	恬尔心	diltiazem	15,16,17	173,196,204
地氟烷（地氟醚）	优宁、去氟烷	desflurane	5,29,30,31	53, 322, 336, 345
地高辛		digoxin	13	152
地塞米松	氟美松	dexamethasone	24,25	271,285

447

药物通用中文名称	商品名	英文名称	所在章节	页码
地西泮（安定）		diazepam	37	393
地昔帕明		desipramine	27	301
地佐辛	加罗宁	dezocine	7,30	86,339
碘		iodine	40	425
碘伏（络合碘，络碘）		iodophors	40	426
丁卡因	利宁、舒桐、卫朗、悦康、宁必舒	tetracaine	12,29,31	142,324,347
丁哌卡因（布比卡因）		bupivacaine	12,29,30,31	143,324,340,347
东莨菪碱		scopolamine	37	382
度洛西汀	奥思平、优必罗、欣百达、倍特罗	duloxetine	27	301
对乙酰氨基酚	泰诺林（Tylenol）、必理通（Panadol）、百服宁（Bufferin）、扑热息痛	paracetamol	8	102
多巴胺		dopamine	13,38	148,400
多巴酚丁胺		dobutamine	13,38	149,401
多拉司琼	立必复	dolasetron	24	274
二氯异氰尿酸钠	优氯净	sodium dichloroisocyanurate	40	433
非洛地平	波依定	felodipine	16	196
芬太尼	多瑞吉	fentanyl	7,29,30,31	79,325,338,345
酚磺乙胺	止血敏	etamsylate	21	243
酚妥拉明（苄胺唑啉）	立其丁（Regitine）、和欣	phentolamine	15	171
奋乃静	宁新宝	perphenazine	28	312
呋塞米（速尿）		furosemide	19	224
氟比洛芬酯	凯芬	flurbiprofen	8,30	99,339
氟马西尼	安易醒（Anexate）	flumazenil	9	106

续　表

药物通用中文名称	商品名	英文名称	所在章节	页码
氟哌啶醇		haloperidol	28	312,316
氟哌利多(氟哌啶)		droperidol	24	268
氟哌噻吨	黛力新(Deanxit)、乐盼、圣美弗、帅乐、倍爱欣	flupentixol/melitracen	27	302
福辛普利	蒙诺、雅利	fosinopril	16	185
复方氯化钠液		compound sodium chloride injection	18	211
钙		calcium	13,32,38	154,352,401
甘氨酰环素		glycocycline	39	420
甘露醇		mannitol	19	230
肝素		heparin	22	249
高渗氯化钠羟乙基淀粉 40	霍姆	hypertonic sodium chloride hydroxyethyl starch 40 injection	18	219
格拉司琼	枢星、佐坦、格瑞同、帕瑞达、欧普定、斯利美诺、善可舒、立生安、益雅德、格欧舒	granisetron	24	273
格隆溴铵	胃长宁	glycopyrrolate	37	385
格隆溴铵	胃长宁	glycopyrronium Bromide	11	133
枸橼酸钠		sodium citrate	22	254
过氧化氢(双氧水)		hydrogen peroxide	40	430
含氯消毒剂	84 消毒液	chlorinated disinfectant	40	433
琥珀胆碱(司可林)		succinylcholine/scoline	10,29,30,31	117,322,339,346
琥珀酰明胶	佳乐施、血定安(Gelofusine)	succinylated gelatin	18	218
华法林(苄丙酮香豆素钠)		warfarin	22	253
环孢素 A	新赛斯平、田可、都莱、信康能、田可明、赛洛明、怡必康、金得明、丽珠环明	cyclosporine A(CsA)	33	360

续 表

药物通用中文名称	商 品 名	英 文 名 称	所在章节	页码
环泊酚	思舒宁	ciprofol	6	67
环氧乙烷		ethylene oxide/epoxyethane	40	429
磺胺		sulfa	39	422
加巴喷丁		gabapentin	8	103
甲泼尼龙（甲基强的松龙）	甲强龙、美卓乐、尤金、尤米乐、米乐松	methylprednisolone	25	286
甲氧胺（甲氧明）		methoxamine	14	165
甲氧氯普胺	甲氧普胺、灭吐灵、胃复安、氯普胺	metoclopramide	24	270
间羟胺（阿拉明）		metaraminol/aramine	14	164
精氨酸		arginine	23	266
卡巴克络	安络血	carbazochrome	21	244
卡马西平	得理多	carbamazepine	28	312
卡托普利	开博通（Capoten），乐宁、开富特、康麦尔、汉森、凯宝压苧	captopril	16	185
可乐定	可乐宁、氯压定、110降压片	clonidine	16	190
克分子乳酸钠		molar sodium lactate	17	207
喹硫平	思瑞康、启维、舒思、太伦佐、百朗欣	quetiapine	28	312
喹诺酮		quinolone	39	421
拉贝洛尔	柳胺苄心定（ibidomide）	labetalol	16	193
赖诺普利	捷赐瑞、诺朴利、金捷妥、维易洛、信赖安、可伦、益迈欧	reinopril	16	185
雷米普利	瑞素坦、瑞泰	remipril	16	185
雷莫司琼	康特定、雷迈欣、司亭、莱欧宁、威尔	ramosetron	24	274
锂		lithium	28	315

药物通用中文名称	商 品 名	英 文 名 称	所在章节	页码
利多卡因	利舒卡,伊捷利	lidocaine	12,17,29, 30,31,38	142,199,324, 340,347,401
利培酮	思利舒、敬平、索乐、 维思通、卓夫、泰维思、 卓菲、索乐芬、单克	risperidone	28	312
利血平(利舍平)		reserpine	16	191
链激酶(溶栓酶)	德链	streptokinase	22	255
硫利达嗪	甲硫达嗪,利达新,眠 立乐	thioridazine	28	312
硫喷妥钠		thiopental sodium	6	58
硫酸镁		magnesium sulfate	17,34,37	206,367,391
硫唑嘌呤	嘉林、依木兰	azathioprine(Aza)	33	362
氯胺酮		ketamine	27	305
氯胺酮		ketamine	6,28,29, 30	64,316,320, 335
氯苯那敏	仙唐、客秀、敏菲尔	chlorphenamine	25	289
氯丙嗪		chlorpromazine	28	312
氯氮平		clozapine	28	312
氯化铵		ammonium chlorid	23	266
氯化钾注射液		potassium chloride injection	23	261
氯化钠注射液		sodium chloride injection	18,23	209,259
氯己定	洗必泰	chlorhexidine	40	427
氯雷他定	开瑞坦(clarityne)	loratadine	32	349
氯诺昔康	达路、可塞风、诺普伦	lornoxicam	8	97
氯普鲁卡因	可谱诺、凯宁	chloroprocaine	12	142,347
氯噻酮(氯酞酮)		clorthalidone	19	223
氯沙坦(洛沙坦)	科素亚(cozaar)	losartan	16	186
罗库溴铵	爱可松	rocuronium	10,29,30, 31	119,323,340, 346

药物通用中文名称	商　品　名	英　文　名　称	所在章节	页码
罗哌卡因	耐乐品、卓坦、恒洛、泽荣、迪施力、利蒙乐、蒙安达、普泰定	ropivacaine	12,29,30,31	144,325,341,347
螺内酯	安体舒通（Antisterone）	spironolactone	16	183
螺内酯	安体舒通	spironolactone	19	223
麻黄碱（麻黄素）		ephedrine	14,17	163,207
吗啡	美施康定	morphine	7,29,30	76,325,337
吗替麦考酚酯	赛可平、骁悉、美芬可、保吉、诺顿、欣复同、希斯美、同平、素能、顺友、浦津、久印特、艾惜、扶异、广维、素能	mycophenolate mofetil	33	363
麦角新碱		engometrine	34	370
美克洛嗪		meclozine	25	289
美利曲辛			27	302
美托洛尔	倍他乐克	metoprolol	16	194
美西律		mexiletine	17	205
咪达普利	达爽	midapril	16	185
咪达唑仑（咪唑安定）	力月西,多美康	midazolam	6,26,29,30,31	62,295,320,335,344
米氮平	米尔宁、康多宁	mirtazapine	27	307
米库氯铵	美维松	mivacurium	10,29,30	125,323,340
米力农	鲁南力康、雪活健、尼莫舒、赛迅康、	milinone	13	152
免疫球蛋白		Immunoglobulin	20	237
纳布啡（纳丁啡）	瑞静、欣苏宁	nalbuphine	7	88
纳洛酮	那诺非	naloxone	9,37,38	108,397,403
纳美芬		nalmefene	9,37	109,397
纳曲酮	诺欣生	naltrexone	9	109
奈多罗米		nedocromil	32	350

续　表

药物通用中文名称	商 品 名	英 文 名 称	所在章节	页码
奈普生	迪沙、赛冷丁、帕诺丁	naproxen	8	97
奈西立肽		nesiritide	15	177
尼卡地平（佩尔地平）		nicardipine	15	172
尼群地平	乐宁、日悦、乐普常舒	nitrendipine	16	196
尿激酶		urokinase	22	256
帕洛诺司琼	止若、若善、欧赛、诺威、阿洛西、欧丽、吉欧停	palonosetron	24	275
帕瑞昔布	特耐	parecoxib	8	100
哌替啶（度冷丁）	美吡利啶、唛啶、地美露	pethidine/dolandin	7,30	78,338
哌唑嗪	脉宁平（minipress）	prazosin	16	188
培哚普利	雅施达（Acertil）、逸泰、定坦	perindopril	16	185
喷他佐辛	镇痛新	pentazocine	7	87
泼尼松（强的松）		prednison	25	285
泼尼松龙	强的松龙	prednisolone	25	286
葡萄糖酸钙		calcium gluconate	23	266
葡萄糖注射液		glucose injection	18	208
普鲁卡因		procaine	12,29,31	142,324,346
普罗帕酮（心律平）	悦复隆	propafenone	17	200
普萘洛尔	普乐欣	propranolol	16	193
普瑞巴林	乐瑞卡（Lyrica）	pregabalin	8	104
七氟烷（七氟醚）	喜保福宁	sevoflurane	5,29,30,31	52, 322, 336, 345
齐拉西酮	力复君安,思贝格	ziprasidone	28	312
羟考酮	奥施康定	oxycodone	7	83
羟乙基淀粉	贺斯 6%、万汶	hydroxyethyl starch（HES）	18	217
青霉素		penicillin	39	411
青霉烯		penicillin	39	416

续　表

药物通用中文名称	商　品　名	英　文　名　称	所在章节	页码
氢化可的松		hydrocortisone	25	284
氢氯噻嗪（双氢克尿塞）		hydrochlorothiazide	19	222
氢氯噻嗪（双氢克尿噻）		hydrochlorothiazide	16	182
曲马多	奇曼丁	tramadol	7,28,30,31	85,316,339,345
去氨加压素		desmopressin	21	247
去甲肾上腺素（正肾上腺素）		epinephrine/adrenaline	14,38	161,400
去纤酶（去纤维蛋白酶）		defibrinogenase	22	257
去氧肾上腺素（新福林、苯肾上腺素）		neosynephrine	14	162
去乙酰毛花苷（西地兰）		cediland	13,17	153,206
人凝血酶原复合物		prothrombin complex concentrate human	20	233
人纤维蛋白原		human fibrinogen	20	232
乳酸钠林格液		sodium lactate Ringer's injection	18,23	212
乳酸钠溶液		sodium lactate solution	23	264
瑞芬太尼		remifentanil	7,29,30,31,34	81,326,338,345,367
瑞马唑仑	瑞倍宁、锐马	remimazolam	6	69
塞来昔布	西乐葆	celecoxib	8	100
三羟甲基氨基甲烷（氨丁三醇）		trishydroxymettiylamino-metnane(63% THAM)	23	265
色甘酸钠		cromolyn sodium	32	350
沙丁胺醇	万托林、硫沙、达芬科闯、利欣平、信可宁	salbutamol	37	390
沙美特罗/替卡松	舒利迭(seretide)	salmeterol fluticasone	32	350

续　表

药物通用中文名称	商 品 名	英 文 名 称	所在章节	页码
山莨菪碱		anisodamine	37	383
山梨醇		sorbitol	19	231
舍曲林	左洛复、乐元、曲优、申安、可亦乐、西同静、贝玉、唯他停、彼迈乐、京新	sertraline	27	303
肾上腺素	利舒安、迪康、	epinephrine/adrenaline	13,17,38	147,207,400
舒必利		sulpiride	28	312
舒芬太尼		sufentanil	7,29,30,31	80,326,338,345
舒更葡糖钠	布瑞亭（Bridion）、诺菲纳	Sugammadex	11,29,31	133,324,346
双氯芬酸钠	扶他林	diclofenac sodium	8	97
顺阿曲库铵	得泰安、恒瑞	cisatracurium	10,29,30,31	122,323,340,346
四环素		tetracycline	39	419
缩宫素（催产素）	素星、产轻松	oxytocin	34	368
他克莫司（FK506）	普乐可复（Prograf）、赛福开	tacrolimus	33	358
碳青霉烯		carbapenem	39	415
碳酸氢钠（重碳酸钠）		sodium bicarbonate injection	18,38	213,401
碳酸氢钠		sodium bicarbonate	23	262
糖肽		glycopeptides	39	420
特非那定	敏迪、丽科静	terfenadine	25	289
酮咯酸	痛力克、痛力消	ketorolac	8	98
酮替芬（噻哌酮）	瑞那替	ketotifen	32	349
头孢菌素		cephalosporin	39	412
头孢霉素		cephamycin	39	414
托拉塞米	特苏敏	torsemide	19	226

续　表

药物通用中文名称	商　品　名	英　文　名　称	所在章节	页码
依诺肝素钠			22	253
依他尼酸		etacrynic acid	19	225
依托考昔	安康信（ARCOXIA）	etoricoxi	8	101
依托咪酯	福尔利	etomidate	6,29,30,31	63,320,335,344
胰岛素		insulin	37	394
乙醇（酒精）		ethyl alcoho/ethanol	40	424
乙酰唑胺		acetazolamide	19	225
异丙嗪		promethazine	25	289
异丙肾上腺素		isoproterenol	13,17,38	150,207,401
异氟烷（异氟醚）	易而迷、活宁	isoflurane	5,29,30,31	51,321,336,344
吲哚美辛	消炎痛	indometacin	8	96
右美托咪定		dexmedetomidine	6,29,30,31	66,320,335,344
右旋氯胺酮（艾司氯胺酮）		dextrorotatory ketamine/esketamine	6	70
右旋糖酐 40（低分子右旋糖酐）		dextran 40	18	216
右佐匹克隆	文飞、伊坦宁、奥佑静、	eszopiclone	26	293
鱼精蛋白		protamine	21	245
扎来普隆	惠宁、禾邦立安、曲宁、安云、百介民、恩诺欣	Zaleplon	26	293
左西孟旦	欣得适、悦文、海合天欣	levosimendan	13	155
左旋丁哌卡因（左旋布比卡因）	伊捷卡	levobupivacaine	12,31	143,347
唑吡坦	思诺思、罗阳、君乐宁、	zolpidem	26	292

备注：1. 药物由于剂型不同、生产厂商不同、同一药品会有很多商品名,本附录只能收录部分商品名
　　　2. 抗生素种类和生产厂商较多,本手册主要介绍围术期抗生素使用原则和注意事项,所以附录不罗列抗生素的商品名
　　　3. 对于所有临床首次使用的某一药品,使用前需要熟悉说明书的相关介绍,需要关注与其他同类药物的异同点